国家卫生健康委医院管理研究所药事管理研究部
中国医院协会药事管理专业委员会　组织编写

临床药物治疗学
神经系统疾病

分册主编　钟明康　王长连　洪　震　吴　钢

编　　委（以姓氏笔画为序）

马春来　王长连　卢海儒　刘　芳　齐晓涟

许倍铭　杨雅玲　吴　钢　张　婧　林翠鸿

易湛苗　钟明康　洪　震　黄品芳　焦　正

虞培敏　颜明明　潘　浩　潘　雯　戴海斌

U0292506

人民卫生出版社

图书在版编目（CIP）数据

临床药物治疗学. 神经系统疾病 / 钟明康，王长连，
洪震等主编. — 北京：人民卫生出版社，2020
ISBN 978-7-117-29051-7

Ⅰ.①临… Ⅱ.①钟… ②王… ③洪… Ⅲ.①药物疗
法②神经系统疾病–药物疗法 Ⅳ. ①R453②R741. 05

中国版本图书馆 CIP 数据核字（2019）第 231083 号

人卫智网	www.ipmph.com	医学教育、学术、考试、健康，
		购书智慧智能综合服务平台
人卫官网	www.pmph.com	人卫官方资讯发布平台

临床药物治疗学——神经系统疾病

分册主编：钟明康　王长连　洪震　吴钢
出版发行：人民卫生出版社（中继线 010-59780011）
地　　址：北京市朝阳区潘家园南里 19 号
邮　　编：100021
E - mail：pmph @ pmph.com
购书热线：010-59787592　010-59787584　010-65264830
印　　刷：人卫印务（北京）有限公司
经　　销：新华书店
开　　本：787×1092　1/16　印张：26
字　　数：633 千字
版　　次：2020 年 6 月第 1 版　2020 年 6 月第 1 版第 1 次印刷
标准书号：ISBN 978-7-117-29051-7
定　　价：65.00 元
打击盗版举报电话：010-59787491　E-mail：WQ @ pmph.com
质量问题联系电话：010-59787234　E-mail：zhiliang @ pmph.com

《临床药物治疗学》丛书编委会

顾　　问：桑国卫　樊代明　陈香美　周宏灏　赵玉沛　赫　捷
　　　　　高　强　曹荣桂　张宗久

总 主 编：吴永佩　蔡映云

副总主编：颜　青　韩　英　甄健存　钟明康

编 委 会（以姓氏笔画为序）：

于世英　于健春　马满玲　王长连　王长希　王建业
文爱东　史　伟　史国兵　母义明　吕迁洲　吕晓菊
刘皋林　刘懿禾　孙　锟　杜　光　李宏建　李智平
杨　帆　杨　敏　吴　钢　吴永佩　吴德沛　邹多武
张　健　张伶俐　陈　孝　周　晋　周聊生　赵　霞
胡　欣　钟明康　洪　震　夏培元　徐　虹　徐彦贵
高　申　高海青　郭代红　黄红兵　梅　丹　彭永德
蒋协远　蒋学华　韩　英　童荣生　甄健存　蔡卫民
蔡映云　廖　泉　缪丽燕　颜　青

《临床药物治疗学》丛书分册目录

序 一

　　医师、药师、护士、医疗技师是医疗机构四大核心技术支撑系统的重要成员，药师是医院药事管理和促进合理用药的主要技术力量，在指导患者安全用药、维护患者用药权益方面起着重要作用。

　　我国自 2002 年提出医院要建立临床药师制以来，其发展健康迅速，临床药师在临床用药中的作用逐步明显。为提高临床药师参加药物治疗的能力，我们医院管理研究所药事管理研究部和中国医院协会药事管理专业委员会，邀请 300 余名药学与医学专家以及部分临床药师共同编写了适合我国国情的《临床药物治疗学》系列丛书。感谢医药学专家做了一件值得庆贺、有助于提高药物治疗水平、有益于患者的好事。

　　临床药师具有系统的临床药学专业知识与技能，掌握药物特点与应用，了解疾病与药物治疗原则，是医疗团队的重要成员，其与医师、护士合作，为患者提供优质药物治疗的药学专业技术服务，直接参与临床药物治疗工作。临床药师是现代医疗团队的重要成员，各医疗机构要爱护关心他们的成长，积极支持他们的工作，充分发挥他们在药事管理和药物治疗中的专业技能，将临床药学作为专业学科建设加以严格管理，为实现医疗机构医疗水平的持续提升创造条件。希望临床药师要学好用好临床药物治疗学，发挥专业特长，促进合理用药，提高医疗技术水平，在维护患者利益中发挥更大作用。

　　简写"序"，以祝贺《临床药物治疗学》丛书的出版。

张宗久

2016 年 4 月

序 二

第二次世界大战后,欧美国家制药工业快速发展,新药大量开发。但随着药品品种和使用频率的增加,临床不合理用药加重,严重的药物毒副作用和过敏反应也不断增多,患者用药风险增加。同时,人类面临的疾病负担严峻,慢性病及其他疾病的药物应用问题也愈加复杂,合理用药成为人类共同关心的重大民生问题。

为促进药物合理使用,美国于 1957 年首先提出高等医药院校设置 6 年制临床药学专业 Pharm D. 课程教育,培养临床型药学专业技术人才。截至 2013 年,美国 135 所高等医药院校的药学教育总规模 90% 以上为临床药学 Pharm D. 专业教育。同期,美国在医院建立了临床药师制,即临床药师参加临床药物治疗,规定 Pharm D. 专业学位是在医院上岗药师的唯一资格,并在医院建立学员毕业后以提高临床用药实践能力为主的住院药师规范化培训制度。1975 年,美国医院临床药学界编辑出版了《临床药物治疗学》丛书,现已出第 10 版,深受广大药师和高校药学院学生的欢迎。

我国自实行改革开放政策以来,社会经济迅猛发展,党和政府更加关注民生问题,广大人民群众随着生活水平的大幅提升,也要求获得更好的医药卫生服务。

改革开放前医院药师的任务是保障临床诊疗用药的需求,但伴随着改革开放,我国制药工业快速发展,国外药企大量进入,药品品种和品规猛增。医药流通领域不规范竞争加重,临床不合理用药日趋严重。为此,原卫生部在 20 世纪末提出药学部门工作要转型,药师观念和职责要转变,规定医院要"建立临床药师制",培养配备专职临床药师,参加临床药物治疗。并规定医院要建立临床医师、临床药师、护士等组成的临床医疗团队,临床医师和临床药师要共同为患者临床药物治疗负责。我国于 21 世纪初加快了临床药学学科建设与临床药师制体系建设,尽管临床药师队伍在药物应用实践中迅速成长,但由于历史原因导致我国在临床药学学科定位与发展方向、药学教育培养目标以及医疗机构医疗工作模式等的缺陷,使临床药师普遍感到临床药学专业系统性知识不足、临床药学思维能力不足和临床药物治疗实践技能不足。针对临床药学学科建设与临床药师制体系建设中这一突出问题,为充分发挥临床药师在药品应用和药事管理中的专业技术作用,提高临床药物治疗水平,促进合理用药,我们邀请了 300 余名药学与医学专家以及部分临床药师,启动了《临床药物治疗学》系列丛书的编写。本丛书以临床药物治疗学的理论以及药物治疗理论与实践的结合、诊疗活动与药物治疗实践和药物治疗的监护与效果评价,试用案例分析教育、论述典型的药物治疗

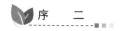

方案和药学监护,突出临床思维与临床药学思维的建立与运用。丛书的编写与出版,希望能体现国内外临床药物治疗学和临床实践活动最新发展趋势,反映国际上临床药学领域的新理论、新知识、新技术和新方法。

我们期待为临床药师培训基地提供一套实用的教材,为提高培训基地的培训质量,提升临床药师的专业知识水平,增强参与临床药物治疗工作的能力打下基础。同时,也为在临床参与药物治疗实践工作的临床药师和从事处方审核调剂、药物制剂、药品物流管理以及系统药品质量监管等药剂工作的药师提供自学教材;并为医疗机构医务人员和高等医药院校临床药学专业和药学专业学生教学提供一本理论与实践紧密结合的参考用书。

由于这是一部多学科药物治疗学的系统丛书,缺乏编写经验,不足之处在所难免,恳请医药学界专家和读者,特别是广大临床药师提出问题,找出差距,为修订编写第 2 版打好基础。

我们衷心感谢各分册主编、编委与全体编写者的辛勤劳动和有关人士的热忱支持!

吴永佩　蔡映云
2016 年 4 月

前　言

　　《临床药物治疗学——神经系统疾病》分册的编写目的是满足现阶段临床药师队伍的建设需要，提高临床药师参与临床药物治疗的专业技术能力，促进合理用药。本书内容力求严谨新颖，文字简洁易懂，满足临床药师的实际工作需求。

　　本书可培养临床药师的临床思维，为明确临床诊断后的药物选择、给药时机、剂量与疗程、效果评估、药学监护和治疗建议等提供有益参考，也可作为神经系统内科专业临床药师自学使用的高级教程用书或实践参考用书。

　　本书读者对象主要是从事神经系统疾病药物治疗临床药学工作2年以上或接受过神经系统内科专业规范化培训的临床药师，使用者需具备较好的神经系统内科疾病及其治疗药物的基本知识。本书的内容主要涉及神经系统的常见疾病，如脑血管疾病、头痛、癫痫以及神经系统免疫性疾病等，系统地评价了神经内科常用药物及其临床应用的发展动态，兼顾临床应用的有效性和研究性。

　　本书共十二章，分别为有：神经系统疾病概述、神经系统疾病的临床诊断、神经系统疾病常用药物评价、药源性神经系统疾病，以及脑血管疾病、头痛、癫痫、周围神经疾病、重症肌无力、多发性硬化、帕金森病和阿尔茨海默病的药物治疗。章末均选用典型病例对治疗和监护进行分析总结，以期能帮助读者更好地衔接系统理论与临床实践应用。

　　本书无论从构思还是编排上均花费了许多心思，分章节系统地分析疾病，所有章节均经相应的专业药师和医师进行了互审，将众多编者的写作层次和体例尽量统一，并避免了一些简单的重复性错误。本书能顺利完成，得益于各位编者的辛勤付出和精诚合作，在此对编者以及支持和关心本书的人们表示衷心的感谢！为便于读者更好地理解知识，本书的编写过程中力求形式新颖明了，然而在此方面的写作经验相对欠缺，如有一些不足与缺陷，敬请各位读者不吝指正，以便再版时更正。

钟明康　王长连　洪　震　吴　钢

2020年1月

目　录

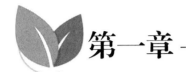

第一章

神经系统疾病概述

第一节 神经系统疾病的流行病学

神经系统包括中枢神经系统（脑、脊髓）和周围神经系统（脑神经、脊神经）两部分。前者主管分析、综合、归纳由体内外环境传来的信息；后者主管传递神经冲动。亦可按照功能不同而区分为躯体神经系统和自主神经系统。人体的循环、呼吸、消化、泌尿生殖、骨骼肌肉、感官等各系统，营养、免疫、代谢等各种功能，以及生长、发育、睡眠觉醒、思维、情感、记忆学习、老化等各种生理现象，无不受神经系统的影响与调节，所以神经系统是人体重要的系统。

神经病学是研究中枢神经系统、周围神经系统及骨骼肌疾病的病因及发病机制、病理、临床表现、诊断、治疗及预防的一门临床医学学科。神经病学的发展与神经科学，包括解剖学、生理学、病理学、生物化学、药理学、组织学、生物信息处理学、神经影像学、分子生物学、免疫学、心理学和流行病学等学科的发展起着互相推动、互相渗透的作用。今后的趋向必将向纵深发展，提高对神经系统和肌肉结构与功能的认识，把神经系统疾病的诊断技术和防治措施不断向前推进。

神经流行病学是研究神经系统疾病的流行病学，是随着神经病学和流行病学的发展而不断发展成熟起来的。它研究神经系统疾病在人群及人群的各个亚组（如年龄、性别、地区、种族以及不同干预组等）中的发病频度、动态变化及其差异，从而研究各种客观存在和人为干预因素对神经疾病的影响，提供病因学、发病危险因素及防治措施的证据支持，进而为神经系统疾病的预防、诊断和治疗提供依据。

一、神经系统疾病流行病学的研究方法

研究方法有现场调查、现场实验、疾病登记等。此外，随着分子生物学和遗传学的发展，又产生了分子流行病学和遗传流行病学。

（一）现场调查

现场调查是流行病学的主要研究方法，一般有两种目的：一种是了解疾病的流行情况；另一种是通过现场调查，了解不同人群亚组间的差异是否有统计学意义，以了解各种因素与疾病流行的联系，为因果关系的研究提供线索。

（二）现场实验

现场实验是在现场经过精心设计，对研究对象进行分组，分别给予不同的干预措施以观

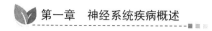

察实验的结果。根据现场的不同,又可分为社区实验和临床试验。

(三)疾病登记

慢病发病登记报告是慢病预防控制工作的重要内容之一,通过登记报告可以系统地收集居民主要慢病发病相关信息,了解疾病的动态情况,及时发现患者并开展个体化动态健康管理;可以掌握慢病发病的主要特征和流行趋势,为制定预防控制策略和评价防治效果提供科学依据。

(四)分子流行病学和遗传流行病学

分子流行病学是阐明疾病和健康状态相关的生物标志物在人群和生物群体中的分布及其影响因素,并研究防治疾病、促进健康的策略与措施的学科。遗传流行病学是研究与遗传有关的疾病在人群中的分布、发生的原因以及制定预防或控制对策的学科,其着重研究在疾病发生中遗传与环境因素所起的作用、作用方式和疾病的防治方法。

二、神经系统常见疾病的流行病学数据及其相关的危险因素

(一)脑卒中

脑卒中即急性脑血管病,临床上又分为缺血性和出血性卒中两大类。脑卒中是目前导致人类死亡的第二位原因,也是主要的致残性疾病,其高发病率、高死亡率和高致残率,给社会、家庭和患者带来沉重的负担。近年来,我国人民生活条件和生活方式明显改变,加之迅速到来的人口老龄化,导致国民的疾病谱、死亡谱发生了很大的变化。目前脑血管疾病已成为危害我国中老年人身体健康和生命的主要疾病。城市居民脑血管疾病死亡率已经上升至第二位,农村地区在 20 世纪 90 年代初已经位列第三位,20 世纪 90 年代后期上升至第三位。2004—2005 年的统计表明脑血管疾病已经跃升为我国居民死亡的首因。目前导致我国居民脑血管疾病发生的主要危险因素如高血压、糖尿病、高脂血症等患病率正在快速上升,吸烟率也逐年升高,另一个客观危险因素即人口老龄化。我国目前已经进入老龄化社会,由于脑卒中超过 2/3 都发生在老年人(≥60 岁),所以老龄人口的迅速增长,必然会导致脑卒中的发病率升高。脑卒中按人群流行病学研究分类常分为 4 种亚型,即脑出血、脑梗死、蛛网膜下腔出血和难分类卒中。世界范围内均以缺血性脑卒中(脑梗死)占多数,亚洲主要是中国和日本的脑出血明显高于西方国家。而在过去 10 年中的研究表明,出血性卒中的发病率降低,而缺血性卒中的发病率升高,说明中国脑卒中亚型结构趋向西方模式。虽然遗传因素在解释东西方脑卒中发病率和构成的差异上不可忽视,但是,也提示了环境因素在其中的作用。在性别与年龄方面,世界各国的统计资料绝大多数都显示脑卒中发病率与死亡率男性高于女性。在亚型上来说,男性易发生脑梗死和脑出血,而女性更易发生蛛网膜下腔出血,但这种差异没有统计学意义。无论是缺血性卒中还是出血性卒中,随着年龄的增大,其发病率和死亡率均明显升高。脑卒中的危险因素包括:高血压、心脏病、糖尿病、短暂性脑缺血发作、血脂异常、肥胖或超重、吸烟、饮酒超量、血小板聚集性高、食盐摄入过多、遗传因素、口服避孕药等。

(二)癫痫

全球约有 5 000 万癫痫患者,80％在发展中国家,其中 80％～90％没有接受适当的治疗或根本未接受治疗。中国的癫痫患者有 900 多万,而且每年还有 45 万余新发病例。中国目前活动性癫痫患者约有 650 万,其中农村地区约占 2/3。在发达国家,初次诊断原发性癫痫

的全人群年发病率为 20/10 万～70/10 万。我国大规模人群调查资料显示,癫痫的年发病率农村和城市分别为 25/10 万和 35/10 万,处于中等水平。在我国农村和少数民族地区进行的调查,显示了地区之间发病率的差异。许多研究报道的是特定年龄段人群的发病率,包括儿童、成人或老年人。一些调查显示癫痫的年龄发病率从婴儿到青年有明显下降,在此之后新发病例逐渐减少。到老年期,发病率又出现增高趋势,呈现"双峰"现象。大部分研究发现,对大多数类型癫痫,在所有年龄段男性发病率比女性高 15%,可能是因为男性易患脑外伤、脑卒中及中枢神经系统感染等危险因素。欧洲、美国和亚洲的大多数研究报告癫痫的人群患病率为 5/1 000～9/1 000,我国癫痫流行病学调查结果显示,癫痫的患病率为 0.9/1 000～4.8/1 000,相对处于较低水平。不同地区之间也存在明显差异。和患病率研究一样,大多数患病率研究报道男性患病率高于女性。癫痫的死亡率据国外报道为 1/10 万～4.5/10 万,我国报道为 3/10 万～7.9/10 万,每年有 0.1% 的癫痫患者因癫痫而死亡,死亡率在不同年龄组中几乎相同。癫痫持续状态是神经科的急症,目前死亡率仍然很高,30 天内死亡的约占 20%。癫痫持续状态后短期内死亡是因为潜在的急性病因。癫痫的死亡原因有多种:第一,癫痫的病因,尤其是脑肿瘤和脑血管疾病等直接导致了死亡;第二,发作时的意外事故,如溺水以及少数婴儿癫痫持续状态导致了死亡;第三,癫痫的不明原因的突然死亡称为癫痫猝死(Sudden unexpected death in epilepsy, SUDEP),其年发生率是 0.2%～1%,比无发作性疾病的人群高出好几倍。强直阵挛发作可能是 SUDEP 的一个重要原因,其中大多数是癫痫持续状态者,但更多的癫痫持续状态是由脑出血、外伤、脑肿瘤引起,而这些疾病本身可导致死亡。癫痫的危险因素包括遗传因素、产前及产时损伤、发育缺陷、高热惊厥史、脑外伤、脑瘤和颅脑手术、脑血管疾病、神经系统感染、神经系统退行性疾病、中毒等。

(三) 痴呆

至少有一半的痴呆是由阿尔茨海默病(Alzheimer disease, AD)引起的,单纯由血管性因素引起的痴呆很少,但如果合并 AD 而引起痴呆者则占 10%～20%。痴呆的患病率与年龄密切相关。65 岁以上的老年人中,痴呆的患病率多在 2%～7%。虽然北方地区的痴呆患病率高于南方,但我国总体水平介于世界各国中等水平之间。分布特征上是各年龄段女性 AD 的患病率均高于男性;不同文化程度人群差异显著。AD 患病率随年龄增长的变化趋势也与国外研究结果一致,即年龄每增加 5 岁,患病率几乎增加 1 倍。而不同职业、城乡的患病率差别仍未有定论。多组研究均发现女性更易患 AD,在老年组更为显著。低教育程度、低社会地位、头围小、低雌激素水平等均会使妇女发生痴呆和 AD 临床表现的危险性提高,但男性和女性发生 AD 病理表现的危险性是相等的。AD 和血管性痴呆的构成比差异很大,30%～60% 的痴呆由血管性因素引起,近一半是由 AD 引起。一项对全球范围内痴呆发病率研究的 meta 分析表明,痴呆的发病率随着年龄增长而上升,一般年龄每增加 5.9 岁,发病率成倍增加,从 60～64 岁组的每年 0.31% 增加到 95 岁以上组的每年 17.5%。有关痴呆的独立致死因素很难确定。由于痴呆很少作为直接的致死原因,多数患者死于各种并发症。因痴呆所导致的死亡大部分发生在 80～95 岁年龄组。痴呆的病理危险因素包括遗传因素和颅脑外伤,其临床表现的危险因素包括早年脑发育、脑功能储备、心血管危险因素、神经毒性物质(如铝、有机溶剂、电磁场、烟草和酒精)等,可能的保护性因素包括非甾体抗炎药、激素替代治疗、抗氧化剂、叶酸、银杏制剂等。

(四)帕金森病

本病发病率随着年龄的增长而增加,临床诊断的不确定性是帕金森病流行病学研究设计和分析的重要影响因素。在研究设计的全部人群中,帕金森病在 50 岁前少见,之后随年龄的增长而增多。尽管帕金森病和年老直接相关,但其潜在过程和自然老化明显不同。不考虑地域和种族差异,男性帕金森病的诊断率是女性的 2 倍。男性患病风险的增加可能反映了男性和女性在生物学上的差异。尽管证据还不明确,但帕金森病在白种人为主的国家可能更为常见。地域差异方面,如果帕金森病发生率的地域差异存在,潜在因素可能是遗传学特征的差异,也可能是致病因子和保护性因子暴露机会不同。帕金森病的发病率随时间的变化在地域间可能有所不同。确定疾病随时间发生的频率改变可以为发现病因提供线索。帕金森病潜在的许多环境和遗传性危险因素已经被确定。暴露于环境中的毒物可能阻断线粒体内的能量代谢,或引起高水平的氧化应激反应,从而直接导致了神经细胞的损伤或死亡。个体的反应能力取决于遗传多态性。主要的危险因素包括:环境危险因素、杀虫剂、农村生活和耕作、感染、吸烟、酒精、饮食、外伤和遗传性危险因素。而其他的环境因素如饮食中的抗氧化剂可能保护神经元免受损伤。

第二节 神经系统疾病的病因

神经系统疾病与心血管系统、呼吸系统、泌尿系统、消化系统、内分泌系统、外科、妇产科及眼科、耳鼻咽喉科、口腔科疾病密切相关。这些科的疾病均可出现神经病学问题,神经内科疾病也可首先表现为其他系统性疾病症状。神经系统疾病的主要症状表现为运动、感觉、反射和自主神经功能障碍,既可以出现神经系统本身的结构及功能异常,也可以表现为其他系统器官的症状。总的来说,神经系统疾病的病因包括血管病变、感染、脱髓鞘疾病、中毒、变性病、肿瘤、遗传性疾病、外伤、代谢障碍性疾病、发育异常、系统性疾病。

一、血管病变

动脉粥样硬化与高血压性动脉硬化最常见,常引起脑血栓形成、脑出血等。另外,先天性血管疾病如动脉瘤、血管畸形等可引起蛛网膜下腔出血,烟雾病可引起缺血性或出血性脑血管疾病的发生。

二、感染

病毒、细菌或真菌等感染神经系统引起的一类常见、多发性疾病,如病毒性脑炎、病毒性脑膜炎、细菌性脑膜炎、结核性脑膜炎、真菌性脑炎或脑膜炎、神经梅毒、脊髓痨等。病因较多,早期临床表现不一,严重的神经系统感染性疾病可导致死亡,或留有严重的后遗症,但若早期积极治疗大多数病例可治愈。

三、脱髓鞘疾病

包括遗传性和获得性两大类,遗传性脱髓鞘疾病主要指脑白质营养不良;获得性脱髓鞘疾病又分为周围性和中枢性两类,周围性脱髓鞘疾病中最具代表性的为急性和慢性炎症性脱髓鞘性多发性神经病,中枢性脱髓鞘疾病包括多发性硬化、视神经脊髓炎和急性播散性脑脊髓膜炎等。

四、中毒

包括食物中毒(如肉毒杆菌中毒)、农药中毒(如有机磷农药中毒)、生物毒素中毒(如蛇毒中毒)、药物中毒(如巴比妥类药物中毒)及工业毒物中毒(如一氧化碳和铅中毒)等导致的神经损害。

五、变性病

阿尔茨海默病、运动神经元病、帕金森病等。遗传和环境因素常是这类疾病的促发因素。起病隐匿,临床症状缓慢进展,表现多样化,常有重叠,实验室及影像学检查有时无特异性。

六、肿瘤

颅内和椎管内肿瘤等,可起源于颅内和椎管内各种组织的原发性肿瘤与由颅外和椎管外转移来的继发性肿瘤两大类。从生物学特性看,又可分为生长缓慢、具有较完整包膜、不浸润周围组织及分化良好的良性肿瘤,和生长较快、没有完整包膜、边界模糊、呈浸润性生长、分化不良的恶性肿瘤两类。

七、遗传性疾病

遗传性共济失调、遗传性痉挛性截瘫、腓骨肌萎缩症等。按照遗传物质改变的不同,可以分为单基因遗传病、多基因遗传病、线粒体遗传病、染色体遗传病和体细胞遗传病。

八、外伤

脑外伤约占全身各部位创伤总数的 20%,发生率仅次于四肢损伤,而病死率和病残率却居首位。常有明确的外伤史。按照伤后脑组织与外界相通与否,区分为闭合性损伤和开放性损伤两类。

九、代谢障碍性疾病

氨基酸代谢病(如苯丙酮尿症、同型胱氨酸尿症)、重金属代谢障碍疾病(如铜代谢障碍疾病)等。

十、发育异常

包括以下几类:颅骨和脊柱畸形,如脊柱裂、小头畸形、中脑导水管闭塞等;神经组织发育缺陷,如先天性脑穿通畸形、胼胝体发育不良等;神经外胚层发育不全,如结节性硬化症、脑面血管瘤病等。

十一、系统性疾病

伴发神经系统损害如糖尿病多发性神经病变,肝性脑病,白血病直接浸润、压迫脑膜、脊膜、神经等引起的麻痹症状,自身免疫疾病引起的血管炎等。

第三节　神经系统疾病的特点

神经系统疾病是非常复杂多变的,涉及的疾病种类繁多,至少有数百种,而且疾病发展的过程也是不断变化的。但是万变不离其宗,神经系统疾病总的来说可以分为4组症状:①缺损症状,指神经组织受损时,正常神经功能减弱或缺失,如内囊病变导致对侧肢体偏瘫、偏身感觉障碍和偏盲;②刺激症状,指神经组织受激惹后所产生的过度兴奋表现,如大脑皮质运动区受刺激引起部分性运动发作;③释放症状,指高级中枢受损后,受其制约的低级中枢出现功能亢进,如上运动神经元损伤可出现锥体束征,表现为肌张力增高、腱反射亢进和病理反射阳性;④休克症状,指中枢神经系统局部的急性严重病变,引起在功能上与受损部位有密切联系的远隔部位的神经功能短暂缺失,如急性脊髓横贯性损伤后,病变水平以下表现弛缓性瘫痪,即脊髓休克,休克期过后,逐渐出现神经缺损和释放症状。

随着科学技术的进步,新的研究方法和诊断技术的应用与日俱进,为神经疾病的诊断和治疗带来革命性变化。但是,即使在科学技术取得巨大进步的今天,也必须强调认真地采集病史和进行仔细的神经系统体格检查,它们是所有先进诊断技术都无法完全取代的常规方法。病史采集、神经系统体格检查和基本操作技能(如腰椎穿刺等)仍然是临床神经科医生的基本功。只有加强训练,才能对神经系统疾病融会贯通,掌握神经系统疾病独特的定位诊断与定性诊断方法。

(一)定位诊断

定位诊断要求明确神经系统损害的部位。首先,要确认患者的症状是由于神经系统病变所致。然后将患者的主症进行综合归类,结合神经系统体征,推测其病变部位。掌握不同部位神经系统病变的临床特点,尤其阳性体征是定位诊断的基础,现将各部位的病变特点说明如下:

1. 肌肉病变　受损后只出现运动障碍,表现为受累肌无力,肌张力减低、腱反射减弱或消失,无感觉障碍。可由肌肉疾病、神经肌肉接头疾病等引起。

2. 周围神经病变　受损后出现其支配范围内运动、感觉及自主神经症状,特点为下运动神经元瘫痪。前根、后根的损害分别出现根性分布的运动、感觉障碍;多发性神经病可见四肢远端的运动、感觉障碍。

3. 脊髓病变　横贯性脊髓损害,出现病损平面以下运动、感觉及括约肌三大功能障碍。脊髓受损节段的定位,多根据感觉障碍的最高平面、运动障碍及深、浅反射的改变而定。

4. 脑部病变　交叉综合征是一侧脑干病变的典型临床特点。双侧脑干病变,可见两侧脑神经、锥体束、感觉传导束受损的表现,脑干受损的具体部位是根据受损脑神经的平面来判定的。小脑损害的主要症状是共济失调。一侧大脑半球病变可出现病灶对侧中枢性瘫痪;双侧弥散性损害常表现为意识障碍、精神症状及智能减退、四肢瘫痪等。刺激性病灶可引起癫痫发作。大脑各脑叶病变尚有其不同的特点。

(二)定性诊断

定性诊断是确定疾病的病理性质与病因。首先,在已确定病变部位的基础上,依据该部位容易发生的病理损害,结合病史,推测病变的性质。各种不同病理性质的疾病,各有其不同的发生与发展规律。临床经验也证明,病史中最具有定性价值的是起病形式与病程经过。一般而言,突然或急性起病者,以卒中、外伤居多;急性或亚急性起病,并且伴有发热者,感染的可能性大;慢性或隐匿起病且进行性加重者,以肿瘤或变性病为多。

下面概括介绍神经系统常见的不同性质疾病的临床一般特征:

1. 感染性疾病　多为急性或亚急性起病,于病后数日或数周达到高峰,常有发热等全身感染表现。神经系统损害较为弥散,神经影像学可能显示损坏部位,脑脊液检查可提供感染的证据。

2. 血管性疾病　脑或脊髓的动脉性血管病,多以突发或急性起病、病情迅速达到高峰为特征。此类疾病又可分为缺血性与出血性。脑静脉系统血栓形成起病形式多样、临床表现复杂,大部分缺乏特征性,故定位、定性均较为困难。

3. 外伤　神经症状在外伤后出现,且有颅骨、脊柱或其他部位器官外伤,并且得到影像学支持,定性不难。轻微外伤未被重视或未被察觉、外伤后较长时间才出现神经症状者,尤其是老年人和酗酒者,易被误诊。

4. 肿瘤　多数起病缓慢、症状逐渐发展,病情进行性加重。脑部肿瘤除具有局灶性神经受累的表现外,尚有颅内高压症;脊髓肿瘤则表现为脊髓压迫症及椎管阻塞。神经影像学常可为定性的佐证。

5. 变性疾病　一般慢性或隐匿起病,缓慢进展,病情进行性加重,多选择性损害某一系统。

6. 脱髓鞘疾病　急性或亚急性起病,多部位、多灶性分布,病程常呈缓解与复发的多相性或单相性经过。

7. 代谢及营养障碍疾病　起病缓慢,病程较长,多在全身症状的基础上出现神经症状,亦有以神经症状为首发者。

第四节　神经系统疾病的治疗原则

神经系统疾病的治疗,可分为三类:

1. 许多常见疾病可完全或基本治愈,如大多数脑膜炎、脑炎、营养缺乏性疾病、良性肿瘤、特发性面神经炎、吉兰-巴雷综合征、大多数脑出血及脑梗死、脑囊虫病(轻症病例)、脊髓亚急性联合变性(早期病例)等;及时确诊和采取特效或有效治疗至关重要。

2. 许多较常见疾病虽不能根治,但可以完全控制或缓解症状及病情进展,如各种类型癫痫、帕金森病或帕金森综合征、三叉神经痛、多发性硬化、重症肌无力、脊髓空洞症、偏头痛和周期性瘫痪等;应采用有效药物及措施,尽量控制疾病进展,减轻患者残疾程度。

3. 目前尚无有效治疗方法的疾病,如恶性肿瘤、神经变性病(如阿尔茨海默病、肌萎缩侧索硬化等)、神经遗传性疾病(弗里德赖希共济失调、脊髓小脑性共济失调、腓骨肌萎缩症)、朊蛋白病、AIDS导致的神经系统损害等,应采取适当的对症和支持疗法,并精心护理。

（洪　震　虞培敏）

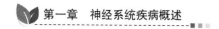

参 考 文 献

［1］洪震,丁玎,江澄川.神经流行病学［M］.上海:复旦大学出版社,2011.

［2］NELSON L M,TANNER C M,VAN DEN EEDEN S K,et al.Neuroepidemiology:From Principles to Practice［M］.Oxford:Oxford University Press,2004.

［3］WANG W Z,WU J Z,WANG D S,et al.The prevalence and treatment gap in epilepsy in China:an IL-AE/IBE/WHO study［J］.Neurology,2003,60(9):1544-1545.

［4］洪震.血管性痴呆与血管性认知损害的再认识［J］.中国现代神经疾病杂志,2010,10(3):279-281.

第二章

神经系统疾病的临床诊断

第一节　病史采集

神经系统疾病的诊断是根据病史资料、体格检查和检查结果进行综合分析而作出的。因此完整与确切的病史是诊断疾病的重要依据,从病史资料中常可获得对于疾病定位、定性和病因诊断有价值的线索。神经系统体格检查的结果可验证或排除医生最初的推测,进一步更准确地判断疾病的部位和性质。但也有些典型疾病,如原发性癫痫、偏头痛、三叉神经痛、周期性瘫痪等,在间歇期中常查不到阳性体征,病史几乎是诊断的唯一线索和依据,而体格检查和辅助检查的目的是排除其他可能性。

神经系统疾病病史采集的基本原则和过程与一般病史采集相同。医生应当首先向患者明确表达提供服务的意愿,允许患者充分表述就诊目的。对病史的询问和记录包括一般情况(年龄、性别、职业、居住地、左利手和右利手)、主诉、现病史、发育情况(儿童患者)、系统回顾、既往病史、个人史和家族史。病史采集过程中应当注意:①系统完整,需耐心提取患者叙述,必要时引导患者按症状出现的先后顺序具体描述症状的发生和演变情况,阳性症状要记录,重要的阴性症状亦不能忽视。②客观真实,询问过程中应当注意患者或其家属提供情况的可靠性,患者叙述病史的可靠性取决于其智能、记忆、受教育程度、语言表达能力以及从主诉中获得利益的可能性,医生应加以分析和进一步核实。③重点突出,尽量围绕主诉提问,减少患者对于无关情况的叙述。④避免暗示,不要诱导性提问,特别是不能根据医生自己的主观臆测而让患者对本不存在的症状进行确认。⑤分析归纳,病史采集初步完成后,医生应当归纳与患者最有关联的症状特点,分析所获得的病史资料是否能够合理解释患者的症状表现及其可能的诊断,如果存在疑点,应再进一步询问或核实。

一、主诉

主诉是患者在疾病过程中感受最痛苦的部分,包括主要症状、发病时间和变化情况。医生在询问病史过程中应重点围绕主诉进行提问,对于症状重叠或叙述凌乱的患者,医生应进行分析和归纳。主诉往往是疾病定位和定性诊断的第一线索。

二、现病史

现病史是病史中最重要的部分,包括每个症状发生的时间、方式和性质,有无明显的致病或诱发因素,症状的进行、发展情况,曾经治疗的经过、效果,以及病程中有无缓解和复发等。一般而言,急骤起病的病因常为血液循环障碍、急性炎症、外伤等,而缓慢起病的病因则多为肿瘤、变性及发育异常性疾病。对于患者所说的每一个症状都要详细了解其真正的含义。如患者所诉的"发麻"可能是代表皮肤感觉的减退、缺失或异常,亦可能是指肢体运动不灵或肌肉营养障碍所引起的感觉,这就应进一步了解患者所表达的症状是指医学上的哪些功能障碍。又如患者诉说"头晕",患者的理解可能为头重脚轻的感觉,也可能是指眼花缭乱、视物模糊或思想糊里糊涂的意思,也可能是指自身或周围物体的旋转、摇晃感觉,应进一步询问患者的体验,而得出正确的理解。常见症状的病史询问应注意以下几点:

(一)头痛

引起头痛的可能原因、部位(整个头部还是局限于某个部位)、性质(胀痛、跳痛、撕裂痛、箍紧感、钻痛、割锯痛或隐痛)、时间(早晨、午后、晚间)、规律(持续性、发作性)、程度、伴发症状(恶心、呕吐、视力减退、眩晕、闪光、畏光、复视、瘫痪、昏迷等),以及加剧和减轻头痛的因素等。

(二)疼痛

部位、发作时间、频度、性质和散布情况,引起发作或加剧的原因,对各种治疗的效果。

(三)麻木

性质(感觉减退、缺失、过敏或异常,热感、冷感、重感、触电感、针刺感等)、分布、传播、发展过程。

(四)眩晕

眩晕是一主观症状,患者感到自身和/或周围物体旋转、飘浮或翻滚,属运动性幻觉(也有学者认为是运动性错觉)。询问病史时应注意与头晕鉴别,后者为头重脚轻、眼花、站立不稳感,但无外界物体或自身位置变化的幻觉(或错觉)。对主诉眩晕的患者,尚应询问有无恶心、呕吐、面色苍白、出汗、耳鸣、听力减退、血压和脉搏的改变,以及发作诱因和持续时间,对于鉴别周围性眩晕和中枢性眩晕有重要价值。

(五)惊厥

起病年龄、发作情况(全身性、局限性)、有无先兆,发作时间、频度,发作时意识状态,诱发因素(睡眠、饮食、情绪、疲劳、经期、精神受刺激),伴发症状(发绀、尖叫一声、舌唇咬破、口吐血沫、大小便失禁、跌倒受伤等),病程经过(病前有无头颅外伤、发热惊厥、脑炎、寄生虫病,是否曾服用过抗癫痫药),家族史等。

(六)瘫痪

瘫痪部位,起病缓急,肌张力改变、肌肉萎缩情况和伴发症状(麻木、疼痛、失语、排尿障碍、不自主运动等)。

(七)视力障碍

视物不清的诉说可能是视力减退,也可能是视野缺损、屈光不正、眼肌麻痹而致的复视、眼球震颤。而视力减退可以是眼部疾患,也可以是神经系统疾患所致,均需进一步了解复视出现的方向,实像与虚像的位置关系和两者的距离,以及了解是否曾发生单眼复视。

(八)睡眠障碍

患者是嗜睡还是失眠。如有失眠,应询问是入睡困难、易醒还是早醒,是否存在多梦或醒后再入睡困难,以及失眠的诱因或影响睡眠的因素。如有可能还应向家属询问患者每夜处于睡眠状态的时间。

三、既往史

既往史对病因及鉴别诊断也具有重要意义。应询问其生长和发育情况、个人嗜好、有无冶游史,以及有无地方病史和接触疫水史。在既往史的询问中特别注意既往传染病史及有无恶性疾病情况,很多传染性疾病可引起神经系统的并发症,如麻疹、水痘、天花、腮腺炎和猩红热后可继发急性播散性脑脊髓炎;钩端螺旋体病可引起脑血管疾病(脑动脉炎);心脏病(瓣膜病、心房颤动等)可引起脑栓塞;糖尿病患者可能出现多发性末梢神经炎或糖尿病性脊髓病;癌症患者可引起各种神经系统并发症或肌病。

四、个人史

个人史的基本内容包括出生地、居住地、文化程度、职业、是否到过疫区、生活习惯和性格特点等。对儿童患者应询问围生期和生长发育情况,女性患者应询问月经史和婚育史。进一步询问内容包括患者嗜烟和/或嗜酒情况,是否存在药物或毒物依赖、冶游史、过度应激、毒物接触史等。

五、家族史

神经系统疾病中有一些与遗传有关,如进行性肌营养不良、亨廷顿病(亨廷顿舞蹈症)、线粒体疾病、遗传性共济失调等往往有明显家族史。应询问直系亲属中有无近亲婚配情况。

第二节 神经系统疾病的体格检查

神经系统体格检查是一项比较细致而复杂的工作,应认真、细致,并要取得患者合作。为了减少患者的翻动,防止受凉和疲劳,神经系统检查应与全身一般体检同时进行,并依次自头部及脑神经开始,其后为颈部、上肢、胸、腹、下肢及背部,最后观察其站立姿势及步态。检查既需全面,又应根据病史掌握重点。对于重症急症患者,应根据病情进行最必要的检查,以便立即抢救,待病情稍稳定后再进行有关方面的补充检查。

检查结果应按一般检查、精神状态(亦即高级神经活动)、脑神经、运动、感觉、反射等项目依次记录。

一、一般检查

一般检查与内科体格检查相同,应注意①对称性:即在望诊中注意头面部对称与否、肢体长短和粗细是否对称;②全面性:对身体各部进行系统检查。但是,从神经系统固有特点出发,应特别注意下列情况:

(一)头面部

注意形状、大小,有无伤痕、肿块,有无静脉充盈、颅骨缺损、局部压痛,有无血管杂音以及头面部色素沉着、结节等。对于小儿,应注意前颅张力和有无颅缝分离。

(二)颈部

有无颈项强直、颈椎压痛,转动是否受限,颈动脉搏动是否对称、有无血管杂音等,有无

11

脑膜刺激征。其他如颈淋巴结、甲状腺及肿块等检查亦不可忽略。

（三）脊柱

有无脊柱窦道畸形，有无压痛及叩击痛等。

二、精神状态

评估患者意识状态、一般精神状态、语言的检查。

（一）意识状态

是否清醒，如有障碍则需判明为何种情况。

1. 嗜睡　病理性嗜睡，表现为持续、延长的睡眠状态。经较强刺激能唤醒，醒后可保留短时间的醒觉状态，有一定的语言或运动反应，停止刺激即又入睡。

2. 昏睡　是一种较昏迷稍浅的意识障碍状态。大声呼唤或施以疼痛刺激可以唤醒，醒觉反应不完全，且很快又进入昏睡状态。昏睡时各种随意运动消失，但反射无明显改变。

3. 昏迷　患者意识完全丧失，不能被言语、疼痛刺激所唤醒，随意运动丧失，许多反射活动也减退或消失。临床上可以从某些反射（如吞咽反射、咳嗽反射、瞳孔对光反射、角膜反射、腱反射等）的存在或消失判别昏迷深浅程度。目前常采用格拉斯哥昏迷量表对昏迷程度进行评估。

4. 特殊意识障碍

（1）运动不能性缄默：患者仍能注视周围环境及人物，但不能活动或言语，貌似清醒，又称作醒状昏迷。患者大小便失禁，尚能吞咽，无锥体束征，强烈刺激不能改变其意识状态。大脑半球及传出通路无病变，但丘脑或脑干上行性网状激活系统有病损，多为脑部严重损害而存活的后遗症。

（2）去大脑皮质状态：患者能无意识地睁眼、闭眼或转动眼球，但眼球不能随光线或物品而转动，貌似清醒，但对外界刺激无反应。

有抓握、吸吮、咳嗽等反射，有无意识的吞咽活动，四肢肌张力增高，双侧锥体束征阳性，上肢屈曲，下肢伸直，又称为去皮质强直。与去大脑强直的区别为后者四肢均为伸性强直。双侧大脑皮质广泛损害，功能丧失，而皮质下功能仍保存。常见于严重脑外伤、缺氧或感染后。

（3）闭锁综合征：因脑桥腹侧基底部损害皮质脊髓束及皮质脑干束而引起。患者意识清楚，仅能以眼球活动表达，又称去传出状态、脑桥腹侧综合征。可由脑血管疾病、感染、肿瘤、脱髓鞘病变等引起。

（二）一般精神状态的检查

简易精神状态检查量表（mini-mental state examination，MMSE）为筛选认知障碍患者最常用的量表，通过检查可了解患者的基本认知状态，为判断神经系统疾病患者的日常生活能力，亦可应用量表进行评估。

（三）语言的检查

在听取患者主诉或在交谈中可以了解患者的语言能力及是否存在言语障碍。言语障碍由构音障碍和语言障碍两大部分组成。前者系由表述语言的发言、构音器官和肌肉疾病或协调障碍所引起；后者为大脑皮质功能区的结构破坏所引起，称为失语。失语的临床类型包括运动性失语、感觉性失语、失写、失读、命名性失语等。值得注意的是，在失语的检查时，应在患者注意力集中、能合作、视力和听力正常、肢体无瘫痪的情况下才能有可靠的结果。事先应了解患者的文化水平,是右利手还是左利手。

三、脑神经

(一)嗅神经

准备盛有气味而无刺激性溶液的小瓶(如薄荷水、松节油、玫瑰水等),或用患者熟悉的香皂、香烟等。嘱患者闭目并用手指按住一侧鼻孔,然后将上述物品置于患者鼻孔下,要求患者说出嗅到的气味,左、右鼻孔分别测试。嗅神经损害时则可出现嗅觉减退或消失。应注意嗅觉障碍是否因鼻腔本身疾病所致。

(二)视神经

1. 视力　视力检查一般可用近视力表,分别测定每眼的视力,小于1.0即为视力减退。视力减退到0.1以下,无法用视力表检查时,可嘱患者在一定距离内辨认检查者的手指(指数、手动),记录其距离以表示视力。视力减退更严重时,可用手电光检查,最严重的视力障碍(失明)即光感也消失。视力检查时,需注意有无白内障、屈光不正及角膜薄翳(云翳)等影响视力的眼部病变。

2. 视野　视野是患者正视前方、眼球不动时能看到的范围。一般可用手试法,分别检查两眼视野。患者与检查者对面而坐,相距约1m,双方各遮一眼,检查者以手指在两人中间分别从上、下、左、右的周围向中央移动,嘱患者一见手指即说出。检查者根据自己的正常视野与患者比较,可粗测患者视野有无缺损。精确的测定用视野计。视野的左或右一半缺失称为偏盲。视野在各方向均见缩小者,称为向心性视野狭小。

3. 眼底　在不扩瞳的情况下检查,正常眼底的视盘为卵圆形或圆形,边缘清楚,色淡红,颞侧较鼻侧稍淡,中央凹部色较淡白,称生理性凹陷。动脉色鲜红,静脉色暗红,其管径的正常比例为2∶3。检查时应注意有无视盘水肿、视神经萎缩、视网膜及其血管病变等。

(三)动眼神经、滑车神经、展神经

此3对脑神经共同管理眼肌运动,合称眼球运动神经,可同时检查。

1. 外观　观察眼裂有无增宽或变窄,两侧眼裂是否等大。有无上睑下垂,眼球有无凸出、下陷、斜视、同向偏斜。

2. 眼球运动检查　嘱患者头不动,各方向、各方位转动,然后注视检查者的手指,并随手指向左、右、上、下等方向移动,如有运动受限,注意其受限的方向和程度。注意有无眼球震颤。

3. 瞳孔　正常瞳孔为圆形,两侧等大,随光线的强弱而收缩、扩大。检查时嘱患者向前平视,首先观察双侧瞳孔的形状和大小,是否为圆形和相等。瞳孔对光反应的检查:在光亮环境下嘱患者向光注视,检查者用手遮其双眼,而后突然移去一手,可见瞳孔缩小;在弱光环境下嘱患者背光注视,用手电光从侧面分别照射眼睛,可见瞳孔缩小。正常时感光一侧的瞳孔缩小,称直接对光反应;未直接感光的另一侧瞳孔亦缩小,称间接对光反应。辐辏反射检查:嘱受检者看远处,而后突然注视一近物,出现两眼瞳孔缩小及两眼球内聚。

(四)三叉神经

为混合性神经。感觉纤维分布在面部皮肤及眼、鼻、口腔黏膜;运动纤维支配咀嚼肌、颞肌及翼状内、外肌。

1. 面部感觉 以针、盛冷热水的试管、棉花束分别检查面部痛觉、温度觉及触觉。让患者分辨，观察其感觉有无减退、消失和过敏，并定出感觉障碍区域。周围型为分支分布范围内一切感觉都发生障碍。中枢型损害分布为同心形排列（洋葱皮样排列），只有痛觉及温度觉的障碍而触觉无损，即分离性感觉障碍。

2. 咀嚼 先观察双侧颞肌及咀嚼肌有无萎缩；然后检查者以双手触按患者颞肌、咀嚼肌，嘱患者做咀嚼动作，注意有无肌力减弱；再嘱患者露齿，以上、下切牙的中缝线为标准，观察张口时下颌有无偏斜。如下颌偏向一侧，则为该侧翼状肌瘫痪。当一侧三叉神经运动支受损时，张口时可见下颌偏向病侧。

3. 角膜反射 以棉花纤维分别轻触一侧角膜外缘。正常反应为两眼迅速闭合，同侧者称直接角膜反射，对侧者称间接角膜反射。以棉花纤维轻触结膜时亦能引起同样反应，称结膜反射。检查右眼时令患者向左侧看。该反射是通过三叉神经（感觉）、脑桥中枢和面神经（运动）来完成的。角膜反射的消失为三叉神经第一支或面神经受损所致。

4. 下颌反射 令患者轻启下颌，检查者以左手拇指或中指轻置于下颌齿列上，右手执叩诊槌轻叩手指，观察有无反射及其强弱程度。在脑干的上运动神经元病变时，反射增强。

（五）面神经

包括面部运动和特殊感觉（舌前 2/3 味觉）的检查。

1. 先观察患者的双侧额纹、眼裂、鼻唇沟和口角是否对称。再嘱患者做皱眉、闭眼、露齿、鼓腮和吹口哨动作。检查时需特别注意鉴别周围性和中枢性面瘫。一侧面神经周围性（核性或核下性）损害时，病侧额纹减少、眼裂较大、鼻唇沟变浅，不能皱眉、闭眼，露齿时口角歪向健侧，鼓腮或吹口哨时病变侧漏气。中枢性（核上性或皮质运动区）损害时，只出现病灶对侧下半部面肌的瘫痪。

2. 味觉功能的检查可让患者伸舌，检查者以棉签蘸少许有味觉的溶液（例如醋、盐、糖、奎宁）轻擦于一侧的舌前部，嘱患者用手指指出某个预定的符号（酸、咸、甜、苦），但不能讲话或缩舌。需分别测试舌两侧。每种味觉试验完毕后需用水漱口，以免相互干扰。

（六）听神经

包括两种功能不同的感觉神经——耳蜗神经和前庭神经。

1. 耳蜗神经 检查听觉可用耳语、表声、捻手指及音叉等测定有无听力减退或耳聋，并初步鉴别其为感音性或传导性。必要时用电测听计检查。用音叉检查：

（1）林纳试验（Rinne test）：将振动的音叉置于乳突及耳旁，测定骨导与气导时间。正常人气导时间长于骨导；当传导性耳聋时骨导时间长于气导；神经性耳聋时气导时间长于骨导，但两者时间均缩短。

（2）韦伯试验（Weber test）：将振动的音叉置于颅顶正中处，比较响声偏向何侧。当神经性耳聋时声音偏向健侧，传导性耳聋时偏向病侧。

2. 前庭神经 受损时引起眩晕、恶心、呕吐、眼球震颤和平衡失调。可行冷热试验或旋转试验，正常人经由外耳道注入冷、温水或坐旋转椅旋转后出现剧烈眩晕和眼球震颤，前者持续 2 分钟左右，后者持续 30 秒。前庭器官受损时，反应减弱或消失。必要时可做直流电试验、头位位置试验及眼震电图的描记。

（七）舌咽神经、迷走神经

舌咽神经和迷走神经都起自延髓，两者一起经颈静脉孔穿出颅腔，共同传导腭、咽和喉的感觉和运动。舌咽神经还传导舌后1/3的味觉。它们在解剖或功能上有密切联系,有病变时常同时受累,因此常同时检查。检查时注意患者的发音有无嘶哑、伴鼻音,进食或饮水时有无吞咽困难或呛咳。嘱患者张口发"啊"音时,观察腭垂有无偏斜、软腭能否上升、两侧是否对称等;再用压舌板分别轻触两侧咽后壁,观察有无感觉及有无咽反射。一侧麻痹时,麻痹侧软腭较低、不能上提,腭垂拉向健侧,病侧咽壁感觉丧失,咽反射迟钝或消失。迷走神经病损时还有病侧声带麻痹。

(八) 副神经

副神经支配胸锁乳突肌及斜方肌。检查时嘱患者做对抗阻力的转头与耸肩动作,比较两侧肌力及肌肉收缩时的轮廓和坚实度。一侧副神经病损时,患者不能向病变对侧转头,病侧耸肩也不能,肩部较健侧低下。病侧的胸锁乳突肌和斜方肌出现萎缩。

(九) 舌下神经

舌下神经支配同侧所有舌肌。检查时嘱患者伸舌,一侧核下性舌下神经麻痹,伸舌时舌尖偏向病侧,病侧舌肌萎缩并有肌束颤动;一侧舌下神经核上性病变时,伸舌偏向病灶对侧,无舌肌萎缩和肌纤维颤动。双侧舌下神经病变时舌肌完全瘫痪而不能伸舌。

四、运动

(一) 肌肉容积

观察肌肉有无萎缩或假性肥大。可用软尺测量肢体周径,需左右比较和随访观察。如果发现肌肉萎缩或肥大,应记录其部位、分布和范围,确定是全身性、偏侧性、对称性还是局限性,是限于某周围神经支配区,还是限于某个关节活动的范围。如果可能,应确定具体受累的肌肉或肌群。

(二) 肌力

肌力是人体做随意运动时肌肉收缩的力量。检查方法是嘱患者依次做各关节运动,并克服检查者所给予的阻力,观察阻力是否正常、减退或消失,并注意瘫痪的部位。肌力的记录可采用0~5级的分级法:0级,为完全瘫痪;1级,可见肌肉收缩但不能产生动作;2级,在除去地心引力的影响后,能做主动运动,即肢体能在床面移动,但不能抬起;3级,能克服地心引力而做主动运动,即肢体能抬离床面而举起;4级,能做对抗阻力的运动;5级,为正常肌力。检查时应询问患者左、右利手情况,进行双侧比较,并注意在生理范围内的差别。

(三) 肌张力

指安静状态下肌肉的紧张度。肌张力减低时,肌肉迟缓松软,被动运动时阻力减低或消失,关节的运动范围扩大。肌张力增高时,肌肉变硬,被动运动时阻力增高。

(四) 不自主运动

观察有无舞蹈样动作、手足徐动、静止性或动作性震颤、抽搐、肌阵挛、肌束震颤等。应详细记录不自主运动的种类、部位、程度、频度等。

(五) 共济运动

任何动作的准确完成需要在动作的不同阶段担任主动、协同、拮抗和固定作用的肌肉密切协调参与,协调运动障碍造成动作不准确、不流畅以致不能顺利完成时,称为共济失调。常用的检查方法有:

1. 指鼻试验 嘱患者外展伸直一侧上肢,以示指尖触摸自己的鼻尖,先睁眼后闭眼重复相同动作。小脑半球病变时患侧指鼻不准,接近鼻尖时动作变慢,并可出现动作性震颤,睁、闭眼无明显差别。感觉性共济失调引起的指鼻不准在睁眼和闭眼时有很大差别,睁眼时动作较稳准,闭眼时很难完成动作。

2. 快复轮替 嘱患者做迅速重复的手掌旋前、旋后动作(轮替动作),或以一侧手指迅速连续轻拍对侧手背。小脑性共济失调时出现病侧动作快慢轻重不一、不协调、笨拙、缓慢等。

3. 误指试验 检查者将伸直示指的握拳手,嘱患者按同样姿势将一手举起,在落下时(垂直面移动)将示指碰检查者的示指(亦可在水平面移动)。先在睁眼时施行,再在闭眼时施行。前庭性共济失调者,双侧上肢下落时示指均偏向病变侧;小脑病变者,患侧上肢向外侧偏斜;深感觉障碍者,闭眼时不能触及目标。

4. 反跳试验 患者用力屈肘,检查者握住患者腕部向相反方向拉,随即突然松手,正常人由于对抗肌的协同作用,检查者一松手,患者前臂屈曲立即被制止。小脑病变时,由于缺乏这种协同作用,回收的前臂可反击到自己的身体。

5. 跟膝胫试验 患者仰卧,依次做以下 3 个动作:①将一侧下肢伸直举起;②再屈膝将足跟放于对侧下肢的膝盖上;③将足跟沿胫骨前缘向下移动,观察此动作是否准确或摇晃不稳。小脑性或感觉性共济失调时,此动作不准确或足跟沿胫骨前缘下移时摇晃不稳。

6. 龙贝格(Romberg)征 嘱患者双足并拢直立,双手向前平伸,先睁眼后闭眼,观察其姿势平衡。感觉性共济失调患者表现睁眼时能保持稳定的站立姿势,而闭目后站立不稳,称Romberg 征阳性。小脑性共济失调患者无论睁眼还是闭眼都站立不稳。一侧小脑病变或前庭病变时向病侧倾倒,小脑蚓部病变时向后倾倒。

7. 联合屈曲征 患者仰卧,嘱其两手交叉于胸前而坐起。正常人坐起时两下肢可紧贴床面而不离开。小脑病变时可见下肢上抬,是因不能协同地收缩髂腰肌和臀肌所致。

(六) 姿势和步态

观察患者立位时有无姿势异常。帕金森病患者呈头部前倾、躯干俯屈、患肢屈曲状。小脑蚓部病变者则呈现向前、向后或两侧摇晃;而小脑半球或一侧前庭病变者向病侧摇晃倾斜。深感觉障碍者则在闭眼时发生摇晃。轻度锥体束受损偏瘫患者,患侧上肢常屈曲,而患侧下肢因伸肌张力增高而不便于屈曲,单用患肢站立要比屈起患肢单用健肢站立容易。

观察步态时可嘱患者按指令行走、转弯和停止,注意其起步、抬足、落足、步幅、步基、方向、节律、停步和协调动作的情况。根据需要尚可嘱其足跟行走、足尖行走和足跟挨足尖呈直线行走。常见步态异常包括以下几种:

1. 痉挛性偏瘫步态 瘫痪侧上肢屈曲、内旋,行走时下肢伸直向外、向前呈划圈动作,足内翻,足尖下垂。见于一侧锥体束病变。

2. 痉挛性截瘫步态 双下肢肌张力增高,尤以伸肌及内收肌紧张而行走时双足向内交叉,形成剪刀状步态。

3. 蹒跚步态 行走时步基增宽,左右摇晃,前扑后跌,不能走直线,犹如醉酒者,故又称为"醉汉步态"。见于小脑、前庭或深感觉传导路病变。

4. 慌张步态 行走时躯干前倾,双上肢缺乏联带动作,步幅小,起步和停步困难。由于躯干重心前移,致患者行走时往前追逐重心,小步加速似慌张不能自制,又称为"前冲步态",见于帕金森病。

5. 跨阈步态　足尖下垂,为使足尖离地,患肢需抬得很高,如涉水时的步行姿势,见于腓神经麻痹。

6. 肌病步态　由于骨盆带肌和腰肌物力,腰椎及腹部前凸,行走时臀左右摇摆,又称为"鸭步",见于肌营养不良症。

五、感觉

患者在意识清晰和充分合作的情况下行感觉检查。在检查之前,要使患者了解检查的方法和其重要性,要耐心细致,有重点,注意两侧对比,检查时患者闭目。

(一) 浅感觉

检查痛觉用针尖轻刺皮肤;检查温觉用盛冷水(5～10℃)、热水(40～45℃)的试管交替接触皮肤;检查触觉用棉花束轻触皮肤。让患者说出"痛""冷""热"或有"棉花碰触感"。另可用圆头针的尖端或钝端轮番轻触皮肤来检查痛觉、触觉或轻压觉。在分离性感觉障碍的患者,能够感到针刺的触觉而不感受到疼痛。检查应上下、左右对比,并应从缺失区移至正常区。如有感觉减退、消失、过敏等,应标出感觉障碍的部位及范围。

(二) 深感觉

1. 运动觉检查　将患者的手指进行被动运动,向上、下移动约5°,由患者说出向上或向下的方向。如果患者对于轻微的运动不能察觉,可做幅度较大的运动,由此可测知其障碍的程度。

2. 位置觉检查　嘱患者闭目,检查者将其手指有伸有屈做某种姿势,让患者说出各指所放的位置或用另一手模仿同样的姿势。

3. 振动觉检查　将振动着的音叉柄置于骨突起处如手指、足趾、内踝、外踝、膝盖、髂骨、肋骨、胸骨、锁骨、桡骨等处的皮肤上,让患者回答有无振动的感觉,检查时也要上下、左右对比。正常老年人下肢的振动觉减退和消失是常见的生理现象。

(三) 复合感觉(皮质感觉)

1. 皮肤定位觉检查　以检查者的手指或笔杆等轻触患者的皮肤后,嘱患者用手指出感觉刺激部位。如有差异,可用厘米数表示,正常的误差在1cm之内。

2. 两点辨别觉检查　用特制的双规仪(或有两脚规),将其两脚分开到一定距离,接触患者皮肤,如患者感到是两点时再缩小距离,至两接触点被感觉为一点为止。正常人全身各处的数值不同:鼻尖、舌尖、手指最灵敏,距离短;四肢近端、躯干部最差,距离长。但身体两侧对称部位检测出的距离数值应相同。

3. 图形觉检查　在患者皮肤上画上几何图像(圆圈、三角形、正方形等)或数字(一、三、五等),观其能否正确地感知而识别。

4. 实体觉检查　嘱患者闭目,将物体如钢笔、钥匙、硬币等放在患者手中,让其触摸后说出物体的名称。实体觉缺失时,患者虽能说出物体的个别特性如"硬的""冷的"等,但不能辨别物体。

六、反射

(一) 腱反射

检查时患者肢体应放松、对称和位置适当,检查者叩击力量要均等。腱反射不对称(一侧增强、减弱或消失)是神经系统损害定位的重要体征。腱反射的强弱可用消失(－)、减弱(＋)、正常(＋＋)、增强(＋＋＋)和阵挛(＋＋＋＋)来描述。

1. 肱二头肌反射(颈 5-6)　患者上肢半屈。检查者将左手拇指置于患者肘部肱二头肌肌腱上,右手持叩诊锤叩击左手拇指。反应为前臂屈曲。

2. 肱三头肌反射(颈 6-8)　患者外展上臂、半屈肘关节。检查者托住其肘关节,叩击鹰嘴上方的肱三头肌肌腱。反应为前臂伸展。

3. 桡骨膜反射(颈 5-8)　患者肘部半屈半旋。检查者叩击其桡骨下端。反应为屈肘、前臂旋前。

4. 膝反射(腰 2-4)　坐位时小腿松弛下垂、与大腿呈直角,仰卧位时髋及膝关节稍屈曲。检查者托住其腘窝部,叩击膝盖下髌韧带。反应为小腿伸展。

5. 踝反射(骶 1-2)　患者仰卧,外展下肢,半屈膝。检查者以手托足跖前部,使足稍背屈,叩击跟腱;或嘱患者跪于椅上,叩击其跟腱。反应为足跖屈。

(二) 浅反射

1. 腹壁反射　腹壁反射分上(胸 7-8)、中(胸 9-10)、下(胸 11-12)3 部分。患者仰卧,检查者用牙签沿肋缘下(上部)、平脐(中部)及腹股沟上(下部)的平行方向由外侧向内侧轻划腹壁皮肤,反应为该侧腹壁肌肉收缩。

2. 提睾反射(腰 1-2)　用牙签轻划大腿内侧皮肤,反应是被划侧睾丸向上提起。

3. 肛门反射(骶 4-5)　以牙签或针尖轻划肛门附近皮肤,反应为肛门括约肌上提与收缩。

(三) 病理反射

1. 霍夫曼征(Hoffmann sign)　检查者用左手托住患者的腕部,以右手示指和中指夹住患者的中指,用拇指向下弹拨患者中指的指甲,如患者拇指和其他手指掌屈,即为阳性反应,提示锥体束生理反射亢进。

2. 掌颏反射　轻划患者手掌鱼际肌皮肤,引起同侧颏肌收缩。脑桥以上的皮质脑干束损害时反射亢进。

3. 抓握反射和摸索反射　抓握反射即用移动着的物体或手指接触受检者的手掌,引起该手的握持动作。如以物体接触受检者的手指时,手移向刺激物,连续触碰则引起手向各方摸索,直到握住为止,称为摸索反射。见于额叶疾病。

4. 髌阵挛　患者仰卧,下肢伸直。检查者用拇指、示指夹住髌骨上缘,突然向下方推动并维持不放松,髌骨即出现连续上下有节律的颤动。

5. 踝阵挛　患者的膝关节屈曲(约 45°)。检查者左手托住腘窝,右手握足前端突然推向背屈,并用手持续压于足底,即出现踝关节连续性的背屈、跖屈节律性颤动。

6. 巴宾斯基征(Babinski sign)　用牙签在患者足底沿外侧缘向前轻划至小趾跟部再转向。阳性反应为大趾背屈,其他各趾呈扇形散开。正常的跖反射为五趾均跖屈,故此征也称伸性跖反射。

7. 查多克征　以牙签由后向前轻划外踝后下方,所见阳性反应同巴宾斯基征。

8. 拉塞格征　患者仰卧,将伸直的下肢在髋关节部屈曲,如有腰部或腘部疼痛而阻止下肢的继续上提,即为阳性,系坐骨神经痛的体征。

9. 凯尔尼格征　患者仰卧,下肢在髋关节及膝关节处屈曲呈直角。检查者将小腿在膝关节处伸直,如有牵拉性疼痛而伸直受限时则为阳性反应,系脑膜刺激征之一。

第三节　神经系统疾病的辅助检查

一、腰椎穿刺和脑脊液检查

脑脊液系脉络丛所分泌,从侧脑室经室间孔(Monro 孔)流入第三脑室,通过大脑导水管而进入第四脑室,再经居中的中间孔(Magendie 孔)和两侧的外侧孔(Luschka 孔)流至蛛网膜下腔,最后经矢状窦内的蛛网膜颗粒吸收而进入静脉系统,少部分在脊神经根周围间隙被吸收。

脑脊液检查用于诊断和治疗过程的随访及鞘内给药两大方面。其目的可归纳为:①各种中枢神经系统感染性疾病的诊断。②颅内出血性疾病的诊断和鉴别诊断。③椎管内占位病变的造影。④某些中枢神经系统感染性疾病如真菌性脑膜炎的椎管内给药。⑤颅内压力和动力学测定。⑥放射性核素脑池扫描。

(一) 检查的注意点

1. 穿刺部位选择　最常选择腰椎、延髓池穿刺。但应注意在腰骶段病变时,穿刺点不要在责任病灶以上。

2. 穿刺可能产生的并发症　如临床拟诊为脊髓压迫症时,在未明确脊髓病变性质前不应作腰椎穿刺,更不能做动力学测定。蛛网膜下腔出血或颅后窝占位患者不宜做腰椎穿刺测压和动力学测定,因为腰椎穿刺易加重脊髓症状而致完全截瘫,动力学试验易致脑疝而死亡。

3. 感染　局部感染或医源性感染而致脑膜炎。

4. 检查时间　除急诊外,一般均应选择空腹,切忌补液中进行穿刺。

(二) 脑脊液的正常值

1. 脑脊液量与压力　正常人脑脊液量约为 150ml,每日更新 4 次,每日分泌 500～600ml。脑脊液压力可反映颅内压力。正常人脑脊液压力随测定位置而异。侧卧位腰椎穿刺时,压力为 70～180mmH$_2$O;当压力＞200mmH$_2$O 时,视为颅内压增高;当压力＜70mmH$_2$O 时,视为颅内压降低。坐位时压力为 400～450mmH$_2$O。脑池穿刺时,压力为10～30mmH$_2$O。

2. 脑脊液的成分　脑脊液的成分基本上与血液,特别是与血清成分相当,但它的浓度远比血清浓度低,并成一定的比例。

(1)脑脊液细胞:正常人脑脊液中,细胞以单核、淋巴细胞为主,总数＜5×10^6/L(5 个/mm^3),(5～10)×10^6/L 为极限。中枢神经系统感染时,脑脊液细胞增多。病毒感染者以淋巴细胞增多为主,细胞总数以数十至数百为计;细菌感染时以中性粒细胞增多为主,细胞数以数千为计。脑出血、蛛网膜下腔出血后亦可有轻度白细胞增多。

脑脊液的细胞学检查包括形态学分类和细胞免疫分泌功能检测,可用于颅内疾病性质和特异性感染病灶的早期诊断,如肿瘤细胞学形态、免疫组化、结核性脑膜炎的免疫酶点技术等。

(2)生化检查:各种生化参数均与血清相同,但浓度各异,蛋白质、糖和氯化物三相指标应用广泛。

1)蛋白质:由于蛋白质成分复杂,脑脊液中蛋白质含量随血-脑脊液屏障的完善与否而发生改变。2岁以下儿童和老年人,脑脊液中蛋白质含量较高,可达400～600mg/L。正常成人脑脊液蛋白质含量为150～450mg/L,脑池液为100～250mg/L,脑室液为100～150mg/L。蛋白质成分中,2/3为白蛋白,1/3为球蛋白。常规检查中,Pandy试验为阴性。蛋白质增高,特别是球蛋白增高时,Pandy试验阳性。神经系统感染、感染性多发性神经根神经炎、脊髓压迫症、颅内肿瘤等均可出现脑脊液蛋白质升高。慢性脑脊髓膜炎、脑脊髓恶性肿瘤转移或脊髓压迫症压迫完全时,脑脊液颜色变黄(黄变),蛋白质可升高至10 000mg/L以上,腰椎穿刺时脑脊液流出后立即自凝,称为弗洛因综合征(Froin syndrome)。

2)葡萄糖:正常脑脊液中葡萄糖的含量为血糖量的1/2～2/3,即2.8～4.2mmol/L。糖含量降低见于结核性脑膜炎、化脓性脑膜炎、真菌性脑膜炎和癌性脑膜炎,亦见于脑出血和蛛网膜下腔出血的急性期。脑脊液中葡萄糖含量直接受血糖影响,糖尿病患者和静脉注射葡萄糖者均可使脑脊液糖增多。

3)氯化物:正常人含量为120～130mmol/L(700～750mg/dl)。细菌性脑膜炎、癌性脑膜炎和结核性脑膜炎患者氯化物含量降低,以后者降低最为明显。病毒性感染时氯化物改变不大。

(三) 特殊检查

1. 蛋白质电泳　正常脑脊液蛋白质电泳组分带与血清的最大不同点是脑脊液中含较多的前白蛋白而血清中无。进行脑脊液蛋白电泳检查有助于诊断某些神经系统疾病。正常脑脊液蛋白电泳值:前白蛋白,4.26%±0.58%;白蛋白,57.4%±6.3%;α_1-球蛋白,6.01%±2.07%;α_2-球蛋白,8.14%±1.96%;β-球蛋白,16.86%±2.81%;γ-球蛋白,10.02%±2.69%。α-球蛋白增高见于中枢神经系统急性炎症和脑瘤,β-球蛋白增高可见于中枢神经萎缩性与退行性病变,γ-球蛋白增高见于中枢神经系统感染、脱髓鞘性病变和脑瘤。

2. 免疫学检查　包括免疫球蛋白、特异性抗体、脑脊液神经梅毒、脑脊液细胞免疫学及其他特殊的检测。

(1)正常脑脊液中免疫球蛋白含量约为血清IgG的1/400,即IgG含量为20～40mg/L,IgA为6mg/L,IgM测不到。脑脊液中白蛋白含量约为血清含量的1/230,正常人含量为200～300mg/L。中枢神经系统感染时脑脊液IgG含量和白蛋白均可升高。脑脊液中IgG升高既可由脑内神经组织的免疫反应引起,亦可由血脑屏障破坏而由血清进入引起。脑脊液IgG指数为脑脊液IgG/血清IgG与脑脊液白蛋白/血清白蛋白的比值。该指数是判断是否鞘内合成的常用方法。凡IgG指数大于0.7者,提示鞘内蛋白合成以多发性硬化最为常见。

(2)特异性抗体检测:抗结核抗体、各种病毒(抗单纯疱疹病毒等)抗体均可测定,但均应与血清同时检测,并进行比较才有临床意义。

(3)脑脊液神经梅毒检测:神经梅毒特异性的脑脊液检查系应用密螺旋体抗原(treponemal antigens),包括梅毒螺旋体制动试验(treponema pallidum immobilization test,TPI试验)及荧光密螺旋体抗体吸收试验(fluorescence treponemal antibody absorption test,FTA-ABS试验),对诊断有意义。

(4)脑脊液细胞免疫学检查。

3. 细菌学 将脑脊液离心沉淀物制成薄涂片,经革兰染色后在显微镜下查找病原体。如怀疑为结核杆菌,用抗酸染色;怀疑为新型隐球菌,用墨汁染色。

4. 其他特殊检查

(1)聚合酶链反应(PCR):用于单纯疱疹病毒性脑炎的早期诊断。其法快速、敏感、特异性高。

(2)酶:脑脊液中酶活性增高的机制较复杂,酶活性测定虽对中枢神经系统疾病的诊断及预后有一定意义,但缺乏特异性。如脑梗死时脑脊液肌酸激酶(CK)、乳酸脱氢酶(LDH)增高,但在细菌感染时 LDH 亦增高。

(3)神经化学物质:对脑脊液中儿茶酚胺、血清素、乙酰胆碱等神经递质的测定,有利于了解中枢神经系统的活动、代谢情况及药物疗效。如帕金森病患者脑脊液中 5-羟吲哚乙酸和高香草酸的含量降低。

二、神经系统疾病的影像学检查

(一) 头颅平片和脊柱平片

头颅常规 X 线检查是一种经济、简便的检查手段。它的功能为:①直接诊断疾病,如颅骨缺损、听神经瘤的内听道扩大、垂体瘤的蝶鞍扩大、鼻窦炎、颅底肿瘤浸润等直接骨质破坏的证据。②间接提供疾病证据,如脑内钙化点可为脑囊虫病,脑膜钙化可为结核性脑膜炎,颅缝增宽、蝶鞍改变,脑回压迹增多、增深多提示颅内压增高等。然而,平片检查的价值很有限,不能作为颅脑疾病的常规检查。

脊髓的各种病变常能反映在椎管的骨结构上,因此脊柱平片检查对椎管内压迫性病变的诊断十分重要。常规摄取正侧位片,必要时可加摄斜位片或分层片,观察椎管的形态和脊椎骨骨质结构。

(二) 血管造影和数字血管造影

血管内注入造影剂以显示脑血流供应的方法称为脑血管造影。有颈动脉穿刺注射造影剂和股动脉穿刺导管插入并注入造影剂显示脑血管的方法,后者称为数字减影血管造影(DSA)。这种方法在 20 世纪 80 年代开始用于临床检查诊断。由于造影图像经计算机处理,血管不与颅骨重叠,故显影清晰,并有实时成像的特点,造影剂用量亦少。脑血管造影适用于:①颅内血管病如颈内动脉瘤、动静脉血管畸形和缺血性卒中梗死部位的诊断;②颅内肿瘤血供情况的了解,或颅脑外伤者血肿位置的确定。血管造影的主要缺点和局限性为:①碘剂过敏;②出血倾向或严重肝、肾功能损害;③甲状腺功能亢进;④患者不能良好合作。此外,血管造影技术仅提供脑血流供应血管的情况,不提供该区域脑组织的功能情况,亦不能提供非血管性病变的信息。

(三) 计算机体层摄影

计算机体层摄影(CT)是利用高准直的 X 线束围绕身体某一部位做一个断面扫描,由 X 线发生系统、X 线检测和计算机系统三大部分组成。每个组织单位体积的 X 线吸收系数称为组织的 CT 值,单位为 Hu。CT 技术自 1969 年首先应用以来,在 X 线发生源的发射角度和范围,检测器的敏感性、数目,以及计算机的重建系统等方面逐步进行了改进。快速 CT,每次扫描时间为 0.05 秒,每秒钟可完成 9 次或 34 次断层,因此是极好的功能检查工具。这种快速 CT 除用于心功能扫描外,还用于脑血管造影,称为计算机体层血管成像(CTA)。

CT 增强扫描是注射造影剂后进行 CT 扫描,它可显示组织的血供情况和血脑屏障破坏情况,为病变性质的鉴别提供依据。目前 CT 可以用于下列检查:①颅脑外伤。②急性脑血管疾病,如脑出血、脑梗死、蛛网膜下腔出血、颅内动脉瘤的诊断和病情演变的随访。③颅内占位病变(肿瘤、脓肿)的诊断。④中枢神经系统炎症性疾病、脱髓鞘性疾病。⑤脊髓和椎管性疾病的诊断、鉴别诊断。⑥心脏收缩功能、心排血量、血流速度和弥散功能测定。

(四)磁共振成像

磁共振成像(MRI)是利用电子、质子、中子等粒子都具有自旋和磁矩的特征而发展起来的成像技术。MRI 检查有两种弛豫时间:T1 和 T2。T1 称为纵向弛豫时间,它反映质子在磁场中产生磁化所需要的时间。小分子物质活动快,T1 短;大分子物质活动慢,T1 长。当水分子被大分子吸收后,T1 常延长,如脑水肿。T2 称为横向弛豫时间,它表示在完全均匀的外磁场中横向磁化维持的时间。T2 的衰减系由共振质子之间的相互磁作用所致,这种作用与 T1 正好相反,随质子活动频率的增加而延长。在 MRI 图像上,不同加权图像有完全不同的表现。例如,脑灰质的 T1 和 T2 均较脑白质长,T1 加权像可见脑灰质信号强度较低,脑白质较高;T2 加权时灰质图像较深,白质图像较低;脑脊液的 T1、T2 均长于脑组织,因此脑脊液的 T1 加权呈低信号,T2 加权呈高信号;头皮和颅骨板障均含大量脂肪,而在 T1 加权时呈现高信号;肌肉组织在 T2 加权时呈灰色信号。

随着电子技术的发展,目前用于临床的磁共振扫描除常规 MRI 外,还有许多新技术扫描,包括:①磁共振血管成像(MRA),用于了解脑血管的血供状态,有否闭塞或动脉瘤。②磁共振弥散加权成像(DWI),利用组织中水的弥散特性,用于缺血性卒中的超早期诊断和多发性硬化新鲜病灶的判断。③磁共振波谱分析(MRS),用于研究脑组织内氢、磷、肌酐、胆碱和有关代谢产物乳酸、兴奋性氨基酸的含量变化,能有效反映某组织的代谢状况和病灶生理变化,可用于脑梗死、肿瘤、癫痫、多发性硬化的早期诊断和鉴别。④灌注加权成像(PWI),为了解缺血区组织血流的扫描方法,用于脑组织缺血的再灌注状况调查。目前,磁共振可用于下列疾病的检查①脑血管疾病:脑梗死超早期病灶的确定,脑血流及灌注状况随访;颅内动脉瘤、动脉狭窄、血管畸形的诊断。②颅内感染性疾病:各种细菌、病毒、真菌、寄生虫的颅内感染,以及小脓肿,特别是颅后窝和小脑脑脓肿的诊断。③脑白质病变、炎症脱髓鞘性脑病、多发性硬化的诊断和随访;脊髓内脱髓鞘性疾病的诊断与随访。④老年神经疾病的阿尔茨海默病、血管性痴呆、帕金森病等退行性疾病的诊断。⑤颅脑及脊髓肿瘤,特别是颅底、中线和颅后窝占位性病变的诊断。⑥脊髓椎间盘突出、韧带增厚、椎管狭窄及椎管内肿瘤的诊断。⑦先天畸形、发育不良和遗传性代谢性疾病的颅骨、脊柱及骨骼-肌肉的检查。⑧其他不明原因疾病及各种内科病、神经系统并发症的诊断。

(五)正电子发射断层成像

正电子发射断层成像属于近 20 年发展的新技术,它是反映病变的血流和脑代谢的一种检查方法。静脉注射短寿命放射性核素标记葡萄糖或受体配体后,研究脑的葡萄糖、蛋白质代谢和各种功能受体(如多巴胺 D_2 受体、地西泮受体)分布及大脑功能的状况。目前较多应用的短寿命放射性核素有 ^{18}F-脱氧葡萄糖或 ^{15}O 标记的 CO_2 吸入,以及特殊应用的 D_2 受体配体、地西泮受体配体等。临床上主要应用于:①脑肿瘤诊断和鉴别诊断,特别是脑转移瘤、复发瘤者常有阳性结果。②脑梗死病程动态观察。③癫痫灶确定。④阿尔茨海默病、帕金森病诊断和治疗的动态观察。⑤代谢性脑病、脑积水及其他脑病的脑功能研究。然而,由于设备复杂,价格昂贵,目前普及尚有许多困难,有待继续努力。

三、神经系统疾病的电生理检查

(一) 脑电图和脑电地形图

脑电图(EEG)是将脑部自发的生物电活动经电子放大器放大 100 万倍描记出来的曲线图,以研究脑功能有无障碍。一般在头皮规定部位放置 15～21 个电极,记录大脑半球电活动。记录颞叶底部的电活动可采用鼻咽电极、蝶骨电极和鼓膜电极。在开颅手术时记录脑电活动为脑皮质电图。

正常成人在清醒、安静、闭眼状态下,大脑半球后部(顶叶、枕叶、颞叶)为 α 波(每秒 8～13 次,波幅为 20～100μV,平均为 50μV),睁眼即消失,闭眼又出现。在大脑半球前部常见 β 波(每秒 14～30 次,波幅 5～20μV)。慢波是指 θ 波(每秒 4～7 次)和 δ 波(每秒 0.5～3.0 次)。正常成人大脑半球前部可有少量(<10％)θ 波,δ 波只在睡眠时出现。如慢波增多或清醒时出现 δ 波为病理现象,慢波表示该电极处的神经元受损或功能受抑制。

儿童脑电活动以慢波为主。随着年龄增长,慢波逐渐减少,α 波逐渐增多,但没有明确的年龄界限。5～6 岁后枕部 α 波节律渐趋明显,至 14～18 岁时基本上接近成年人的脑电图。

根据异常脑电波出现是弥漫性还是局限性,可以判断病变范围。EEG 虽不能确定病灶的性质(如炎症、肿瘤),但动态观察可帮助判断进行性病变。随着神经影像学的迅速发展,EEG 检查的临床应用范围正在逐步缩小。目前主要用于:①癫痫的诊断、鉴别诊断和药物治疗的监视、选择。癫痫患者的脑电图异常表现有:a. 棘波;b. 尖波;c. 多棘波;d. 暴发性快节律;e. 每秒 3 次的棘慢复合波;f. 高度节律失常等。这些癫痫波形的出现统称为痫样放电。50％以上患者癫痫发作间期可有阳性发现。②颅内病变的筛查。颅内病变可根据常见部位区分为幕上病变、幕下病变和中线结构病变。幕上病变中 75％～90％有异常改变。幕下病变常出现弥漫性或阵发性额部慢波异常。中线结构病变如鞍区或上脑干、丘脑等中线深部占位病变,亦可见对称性阵发性异常放电的脑电改变,但无定位诊断的价值。③意识障碍的皮质功能判断:脑外伤、脑缺氧、急性脑血管意外等患者,长期昏迷或植物状态时可做 EEG 检查,观察有 α 波、θ 波或 δ 波的存在。脑电图也可作为判断脑死亡的参考指标。④其他:如 Creutzfeld-Jacob 病、肝性昏迷等动态观察亦有助于诊断。

(二) 脑诱发电位

诱发电位(evoked potential)系指应用闪光刺激视觉、声音刺激听觉或躯体系统所记录到的脊髓、脑干或大脑皮质的一组神经元或神经束的电位活动。由于应用视觉、听觉刺激后,由头皮上记录的诱发电位极其微小,为 0.5～20μV,所以需要分析叠加 100～1 000 次刺激后的记录才能分析和判断。目前临床广为应用的诱发电位有视觉诱发电位(visual evoked potential,VEP)、脑干听觉诱发电位(brainstem auditory evoked potential,BAEP)、躯体感觉诱发电位(somatosensory evoked potential,SEP)和运动诱发电位(motor evoked potential,MEP)。

1. VEP　为应用电视屏或普通棋盘翻转刺激,于枕部头皮记录诱发电位。检查时令患者注视不断翻转的棋盘屏或电视屏,枕部可记录到一个三相波,电位中的正波潜伏期为95～115毫秒,称为P100。该波潜伏期延长,提示视交叉前的视神经有传导障碍。若在枕骨中央或左右枕部时记录诱发电位,则可分析VEP异常是交叉性还是非交叉性。交叉性VEP异常提示视交叉前病变,非交叉性VEP异常提示视交叉后病变。VEP检查是视神经和视束通路中亚临床病变早期诊断的主要手段,用于视神经炎、视神经脊髓炎、多发性硬化的辅助诊断。

2. BAEP　系指应用耳机发出拍击声音作为刺激,在头皮部记录经听觉通路传导所诱发的电位,该电位波幅远比VEP小,仅为0.5μV。并已证明,BAEP可以记录到7个波,其中有5个波反映脑干中特定的神经发生源,Ⅰ波代表听神经,Ⅱ波代表耳蜗核,Ⅲ波代表橄榄核,Ⅳ波代表外侧丘系,Ⅴ波代表下丘脑,Ⅵ波和Ⅶ波代表皮质听觉中枢,但是总体来说相互代表不是绝对的。临床上BAEP常按潜伏期长短将其分为3部分:前50毫秒的前10毫秒内,波幅很小,它反映听神经和脑干的电活动;其后的12～50毫秒为后成分,它反映丘脑非特异核团、内侧膝状体和听觉皮质的电活动;刺激后100毫秒出现负波称为N100,160毫秒时有一个正波称为P200,为后部分,该两波反映大脑皮质投射区的电活动。根据波形出现的完整性和潜伏期时间的改变,可以有效地为病变损害的部位、听神经或脑干损害提供证据。目前BAEP用于脑桥小脑角肿瘤的诊断、手术监视、脑干脱髓鞘及血管性疾病的诊断和动态监视,亦用于昏迷患者的脑功能检查。

3. SEP　应用肢体(上肢或下肢)的轻微电刺激后,头皮部记录到诱发电位,它反映感觉通道中周围神经干、脊髓后束和有关神经核、脑干、丘脑放射冠、皮质感觉区的功能和电活动。因此,该检查仅提供周围神经、脊髓疾病的证据,可作为病情演变和外科手术的监视手段,但不能提供疾病性质的信息。

4. MEP　与前数种诱发电位不同,它应用快速高电压或磁刺激器刺激头皮运动区范围,于肢体肌肉(通常为手肌)记录肌肉的动作电位。MEP反映运动皮质刺激后兴奋从大脑皮质经脑干、脊髓前角、运动神经根到达肌肉的神经通路,它可以反映皮质延髓束、皮质脊髓束的传导和脊髓前角运动神经元病变的情况。若能分段刺激,则可区分中枢与周围神经病损的可能。目前常用于运动神经元疾病的诊断和颈椎病的鉴别诊断。

(三) 肌电图和神经传导速度

肌电图是应用电生理技术记录周围神经支配骨骼肌过程中的电活动变化。以针性电极插入骨骼肌,记录和观察插入电位、静息电位、肌肉轻度和重度收缩时肌肉电活动的变化。亦可应用圆形针电极插入到两根肌纤维之间,记录单根肌纤维的兴奋传递,称为单纤维肌电图(SFEMG)。广义的肌电图检查除普通肌电图、SFEMG外,还应包括神经传导速度、重复电刺激、H反射和F波等。

1. 正常肌电图

(1)自发电位:在正常肌肉中极少能在终板以外记录到自发的肌电图活动。在神经-肌肉兴奋传导正常时,终板外不应当记录到电活动,但大量资料统计发现,在4.3%的肌肉中可能记录到少量的自发纤颤电位。

(2)随意收缩肌电图:肌肉收缩时均能产生动作电位。一个运动神经元支配一定范围的肌纤维。一个运动神经元范围内肌纤维收缩到产生的电位称为运动单元电位(motor unit potential,MUP)。正常人不同肌肉中的MUP大小不同,因此各个正常人或做肌电图时均应测定平均时限、平均波幅和多相波(4 相以上的波形)的百分比。

募集现象是指肌肉在加强收缩时 MUP 的多少和它发放频率的快慢。在弱收缩时,多为Ⅰ型纤维的 MUP 发放,其频率为 5～15Hz。重收缩时,除Ⅰ型纤维兴奋外,Ⅱ型纤维亦参与,加入该纤维的 MUP。因此在用力收缩时,肌电图上出现快速发放的密集 MUP,分不清楚波形和电位,这组肌电图称为干扰相。干扰相的密集程度与 MUP 发放数量有关。临床上尚可借此推测髓鞘脱失程度和判断疾病性质。

2. 异常肌电图

(1)神经损伤后肌电图:神经损伤早期,受累神经支配的肌肉自主收缩时电活动消失(完全损伤),或运动单位(MU)减少(不完全损伤),但插入电位正常,无纤颤电位。神经损伤后最早异常肌电图于受伤后 8～14 天出现,表现为插入电位或电极移动时出现短暂的纤颤波。2～4 周后出现自发性纤颤电位,这种电位持续至肌肉完全萎缩或重新神经分配。部分性失神经支配者,常在 1 年后自发纤颤电位消失。因此,自发性纤颤电位可作为神经支配是否完整或是否重获神经支配的有效电生理参数。

(2)肌肉疾病的肌电图:肌肉疾病的肌电图谱可表现为下列异常①插入电位异常:当电极轻度移动时就可见到许多棘波和正相波,波幅忽大忽小,频率忽慢忽快,并逐步趋向消失。②MU 增多:肌肉疾病的肌电图为静止时没有纤颤波和束颤波;重收缩时多相波增多,波幅减低,时程缩短;用力收缩时动作电位数比正常时多,呈干扰相肌电图。在肌肉疾病的诊断中,强直电位的出现或强直样放电(变形重复放电)具有特征诊断意义。相反,巨大 MUP(高波幅、高电压)的出现往往提示脊髓前角运动神经元损害。

神经传导速度是指记录神经纤维兴奋传导的速度,以 NCV 表示。NCV 的测定受肢体温度影响,在 29～38℃,每增高 1℃,传导速度增快 2.4m/s。在降低肢体体温时,每降低 1℃,末端潜伏期延长 0.3 毫秒。所以检查时要求室温在 25℃左右,肢体温度控制在 34℃为宜。NCV 以下肢比上肢慢、远端比近端慢。NCV 亦随年龄而异,如 3～5 岁儿童为成年人的一半,30～40 岁后传导速度开始减慢,60 岁时平均减慢 1.0m/s。神经传导速度的测定分为运动神经传导速度(MNCV)和感觉神经传导速度(SNCV)。这两种传导速度的测定为周围神经病的轴索损害或脱髓鞘性损害的鉴别诊断提供重要参考。

四、经颅多普勒超声和颈动脉彩色多普勒超声

(一) 经颅多普勒超声

经颅多普勒超声(transcranial Droppler,TCD)检查是应用脉冲多普勒的距离选通技术与低频(1～2MHz)超声束良好的颅骨穿透能力相结合,选择特定的颅骨窗,如颞窗(双侧)、枕骨大孔窗及眼窗等,直接测定大脑中动脉、大脑前动脉、大脑后动脉及椎-基底动脉的血流速度、流量等。

TCD 用于下列临床状况:①检查颅底 Willis 环中各血管血流状况,判断动脉是否狭窄或闭塞;脑血管有否痉挛;有否侧支循环;有否动脉瘤或动静脉血管畸形。②检测有否栓子脱落,在 TCD 检测中可以明确动脉栓子脱落,特别是伴发心脏病患者,心瓣膜植入后栓子检测,以利缺血性卒中的病因诊断。③药物治疗反应和病情的检测,例如蛛网膜下腔出血后血管痉挛及药物治疗后血管反应性的了解;溶栓治疗后闭塞血管内

栓子移行状况等。

（二）颈动脉彩色多普勒超声

颈动脉彩色多普勒超声是诊断、评估颈动脉壁病变的有效手段之一，不仅能清晰显示血管内中膜是否增厚、有无斑块形成、斑块形成的部位、斑块大小、是否有血管狭窄及狭窄程度、血管有无闭塞等详细情况，并能进行准确的测量及定位，还能对检测动脉的血流动力学结果进行分析。特别是可检测早期颈动脉粥样硬化病变的存在，使患者得到及时预防和治疗；对中至重度颈动脉狭窄和闭塞的及时确诊，可作为临床选用颈动脉内膜切除术治疗的有力依据。颈动脉彩色多普勒超声与TCD检测技术联合应用于临床，可以及时、准确地观察缺血性脑血管产生的颅内、外血流动力学变化，可以提高颅内、外脑血管疾病的检出率和诊断正确率，为临床选择不同的治疗方法和获得有效的治疗效果提供可靠、客观的影像学和动力学依据。

五、脑、神经和肌肉组织活检

（一）脑活组织检查

适用于临床病史、神经影像、神经电生理及放射性核素等检查均不能明确疾病性质的脑部疾病患者。常用方法以立体定向技术取出病灶区小块组织，做病理光镜、电镜检查，亦可做组织分子生物学检查，为脑部变性、寄生虫病、包涵体脑炎、疱疹病毒感染及其他代谢异常性遗传病等提供依据。

（二）神经活组织检查

经电生理检查尚不能确诊周围神经病变类型者，可做周围神经活检。常用活检的选择部位为下肢的腓神经末端或上肢的前臂外侧皮神经。根据所取神经可做特殊髓鞘染色、光镜和电镜观察，亦可做各种特异抗原的抗体染色，为周围神经疾病的病因诊断提供依据。

（三）肌肉活组织检查

肌肉活检是骨骼肌疾病诊断的重要手段之一。取材部位应当是有肌肉萎缩但不完全的部位。取骨骼肌肉时应当纵行切开肌纤维，然后切下 0.5cm×1.0cm×0.5cm 大小为好。取下肌肉后应立即拉平，防止萎缩。肌肉标本应做组织化学、光镜、免疫组化、电镜检查和基因分析。肌肉活检用于神经源性与肌源性疾病的鉴别，以及不同类型肌肉疾病的诊断。

（虞培敏 洪 震）

参 考 文 献

[1] 郑建仲，田时雨.神经病诊断学[M].2 版.上海：上海科学技术出版社，1991：363-364.

[2] ZHENG W，CHODOBSKIA.The blood-cerebrospinal fluid barrier [M].Florida：CRC Press，2005.

[3] BLENNOW K，HAMPEL H，WEINER M，et al.Cerebrospinal fluid and plasma biomarkers in Alzheimer disease [J].Nat Rev Neurol，2010，6(3)：131-144.

[4] 耿道影.颅脑影像鉴别诊断学[M].北京：人民军医出版社，2009.

[5] KIM D S，NA D G，KIM K H，et al.Distinguishing tumefactive demyelinating lesions from glioma or

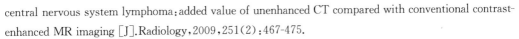

central nervous system lymphoma：added value of unenhanced CT compared with conventional contrast-enhanced MR imaging［J］.Radiology,2009,251(2)：467-475.

［6］ROPPER A H,BROWN R H.Pinciples of Neurology［M］.8th ed.New York：McGraw-Hill,2005.

［7］GUO Q,ZHAO Q,CHEN M,et al.A comparison study on mild cognitive impairment with 3 memory tests in Chinese individuals［J］.Alzheimer Dis Assoc Disord,2009,23(3)：253-259.

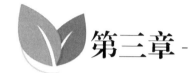

第三章

神经系统疾病常用药物评价

第一节　脑血管疾病治疗用药

一、概述

(一) 一般药物治疗

主要为对症治疗,包括维持生命体征和处理并发症。

1. 血压　缺血性卒中急性期血压升高通常不需特殊处理(高血压脑病、蛛网膜下腔出血、主动脉夹层分离、心力衰竭和肾衰竭除外),除非收缩压＞200mmHg 或舒张压＞110mmHg 及平均动脉压＞130mmHg。即使有降压治疗指征,也需慎重降压,首选容易静脉滴注和对脑血管影响小的药物(如拉贝洛尔)。避免舌下含服钙通道阻滞药(如硝苯地平)。如果出现持续性低血压,需首先补充血容量和增加心输出量,如上述措施无效,必要时可应用升压药。

根据 2014 年美国心脏协会和美国卒中协会(American Heart Association,AHA/American Stroke Association,ASA)卒中二级预防指南:缺血性卒中或短暂性脑缺血发作(TIA)患者,初始发病几天内,未经治疗的血压≥140/90mmHg 时,启动降压治疗。但对血压＜140/90mmHg 患者来说,启用降压治疗的效果不明确(推荐类别Ⅱb 类,证据等级 C 级)。对缺血性卒中或 TIA 时间较长,并进行过降压治疗以防止卒中复发或其他血管事件的患者,应恢复降压治疗(Ⅰ类,证据等级 A 级)。降压目标因人而异,但是实现血压＜140/90mmHg 的目标是合理的(Ⅱa 类,证据等级 B 级)。对近期发生过腔隙性卒中的患者,合理的降压目标是:收缩压＜130mmHg(Ⅱb 类,证据等级 B 级)。

2. 血糖　脑卒中急性期高血糖较常见,可以是原有糖尿病的表现或应激反应。应常规检查血糖,当超过 11.1mmol/L 时应立即予以胰岛素治疗,将血糖控制在 8.3mmol/L 以下。开始使用胰岛素时应每 1~2 小时监测血糖一次。偶有发生低血糖,可用 10%~20% 葡萄糖口服或注射纠正。

3. 脑水肿　多见于大面积梗死,脑水肿常于发病后 3~5 天达高峰。治疗目标是降低颅内压、维持足够脑灌注和预防脑疝发生。可应用 20% 甘露醇每次 125~250ml,静脉滴注,6~8 小时 1 次;对心、肾功能不全患者可改用呋塞米每次 20~40mg,静脉注射,6~8 小时 1 次;可酌情同时应用甘油果糖每次 250~500ml,静脉滴注,1~2 次/d;还可用注射用七叶皂苷钠和白蛋白辅助治疗。

4. 感染 脑卒中患者(尤其存在意识障碍者)急性期容易发生呼吸道、泌尿系感染等,是导致病情加重的重要原因。患者采用适当的体位,经常翻身叩背及防止误吸是预防肺炎的重要措施,肺炎的治疗主要包括呼吸支持和抗生素治疗;尿路感染主要继发于尿失禁和留置导尿,尽可能避免插管和留置导尿,间歇导尿和酸化尿液可减少尿路感染,一旦发生应及时根据细菌培养和药敏试验结果应用敏感抗生素。

5. 上消化道出血 高龄和重症脑卒中患者急性期容易发生应激性溃疡,建议常规应用静脉抗溃疡药(H_2受体拮抗药);对已发生消化道出血患者,应进行冰盐水洗胃、局部应用止血药(如口服或鼻饲云南白药、凝血酶等);血量多引起休克者,必要时需要输注新鲜全血或红细胞成分。

6. 深静脉血栓形成(DVT) 高龄、严重瘫痪和心房纤颤均增加深静脉血栓形成的危险性,同时 DVT 增加了发生肺栓塞(PE)的风险。应鼓励患者尽早活动,下肢抬高,避免下肢静脉输液(尤其是瘫痪侧)。对有发生 DVT 和 PE 风险的患者可预防性药物治疗,首选低分子量肝素 4 000U,皮下注射,1~2 次/d;对发生近端 DVT、抗凝治疗症状无缓解者应给予溶栓治疗。

(二) 特殊治疗

包括超早期溶栓治疗、抗血小板治疗、抗凝治疗、抗动脉粥样硬化斑块和细胞保护治疗等。

1. 静脉溶栓 急性脑梗死病灶由中心坏死区及周围的缺血半暗带组成。坏死区中脑细胞死亡,但缺血半暗带由于存在侧支循环,尚有大量存活的神经元。如果能在短时间内迅速恢复缺血半暗带血流,该区脑组织损伤是可逆的,神经细胞可存活并恢复功能。缺血半暗带脑细胞损伤的可逆性是缺血性脑卒中患者急诊溶栓的病理学基础。缺血半暗带脑组织损伤的可逆性是有时间限制的,即治疗时间窗(therapeutic time window,TTW)。如果脑血流再通超过 TTW,脑损伤可继续加剧。研究证实,脑缺血超早期治疗时间窗一般不超过 6 小时。

溶栓治疗是目前恢复血流最重要的措施,重组组织型纤溶酶原激活剂阿替普酶(recombinant tissuetype plasminogen,rt-PA)和尿激酶(urokinase,UK)是我国目前使用的主要溶栓药,目前认为有效抢救半暗带组织的时间窗为 4.5 小时内或 6 小时内。

rt-PA 是一种糖蛋白,可直接激活纤溶酶原转化为纤溶酶。当静脉给药时,其在循环系统中表现出相对非活性状态。与纤维蛋白结合后激活,诱导纤溶酶原转化为纤溶酶,导致纤维蛋白降解,血块溶解。

尿激酶直接作用于内源性纤维蛋白溶解系统,能催化裂解纤溶酶原成纤溶酶,后者不仅能降解纤维蛋白凝块,亦能降解血液循环中的纤维蛋白原、凝血因子Ⅴ和凝血因子Ⅷ等,从而发挥溶栓作用,还能提高血管 ADP 酶活性,抑制 ADP 诱导的血小板聚集,预防血栓形成。

静脉溶栓的适应证与禁忌证:

(1)适应证:①年龄 18~80 岁。②发病 4.5 小时以内(rt-PA)或 6 小时(尿激酶)。③脑功能损害的体征持续存在超过 1 小时,且比较严重。④脑 CT 已排除颅内出血,且无早期大面积脑梗死影像学改变。⑤患者或家属签署知情同意书。

(2)禁忌证:①既往有颅内出血,包括可疑蛛网膜下腔出血;近 3 个月有头颅外伤史;近

3 周内有胃肠或泌尿系统出血；近 2 周内进行过大的外科手术；近 1 周内有在不易压迫止血部位的动脉穿刺。②近 3 个月内有脑梗死或心肌梗死史，但不包括陈旧小腔隙梗死而未遗留神经功能体征。③严重心、肝、肾功能不全或严重糖尿病患者。④体检发现有活动性出血或外伤（如骨折）的证据。⑤已口服抗凝药，且 INR＞1.5；48 小时内接受过肝素治疗（APTT 超出正常范围）。⑥血小板计数低于 $100\times10^9/L$，血糖＜2.7mmol/L。⑦血压：收缩压＞180mmHg 或舒张压＞100mmHg。⑧妊娠。⑨不合作。

静脉溶栓的监护及处理：①尽可能将患者收入重症监护病房或卒中单元进行监护。②定期进行神经功能评估，第 1 小时内每 30 分钟 1 次，以后每小时 1 次，直至 24 小时。③如出现严重头痛、高血压、恶心或呕吐，应立即停用溶栓药物并行脑 CT 检查。④定期监测血压，最初2 小时内每 15 分钟 1 次，随后 6 小时内每 30 分钟 1 次，以后每小时 1 次，直至 24 小时。⑤如收缩压≥180mmHg 或舒张压≥100mmHg，应增加血压监测次数，并给予降压药物。⑥鼻饲管、导尿管及动脉内测压管应延迟安置。⑦给予抗凝药、抗血小板药物前应复查颅脑 CT。

根据 2018 年美国卒中协会急性缺血性卒中早期管理指南：有关发病 3～4.5 小时急性缺血性卒中的静脉溶栓治疗，包括：年龄上限为 80 岁；正在使用抗凝药物；美国国立卫生研究院卒中量表（NIH Stroke Scale，NIHSS）＞25；兼有症状性脑卒中和糖尿病病史者。但特别提出，脑 CT 显示早期脑梗死改变（不仅指低密度改变，还包括其他改变）大于 1/3 大脑中动脉分布区，也作为禁忌证。超出静脉溶栓治疗时间窗后，新指南推荐可以考虑用 CT 灌注、MRI 灌注和弥散成像等影像学技术评估梗死核心和半暗带，选择适合急性再灌注治疗的患者。新指南更加强调"时间就是大脑"的理念。新指南明确规定，适合静脉溶栓治疗的患者，其到院用药时间（关注 rt-PA 给药时间）应在 60 分钟内；并要求医疗系统应该设定目标，将卒中患者到达医院 60 分钟内得到治疗的百分比提高到至少 80％。在溶栓治疗关键流程方面，新指南较旧指南解释得更加清楚。新指南明确指出，在使用静脉溶栓治疗之前，只有血糖的测定是必需的。近期未使用口服抗凝药或肝素的患者，静脉溶栓治疗可开始于凝血试验结果获得前，但若 INR＞1.7，或 PT 异常增高超出实验室正常标准，应该停止治疗。无血小板减少症病史的患者，静脉溶栓治疗可开始于血小板计数结果获得前，但若血小板计数＜$100\times10^9/L$，应该停止治疗。虽然如同任何将可能带来较高风险的治疗一样，必须明确患者对溶栓治疗的知情权；但在许多情况下，由于患者不能胜任且无合法授权代理人，无法得到知情同意。当卒中患者缺乏能力且在治疗窗内无法得到替代形式的知情同意时，FDA、美国卫生部及世界医学协会均支持使用阿替普酶（rt-PA）静脉溶栓治疗。这完全符合伦理要求和法律规定。

2. 动脉溶栓 动脉溶栓使溶栓药物直接到达血栓局部，理论上血管再通率应高于静脉溶栓，且出血风险降低。然而其益处可能被溶栓启动时间的延迟所抵消。与静脉溶栓相比，可适当减少剂量，需要在 DSA 监测下进行。适应证、禁忌证、并发症与静脉溶栓类似。

3. 抗血小板聚集治疗 常用抗血小板聚集药包括阿司匹林（aspirin，ASA）和氯吡格雷（clopidogrel）。

阿司匹林抑制血小板血栓素 A_2（TXA_2）的生成从而抑制血小板聚集，其机制为不可逆地抑制环加氧酶的合成；由于血小板内这些酶不可再合成，所以此抑制作用尤为显著。因此它可广泛应用于心、脑血管疾病。

氯吡格雷选择性地抑制腺苷二磷酸（adenosine diphosphate，ADP）与它的血小板受体的结合及继发的 ADP 介导的糖蛋白 GPⅡb/Ⅲa 复合物的活化，因此可抑制血小板聚集。

氯吡格雷必须经生物转化才能抑制血小板的聚集。氯吡格雷还能阻断其他激动剂通过释放 ADP 引起的血小板聚集。其对血小板 ADP 受体的作用是不可逆的，因此暴露于氯吡格雷的血小板的整个生命周期都受到影响，血小板正常功能的恢复速率同血小板的更新一致。

未行溶栓的急性脑梗死患者应尽早服用阿司匹林，100～325mg/d，但一般不在溶栓后 24 小时内应用阿司匹林，以免增加出血风险。急性期后可改用预防剂量（50～150mg/d）。对于不耐受阿司匹林患者可改用氯吡格雷。美国 2018 年指南中建议：对缺血性小卒中或 TIA 患者发病 24 小时内，建议使用阿司匹林联合氯吡格雷，持续治疗 90 天（Ⅱb 类，B 级）。

4. 抗凝治疗　主要包括肝素、低分子量肝素和华法林。一般不推荐急性缺血性卒中后急性期应用抗凝药来预防卒中复发、阻止病情恶化或改善预后。但对于长期卧床，特别是合并高凝状态有形成深静脉血栓和肺栓塞的趋势者，可以使用低分子量肝素预防治疗。对于心源性卒中、基底动脉梭形动脉瘤、颈动脉夹层、卵圆孔未闭等特殊情况的患者，可应用华法林或新型口服抗凝药（NOAC）治疗。

凝血因子Ⅱ、Ⅶ、Ⅸ、Ⅹ需经过 γ-羧化后才能具有生物活性，而这一过程需要维生素 K 的参与。华法林是一种双香豆素衍生物，通过抑制维生素 K 及其 2,3-环氧化物（维生素 K 环氧化物）的相互转化而发挥抗凝作用。

NOAC 以凝血瀑布中单个凝血因子为靶点，主要为Ⅹa 因子和Ⅱa 因子。NOAC 不但能与游离的凝血因子结合，还能与血栓结合型的凝血因子结合，抑制其活性而发挥抗凝作用。Ⅹa 因子抑制剂减少凝血酶生成，但不影响已生成的凝血酶活性，对生理性止血功能影响小。与凝血酶比较，Ⅹa 因子作用较单一，仅有促进凝血和炎症反应的作用。

5. 脑保护治疗　脑保护剂包括自由基清除剂、阿片受体拮抗药、电压门控性钙通道阻滞药和兴奋性氨基酸受体拮抗药等，可通过降低脑代谢、干预缺血引发细胞毒性机制减轻缺血性脑损伤。但大多数脑保护剂在动物实验中显示有效，尚缺乏多中心、随机、双盲的临床试验研究证据。

6. 其他药物治疗　①降纤治疗：可选药物有巴曲酶、降纤酶和安克洛酶等，使用中应注意出血并发症。对不适合溶栓并经过严格筛选的脑梗死患者，特别是高纤维蛋白血症者可选用降纤治疗（Ⅱ级推荐，B 级证据）。②中药制剂：临床中应用丹参、三七和葛根素等，以通过活血化瘀改善脑梗死症状，但目前尚缺乏大规模临床试验证据。

二、溶栓药物

目前尚无足够证据证明低剂量溶栓药物治疗急性缺血性脑卒中是否比高剂量更为安全和有效，亦不能作出一种溶栓药物比另一种更好或哪种给药途径更佳的结论。常用溶栓药物见表 3-1。

表 3-1　常用溶栓药物

药名	阿替普酶	尿激酶	链激酶
药理机制	通过其赖氨酸残基与纤维蛋白结合，选择性激活与纤维蛋白结合的纤溶酶原转变为纤溶酶	从健康人尿中分离，直接作用于内源性纤维蛋白溶解系统，能催化裂解纤溶酶原成纤溶酶	从乙型溶血性链球菌培养液中提纯精制而成的一种高纯度酶，能使纤溶酶原转变为活性的纤溶酶

续表

药名	阿替普酶	尿激酶	链激酶
药动学	可从血液循环中迅速清除,主要经肝脏代谢(血浆清除率 $550\sim680\text{ml/min}$)。相对血浆 α 半衰期($t_{1/2a}$)$4\sim5$ 分钟。即 20 分钟后,血浆中本品的含量不到最初值的 10%。深室残留量的 β 半衰期约为 40 分钟	给药后经肝脏快速清除,血浆半衰期≤20 分钟。少量药物经胆汁和尿液排出。肝硬化等肝功能受损患者其半衰期延长	血浆单向清除时间为 $18\sim30$ 分钟。其生物半衰期(自活化至溶栓效果的半衰期)$82\sim104$ 分钟。链激酶-纤溶酶原复合物很快即从血浆清除,但与抗纤溶酶相结合的纤溶酶则在血栓部位释出,后者可使停止滴注后的溶栓效果延长 12 小时。本药不通过胎盘,但与抗体结合后能通过胎盘。静脉注射后主要分布于肝脏,其代谢产物主要从肾脏经尿液排泄
不良反应	1. 出血　胃肠道、泌尿生殖道、腹膜或颅内 2. 心律失常	1. 出血　皮肤黏膜、胃肠道、腹膜或颅内 2. 过敏 3. 发热	1. 出血　同前 2. 发热、寒战 3. 过敏 4. 静脉炎 5. 背痛
相互作用	1. 与其他影响凝血功能的药物(双香豆素、华法林、肝素等)同用时,会显著增加出血危险性。 2. 与依替巴肽合用时,由于附加的抗凝作用,使出血的危险性增加。 3. 硝酸甘油可增加肝脏的血流量,从而增加本药的清除率,使本药的血浆浓度降低及冠状动脉的再灌注减少、再灌注时间延长、再闭塞增多	尚不明确。 与其他抗血小板药物、抗凝药物不宜合用	尚不明确
指南推荐	1. 美国 FDA 批准的唯一溶栓药 2. 对缺血性脑卒中发病 3 小时内(Ⅰ级推荐,A 级证据)和 $3\sim4.5$ 小时(Ⅰ级推荐,B 级证据)的患者,应根据适应证严格筛选患者,尽快静脉给予 rt-PA 溶栓治疗。使用方法:rt-PA 0.9mg/kg(最大剂量为 90mg)静脉滴注,其中 10% 在最初 1 分钟内静脉推注,其余持续滴注 1 小时,用药期间及用药 24 小时内应如前述严密监护患者(Ⅰ级推荐,A 级证据)	发病 6 小时内的缺血性脑卒中患者,如不能使用 rt-PA 可考虑静脉给予尿激酶,应根据适应证严格选择患者。使用方法:尿激酶 100 万～150 万 U,溶于生理盐水 $100\sim200$ ml,持续静脉滴注 30 分钟,用药期间应如前述严密监护患者(Ⅱ级推荐,B 级证据)	无

三、抗血小板药物

目前临床上使用的抗血小板药物分为血栓素 A_2（TXA_2）抑制剂、腺苷二磷酸（ADP）P2Y12 受体拮抗剂、血小板糖蛋白（GP）Ⅱb/Ⅲa 受体拮抗剂、蛋白酶激活受体拮抗剂等多种。但在这些药物中，只有阿司匹林和氯吡格雷受到多国脑卒中诊疗指南的强烈推荐。阿司匹林和氯吡格雷的比较见表 3-2。

表 3-2　抗血小板药物阿司匹林和氯吡格雷的比较

药名	阿司匹林	氯吡格雷
药理机制	阿司匹林抑制血小板血栓素 A_2 的生成，从而抑制血小板聚集，其机制为不可逆地抑制环加氧酶的合成；由于血小板内这些酶不可再合成，所以此抑制作用尤为显著。因此它可广泛应用于心、脑血管疾病	氯吡格雷选择性地抑制腺苷二磷酸（ADP）与它的血小板受体的结合及继发的 ADP 介导的糖蛋白 GPⅡb/Ⅲa 复合物的活化，因此可抑制血小板聚集。氯吡格雷必须经生物转化才能抑制血小板的聚集。氯吡格雷还能阻断其他激动剂通过释放 ADP 引起的血小板聚集。其对血小板 ADP 受体的作用是不可逆的，因此暴露于氯吡格雷的血小板的整个生命周期都受到影响，血小板正常功能的恢复速率同血小板的更新一致
药动学	阿司匹林口服后，经胃肠道完全吸收。阿司匹林吸收后迅速降解为主要代谢产物水杨酸。阿司匹林和水杨酸血药浓度的达峰时间分别为 10～20 分钟和 0.3～2 小时。由于阿司匹林肠溶片具有抗酸性，所以在酸性胃液不溶解而在碱性肠液溶解。阿司匹林肠溶片相对普通片来说其吸收延迟 3～6 小时。阿司匹林和水杨酸均与血浆蛋白紧密结合并迅速分布于全身。水杨酸能进入乳汁和穿过胎盘。由于肝药酶代谢能力有限，水杨酸的清除为剂量依赖性。因此清除半衰期可从低剂量的 2～3 小时到高剂量的 15 小时。水杨酸及其代谢产物主要从肾脏排泄	氯吡格雷是一种前体药。氯吡格雷经肝脏代谢氧化生成 2-氧基-氯吡格雷，继之水解形成活性代谢物（一种硫醇衍生物）。氧化作用主要由细胞色素 P450 同工酶 2B6 和 3A4 调节，1A1、1A2 和 2C19 也有一定的调节作用。起效较慢，需多次给药后起效
不良反应相互作用	出血：消化道、呼吸道、皮肤黏膜等 禁用： 甲氨蝶呤（剂量为 15mg/w 或更多）：增加甲氨蝶呤的血液毒性（水杨酸和甲氨蝶呤与血浆蛋白竞争结合，减少甲氨蝶呤的肾清除）。 慎用： 甲氨蝶呤（剂量小于 15mg/w）。 布洛芬：合用布洛芬会干扰阿司匹林对血小板的不可逆抑制作用。	出血：消化道 华法林：因能增加出血强度，不提倡氯吡格雷与华法林合用。 糖蛋白Ⅱb/Ⅲa 拮抗剂：在外伤、外科或其他有出血倾向并使用糖蛋白Ⅱb/Ⅲa 拮抗剂的患者，慎用氯吡格雷。 阿司匹林：阿司匹林不改变氯吡格雷对由 ADP 诱导的血小板聚集的抑制作用，但氯吡格雷增强阿司匹林对胶原诱导的血小板聚集的抑制作用。

续表

药名	阿司匹林	氯吡格雷
相互作用	抗凝血药，如香豆素衍生物、肝素：增加出血的风险。 高剂量的其他含水杨酸盐的非甾体抗炎药：由于协同作用，增加溃疡和胃肠道出血的风险。 促尿酸排泄的抗痛风药，如丙磺舒、磺吡酮：降低促尿酸排泄的作用（竞争肾管尿酸的消除）。 地高辛：由于减少肾清除而增加地高辛的血浆浓度。 抗糖尿病药，如胰岛素、磺酰脲类：高剂量阿司匹林具有降血糖作用而增强降糖效果，并且能与磺酰脲类竞争结合血浆蛋白。 利尿药与高剂量的阿司匹林合用：减少肾前列腺素的合成而降低肾小球滤过。 糖皮质激素，除艾迪生（Addison）病替代治疗的氢化可的松外：皮质类固醇治疗过程中减少血液中水杨酸的浓度，并且由于皮质类固醇增加水杨酸的消除，在停止使用皮质类固醇治疗后会增加水杨酸过量的风险。 血管紧张素转换酶抑制药（ACEI）与高剂量阿司匹林合用：通过抑制前列腺素而减少肾小球滤过。此外，具有降低抗高血压的作用。 丙戊酸：与血浆蛋白竞争结合而增加丙戊酸的毒性。 乙醇：由于阿司匹林和乙醇的累加效应，增加对胃十二指肠黏膜的损害，并延长出血时间	肝素：在健康志愿者进行的研究显示，氯吡格雷不改变肝素对凝血的作用，不必改变肝素剂量。合用肝素不影响氯吡格雷对血小板聚集的抑制作用。氯吡格雷与肝素之间可能存在药效学相互作用，使出血危险性增加。 溶栓药物：在近期心肌梗死的患者中，对氯吡格雷、rt-PA 和肝素联合用药的安全性进行了评价。临床出血的发生率与 rt-PA、肝素和阿司匹林联合用药者相似。 其他联合治疗：由于氯吡格雷部分由 CYP2C19 代谢为活性代谢物，使用抑制此酶活性的药物将导致氯吡格雷活性代谢物浓度的降低，从而降低临床有效性。不推荐与抑制 CYP2C19 的药物（如奥美拉唑）联用
指南推荐	1. 非心源性卒中，氯吡格雷（75mg/d）或阿司匹林（75~100mg/d）。 2. 对缺血性卒中再发的高危患者如无高出血风险，缺血性卒中或 TIA 后的第 1 个月内，阿司匹林 75mg/d 联合氯吡格雷 75mg/d 优于单用阿司匹林	1. 非心源性卒中，氯吡格雷（75mg/d）或阿司匹林（75~100mg/d）；对于高危患者，氯吡格雷优于阿司匹林。 2. 考虑出血风险，不推荐常规使用阿司匹林联合氯吡格雷；但对于急性冠脉综合征（acute coronary syndrome，ACS）1 年内冠状动脉内支架植入患者，应联合氯吡格雷（75mg/d）和阿司匹林（100~300mg/d）

四、抗凝药物

血栓栓塞性并发症是房颤致死致残的主要原因，而脑卒中是最为常见的表现类型。目前已有多种口服抗凝药物已经或即将应用于临床，如华法林、达比加群酯、利伐沙班、阿哌沙班等。

1. 华法林 华法林在房颤患者缺血性卒中的预防中一直发挥着重要作用。该药通过减少凝血因子Ⅱ、Ⅶ、Ⅸ与Ⅹ的活化等环节发挥抗凝作用。只有所有依赖于维生素K的凝血因子全部被抑制后才能发挥充分的抗凝作用,因此华法林的最大疗效多于连续服药4~5天后达到,停药5~7天后其抗凝作用才完全消失。

(1)药动学:华法林经胃肠道迅速吸收,生物利用度高,口服90分钟后血药浓度达峰值,半衰期36~42小时,在血液循环中与血浆蛋白(主要是白蛋白)结合,在肝脏中两种异构体通过不同途径代谢。华法林相关的药物基因多态性与细胞色素P450 2C9(CYP2C9)和维生素K环氧化物还原酶复合体1(VKORC1)某些位点的多态性有关。先天性华法林抵抗的患者需要高出平均5~20倍的剂量才能达到抗凝疗效,可能与华法林和肝受体的亲和力不同有关。

(2)监测:在应用华法林治疗过程中,应定期监测INR并据此调整华法林剂量,将INR控制在2.0~3.0。INR的监测频度应视患者具体情况而定。应用华法林治疗初期,至少应每3~5日检测一次INR。当INR达到目标值且华法林剂量相对固定后,每4周检测一次即可,稳定的患者最长可3个月检测一次。如在华法林治疗过程中患者应用了可能影响华法林作用的药物或发生其他疾患,则应增加检测频度,并视情况对华法林剂量作出调整。INR异常需采取的措施见表3-3。

表3-3 INR异常需采取的措施

INR异常升高或出血情况	需采取的措施
INR为3.0~4.5(无出血并发症)	适当降低华法林剂量(5%~20%)或停服1次,1~2d后复查INR。当INR恢复到目标值以内后调整华法林剂量并重新开始治疗。加强监测INR是否能恢复到治疗水平,同时寻找可能使INR升高的因素
10.0>INR>4.5(无出血并发症)	停用华法林,肌内注射维生素K₁(1.0~2.5mg),6~12h后复查INR。INR<3后重新以小剂量华法林开始治疗
INR≥10.0(无出血并发症)	停用华法林,肌内注射维生素K₁(5mg),6~12h后复查INR。INR<3后重新以小剂量华法林开始治疗。若患者具有出血高危因素,可考虑输注新鲜冷冻血浆、凝血酶原浓缩物或重组凝血因子Ⅶa
严重出血(无论INR水平如何)	停用华法林,肌内注射维生素K₁(5mg),输注新鲜冷冻血浆、凝血酶原浓缩物或重组凝血因子Ⅶa,随时监测INR。病情稳定后需要重新评估应用华法林治疗的必要性

(3)相互作用:增强华法林抗凝作用的常用药物包括:抗血小板药、非甾体抗炎药、奎尼丁、水合氯醛、氯霉素、丙米嗪、西咪替丁等。一些广谱抗生素可因减少维生素K的合成而增强华法林的作用。减弱华法林抗凝作用的常用药物包括:苯巴比妥、苯妥英钠、维生素K、雌激素、制酸药、缓泻药、利福平、氯噻酮、螺内酯等。一些中药(如参类、当归、银杏等)可对华法林的抗凝作用产生明显影响,故同时接受中药治疗时亦应加强监测。一些食物(如西柚、杧果、大蒜、生姜、洋葱、海带、花菜、甘蓝、胡萝卜等)也可增强或减弱华法林的抗凝作用,在用药过程中也需注意调整剂量。

(4)指南推荐:我们建议对于CHADS₂评分≥2时使用抗凝药物,1分且不适于或不接受抗凝药物治疗的房颤患者选用阿司匹林(75~100mg q. d.)治疗;CHADS₂为0分者一般无需阿司匹林治疗。

2. 新型口服抗凝药(novel oral anticoagulant,NOAC)　新型口服抗凝药仅在有限的非瓣膜病房颤患者中进行了评价,在瓣膜病的房颤没有证据,在非瓣膜病的房颤治疗中还有一些临床问题尚未明确。总体上,与华法林比较,NOAC的共同优势是固定剂量、无常规监测凝血、药物/食物相互作用很少等(表3-4)。

表 3-4　NOAC 与华法林相比的优势和劣势

优势	劣势
半衰期短,起效快、失效快	半衰期短,药物依从性要求高
固定剂量	肾功能不全的患者需要调整剂量
无须常规监测凝血	缺少常用的方法评估抗凝强度
颅内出血并发症减少	胃肠道出血危险略增加
药物、食物相互作用较少	无特异性拮抗剂
	目前价格较高

指南建议推荐下列情况下考虑 NOAC:①不愿或不能接受华法林治疗的患者,包括不能或不愿监测 INR。②未经过抗凝治疗的患者。③以往使用华法林出现出血或 INR 不稳定的患者。

(1)药理、药动学:NOAC 以凝血瀑布中单个凝血因子为靶点,主要为Ⅹa 因子和Ⅱa 因子。NOAC 不但能与游离的凝血因子结合,还能与血栓结合型的凝血因子结合,抑制其活性而发挥抗凝作用。Ⅹa 因子抑制剂减少凝血酶生成,但不影响已生成的凝血酶活性,对生理性止血功能影响小。与凝血酶比较,Ⅹa 因子作用较单一,仅有促进凝血和炎症反应的作用。常用新型口服抗凝药的比较见表3-5。

表 3-5　常用新型口服抗凝药的比较

性质	利伐沙班	阿哌沙班	艾多沙班	达比加群酯
靶点	Ⅹa 因子	Ⅹa 因子	Ⅹa 因子	凝血酶
前体药物	否	否	否	是
生物利用度	80%	60%	50%	6%
半衰期	7~11h	12h	9~11h	12~14h
肾排泄	66%	25%	35%	80%
相互作用	CYP3A4/P-gp	CYP3A4	CYP3A4/P-gp	P-gp

(2)监测:服用新型口服抗凝药无须进行常规凝血监测。定量评价 NOAC 抗凝强度的实验室指标在临床中并非常规。INR 不适于监测 NOAC。蝰蛇凝血时间(ECT)可定量评估达比加群酯的活性,如 ECT 升高 3 倍提示出血风险增加。稀释的凝血酶时间(DTT)与达比加群酯的血浆浓度呈直线相关。如 DTT 正常说明达比加群酯相关的临床抗凝作用存在。部分活化的凝血酶原时间(APTT)可以定性评价达比加群酯的水平和活性,但不同APTT 试剂的敏感性差异很大。但是遇到急诊手术时,还不清楚安全的 DTT 界值。显色

底物法抗Ⅹa因子活性可测定利伐沙班和阿哌沙班的血浆浓度。但是,还不清楚提示出血或血栓危险升高的界值。

(3)指南推荐:①血栓风险极高同时出血风险极低的患者可以选择达比加群酯150mg,每日2次,或阿哌沙班5mg,每日2次。②肾功能不全或合并消化系统疾病的患者可优先考虑Ⅹa因子抑制剂。③伴心肌梗死病史的患者可选择利伐沙班。④出血危险较高者,可选择达比加群酯110mg,每日2次或阿哌沙班5mg,每日2次。⑤卒中二级预防患者可选择Ⅹa因子抑制剂或达比加群酯150mg,每日2次。⑥依从性差的患者,利伐沙班和艾多沙班可以每日1次给药。⑦常规剂量抗凝治疗无效时,如华法林已调到INR(2~3),建议给予较高剂量的NOAC。

(4)不同口服抗凝药物间的转换

1)华法林转为NOAC:停用华法林后监测INR,当INR<2.0时,立即启用NOAC(注:利伐沙班说明书建议INR<3.0即可给药)。

2)NOAC转为华法林:两者合用直至INR达到目标范围,需注意:合用期间监测INR的时间应该在下一次NOAC给药之前;NOAC停用24小时后监测INR来确保华法林达到目标强度;换药后1个月内密切监测以确保INR稳定(至少3次INR在2~3)。服用达比加群酯的患者,应该根据肾功能评估给药时间,CrCl≥50ml/min者,停用达比加群酯3天前开始给予华法林,CrCl 30~50ml/min,停达比加群酯前2天给予华法林,CrCl 15~30ml/min,停药1天前给予华法林。

3)NOAC直接转换:从一种NOAC转换为另外一种时,下次服药时即可开始服用新NOAC,注意肾功能不全患者可能需要延迟给药。

4)NOAC与肝素间转换:从注射用抗凝药物转换为NOAC,普通肝素停药后即可服用NOAC;低分子量肝素:下次注射低分子量肝素时服用NOAC。从NOAC转换为注射用抗凝药物时,在下次服药时给予注射用抗凝药物。注意慢性肾脏疾病患者NOAC半衰期延长,需延迟给药。

(5)出血风险及处理:术前NOAC停药时间见表3-6。

表3-6　术前NOAC停药时间

CrCl/ (ml/min)	达比加群酯		利伐沙班		阿哌沙班	
	出血风险					
	低危	高危	低危	高危	低危	高危
≥80	≥24h	≥48h	≥24h	≥48h	≥24h	≥48h
50~80	≥36h	≥72h	≥24h	≥48h	≥24h	≥48h
30~50	≥48h	≥96h	≥24h	≥48h	≥24h	≥48h
15~30	不适用		≥36h	≥48h	≥36h	≥48h

NOAC合并严重出血,尤其是颅内出血的风险低于华法林。所有NOAC没有特异性拮抗剂,也没有常用的定量评价的实验室检测方法。对于出血的处理还需要随着NOAC的广泛使用而逐步积累经验。重要的是,NOAC半衰期短,停药后12~24小时抗凝作用基本

消失。因此,要了解患者最后一次服药的时间和剂量,以及可能存在的影响药动学的因素,如肾功能、合并用药等。

一般辅助性措施包括:停药、压迫止血、外科手术止血,给予补液和血流动力学支持治疗,保证足够的血容量和血小板计数正常。服用达比加群酯的患者发生出血,应该充分利尿,透析有效但是经验不多,但透析对清除Ⅹa因子抑制剂可能无效。

致命性出血通常指重要脏器的严重出血,如颅内出血。基于为数不多的动物实验和体外研究证据,致命出血的患者可考虑输注浓缩凝血酶原复合物(PCC)或活化的凝血酶原复合物,PCC剂量为25U/kg(可重复1～2次)。重组因子Ⅶa的疗效还有待评价,还可以考虑给予抗纤溶剂和去氨加压素(desmopressin)。新鲜冷冻血浆对于逆转抗凝作用不大,但是可用于扩容。传统抗凝药物的特异性拮抗剂对于逆转NOAC无益,如维生素K和鱼精蛋白。发生出血后,应由相关多学科联合会诊进行治疗决策,包括心血管内科、急诊科和血液科等。

第二节　抗　癫　痫　药

一、概述

癫痫是神经内科的第二大常见病。药物治疗是控制癫痫发作的重要手段之一。自19世纪50年代,从发现溴化钾可以控制抽搐开始,抗癫痫药(antiepileptic drug,AED)逐渐被人们所认识,并开始广泛用于癫痫患者。

由于溴化钾的药物不良反应明显,不能长期应用,于是,1912年研发的苯巴比妥将其取代,成为至今应用最广泛的抗癫痫药之一。1938年,因苯妥英钠与苯巴比妥相比没有明显的镇静作用,因此广泛用于癫痫大发作的控制,成为抗癫痫药发展史的重要里程碑。此后的30多年,又逐渐开发了扑米酮、乙琥胺、卡马西平、氯硝西泮等药物,抗癫痫药的研究得到很大的发展。从1974年第一个广谱抗癫痫药丙戊酸钠问世,使抗癫痫药在临床的应用有了更多的选择。

在抗癫痫药的应用中人们逐渐认识到,抗癫痫药对不同癫痫患者的癫痫控制方面效果不同,有的患者即使抗癫痫药的用量非常小,也会出现药物不良反应。也就是说,药物的个体差异比较大,安全性不高,为此临床开始开展抗癫痫药的血药浓度测定。通过对抗癫痫药血药浓度的监测,个体化了解药物在患者体内的吸收、分布、代谢和排泄情况,根据患者个体的药动学参数,完成抗癫痫药治疗剂量的个体化,提高抗癫痫药疗效。

虽然抗癫痫药在临床的应用日趋完善,还是有许多癫痫患者的癫痫发作不能被控制。考虑到抗癫痫药在临床应用个体中差异大的特点,自1987年,随着科学技术的发展,一些疗效较好而且药物不良反应相对较少的抗癫痫药陆续上市并被应用于临床。为了便于区别,人们把丙戊酸钠以前上市的,药物不良反应相对较大的,需要监测血药浓度进行个体化给药的抗癫痫药称为传统抗癫痫药;把1987年以后上市的,药物不良反应相对较少的,一般不需要监测血药浓度的药物称为新型抗癫痫药。如氨己烯酸(1989年)、唑尼沙胺(1989年)、拉莫三嗪(1991年)、加巴喷丁(1993年)、卡非氨酯(1993年)、司替戊醇(1994年)、托吡酯(1995年)、噻加宾(1997年)、奥卡西平(1999年)、左乙拉西坦(2000年)、普瑞巴林(2005年)、拉考沙胺(2008)、卢非酰胺(2008)等。

目前我国临床常用的传统抗癫痫药主要有苯巴比妥、苯妥英钠、卡马西平、丙戊酸钠、地西泮、氯硝西泮、硝西泮、水合氯醛等;国内上市的新型抗癫痫药包括托吡酯、奥卡西平、拉莫三嗪、左乙拉西坦、唑尼沙胺、加巴喷丁、普瑞巴林等。

新型抗癫痫药的出现,使临床医生在控制癫痫发作方面有了更多的选择。但是每种抗癫痫药在其有效性、安全性和经济性,以及药效学和药动学方面都有所不同。正确分析各种抗癫痫药的特点,对保证抗癫痫药在临床的合理使用具有非常重要的意义。我们将从抗癫痫药的药效学、药动学和常见药物不良反应等多方面对各种抗癫痫药进行比较,以加深对抗癫痫药合理使用的理解。

二、常用抗癫痫药

由于抗癫痫药只适用于控制癫痫发作,为此临床经常选择长期口服抗癫痫药以控制癫痫。本章节主要介绍口服抗癫痫药的特点。

(一) 常用口服抗癫痫药的药效学比较

抗癫痫药发挥抗癫痫作用通常是通过离子通道调节、γ-氨基丁酸(GABA)调节和兴奋性氨基酸受体拮抗及兴奋性氨基酸释放的调节作用完成的。

抗癫痫药对离子通道的调节主要包括阻滞细胞膜钠离子通道的兴奋,抑制钠离子内流和对钙离子通道的抑制。由于快速放电的神经元对钠离子通道的抑制非常敏感,因此,作用于钠离子通道的抗癫痫药对部分性发作的治疗有特异性,而对全面性发作的治疗效果较差,如卡马西平、苯妥英钠等。

有些抗癫痫药不仅对离子通道有调节作用,而且对中枢抑制性递质 GABA 有增强作用,对兴奋性中枢神经系统递质和兴奋性谷氨酸的释放有抑制作用,使这些抗癫痫药不仅可用于部分性发作,对全面性发作和癫痫综合征也有效,如丙戊酸钠、托吡酯等。

新型抗癫痫药左乙拉西坦属于吡拉西坦的衍生物。左乙拉西坦的抗癫痫作用有其特殊的作用位点。突触囊泡蛋白(SV2A 蛋白)是调节囊泡功能的细胞膜蛋白质。左乙拉西坦与 SV2A 亲和力高,从而可以抑制癫痫发作时海马突发性放电。另外,左乙拉西坦还可使 GABA 受体在海马区的表达增强,从而增强对神经回路的抑制作用,左乙拉西坦特殊的药理作用使其可以与各种抗癫痫药联合应用,应用范围广泛。

我们通过对国内常用抗癫痫药的药效学进行比较,以期对各种抗癫痫药药效学有更深一步的了解(表 3-7)。

表 3-7　常见抗癫痫药的药效学比较

抗癫痫药	电压依赖的钠通道抑制作用	钙通道阻滞作用	增加 GABA 水平	兴奋性氨基酸受体拮抗和兴奋性氨基酸释放的调节作用
卡马西平	++	+		
氯硝西泮				++
苯巴比妥			+	+

续表

抗癫痫药	电压依赖的钠通道抑制作用	钙通道阻滞作用	增加 GABA 水平	兴奋性氨基酸受体拮抗和兴奋性氨基酸释放的调节作用
苯妥英钠	++	+		
丙戊酸钠	+	++	+	+
拉莫三嗪	+			+
左乙拉西坦				+
奥卡西平	++	+		
托吡酯	++	+	+	+
加巴喷丁		++		
唑尼沙胺	++	+		
普瑞巴林	++	+		

注:++. 主要作用机制,+. 次要作用机制。

(二)常用口服抗癫痫药的药动学比较

抗癫痫药的发展史提示我们各种抗癫痫药的药动学有各自的特点。每种药物的药动学特点影响着抗癫痫药的应用。有的抗癫痫药作用与剂量呈线性关系,有的则呈非线性关系,如苯妥英钠。而苯妥英钠零级药动学特点使其剂量增加到一定程度后,其血药浓度迅速升高,甚至导致患者中毒。有些药物虽然自身的消除半衰期较短,但其活性代谢产物的消除半衰期很长,此时药物的给药次数不能以药物本身决定,而要考虑活性代谢产物的因素。另外,许多抗癫痫药需要经过肝细胞色素 P450 酶的代谢,使它们与许多药物有发生药物相互作用的可能,基因多态性也对这些药物的治疗效果带来影响。因此,只有全面了解和比较各种抗癫痫药的药动学参数,才能保证用药的合理性(表 3-8)。

(三)常用口服抗癫痫药的不良反应比较

抗癫痫药的药物不良反应是导致患者依从性差,出现治疗失败的主要原因之一。在累及部位方面:抗癫痫药的不良反应不仅表现在对中枢神经系统的影响,出现头晕、共济失调、记忆力减退、烦躁等,也表现在对血液系统、消化系统等全身系统的不良反应。在发生时间方面:有的不良反应出现在开始用药的初期,属于一过性的,随着用药时间的延长会逐渐被患者耐受或消失;有的不良反应则为迟发性反应,随着用药时间的延长和用药剂量的增加逐渐显现出来。在用药剂量方面:有的药物不良反应属于剂量依赖性,有的不良反应与剂量无关。在严重程度方面:有些药物不良反应比较轻微,停药后可迅速缓解;也有一些不良反应可以危及生命,须停药后积极对症治疗。如剥脱性皮炎、严重的低钠血症等。常用抗癫痫药的不良反应见表 3-9。

表3-8 常用抗癫痫药物的药动学参数

抗癫痫药物	生物利用度/%	一级动力学	血浆蛋白结合率/%	消除半衰期/h	主要代谢酶	排泄途径	有无活性代谢产物
卡马西平	75~85	是	75	起始:25~34;几周后8~20	CYP3A4,CYP2C8自身诱导	肾排泄	有
氯硝西泮	90	是	85	20~60	CYP3A	肾排泄	7-氨基氯硝西泮
苯巴比妥	80~90	是	45~60	40~90	CYP2,C19,CYP2C9,CYP2E1,N-葡萄醛酶	肾排泄(27%~50%原药)	无
苯妥英钠	95	否	90	12~22	CYP2C9,CYP2C19 抑制自身代谢	存在肝肠循环,肾排泄(碱性尿较快)	无
丙戊酸	70~100	是	血药浓度为50μg/ml是90~95;100μg/ml是80~85	8~15	UGT,CYP2C19,CYP2C9,CYP2A6,CYP2B6	肾排泄	无
加巴喷丁	<60	是	极低	5~7	无	肾排泄	无
拉莫三嗪	98	是	55	15~30	葡糖醛酸结合酶	肾排泄	无
左乙拉西坦	约100	是	极微	6~8	水解酶的乙酰胺化	主要经肾排泄(66%原药)	无
奥卡西平	<95	是	40(活性代谢产物)	9(活性代谢产物)	细胞溶质芳基酮还原酶	肾排泄	10,11-二氢-10-羟基卡马西平
托吡酯	≥80	是	9~17	20~30	少有代谢	肾排泄(70%以上原药)	无
唑尼沙胺	≥50	是	40~50	50~70	CYP3A4	肾排泄	无
普瑞巴林		是	无结合	6.3	少有代谢	肾排泄	无

表 3-9　常用抗癫痫药的不良反应

抗癫痫药	与剂量相关的药物不良反应	长期治疗出现的药物不良反应	严重的药物不良反应
卡马西平	头晕、视物模糊、恶心、困倦、中性粒细胞减少、低钠血症	低钠血症	皮疹、再生障碍性贫血、Stevens-Johnson综合征、肝损害
氯硝西泮	镇静、共济失调	易激惹、攻击行为、多动、分泌物增多	偶见白细胞减少
苯巴比妥	疲劳、嗜睡、抑郁、注意力涣散、易激惹、记忆力下降	少见皮肤粗糙、性欲下降,突然停药可出现戒断症状,如焦虑、失眠等	皮疹、中毒性表皮溶解症、肝损害
苯妥英钠	眼球震颤、共济失调、畏食、恶心、呕吐、攻击行为、巨幼细胞贫血	痤疮、牙龈增生、面部粗糙、多毛、骨质疏松、小脑及脑干萎缩、性欲缺乏、维生素K和叶酸缺乏	皮疹、周围神经病、Stevens-Johnson综合征、肝毒性
丙戊酸	震颤、恶心、呕吐、困倦	体重增加、脱发、月经失调或闭经、多囊卵巢综合征、纤维蛋白原减少,血氨升高	血小板减少、急性胰腺炎(罕见)、丙戊酸钠脑病
加巴喷丁	嗜睡、头晕、疲劳、复视、感觉异常、健忘	较少	胰腺炎、多形性红斑、Stevens-Johnson综合征
拉莫三嗪	复视、头晕、头痛、恶心、呕吐、困倦、共济失调、嗜睡	攻击行为、易激惹	皮疹、Stevens-Johnson综合征、中毒性表皮溶解症
左乙拉西坦	头痛、困倦、易激惹、类流感综合征	较少	无报道
奥卡西平	疲劳、困倦、复视、头晕、共济失调、恶心	低钠血症	皮疹
托吡酯	畏食、注意力障碍、感觉异常、无汗	肾结石、体重下降	急性闭角型青光眼(罕见)、发热、语言障碍、记忆障碍
唑尼沙胺	代谢性酸中毒、困倦、食欲缺乏、乏力、运动失调、白细胞降低,GOT、GPT等值升高,偶见过敏反应、复视、视觉异常		Stevens-Johnson综合征、胰腺炎、共济失调、记忆减退、肾结石、横纹肌溶解
普瑞巴林	嗜睡、敌意、神经质、情绪不稳、易激动、食欲减退、乏力和头痛最为常见		

　　由于多数抗癫痫药存在不同程度的药物不良反应,所以在患者用药前和用药期间要注意监测肝、肾功能及血常规的变化,用药期间一般每个月监测血常规,每季度复查肝、肾功能和电解质变化,如发现问题及时就医。对于用药后可以耐受的药物不良反应,如恶心、呕吐、体重减少等,应密切观察病情变化,若病情加重再给予相应处理。对于出现的严重且危及生

命的药物不良反应,需立即停用可疑药物,换用其他抗癫痫药,并及时对所出现的药物不良反应给予处理。如果在调整药物期间出现癫痫发作或癫痫持续状态,可以注射抗癫痫药控制发作。

由于抗癫痫药的治疗需要数年甚至更长的时间,因此,提高患者的用药依从性非常必要。在用药过程中要不断教育患者,使其坚持规律服用抗癫痫药,注意监测和预防药物可能产生的不良反应,发现问题及时就医。常见抗癫痫药的不良反应如下:

地西泮注射液常见的药物不良反应主要是嗜睡、头晕、乏力等,大剂量应用地西泮也可能出现共济失调、震颤等药物不良反应。个别患者也可能出现皮疹、白细胞减少、兴奋、多语、睡眠障碍等。停用地西泮可能会发生撤药症状,出现激动或抑郁的临床表现。癫痫持续状态患者注射地西泮往往剂量较大,如果癫痫发作控制欠佳,有时需要重复注射,甚至静脉持续泵入,因此容易出现地西泮过量或中毒的临床表现,如出现持续的精神错乱、严重嗜睡、抖动、语言不清、蹒跚、心跳异常减慢、呼吸短促或困难、严重乏力。超量或中毒宜及早对症处理,最重要的是保证生命体征的平稳。

丙戊酸钠注射液的药物不良反应表现为血液和淋巴系统异常,可见血小板减少、全血细胞减少、贫血、白细胞减少、骨髓抑制和粒细胞缺乏症等。也有纤维蛋白原减低和出血时间延长等不良反应的出现。神经系统异常表现在木僵或昏睡,有时导致一过性昏迷(脑病)、孤立的中度高氨血症。胃肠系统异常的临床表现主要为治疗开始阶段的恶心、上腹痛、腹泻等,虽然有出现胰腺炎的报道,但极为罕见。此外,还可出现中毒性表皮坏死松解症、Stevens-Johnson 综合征、多形性红斑、皮疹、脱发、体重增长、肝损害、闭经、少经、多囊卵巢综合征等报道。为了控制癫痫持续状态,丙戊酸钠的注射剂量一般较大,而患者急性超大剂量服药时,通常会出现包括伴有肌张力低下的昏迷、腱反射低下、瞳孔缩小、呼吸功能抑制、代谢性酸中毒等症状。因此,用药时要注意监测血药浓度和血常规、凝血功能和肝、肾功能。

苯巴比妥常见嗜睡、眩晕、头痛、乏力、精神不振等药物不良反应。偶见皮疹、剥脱性皮炎、中毒性肝炎、黄疸、巨幼细胞贫血、关节疼痛等不良反应。长期应用苯巴比妥还可以产生耐受性与依赖性,突然停药还可以引起戒断症状。当苯巴比妥用于控制癫痫发作时,由于需要长期服药,有可能会出现认知和记忆的缺损、叶酸缺乏和低钙血症,甚至可出现剥脱性皮炎和多形性红斑或 Stevens-Johnson 综合征,以及极为罕见的中毒性表皮坏死松解症。用药过程中还有可能出现肝炎和肝功能异常。对于癫痫持续状态的患者,为尽快控制癫痫发作,注射苯巴比妥的剂量相对较大,用药时间相对较长。另外由于苯巴比妥的半衰期长,造成体内蓄积的可能性增加。苯巴比妥过量则可能引起昏迷、严重的呼吸和心血管抑制、低血压和休克,从而引发肾衰竭,导致死亡。严重的呼吸抑制是急性中毒的直接死亡原因。因此在用药过程中应注意监测患者的生命体征,维持患者的呼吸和循环功能。

三、癫痫持续状态用药

癫痫持续状态是神经内科的急症之一,它以癫痫反复或持续发作为特征。一旦出现癫痫持续状态,则需要以最快的速度将其控制,以减少其对脑组织的损害,保护脑神经元。为此用于癫痫持续状态的药物一般是注射用抗癫痫药。

目前我国市场上可以注射的抗癫痫药主要有地西泮、丙戊酸钠、苯巴比妥、氯硝西泮、咪达唑仑、丙泊酚等。临床常用的是地西泮、丙戊酸钠和苯巴比妥。咪达唑仑和丙泊酚作为癫痫持续状态的 4 线用药,必须在心电监护况下使用。

地西泮为长效苯二氮䓬类药,属于中枢神经系统抑制药。随着剂量的加大,可出现中枢神经系统不同程度的抑制,临床表现可从轻度的镇静到催眠甚至昏迷。地西泮是为苯二氮䓬受体的激动剂,可能通过增强 GABA 与其受体的结合或易化 GABA 受体与氯离子通道,使 GABA 受体激活,导致氯通道开放,使氯离子通过神经细胞膜流动,引起突触后神经元的超极化,抑制神经元的放电,降低神经元兴奋性。出现癫痫持续状态时,地西泮可能由于增强突触前抑制,抑制皮质-丘脑和边缘系统的致痫灶,抑制引起癫痫活动的扩散而发挥作用。

地西泮注射液可以肌内注射,也可以静脉注射。但是肌内注射吸收缓慢、不规则,亦不完全,为此地西泮用于癫痫持续状态时,通常采用静脉注射的方法,以使其迅速发挥疗效。地西泮通常在肌内注射 20 分钟内或静脉注射 1～3 分钟后起效。虽然地西泮开始静脉注射后迅速经血流进入中枢神经系统,很快发挥作用,但随后再次分配进入其他组织也非常快,因此,作用消失也非常快。地西泮肌内注射 0.5～1.5 小时、静脉注射 0.25 小时血药浓度达峰值,4～10 天血药浓度达稳态。地西泮的半衰期为 20～70 小时。因为地西泮的血浆蛋白结合率高达 99%,低蛋白血症的患者容易出现地西泮药物过量现象。地西泮主要在肝脏代谢,其代谢产物去甲地西泮和去甲羟地西泮亦有不同程度的药理活性,去甲地西泮的半衰期可达 30～100 小时。地西泮有肝肠循环,长期用药有蓄积作用。代谢产物可滞留在血液中数天甚至数周,停药后消除较慢。这也是癫痫持续状态患者大量应用地西泮后意识不易在短时间内恢复的原因。地西泮主要以代谢物的游离或结合形式经肾排泄。

注射用丙戊酸钠既可以静脉推注,也可以静脉泵入。通常情况下先给予负荷剂量的静脉推注,再给予维持剂量的静脉泵入。目前认为其可能的作用机制是通过影响 γ-氨基丁酸(GABA)的合成或其代谢来增强 GABA 的抑制作用。

静脉给药时,丙戊酸钠的生物利用度接近 100%。它主要分布在血液中,通过快速交换的细胞外液,经脑脊液进入脑组织发挥作用。注射用丙戊酸钠半衰期为 15～17 小时。静脉给药时,几分钟就能达到稳定的血浆浓度。丙戊酸钠与血浆蛋白结合率非常高,蛋白结合率与剂量相关并可饱和。丙戊酸钠经葡糖醛酸酶和 β-氧化酶代谢,并从尿液排出。

苯巴比妥是长效巴比妥类的典型代表药。其对中枢神经系统有广泛抑制作用,随用量增加而产生镇静、催眠和抗惊厥效应,大剂量时可产生麻醉作用。作用机制现认为主要与阻断脑干网状结构上行激活系统有关。本品还具有抗癫痫效应,其机制在于抑制中枢神经系统单突触和多突触传递,还可能与其增强中枢抑制性递质 γ-氨基丁酸的功能有关。

注射苯巴比妥后 0.5～1 小时起效,2～18 小时血药浓度达峰值,分布于体内组织和体液中,脑组织内浓度高,其次为骨骼肌内,进入脑组织的速度较慢,能通过胎盘,血液中本品的 40% 与血浆蛋白结合。半衰期($t_{1/2}$)成人为 48～144 小时,小儿为 40～70 小时,肝、肾功能不全时半衰期延长。约 65% 在肝脏代谢,转化为羟基苯巴比妥,大部分与葡糖醛酸或硫酸盐结合。本品为肝药酶诱导剂,提高肝药酶活性,不但加速自身代谢,还可加速其他药物代谢。而后经肾随尿液排出;27%～50% 以原型从尿中排出,部分在肾小管重吸收,使其作用时间延长;可透过胎盘和分泌入乳汁。

左乙拉西坦因其作用机制与其他抗癫痫药不同,可与其他抗癫痫药联合用于控制癫痫发作。在我国,虽然左乙拉西坦注射剂没有上市,由于左乙拉西坦的半衰期较短,容易达到稳态血药浓度,左乙拉西坦也经常作为癫痫持续状态的辅助治疗。

第三节　抗帕金森病药物

一、概述

帕金森病(Parkinson disease,PD)又名震颤麻痹,是一种常见的中老年神经系统变性疾病,临床表现为静止性震颤、肌强直、运动迟缓和姿势步态异常等。PD 的确切病因目前仍不清楚,其主要病变发生在大脑黑质和纹状体多巴胺神经通路,由于黑质-纹状体系统中多巴胺能神经元进行性变性,导致纹状体的主要运动区域中神经递质多巴胺(DA)耗竭及胆碱能系统活动性相对强势。因此,增加中枢神经系统中 DA 的含量或纠正多巴胺能神经与胆碱能神经两大系统功能的不平衡是治疗 PD 的出发点。PD 的治疗应采取综合措施,包括药物治疗、手术治疗、康复治疗、心理治疗及护理。其中,药物治疗是首选的主要治疗手段。临床上常用的 PD 治疗药物包括左旋多巴制剂、多巴胺受体激动药、儿茶酚-O-甲基转移酶抑制药(COMTI)、抗胆碱药、金刚烷胺、B 型单胺氧化酶抑制药(MAO-BI)等。

二、左旋多巴制剂

1. 左旋多巴(levodopa,LD)　补充脑内 DA 是 PD 最常用且最有效的治疗方法。LD是体内合成 DA 的前体,在脑内通过多巴脱羧酶(DDC)代谢转化生成 DA 而发挥替代治疗作用,可改善 PD 患者少动、肌强直、运动迟缓、姿势步态异常等症状。然而,LD 难以透过血脑屏障(需要依靠中性氨基酸转运体),单用时进入中枢神经系统的量不足 1%。LD 口服给药后,绝大部分均在胃肠道、血液和外周组织中被 DDC 和儿茶酚-O-甲基转移酶(COMT)代谢。因此,为了能使它更多地进入中枢神经系统,LD 常与 DDC 抑制药组成复方制剂供临床使用。

PD 早期患者开始 LD 治疗时,应当注意使用小剂量,尤其是老年患者对 LD 的耐受力减低,最大剂量不宜超过 400mg/d,否则容易出现异动症、运动波动和药物诱导性运动障碍。

2. 左旋多巴复方制剂　由 LD 与 DDC 抑制药苄丝肼(benserazide)或卡比多巴(car-bidopa)按 1:4 配比组成的复方制剂。LD 复方制剂的优点在于通过 DDC 抑制剂的作用减少 LD 在外周系统的转化,从而提高同等剂量下进入丘脑内的 LD 浓度及其利用率,显著地提高其临床效用,并减轻 LD 在外周转化为 DA 所产生的副作用。市售 LD复方制剂有标准制剂(片剂或胶囊剂)、缓释制剂(片剂或胶囊剂)、水溶片等。LD 制剂宜在空腹(餐前半小时)或餐后 1.5 小时服用,以提高生物利用度,服药时间应相对固定以稳定症状。缓释制剂有长效作用,可以减少每日给药频次,延长药物在体内维持有效浓度的时间,稳定血药浓度,减少"峰-谷"现象,从而避免对 DA 受体的脉冲样刺激。水溶片可溶于水中服用,吸收迅速、起效快,适用于吞咽困难、清晨肌张力障碍严重的患者。

LD 制剂长期服用后往往会出现异动症、"开-关"现象和"剂末"现象等。此外,随着 PD的进展及 LD 给药剂量的增加,患者会逐渐出现一些 LD 疗效减弱或新的症状,如易跌倒、姿势不稳、强直发作、自主神经功能紊乱及痴呆等。LD 禁与维生素 B_6 同用,因维生素 B_6 为 DDC 的辅酶,能增加 DDC 的活性,促使 LD 在脑外脱羧为 DA,从而减少进入中枢神经系统的 LD 的量,使疗效降低,外周不良反应增加。但使用含有 DDC 抑制药的 LD 复方制剂时可以合用维生素 B_6,因维生素 B_6 可以透过血脑屏障,促使脑内 LD 脱羧为 DA 以提高疗效。

以下将 LD 及其复方制剂相关药物信息列于表 3-10。

表 3-10 左旋多巴及其复方制剂相关药物信息一览表

	左旋多巴	多巴丝肼 (苄丝肼+左旋多巴)	卡左双多巴控释片 (卡比多巴+左旋多巴)
作用机制	多巴胺前体,本身无药理活性,通过血脑屏障进入中枢,经多巴脱羧酶作用转化成 DA 发挥作用	苄丝肼为脱羧酶抑制剂,能抑制左旋多巴在脑外脱羧而使脑中左旋多巴含量增加	卡比多巴抑制外周左旋多巴的脱羧,使更多的左旋多巴进入脑内继而转化成多巴胺
适应证	帕金森病及帕金森综合征	原发性震颤麻痹、脑炎后或合并有脑动脉硬化的症状性帕金森综合征	各种原因的帕金森病及帕金森综合征,以及有剂末恶化("渐弱"现象)、峰剂量运动障碍、运动不能等特征的运动失调患者
用法用量	250mg b.i.d. ~ q.i.d.,逐渐加量,最大剂量 6g/d	第 1 周 125mg b.i.d.,逐渐加量至疗效满意,不得超过 1g/d,分 3~4 次服用	125mg b.i.d.,逐渐加量至疗效满意
达峰时间	空腹服用 1~3h	空腹服用 1~2h	4~6h 释放出有效成分
食物影响	延长吸收时间,降低吸收量;餐前 0.5h 或餐后 1.5h 服药		
常见不良反应	1. 周围性不良反应 (1)胃肠道症状:恶心、呕吐、食欲缺乏。 (2)心血管系统症状:直立性低血压、心律失常	2. 中枢性不良反应 (1)波动症状:疗效减退或剂末恶化、"开-关"现象。 (2)运动障碍:舌、上肢和身体上部的异常不随意运动、肌张力障碍。 (3)冻僵发作。 (4)精神症状:梦异常、抑郁、焦虑、错觉、意识模糊	
禁忌证	高血压、精神病、糖尿病、心律失常、闭角型青光眼、孕妇及哺乳期妇女	严重心血管疾病、内分泌疾病、肝肾功能障碍、心力衰竭、青光眼、有惊厥史、精神病、黑色素瘤患者禁用;孕妇、哺乳期、25 岁以下患者不宜使用	与非选择单胺氧化酶抑制药同服、闭角型青光眼患者、黑色素瘤患者
相互作用	①苯海索能够降低左旋多巴的吸收速率,但不会影响其吸收程度。②甲氧氯普胺能提高左旋多巴的吸收速率。③硫酸亚铁能够使左旋多巴的最大血浆浓度和 AUC 下降达 30%~50%。④安定类药物、阿片类及含利血平的抗高血压药可抑制多巴丝肼的作用。⑤与单胺氧化酶抑制药、肾上腺素、去甲肾上腺素、异丙肾上腺素或苯丙胺合用可发生高血压危象。⑥同时进食高蛋白膳食使药效下降。⑦与抗高血压药联用可出现直立性低血压。⑧与维生素 B_6 或氯丙嗪合用,左旋多巴疗效降低。⑨抗抑郁药会增强左旋多巴的 ADR。⑩苯妥英和罂粟碱可逆转左旋多巴抗帕金森病的疗效		

三、其他抗帕金森病药物

(一)多巴胺受体激动药

多巴胺受体激动药包括麦角碱类多巴胺受体激动药和非麦角碱类多巴胺受体激动药,通过直接刺激纹状体内多巴胺能神经元突触后的多巴胺受体起作用。麦角碱类多巴胺受体激动药中的培高利特(pergolide)等因存在胸膜、心脏瓣膜病变,肺纤维化等不良反应而被许多国家禁用,溴隐亭(bromocriptine)现已少用于治疗PD。新型非麦角碱类多巴胺受体激动药如普拉克索(pramipexole)、吡贝地尔(piribedil)、罗匹尼罗(ropinirole)、阿扑吗啡(apomorphine)等,与麦角碱类药物相比不良反应较少,而且临床疗效显著,还可能有神经保护作用。

目前欧美的PD治疗指南均建议非麦角碱类多巴胺受体激动药可作为早期PD初始治疗的首选用药;当患者的运动症状较为明显,多巴胺受体激动药和LD都可作为首选。虽然多巴胺受体激动药对PD症状的控制效果不如LD好,但显著优于其他的PD治疗药物。目前,在PD治疗药物中,只有多巴胺受体激动药对PD症状控制及延缓运动并发症发生方面均有疗效。

多巴胺受体激动药相关信息见表3-11。

表 3-11　多巴胺受体激动药相关信息一览表

	麦角碱类多巴胺受体激动药		非麦角碱类多巴胺受体激动药		
	溴隐亭	α-二氢麦角隐亭	普拉克索	吡贝地尔	罗匹尼罗
作用机制	选择性激动多巴胺受体	激动 D_1、D_2 受体,并有抗自由基和阻断脂质氧化物形成作用,可减轻因大脑过度耗氧或缺氧所致的神经老化及中毒性损伤	激动 D_3 受体,对神经元有抗氧化保护作用	激动 D_2、D_3 受体,可刺激黑质-纹状体的 D_2 受体及中脑皮质、中脑边叶的 D_2、D_3 受体,发挥多巴胺效应	激动 D_2 受体,具有直接激发纹状体多巴胺受体的作用
作用靶点	激动 D_2 受体,抑制 D_1 受体	激动 D_1、D_2 受体	激动 D_3 受体	激动 D_2、D_3 受体	激动 D_2 受体
适应证	抗震颤麻痹疗效优于金刚烷胺及苯海索,对强直、少动效果好,对重症患者亦效果好。常用于左旋多巴疗效不好或不能耐受的患者。显效快,持续时间长	治疗帕金森病,并能延迟发生左旋多巴长期综合征;治疗偏头痛有效	单独或与左旋多巴合用于治疗帕金森病,可明显减少静息时的震颤,并可使左旋多巴剂量减少27%～30%	主要治疗帕金森病,对外周循环障碍也有效	适用于早期帕金森病,对年轻患者疗效与左旋多巴相似,耐受性好
用法用量	开始 1.25mg b.i.d.,逐渐加量至 20mg/d	30～60mg/d,分3次服用	1.5～4.5mg t.i.d.	150～250mg/d,分2～3次口服	初始 0.25mg/d,分3次服用;逐渐加量,维持剂量 3～9mg

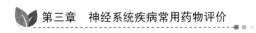

续表

	麦角碱类多巴胺受体激动药		非麦角碱类多巴胺受体激动药		
	溴隐亭	α-二氢麦角隐亭	普拉克索	吡贝地尔	罗匹尼罗
等剂量换算	1mg 普拉克索＝100mg 吡贝地尔＝10mg 溴隐亭＝60mg α-二氢麦角隐亭				
特点	对强直、少动效果好于震颤	较溴隐亭不良反应少，耐受性好	半衰期长，作用维持时间长	对震颤效果好于强直和少动，作用可维持 20h；能提高注意力和警觉性	—
半衰期	5～8h	12h	8～12h	1.6h	5～7h
达峰时间	1.4h	1.6h	1～3h	1h	1～2h
生物利用度	7％	2％	＞90％	—	＞55％
蛋白结合率	90％～96％	55％	15％	蛋白结合率较低	10％～40％
食物影响	可减轻不良反应	—	—	饭后口服	降低吸收速度
代谢	主要经肝代谢	主要经肝代谢	肝代谢有限，与 CYP450 无相互作用	主要经肝代谢	主要经 CYP1A2 代谢
清除	代谢产物约 95％经胆汁排出	主要经肝清除	90％ 以原型经肾排泄	70％ 经尿液排出 25％ 经胆汁排泄	主要由尿排出
不良反应	1. 胃肠道反应(恶心、呕吐、便秘、腹痛、腹泻)。 2. 直立性低血压。 3. 精神症状(幻觉、抑郁、躁狂、焦虑)。 4. 头晕、嗜睡。 5. 运动障碍。 特有:周围水肿,肺、胸膜、后腹膜和心脏瓣膜的纤维化		1. 胃肠道反应(恶心、呕吐、便秘、腹痛、腹泻)。 2. 直立性低血压。 3. 精神症状(幻觉、抑郁、躁狂)。 4. 头晕、嗜睡。 5. 运动障碍		
	口干、头痛、疲倦、雷诺现象、夜间小腿痉挛	乏力、头痛、心动过速	失眠、口干、可能出现性欲异常	智力影响,体温过低	惊厥,偶见心动过缓

续表

| | 麦角碱类多巴胺受体激动药 | | 非麦角碱类多巴胺受体激动药 | | |
	溴隐亭	α-二氢麦角隐亭	普拉克索	吡贝地尔	罗匹尼罗
禁忌证	麦角生物碱过敏者、心脏病、周围血管病、孕妇、严重精神病史、心肌梗死患者	孕妇、哺乳期妇女、儿童、瓣膜病患者	孕妇	心肌梗死及其他严重心血管病患者、孕妇及哺乳期妇女	孕妇及哺乳期妇女,以及可能妊娠的女性
相互作用	1. 与左旋多巴合用,左旋多巴减少剂量12.5%。 2. 与麦角生物碱合用,可使本药偶尔引起高血压加重。 3. 与降压药、吩噻嗪类、H_2 受体拮抗药合用,可增强心血管效应。 4. 口服激素类避孕药可致闭经或溢乳	尚不明确	1. 与西咪替丁、金刚烷胺合用,可抑制本品经肾小管分泌。 2. 可使左旋多巴、卡比多巴血药峰浓度升高。 3. 与镇静药有叠加作用	1. 与金刚烷胺合用可引起心动过速。 2. 与氯丙嗪合用,本品疗效降低。 3. 与精神安定药(不包括氯氮平等)多巴胺受体拮抗药作用相拮抗	1. 与精神安定药和其他中枢活性的多巴胺拮抗药合用,可使本品作用降低。 2. 激素能增加本品血药浓度

(二) B 型单胺氧化酶抑制药

1. 司来吉兰(selegiline) 本品可选择性抑制 B 型单胺氧化酶(MAO-B),阻止儿茶酚胺的降解,以延长外源性及内源性 DA 的作用时间,增加 LD 的疗效,减少 LD 用量及延长给药间隔时间,并可减弱 LD 引起的"开-关"现象;亦有阻止 DA 的再摄取及促使 DA 释放的作用。本品可单用于治疗早期 PD,或与 LD 合用于治疗 PD。本品有神经保护作用,可以延缓 PD 进程,多作为 LD 辅助药物。

2. 雷沙吉兰(rasagiline) 本品对 MAO-B 的体外抑制活性与司来吉兰相似,但体内活性比其高 3 倍,而且本品对 MAO-B 的选择性强于 MAO-A。

其他简要信息列于表 3-12。

(三) 儿茶酚-*O*-甲基转移酶抑制药

儿茶酚-*O*-甲基转移酶(COMT)能够降解 LD 和 DA,因此抑制此酶活性可延长 LD 的作用时间,节省 LD 的用量。儿茶酚-*O*-甲基转移酶抑制药(COMTI)包括托卡朋(tolcapone)、恩他卡朋(entacapone)等,可作为 PD 患者长期使用 LD 后出现药效减退和"开-关"症状时的辅助治疗。托卡朋由于肝脏副作用较大,临床应用相对较少。其他简要信息列于表 3-12。

(四) 中枢性抗胆碱药

苯海索(trihexyphenidyl)通过抑制中枢乙酰胆碱的作用,相应提高另一种神经递质 DA 的效应而缓解 PD 症状。治疗剂量时常见的副作用为口干、瞳孔散大、调节反应障碍、面红、出汗减少及顽固性便秘等;剂量大者甚至可引起青光眼发作、失语等;停药或减量后即消失。苯海索适用于轻症 PD 及不能耐受 LD 的患者,常与 LD 合用于震颤明显的患者。抗胆碱药不宜与制酸药或吸附性止泻药合用，以免疗效减弱，如必须合用时，两者必须间隔1～2小时给药。尿潴留、青光眼及前列腺肥大患者禁用。使用过程中不可突然停药。其他简要信息列于表3-12。

（五）其他类药

金刚烷胺(amantadine)进入脑组织后可加强突触前膜合成和释放DA，减少DA的重摄取，尚有抗胆碱作用，与LD有协同作用。谷氨酸能神经系统过度兴奋是PD神经病变的机制之一。近来研究发现，金刚烷胺对中枢神经系统内一类重要的兴奋性氨基酸受体[N-甲基-D-天冬氨酸受体(N-methyl-D-asparate，NMDA)NMDA受体]有拮抗作用，同时能减少运动障碍的产生。金刚烷胺改善PD症状较LD弱，较抗胆碱药稍强，精神病、脑动脉硬化者慎用，癫痫患者禁用。其他简要信息列于表3-12。

表3-12　其他抗帕金森病药物相关信息一览表

	司来吉兰	雷沙吉兰	恩他卡朋	苯海索	金刚烷胺
作用机制	选择性B型单胺氧化酶不可逆抑制药，可阻断多巴胺的代谢，抑制多巴胺的降解，也可抑制突触处多巴胺的再摄取而延长多巴胺作用时间	选择性、不可逆地抑制B型单胺氧化酶，还可通过刺激蛋白激酶C磷酸化、下调蛋白激酶C等多种神经保护途径来减少细胞死亡	儿茶酚-O-甲基转移酶抑制药(COMTI)，减少外周左旋多巴的降解，延长和增加左旋多巴的生物利用度，增加脑内可利用的左旋多巴总量	选择性阻滞纹状体的胆碱能神经通路，对外周作用较小	促进纹状体多巴胺的合成和释放，减少神经细胞对多巴胺的再摄取，并有抗乙酰胆碱的作用，改善帕金森病患者症状
适应证	用于帕金森病，作为左旋多巴制剂的辅助用药	治疗帕金森病，可单用或作为左旋多巴的辅助用药	作为左旋多巴复方制剂的辅助用药，治疗上述药物不能控制的帕金森病"剂末"现象	适用于有震颤麻痹的患者，对强直、少动效果差	对少动、强直、震颤均有效，对异动症患者可有帮助
用法用量	10mg早晨顿服；或5mg早、晚服用	1mg q.d. 早晨服用	200mg t.i.d.～q.i.d.	初始1～2mg/d，逐渐递增至5～10mg/d，分2次服用，最大剂量10mg/d	50～100mg b.i.d.，末次下午4时前服用，最大剂量400mg/d
半衰期	10h	0.6～2h	1.6～3.4h	32.7h	11～15h
达峰时间	0.5～2h	1h	1h	1h	4h
生物利用度	10%	36%	35%	—	90%
蛋白结合率	94%	88%～94%	98%	—	67%
清除	主要以代谢物从尿排出，约15%从粪便排出	几乎全部经肝脏生物转化	10%经肾排泄，90%经胆汁排泄	约50%原型经肾排泄	>90%原型经肾排泄

	司来吉兰	雷沙吉兰	恩他卡朋	苯海索	金刚烷胺
常见不良反应	较常见身体不自主运动增加、情绪或其他精神改变、眩晕、失眠、口干、腹痛、恶心、呕吐，单用时不良反应少见	单用可见束支传导阻滞、高血压、心绞痛、颈痛、关节痛、关节炎，感觉异常、头痛、眩晕、抑郁、消化不良、食欲缺乏、尿急、鼻炎	常见异动症、恶心、眩晕、呕吐、腹泻及尿液变色；可见直立性低血压、轻度血红蛋白计数下降	常见口干、排尿障碍、扩瞳、心动过速、记忆力减退、意识模糊等	副作用较少,常见恶心、眩晕,可加重精神症状
禁忌证	活动性溃疡患者	过敏、中至重度肝功能不全、嗜铬细胞瘤、全麻手术患者	肝功能损伤、嗜铬细胞瘤、有非创伤性横纹肌溶解症病史	青光眼、尿潴留、前列腺肥大	哺乳期妇女
相互作用	1. 增强左旋多巴作用,应减少10%~30%剂量。 2. 与哌替啶合用可造成危及生命的严重反应。 3. 与三环类抗抑郁药或5-羟色胺再摄取抑制药合用,会出现严重反应	1. CYP1A2 的强抑制药可升高本品血药浓度,合用时应慎重。 2. 与其他 MAOI 同用,有发生非选择性 MAO 抑制的危险,可能导致血压升高。 3. 与恩他卡朋合用,本品清除率增加28%	1. 可抑制 COMT和 MAO,减少儿茶酚胺代谢。 2. 可在胃肠道与铁形成螯合物,与铁制剂需间隔2~3h。 3. 可使溴隐亭、司来吉兰、金刚烷胺不良反应增加	1. 与乙醇合用,可使中枢抑制作用加强。 2. 与金刚烷胺、抗胆碱药、单胺氧化酶抑制药（帕吉林）及丙卡巴肼合用时,可加强抗胆碱作用,并可发生麻痹性肠梗阻。 3. 与单胺氧化酶抑制药合用,可导致高血压。 4. 与制酸药或吸附性止泻药合用时,可减弱本品的效应。 5. 与氯丙嗪合用时,后者代谢加快,可使其血药浓度降低。 6. 与强心苷类合用可使后者在胃肠道停留时间延长,吸收增加,易于中毒	1. 与乙醇合用,使中枢抑制作用加强。 2. 与其他抗帕金森病药、抗胆碱药、抗组胺药、吩噻嗪类或三环类抗抑郁药合用,可使抗胆碱反应加强。 3. 与中枢神经兴奋药合用,可加强中枢神经的兴奋,严重者可引起惊厥或心律失常

第四节 改善智能药物

一、概述

改善智能药物主要用于治疗一些认知障碍疾病,包括阿尔茨海默病(AD)、路易体痴呆、血管性痴呆等。目前这些疾病尚无特效药物。现有的治疗药物主要包括胆碱酯酶抑制药、兴奋性氨基酸受体拮抗药以及一些钙通道阻滞药等,其治疗作用主要是改善认知功能,延缓痴呆进程,提高患者的生活质量。胆碱酯酶抑制药主要基于胆碱能假说,在 AD 病理过程中,基底前脑区的胆碱能神经元丢失,胆碱乙酰转移酶活性下降,乙酰胆碱(ACh)的合成、释放和摄取减少,导致患者学习和记忆力衰退。他克林(tacrine)是第一代非选择性胆碱酯酶抑制药,脂溶性高,易透过血脑屏障,但肝毒性大,50%服药患者会出现 GPT 升高。多奈哌齐(donepezil)肝毒性较低,患者耐受性较好,蛋白结合率高但不影响地高辛和华法林等蛋白结合率高的药物的血药浓度。食物会减慢加兰他敏(galanthamine)和利斯的明(rivastigmine)的吸收速度,使其峰浓度降低,峰浓度与不良反应相关,所以餐时或餐后服用可减轻其不良反应。兴奋性氨基酸受体拮抗药美金刚(memantine)是首个获批应用于中重度痴呆治疗的药物,生物利用度高,不需要通过肝药酶代谢,但是竞争肾脏阳离子转运系统的药物影响其排泄。

二、胆碱酯酶抑制药

胆碱酯酶抑制药(ChEI)通过抑制胆碱酯酶水解,增加神经突触间的乙酰胆碱含量,改善神经传导功能,进而改善患者认知功能,是临床治疗轻、重度 AD 的一线药物。目前临床应用的 ChEI 有他克林、多奈哌齐、加兰他敏、石杉碱甲、利斯的明等。他克林因具肝毒性而应用较少,石杉碱甲是我国自主研发的药物。

胆碱酯酶抑制药相关信息一览表见表 3-13。

三、兴奋性氨基酸受体拮抗药

美金刚是 FDA 批准的首个用于中重度 AD 的治疗药物,临床疗效较确切。有 meta 分析显示,接受美金刚治疗后在 6 个月内可以延缓中度 AD 向重度的发展,对于认知功能减退也有部分疗效。美金刚也可以同 ChEI 联合用药治疗中重度 AD。相关信息参见表 3-14。

四、钙通道阻滞药

钙离子是体内重要的阳离子之一,以游离钙的形式存在于血浆及细胞内,它具有多种生理功能,为细胞整合、血液凝固、心脏搏动等所必需。1984 年首次提出 AD 发病机制的钙假说,认为神经细胞内的生理钙浓度是维持其正常功能所必需的,而细胞内钙浓度的持续升高会导致细胞损伤,为神经性病变提供了最后共同通路。因钙通道阻滞药通过阻止细胞内游离钙的增加,可以延缓神经元的死亡,进而减慢疾病的进展。常用药物包括尼莫地平、维拉帕米、氟桂利嗪等。但是,钙通道阻滞药治疗痴呆非主流药物,其疗效证据并不充分。

表 3-13　胆碱酯酶抑制药相关信息一览表

	他克林	多奈哌齐	加兰他敏	石杉碱甲	利斯的明
药理特点	第一代非选择可逆性抗胆碱酯酶抑制药。既可抑制血浆中的胆碱酯酶,又可抑制组织中的胆碱酯酶	第二代可逆性胆碱酯酶抑制药,可逆地抑制乙酰胆碱酯酶对乙酰胆碱的水解,从而提高乙酰胆碱的浓度	第二代可逆性胆碱酯酶抑制药,同时刺激脑内的烟碱胆碱酯酶受体,起到神经保护的作用	第二代可逆性胆碱酯酶抑制药,对真性乙酰胆碱(胆碱能神经突触间隙)选择性强	第二代可逆性胆碱酯酶抑制药,是一种作用于脑内的乙酰和丁酰胆碱酯酶(假性乙酰胆碱)。对脑部的乙酰胆碱受体选择性是多奈哌齐的10倍。在多奈哌齐无效或不耐受不良反应可换用该药,约56.2%患者有较好疗效
起始剂量	10mg q.d.	5mg q.d.	5mg b.i.d.	0.1mg b.i.d.	1.5mg b.i.d.
调药推荐	持续服药6周,肝酶未见明显升高的患者可每日增加40mg;即第6周开始,每6周每日增加40mg	服用4周后可增至10mg q.d.	4周后改为一次10mg b.i.d.	耐受良好可增至0.2mg b.i.d.	服用至少4周以后,对此剂量耐受良好,可将剂量增至3mg b.i.d.;服用至少4周以后,对此剂量耐受良好,可逐渐增加剂量至4.5~6mg b.i.d.
最大推荐剂量	40mg q.d.	10mg q.d.	12mg b.i.d.	推荐 0.1~0.2mg,每日不得超过0.45mg(9片)	12mg/d
服药方式	空腹服用	晚上睡前服用	与晚餐、早餐同服	餐后服用	与食物同服
半衰期/h	2~3	70	7~8	1.5	1.5
生物利用度/%	17	100	90	36	36
蛋白结合率/%	55	96	18	40	40
食物影响	生物利用度降低30%~40%	无影响	吸收速度减慢(峰值血药浓度减少25%),但不影响加兰他敏的暴露量(AUC)	未见相关报道	t_{max}延长90分钟,降低 C_{max} 及 AUC 增加约30%

	他克林	多奈哌齐	加兰他敏	石杉碱甲	利斯的明
代谢	CYP1A2	CYP2A4,CYP2D6	CYP3A4、CYP2D6，CYP2D6慢代谢型血浆药物浓度减少25%	CYP1A2	胆碱酯酶（主要）、CYP450酶系（次要）
排泄	未见报道	57%尿排泄（有17%是原型多奈哌齐），14.5%粪排泄	95%经肾排泄，如果肾功能损害患者肌酐清除率≥9ml/min，无须进行剂量调整	主要通过尿液以原型及代谢产物形式排出体外	97%经肾排泄，中度肾功能不全（10～60ml/min）利斯的明的血浆浓度升高将近2.5倍
不良反应	肝毒性	胃肠道：胆碱能相关反应，恶心、呕吐、腹泻、食欲减退最为常见。中枢神经系统：头晕、头痛、嗜睡常见，诱发癫痫较为罕见。精神障碍：以意识模糊、焦虑、失眠较为常见，偶有抑郁发生。心血管系统：诱发心绞痛、心律失常较为罕见。泌尿系统：主要是尿潴留常见。皮肤相关胆碱能反应：出汗增加、肌肉阵挛。其他：过敏等。胆碱能相关的不良反应和剂量呈线性相关性肝毒性：50%的患者12周内出现GPT的升高，停药3周恢复，75%患者可接受受再次治疗	胆碱能相关的不良反应和剂量呈线性相关性	其余药物没有明显的肝毒性	

续表

	他克林	多奈哌齐	加兰他敏	石杉碱甲	利斯的明
禁忌证（说明书）	—	过敏;孕妇禁用。本制剂含有乳糖、半乳糖不耐症,Lapp乳糖酶缺乏症或葡萄糖-半乳糖吸收不良等禁用	过敏		过敏;严重肝脏损伤
药物相互作用	不可以和其他拟胆碱能药物同服;可拮抗抗胆碱能作用;利心率药物如地高辛,β受体拮抗药产生药效的协同作用;增加琥珀胆碱类药物的肌松作用 未见报道	CYP3A4抑制剂红霉素,伊曲康唑,CYP2D6抑制剂氟西汀可抑制剂多奈哌齐的代谢	CYP3A4或CYP2D6酶的强抑制剂能够增加加兰他敏的AUC,如帕罗西汀,氟西汀等	未见报道	相关酶代谢的药物不影响利斯的明的代谢,作为一种胆碱酯酶抑制药,在麻醉期间,本品可以增强琥珀胆碱型肌松剂的作用

表 3-14 美金刚的作用、临床应用及相关信息一览表

药理机制	用法用量	药动学特点	不良反应	禁忌证	药物相互作用
电压依赖性、中等程度亲和力的非竞争性NMDA受体拮抗药。可以阻断合氢离子浓度病理性升高导致的神经元损伤;激动多巴胺受体,促进多巴胺释放	第1周:5mg q.d.(晨服);第2周:5mg b.i.d.;第3周:15mg(早上1片,下午半片);第4周开始以后:服用推荐的维持剂量10mg q.d.。最大剂量20mg/d,可与食物同服,也可以空腹服用	绝对生物利用度约为100%,半衰期3~8h,食物不影响美金刚的吸收。小部分代谢,大部分以原型排泄。碱性条件下药物排泄减慢	常见:幻觉、意识混沌、头晕、头痛和疲倦。少见:焦虑、肌张力增高、呕吐、膀胱炎和性欲增加。个案报道:在有惊厥史的患者中诱发痫症	对美金刚过敏者	与左旋多巴、多巴胺受体激动药和抗胆碱能药物合用,后者作用可能会增强,与巴比妥类和神经阻滞药合用,后者作用有可能减弱;由于结构类似,不建议和金刚烷胺、氯胺酮、右美沙芬合用;与竞争肾脏阳离子转运系统的药物如西咪替丁、雷尼替丁、普鲁卡因胺、奎尼丁、奎宁以及尼古丁合用会导致美金刚需要浓度增加;与氢氯噻嗪或任何含氢氯噻嗪的复方制剂合用会导致氢氯噻嗪血清水平降低

第五节 免疫调节药

一、概述

免疫调节药是指能够通过影响机体的免疫应答反应和免疫病理反应而增强或抑制机体免疫功能的药物,用于防治免疫功能异常所致的疾病,包括免疫抑制药和免疫增强药,前者通常指糖皮质激素和免疫抑制剂,用于防治免疫病理反应,主要用于器官移植时的排异反应、自身免疫性疾病、过敏反应等;免疫增强药主要用于免疫缺陷性疾病,也用于增强机体抗感染和抗肿瘤的免疫力。

免疫调节药在神经内科主要用于多发性硬化、多发性肌炎、重症肌无力、慢性炎性脱髓鞘性多发性神经根神经病、急性脊髓炎、吉兰-巴雷综合征等。

二、糖皮质激素

糖皮质激素(glucocorticoid,GC)是由肾上腺皮质中束状带分泌的一类甾体激素,包括氢化可的松(皮质醇,hydrocortisone)和可的松(cortisone),称为内源性 GC,也包括经过结构优化的具有类似结构和活性的人工合成物,称为外源性 GC,如地塞米松(dexamethasone)、倍他米松(betamethasone)、泼尼松(prednisone)、泼尼松龙(prednisolone)、甲泼尼龙(methylprednisolone,MP)等。

GC 的分泌主要受下丘脑-腺垂体-肾上腺皮质轴(HPA 轴)的调节。由下丘脑分泌的促肾上腺皮质激素释放激素(CRH)进入腺垂体,促进促肾上腺皮质激素(ACTH)的分泌,ACTH 则可以促进皮质醇的分泌。反过来糖皮质激素在血液中浓度的增加又可以抑制下丘脑和腺垂体对 CRH 和 ACTH 的分泌,从而减少糖皮质激素的分泌,ACTH 含量的增加也会抑制下丘脑分泌 CRH,这是一个负反馈的过程,保证了体内糖皮质激素含量的平衡。内源性糖皮质激素的分泌有昼夜节律性,午夜时含量最低,清晨时含量最高。此外,机体在应激状态下,内源性糖皮质激素的分泌量会激增到平时的 10 倍左右。

糖皮质激素的作用包括生理作用和药理作用。

生理作用包括:调节糖、脂肪、蛋白质的代谢,对糖代谢的作用是促进糖原异生,增加肝糖原和肌糖原含量;对蛋白质代谢的作用是促进蛋白质分解,抑制蛋白质合成;对脂肪代谢的作用是促进脂肪分解等;也影响水电解质代谢,有弱的储钠排钾等作用;体内其他一些激素(如肾上腺激素、胰升糖素)需要有适当浓度的糖皮质激素存在,才能正常表达。

药理作用:大剂量或高浓度的糖皮质激素具有药理作用,包括抗炎、免疫抑制、抗休克、抗毒素及刺激骨髓造血功能、兴奋中枢神经系统、促进胃酸和胃蛋白酶分泌等。

GC 按作用时间长短可分为短效、中效与长效 3 类。短效药物如氢化可的松和可的松,作用时间为 8~12 小时;中效药物如泼尼松、泼尼松龙、甲泼尼龙,作用时间为 12~36 小时;长效药物如地塞米松、倍他米松,作用时间为 36~54 小时。其对受体的亲和力、水盐代谢、糖代谢、抗炎强度、等效剂量、血浆半衰期、作用持续时间的比较见表 3-15。

表 3-15　常用糖皮质激素类药物比较

类别	药物	对糖皮质激素受体的亲和力	水盐代谢（比值）	糖代谢（比值）	抗炎作用（比值）	等效剂量/mg	血浆半衰期/min	作用持续时间/h
短效	氢化可的松	1.00	1.0	1.0	1.0	20.00	90	8～12
	可的松	0.01	0.8	0.8	0.8	25.00	30	8～12
中效	泼尼松	0.05	0.8	4.0	3.5	5.00	60	12～36
	泼尼松龙	2.20	0.8	4.0	4.0	5.00	200	12～36
	甲泼尼龙	11.90	0.5	5.0	5.0	4.00	180	12～36
	曲安西龙	1.90	0	5.0	5.0	4.00	＞200	12～36
长效	地塞米松	7.10	0	20.0～30.0	30.0	0.75	100～300	36～54
	倍他米松	5.40	0	20.0～30.0	25.0～35.0	0.60	100～300	36～54

注:表中水盐代谢、糖代谢、抗炎作用的比值均以氢化可的松为1计;等效剂量以氢化可的松为标准计。

糖皮质激素主要用于急慢性肾上腺皮质功能不全、腺垂体功能减退和肾上腺全切除术后的补充替代疗法,严重急性感染及炎症,自身免疫性和过敏性疾病,休克,急性淋巴细胞白血病、再生障碍性贫血、粒细胞减少、血小板减少症、过敏性紫癜等血液系统疾病,恶性淋巴瘤、晚期乳腺癌、前列腺癌等恶性肿瘤,也用于银屑病、湿疹、接触性皮炎等皮肤疾病,还用于器官移植的抗排异反应。神经内科主要用于重症肌无力、多发性硬化、多发性肌炎、吉兰-巴雷综合征等。

短效类 GC 主要用于原发性、继发性(垂体性)肾上腺皮质功能减退症和肾上腺酶系缺乏所致的肾上腺增生。中效类 GC 对 HPA 轴的抑制作用相对较弱,主要用于抗炎治疗,其中甲泼尼龙的糖/盐作用比较好,长期服用疗效稳定,适用于肝功能不全患者,注射剂可用于静脉给药,可做冲击治疗;泼尼松(龙)的糖/盐作用次之,可长期服用,泼尼松龙适用于肝功能不全患者。长效类 GC 因生物半衰期长,对 HPA 轴抑制作用长而强,抗炎治疗指数高,用药剂量小,适合短期使用,可用于其他糖皮质激素反应不佳或无效的疾病。

长期应用 GC 可引起一系列不良反应,其严重程度与用药剂量及用药时间成正比,主要有:

(1)医源性库欣综合征,如向心性肥胖、满月脸、皮肤紫纹瘀斑、类固醇性糖尿病(或已有糖尿病加重)、骨质疏松、自发性骨折甚或骨坏死(如股骨头无菌性坏死)、女性多毛月经紊乱或闭经不孕、男性阳痿、出血倾向等。

(2)诱发或加重细菌、病毒和真菌等各种感染。

(3)诱发或加剧胃十二指肠溃疡,甚至造成消化道大出血或穿孔。

(4)高血压、充血性心力衰竭和动脉粥样硬化、血栓形成。

(5)高脂血症,尤其是高甘油三酯血症。

(6)肌无力、肌肉萎缩、伤口愈合迟缓。

(7)皮质类固醇性青光眼、激素性白内障。

(8)精神症状如焦虑、兴奋、欣快或抑郁、失眠、性格改变,严重时可诱发精神失常、癫痫发作。

(9)儿童长期应用影响生长发育。

以下疾病或状态尽量避免使用糖皮质激素:对糖皮质激素类药物过敏;严重精神病史;癫痫;活动性消化性溃疡;新近胃肠吻合术后;骨折;创伤修复期;单纯疱疹性角结膜炎及溃疡性角膜炎、角膜溃疡;严重高血压;严重糖尿病;未能控制的感染(如水痘、真菌感染);活动性肺结核;较严重的骨质疏松;妊娠初期及产褥期;寻常型银屑病。但若有必须用糖皮质激素类药物才能控制疾病,挽救患者生命时,如果合并上述情况,可在积极治疗原发疾病、严密监测上述病情变化的同时,慎重使用糖皮质激素类药物。

以下患者需慎重使用糖皮质激素:库欣综合征、动脉粥样硬化、肠道疾病或慢性营养不良的患者及近期手术后患者;急性心力衰竭、糖尿病、有精神病倾向、青光眼、高脂蛋白血症、高血压、重症肌无力、严重骨质疏松、消化性溃疡病患者;妊娠及哺乳期妇女、病毒性感染患者、儿童。其中感染性疾病必须与有效的抗感染药物合用。

使用糖皮质激素还应注意以下事项:

(1)防止交叉过敏,对某一种糖皮质激素类药物过敏者也可能对其他糖皮质激素过敏。

(2)使用糖皮质激素时可酌情采取如下措施:低钠、高钾、高蛋白饮食;补充钙剂和维生素D;加服预防消化性溃疡及出血等不良反应的药物;如有感染应同时应用抗感染药物以防感染扩散及加重。

(3)注意根据不同糖皮质激素的药动学特性和疾病具体情况合理选择糖皮质激素的品种和剂型。

(4)应注意糖皮质激素和其他药物之间的相互作用:近期使用巴比妥酸盐、卡马西平、苯妥英、扑米酮或利福平等药物,可能会增强代谢并降低全身性糖皮质激素的作用;口服避孕药或利托那韦可以升高糖皮质激素的血药浓度;糖皮质激素与排钾利尿药(如噻嗪类或呋塞米)合用,可以造成过度失钾;糖皮质激素和非甾体抗炎药物合用时,消化道出血和溃疡的发生率增高。

三、免疫抑制剂

免疫抑制剂是指非特异性地抑制机体免疫系统的药物,其特点是:作用缺乏特异性和选择性,抑制病理反应的同时又干扰正常免疫,既抑制体液免疫,又抑制细胞免疫。

免疫抑制剂原属抗肿瘤或器官移植后抗排异反应药物,在对其作用机制有了更多的了解后,经过调整剂量,并通过大量临床实践证明它们的免疫抑制作用后应用于自身免疫性疾病。恰当地应用免疫抑制剂可使自身免疫性疾病缓解,但不能根治。

免疫抑制剂损伤人体其他正常细胞的生长,可出现骨髓抑制、周围血细胞减少、肝功能损害、肺纤维化、脱发、胃肠症状、感染等多方面的不良反应,使用中须严格掌握适应证和禁忌证。在用药期间务必定期监测不良反应,按病情而调整剂量或停用。通常用于自身免疫性疾病(如类风湿关节炎、红斑狼疮、炎症性肠病、自身免疫性溶血性贫血、结缔组织病、重症肌无力、多发性硬化等)、器官移植排异反应。

目前用于神经系统疾病的免疫抑制剂有:细胞毒类免疫抑制剂的环磷酰胺(cyclophos-phamide,CTX)、硫唑嘌呤(azathioprine)、甲氨蝶呤(methotrexate,MTX)等;钙调磷酸酶抑制剂的环孢素(cyclosporin)、他克莫司(tacrolimus,FK506)等;其他如吗替麦考酚酯(mycophenolate mofetil)。

（一）细胞毒类免疫抑制剂

神经系统疾病常用的细胞毒类免疫抑制剂的比较见表3-16。

表3-16 神经系统疾病常用的细胞毒类免疫抑制剂的比较

药物名称	环磷酰胺	硫唑嘌呤	甲氨蝶呤
抗肿瘤作用机制	烷化剂类	抗代谢类	抗叶酸类
抗肿瘤特点	细胞周期非特异性药物。抗瘤谱广，对多种肿瘤有抑制作用。对恶性淋巴瘤、急性或慢性淋巴细胞白血病、多发性骨髓瘤有较好的疗效，对乳腺癌、睾丸肿瘤和卵巢癌、肺癌、头颈部鳞癌、鼻咽癌、神经母细胞瘤、横纹肌肉瘤及骨肉瘤均有一定的疗效	体内几乎全部转变成6-巯基嘌呤而起作用。由于其转变过程较慢，因而发挥作用缓慢。用于急慢性白血病（尤其对慢性粒细胞白血病近期疗效较好，作用快，但缓解期短）	用于各型急性白血病（特别是急性淋巴细胞白血病、恶性淋巴瘤、非霍奇金淋巴瘤和蕈样肉芽肿、多发性骨髓病）、头颈部癌、肺癌、各种软组织肉瘤、银屑病、乳腺癌、卵巢癌、宫颈癌、恶性葡萄胎、绒毛膜上皮癌、睾丸癌
免疫抑制作用机制	对免疫系统的影响与剂量相关，较大剂量可导致免疫系统的损伤，如诱导淋巴细胞核损伤，代谢功能受抑，增殖受抑，B细胞比T细胞对本品更敏感。小剂量具有免疫增强效应，可抑制T细胞封闭因子，降低Ts细胞活性使T细胞充分发挥免疫作用	通过对RNA代谢的干扰而具有免疫抑制作用。对细胞免疫及体液免疫均有抑制作用，可减少免疫复合物在肾脏中的沉积，在免疫反应期能抑制局部组织的炎症反应	作用机制与其细胞毒性有关。本品是叶酸类似物，与叶酸竞争性结合二氢叶酸还原酶，干扰核酸的合成与修复，导致细胞死亡，从而发挥抗肿瘤作用。本品可导致T淋巴细胞被丝裂原激活后发生凋亡，且这种抑制作用仅限于给药后被活化的细胞；也可抑制淋巴细胞活化，抑制细胞因子和类花生酸的合成，从而发挥体内抗炎作用
免疫抑制作用的适应证	用于自身免疫性疾病（如系统性红斑狼疮、大动脉炎、韦格纳肉芽肿、结节性动脉周围炎、显微镜下多动脉炎、类风湿关节炎等），以及器官移植的抗排异反应。神经内科主要用于多发性硬化、重症肌无力	用于器官移植时抑制排异反应（如肾移植、心脏移植及肝移植），多系统的自身免疫性疾病（如系统性红斑狼疮、皮肌炎、多肌炎、系统性血管炎、类风湿关节炎、白塞综合征、自身免疫性溶血性贫血、特发性血小板减少性紫癜、慢性活动性肝炎、溃疡性结肠炎、天疱疮和类天疱疮及重症肌无力、多发性硬化、多发性肌炎等）	用于自身免疫性疾病，如类风湿关节炎、银屑病关节炎、脊柱关节病的周围关节炎、多肌炎及皮肌炎、系统性红斑狼疮伴有中枢神经受累（鞘内注射）等。神经内科主要用于多发性硬化、重症肌无力

续表

药物名称	环磷酰胺	硫唑嘌呤	甲氨蝶呤
不良反应	有骨髓抑制、胃肠道反应、出血性膀胱炎,其他包括脱发、口腔炎、中毒性肝炎、皮肤色素沉着、月经紊乱、无精子或精子减少及肺纤维化等	与巯嘌呤相似,但毒性稍轻,可致骨髓抑制、肝功能损害、畸胎,亦可发生皮疹,偶见肌萎缩	胃肠道反应、肝功能损害、高尿酸血症肾病、肺疾病、骨髓抑制,其他有脱发、皮肤发红、瘙痒或皮疹,白细胞计数低下时可并发感染

（二）钙调磷酸酶抑制剂

神经系统疾病常用的钙调磷酸酶抑制剂的比较见表 3-17。

表 3-17　神经系统疾病常用的钙调磷酸酶抑制剂的比较

药物名称	环孢素	他克莫司
结构特点	11 种氨基酸组成的多环性多肽混合物	23 元大环内酯类抗生素
作用机制	是一种强力的免疫抑制药,能延长皮肤、心脏、肾、胰腺、骨髓、小肠及肺移植的存活期,抑制细胞介导的排异反应,包括异体移植物免疫、迟发型皮肤超敏反应、实验性过敏性脑脊髓膜炎、弗氏佐剂关节炎、移植物抗宿主病和 T 细胞依赖的抗体的产生。能抑制淋巴因子,包括白细胞介素的产生和释放,阻断细胞生长周期,使静止淋巴细胞停留在 G_0 或 G_1 期,抑制抗原激活的 T 细胞释放淋巴因子。能特异和可逆地作用于淋巴细胞。与细胞抑制药不同,本品并不抑制造血干细胞,亦不影响巨噬细胞的功能	强效免疫抑制药。抑制造成移植物排异反应的细胞毒淋巴细胞的形成。抑制 T 细胞活化及 Th 细胞依赖型 B 细胞的增殖以及抑制淋巴细胞因子的生成如白细胞介素-2、白细胞介素-3 和干扰素-7,以及白细胞介素-2 受体的表达。在分子水平,本品的作用是由细胞质内与之结合的蛋白 FKBP12 介导。FKBP12 使本品进入细胞内并形成复合物,该复合物竞争性地与钙调素特异性结合并抑制钙调素,后者介导 T 细胞内钙依赖性抑制性信号传递系统,从而阻止一系列淋巴因子基因转录
适应证	用于肾、肝、心脏、肺、胰腺、骨髓移植的抗排异反应,对自身免疫系统疾病也有一定疗效,用于内源性葡萄膜炎、银屑病、异位性皮炎、类风湿关节炎、肾病综合征、重症肌无力、多发性硬化等	用于心、肺、肠、骨髓等器官移植的抗排异反应,是肝移植患者的首选免疫抑制药,也用于特应性皮炎（AD）、系统性红斑狼疮（SLE）、自身免疫性眼病、类风湿关节炎、白塞综合征、重症肌无力等自身免疫性疾病
不良反应	消化道反应、震颤、肝肾功能损害、高血压、疲劳、多毛症、肌痛、高尿酸血症、感觉异常、牙龈增生、头痛等	与环孢素相似
备注	口服吸收慢且不完全,个体差异大,使用中需监测血药浓度、血象、肝肾功能。与其他细胞抑制药比较,应用本品的患者,其感染发生率较低	

四、免疫增强药

免疫增强药是指通过不同方式,达到增强机体免疫力的一类免疫治疗性药物,用于治疗免疫缺陷或功能低下的疾病、难治性感染及肿瘤的辅助治疗。用于神经系统疾病的有静脉注射用人免疫球蛋白(pH4)(immunoglobulin)、聚肌胞(polyinosinic-polycytidylic acid)、薄芝糖肽(bozhi glycopeptide)等,见表 3-18。

表 3-18 神经系统疾病常用的免疫增强药比较

药物名称	静脉注射用人免疫球蛋白(pH4)	聚肌胞	薄芝糖肽
作用机制	含有广谱抗病毒、细菌或其他病原体的 IgG 抗体,另外免疫球蛋白的独特型和独特型抗体能形成复杂的免疫网络,所以具有免疫替代和免疫调节的双重治疗作用。经静脉输注后,能迅速提高受者血液中的 IgG 水平,增强机体的抗感染能力和免疫调节功能	广谱抗病毒药。由多分子核苷酸组合而成,在体内能诱生干扰素,对多种病毒引起的疾病有较好疗效。并有促进抗体形成和刺激巨噬细胞吞噬作用	具有调节机体免疫功能的作用,对机体非特异性免疫、体液免疫及细胞免疫等均有促进作用,具有抗氧化作用,能清除氧自由基,此外尚有促进核酸、蛋白质生物合成等作用
适应证	用于原发性免疫球蛋白缺乏症(如 X 联锁低免疫球蛋白血症,常见变异性免疫缺陷病、免疫球蛋白 G 亚型缺陷病等),继发性免疫球蛋白缺陷病(如重症感染、新生儿败血症等),自身免疫性疾病(如原发性血小板减少性紫癜、川崎病等)。神经内科主要用于多发性硬化、重症肌无力、多发性肌炎	用于病毒性角膜炎、单纯疱疹、慢性病毒性肝炎的辅助治疗	用于进行性肌营养不良,萎缩性肌强直,及前庭功能障碍、高血压等引起的眩晕和自主神经功能紊乱、癫痫、失眠等症。亦可用于肿瘤、肝炎的辅助治疗
不良反应	极个别患者在输注时出现一过性头痛、心慌、恶心等不良反应,可能与输注速度过快或个体差异有关	少数患者可有低热	偶有发热、皮疹等

第六节　镇　痛　药

一、概述

疼痛(pain)是临床最常见的症状之一。世界卫生组织(World Health Organization,WHO)于 1979 年和国际疼痛学会(International Association for the Study of Pain,IASP)于 1986 年对疼痛的定义是:"疼痛是组织损伤或潜在组织损伤所引起的不愉快感觉和情感体验。"1995 年,时任美国疼痛学会主席的 James Campbell 提出将疼痛列为第五大生命体征,与血压、体温、呼吸、脉搏并列为生命体征的重要指标。2001 年亚太地区疼痛论坛提出"消除疼痛是患者的基本权利"。

疼痛是一个复杂的生理心理问题,按照不同的方式可将疼痛进行多种分类。按照病程,疼痛可分为急性疼痛和慢性疼痛;按照性质,疼痛可分为钝痛和锐痛;按照疼痛程度,WHO

将疼痛分为 0 度至Ⅳ度;按照发生部位,广义上可分为躯体痛、内脏痛和心因痛 3 类,其中按解剖部位又可细分为头痛、颌面痛、颈项痛、肩背痛、胸痛、上肢痛、腰痛和下肢痛等;按病理学特征,疼痛可以分为伤害感受性疼痛和神经病理性疼痛(或两类的混合性疼痛)。各分类方法之间并没有严格的界限,本节将仅对常见的神经病理性疼痛和头痛进行阐述。

2008 年,国际疼痛学会(International Association for the Study of Pain,IASP)对神经病理性疼痛(neuropathic pain,NPP)的最新定义为:"由躯体感觉系统的损害或疾病导致的疼痛。"有研究表明:神经病理性疼痛的发病率为 3.3%~8.2%,我国目前神经病理性疼痛的患者约有 9 000 万。临床上,本病常表现为自发痛、轻微触碰痛和痛觉过敏,疼痛部位与受损区域一致,可伴有感觉异常,病程多超过 3 个月,即使病因消除仍可能残留疼痛,给患者身心造成沉重负担。神经病理性疼痛的分类通常基于神经系统的解剖,可分为周围性和中枢性两种类型,其常见类型见表 3-19。

表 3-19 神经病理性疼痛的常见类型

周围性神经病理性疼痛	中枢性神经病理性疼痛
带状疱疹后神经痛	脑卒中后疼痛
糖尿病性周围神经病变	脊髓空洞症疼痛
三叉神经痛	缺血性脊髓病疼痛
舌咽神经痛	压迫性脊髓病(如脊髓型颈椎病、肿瘤)疼痛
根性神经病变(颈、胸或腰骶)	放射后脊髓病疼痛
嵌压性神经病变(如腕管综合征等)	脊髓损伤性疼痛
创伤后神经痛	多发性硬化性疼痛
手术后慢性疼痛	帕金森病性疼痛
化疗后神经病变	幻肢痛
放疗后神经病变	脊髓炎疼痛
残肢痛	
肿瘤压迫或浸润引起的神经病变	
酒精性多发神经病变	
梅毒性神经病变	
HIV 性神经病变	
营养障碍性神经病变	
毒物接触性神经病变	
免疫性神经病变	

本病常见的病因为:糖尿病、带状疱疹、脊髓损伤、脑卒中、多发性硬化、癌症、HIV 感染、腰或颈神经根性神经病变和创伤或术后等。神经病理性疼痛的发病机制尚不完全明确,通常认为由多种机制引起,如外周敏化、中枢敏化、下行抑制系统的失能、脊髓胶质细胞的活化、离子通道的改变等。

目前,神经病理性疼痛的治疗手段有限,主要有药物治疗和非药物治疗(包括心理治疗、物理疗法和外科手术治疗),药物治疗仍为首选治疗方式。心理治疗可增强患者对疼痛的应对能力;物理疗法可通过按摩、关节松弛、经皮神经电刺激、高频经颅磁刺激和针灸等缓解部分疼痛;外科手术治疗如介入治疗,其推荐级别为弱推荐或不确定,仅作为口服药物治疗无效患者的辅助治疗。

头痛(headache)是神经内科最常见的一种症状,一般指头颅上半部(眉弓、耳廓上部和枕外隆突连线以上)的疼痛,是头面部或颅内外的痛觉经三叉神经、面神经、舌咽神经、迷走神经等感觉传导通路传导至大脑皮质的痛觉中枢而引起的疼痛。全球成人头痛的患病率约为 46%,我国 18~65 岁人群中原发性头痛发病率为 23.8%。能引起头痛的病因很多,如创伤或外伤,头颈部血管病变,非血管性颅内疾病,物质或物质戒断,感染,内环境紊乱,头颅、颈部、眼、耳、鼻、口腔或其他面部或颈部结构病变,精神疾病等,上述各种因素导致的头痛称为继发性头痛;而不能归因于某一确切病因的头痛,称为原发性头痛。产生头痛的机制主要是各种致痛因素刺激位于颅内外痛敏结构内的痛觉感受器,通过相应的感觉传导通路到达大脑皮质而引起疼痛的主观感觉。临床上头痛的分类十分复杂,目前主要依据国际头痛协会(International Headache Society,IHS)的分类和诊断标准,最新修订标准为 IHS 2018 年发表的国际头痛疾病分类第 3 版的正式版(ICHD-3)。头痛的临床表现也因类型不同而异,从诱因、部位、性质、强度到持续时间、伴随症状等,可有多种表现。

　　头痛的治疗目的是终止或减轻头痛发作、缓解伴发症状及预防复发,其防治方式应包括患者教育、非药物治疗和药物治疗。开展患者教育可帮助其建立头痛防治的信心;非药物手段干预,如戒烟、饮食控制、运动、针灸等可帮助缓解头痛;药物仍是头痛治疗的最有效手段。

二、神经病理性疼痛药物

　　药物疗法是治疗神经病理性疼痛最有效的方法,40%~60%的患者可以达到临床有意义的镇痛效果。目前治疗神经病理性疼痛的药物主要有 4 类,分别为抗癫痫药、抗抑郁药、阿片类镇痛药及局部利多卡因;此外,尚有一些药物,如牛痘疫苗接种家兔皮肤炎症提取物、草乌甲素、局部辣椒素、静脉用利多卡因、肉毒杆菌毒素、美金刚、美西律以及拉莫三嗪、丙戊酸钠、托吡酯等可用于神经病理性疼痛的治疗。

　　1. 抗癫痫药　新型抗癫痫药加巴喷丁和普瑞巴林是神经病理性疼痛的一线用药。这两种药物对带状疱疹后神经痛(PHN)、痛性糖尿病周围神经病变和一些中枢性疼痛具有良好的缓解作用。卡马西平、奥卡西平、苯妥英钠和拉莫三嗪对三叉神经痛和糖尿病性神经痛有效,而对带状疱疹后神经痛和中枢性神经痛无效。其中,卡马西平和奥卡西平可作为治疗三叉神经痛的一线药物,卡马西平是第一个被 FDA 批准的治疗神经病理性疼痛的抗癫痫药,因其与多种药物有相互作用,建议治疗期间监测需要浓度。

　　(1)普瑞巴林:能够抑制中枢神经系统电压依赖性钙通道的一种亚基 $\alpha_2\text{-}\delta$ 蛋白,减少钙离子内流,通过减少谷氨酸盐、去甲肾上腺素、P 物质等兴奋性神经递质的释放,抑制神经元过度兴奋,从而减轻神经性疼痛和痛觉超敏症状。

　　1)药动学:口服普瑞巴林后吸收迅速,其吸收部位主要在结肠近端,给药后约 1 小时达峰浓度,不同剂量普瑞巴林的口服生物利用度均为 90%以上,口服后的表观分布容积为 0.5L/kg,血药浓度与药物剂量为线性关系,口服后 24~48 小时达到稳态,无蓄积现象,消除半衰期为 4.6~6.8 小时,不受剂量影响。普瑞巴林在体内几乎不代谢,约 98%的药物以原型经肾脏排泄,单次给药剂量在 75~300mg 时,血药浓度呈线性增加,体内代谢过程符合二室模型,个体间普瑞巴林的药动学变异性较小(<20%)。

　　2)不良反应:导致停药的最常见不良反应是头晕(4%)和嗜睡(3%),其他较常见的为共济失调、意识模糊、乏力、思维异常、视物模糊、运动失调及外周水肿。

　　3)相互作用:①离体研究显示,普瑞巴林不抑制药物代谢,也不与血浆蛋白结合,几乎不与其他药物发生药动学的相互作用;②普瑞巴林可能加强乙醇和劳拉西泮的作用;③上市后有普瑞巴林和中枢性抗抑郁药合用引起呼吸衰竭及昏迷的报道;④可增强羟考酮所致的认知功能障碍和总体运动功能障碍。

4)指南推荐:起始剂量为150mg/d,分2次使用,常用剂量为150～600mg/d,应遵循晚上开始、小量使用、逐渐加量、缓慢减量的原则。

(2)加巴喷丁:通过选择性地阻滞含有$\alpha_2\delta$-1亚单位的钙通道,减少钙离子内流,从而减少兴奋性氨基酸和兴奋性神经递质的释放;也有观点认为其为N-甲基-D-天冬氨酸(NMDA)受体的拮抗剂也是重要机制。

1)药动学:加巴喷丁口服给药吸收缓慢,在小肠吸收,单次给药300mg后3～3.5小时达峰浓度,呈非线性代谢,其生物利用度与剂量呈反方向变化,分布容积为0.6～0.8L/kg。加巴喷丁在体内不代谢,以原型随尿液排出,消除半衰期为4.8～8.7小时。

2)不良反应:主要是眩晕、嗜睡以及周围性水肿。

3)相互作用:①萘普生(250mg)可致加巴喷丁(125mg)吸收增加12%～15%,而加巴喷丁对萘普生无影响;②加巴喷丁可使二氢可待因酮C_{max}和AUC降低,二氢可待因酮可增加加巴喷丁AUC;③控释吗啡胶囊(60mg)可使加巴喷丁胶囊(0.6g)AUC增加;④西咪替丁可使加巴喷丁平均表观口服清除率和肌酐清除率下降,但没有重要的临床意义;⑤联合加巴喷丁时,炔诺酮C_{max}升高,但没有重要的临床意义;⑥氢氧化铝降低加巴喷丁生物利用度,建议加巴喷丁应在氢氧化铝服用后至少2小时服用;⑦加巴喷丁不能流经被丙磺舒阻滞的肾小管途径。

4)指南推荐:起始剂量为300mg/d,每日3次,可缓慢逐渐滴定至有效剂量,常用剂量为900～1 800mg/d。

(3)卡马西平:可能是通过阻滞钠通道,改变钠、钾离子流而稳定过度兴奋的细胞膜,抑制反复的神经放电,并减少突触对兴奋冲动的传递产生镇痛作用。

1)药动学:卡马西平吸收完全但不规则,生物利用度为75%～85%,血浆蛋白结合率约为70%,分布容积为0.8～2.0L/kg,达峰时间为16小时,单次剂量给药半衰期为25～65小时,多剂量给药为8～29小时,70%以上经肾排泄,其余经粪便排泄。卡马西平为肝药酶诱导剂,体内代谢过程可受多种药物影响。

2)不良反应:较多见,包括镇静、头晕、步态异常、肝药酶增高、低钠血症及骨髓抑制等。有发生剥脱性皮炎的风险,严重时可发生Stevens-Johnson综合征及感染性休克而危及生命。

3)相互作用:卡马西平是CYP3A4和肝脏其他Ⅰ相、Ⅱ相酶系统的强效诱导剂。①可增高卡马西平和/或卡马西平-10,11-环氧化物血浆水平的制剂:镇痛药(右丙氧芬)、抗炎药(布洛芬)、雄激素(达那唑)、大环内酯类抗生素、抗抑郁药(可能包括地昔帕明、氟西汀、氟伏沙明、萘法唑酮、帕罗西汀、曲唑酮、维洛沙嗪)、抗癫痫药(司替戊醇、氨己烯酸)、抗真菌药(伊曲康唑、氟康唑、伏立康唑)、抗组胺药(氯雷他定、特非那定)、抗精神病药(奥氮平)、抗结核药(异烟肼)、抗病毒药物(用于HIV治疗的蛋白酶抑制剂)、碳酸酐酶抑制剂(乙酰唑胺)、心血管药物(地尔硫䓬、维拉帕米)、胃肠道药物(西咪替丁、奥美拉唑)、肌松药(奥昔布宁、丹曲林)、血小板聚集抑制剂(噻氯匹定)、葡萄柚及烟酰胺(成人高剂量时);②可增高活性代谢物卡马西平-10,11-环氧化物血浆水平的制剂:洛沙平、喹硫平、扑米酮、普罗碘铵、丙戊酸和丙戊酰胺;③可降低卡马西平血浆水平的制剂:抗癫痫制剂(卡非氨酯、甲琥胺、奥卡西平、苯巴比妥、丙戊酸、丙戊酰胺、苯琥胺、苯妥英和磷苯妥英、扑米酮、氯硝西泮)、抗肿瘤药(顺铂、多柔比星)、抗结核药物(利福平)、支气管扩张药或平喘药(茶碱、氨茶碱)、皮肤病治疗药物(异维A酸)及含有贯叶连翘(金丝桃属)的中草药制剂;④卡马西平可降低以下药物的血浆水平:镇痛及抗炎药(丁丙诺啡、美沙酮、对乙酰氨基酚、安替比林、曲马多)、抗生素(多西环素)、抗凝药(华法林、苯丙香豆素、双香豆素和醋硝香豆素)、抗抑郁药(安非他酮、西酞普兰、米安色林、萘法唑酮、舍曲林、曲唑酮、三环抗抑郁药,不推荐将卡马西平与单胺氧化酶抑制药联合使用)、抗癫痫药[氯巴占、氯硝西泮、乙琥胺、卡非氨酯、拉莫三嗪、奥卡西平、扑米酮、噻加宾、托吡酯、丙戊酸、唑尼沙胺、苯妥英(也可能升高)]、抗真菌药(伊曲康唑)、驱虫药(吡喹酮)、抗肿瘤药(伊马替尼)、抗精神病药(氯氮平、氟哌啶醇和溴哌利多、奥氮平、喹硫平、利培酮、齐拉西酮)、抗病毒药物(用于HIV治疗的蛋白酶抑制剂)、镇静催眠药(阿普唑仑、咪达唑仑)、支气管扩张药或平喘药(茶碱)、激素类避孕药、心血管药物(二氢吡啶类钙通道阻滞药)、皮质激素(泼尼松龙、地塞米松)、免疫抑制剂(环孢素、依维莫司)、甲状腺素(左甲状腺素)及含有雌激素和/或黄体酮的药品;⑤合用可能导致毒性的情况:和左乙拉西坦合用可增加卡马西平诱导的毒性;与异烟肼联合使用可增加异烟肼诱导的肝毒性发生率;与锂盐、甲氧氯普胺或精神安定药合用,能增加神经系统的不良作用;与对乙酰氨基酚合用(尤其是单次超量或长期大量),肝中毒的危险增加;与碳酸酐酶抑制药合用,骨质疏松的危险增加;⑥与氯磺丙脲、氯贝丁酯、去氨加压素、赖氨加压素、垂体后叶素、加压素等合用,可加强抗利尿作用;与一些利尿药(如氢氯噻嗪、呋塞米)合用可能引起低钠血症;⑦与口服避孕药合用可能出现阴道大出血;⑧锂盐可以降低卡马西平的抗利尿作用;⑨卡马西平对非去极化肌松剂有拮抗作用;⑩卡马西平会降低酒精耐受性,应劝告患者戒酒。

4)指南推荐:初始剂量为200~400mg/d,有效剂量为200~1 200mg/d。

2. 抗抑郁药 用于治疗神经病理性疼痛的抗抑郁药包括三环类(TCA)和5-羟色胺、去甲肾上腺素再摄取抑制药(SNRI)。最常用的三环类为阿米替林,目前是治疗神经病理性疼痛的一线用药。5-羟色胺、去甲肾上腺素再摄取抑制药常用药物为文拉法辛和度洛西汀。

(1)阿米替林:可作用于疼痛传导通路的多个环节,阻滞多种离子通道,抑制5-羟色胺和去甲肾上腺素的再摄取,主要在疼痛传导途径中的下行通路发挥作用。

1)药动学:口服吸收好,生物利用度为 $31\%\sim61\%$,蛋白结合率 $82\%\sim96\%$,半衰期($t_{1/2}$)为31~46小时,表观分布容积(V_d)5~10L/kg,主要在肝脏代谢,活性代谢产物为去甲替林,自肾脏排泄,可分泌入乳汁。

2)不良反应:治疗初期可能出现抗胆碱能反应,如多汗、口干、视物模糊、排尿困难、便秘等。中枢神经系统不良反应可出现嗜睡、震颤、眩晕,可发生直立性低血压,偶见癫痫发作、骨髓抑制及中毒性肝损害等。

3)相互作用:①与舒托必利合用,有增加室性心律失常的危险,严重者可致尖端扭转型心律失常;②与乙醇或其他中枢神经系统抑制药合用,中枢神经抑制作用增强;③与肾上腺素、去甲肾上腺素合用,易致高血压及心律失常;④与可乐定合用,后者抗高血压作用减弱;⑤与抗惊厥药合用,可降低抗惊厥药的作用;⑥与氟西汀或氟伏沙明合用,可增加两者的血浆浓度,出现惊厥,不良反应增加;⑦与阿托品类合用,不良反应增加;⑧与单胺氧化酶合用,可发生高血压。

4)指南推荐:阿米替林首剂应睡前服用,每次 12.5～25mg,根据患者反应可逐渐增加剂量,最大剂量 150mg/d;有缺血性心脏病或心脏性猝死风险的患者应避免使用。

(2)文拉法辛:选择性抑制 5-羟色胺、去甲肾上腺素的再摄取,提高二者在突触间隙的浓度,在疼痛传导途径中的下行通路发挥作用。

1)药动学:口服吸收迅速而良好,有明显的首关效应,生物利用度为 40%～45%,表观分布容积约为 6L/kg,血浆蛋白结合率较低(约 30%),在体内经肝脏细胞色素 P450 酶代谢,其原型及代谢产物主要经肾排泄,约 92% 由尿液中排出,少量经粪便排出。文拉法辛及其主要代谢物 O-去甲基文拉法辛的平均半衰期($t_{1/2}$)为 4 小时和 10 小时。

2)不良反应:突然停用、剂量降低或逐渐减少时,可能出现轻躁狂、焦虑、激越、神经质、意识模糊、失眠或其他睡眠干扰、疲劳、嗜睡、感觉异常、头晕、惊厥、眩晕、头痛、流行性感冒样症状、耳鸣、协调和平衡障碍、震颤、出汗、口干、畏食、腹泻、恶心或呕吐。一般无须治疗即可恢复。在儿童/青少年(6～17 岁)中的不良反应与成人相似,需注意的是:曾观察到有自杀意念的不良反应发生。另外敌意和自伤的报道也增多,尤见于抑郁症患者。特别地,还可见以下不良反应:消化不良、腹痛、激越、瘀斑、鼻出血和肌痛。

3)相互作用:①可影响文拉法辛代谢的药物。与西咪替丁合用会抑制文拉法辛的首关代谢,但对代谢产物 O-去甲文拉法辛(O-desmethylvenlafaxine,ODV)的代谢没有影响,因此对药理作用仅有轻度增强,大多数成人不必调整药物剂量,但对先前有高血压、老年人和肝功能不全的患者来说,这种相互作用可能会更显著,应慎用;与作用于 5-羟色胺递质系统的药物(包括舍雷肽酶、SSRI、其他 SNRI、锂盐、西布曲明、曲马多或圣约翰草)及损害 5-羟色胺代谢的药物(如 MAOI、利奈唑胺)或 5-羟色胺前体(如色氨酸补充剂)联用更易引起 5-羟色胺综合征,如确需联用,建议密切观察患者情况,尤其在治疗初期和增加剂量时,不推荐合并使用文拉法辛和 5-羟色胺前体物质。②可受文拉法辛影响的药物。与氟哌啶醇(haloperidol)合用,可使氟哌啶醇的口服清除率降低 42%,AUC 增加 70%,最大血药浓度增加 88%,但其消除半衰期没有变化,机制不明。与美托洛尔合用,美托洛尔的血药浓度升高 30%～40%,而其活性代谢产物 α-羟基美托洛尔的血药浓度没有受到影响,美托洛尔不改变文拉法辛或其活性代谢产物 ODV 的药动学特性。二者合用需谨慎。③合用无影响的药物。与地西泮合用对代谢无影响;与血浆蛋白结合率高的药物合用,不使后者游离浓度升高。④与经细胞色素 P450 酶代谢的药物合用。对 CYP2D6 的抑制作用较弱,合用时无须调整剂量;不抑制 CYP3A4、CYP1A2、CYP2C9 和 CYP2C19 底物的代谢;与 CYP3A4 抑制剂合用可能会升高文拉法辛和 ODV 水平,应谨慎;与 CYP2D6 和 CYP3A4 双重抑制剂合用尚无研究,但会使文拉法辛血药浓度升高,因此合用时需谨慎。⑤与干扰凝血的药物合用(如非甾体抗炎药和华法林)可以干扰 5-羟色胺的再摄取,并增加上消化道出血风险,使用华法林的患者开始或中断文拉法辛治疗时应仔细监测。⑥文拉法辛与 MAOI 两药间隔短会发生不良的,有时甚至是严重的反应,包括震颤、肌痉挛、大汗淋漓、恶心、呕吐、潮红、头晕,伴有类似于神经阻滞剂恶性综合征特征的高热、癫痫发作,以致死亡。⑦服用文拉法辛期间应建议患者避免饮酒。⑧与中枢神经系统活性药物合用缺乏风险系统评估,合用应慎重。⑨电休克治疗。尚无临床资料提示合并电休克治疗的益处。

4）指南推荐：文法拉辛的有效剂量为 $150\sim225mg/d$，每日 1 次。

（3）度洛西汀：选择性抑制 5-羟色胺、去甲肾上腺素的再摄取，提高二者在突触间隙的浓度，在疼痛传导途径中的下行通路发挥作用。

1）药动学：口服后吸收完全，与人体血浆蛋白有高度亲和性（90％），半衰期为 8～17 小时，平均表观分布容积约为 1 640L/kg，达峰时间约为 6 小时，进食不影响达峰浓度，但可使达峰时间延迟至 10 小时，其代谢产物约 70％经尿液排泄，约 20％经粪便排泄，仅有少量以原型经尿液排泄。

2）不良反应：恶心、疲劳、头晕、头痛、瞌睡、心悸、眩晕、视物模糊、消化不良、便秘、呕吐、口干、食欲减退、体重减轻、血压升高、感觉异常、味觉异常等。

3）相互作用：度洛西汀的代谢与 CYP1A2 和 CYP2D6 有关。①度洛西汀对 CYP1A2 活性无诱导作用，预计不会因酶诱导作用而使 CYP1A2 底物（如茶碱、咖啡因）的代谢增加；②与 CYP1A2 抑制剂（如氟伏沙明）合用，可使度洛西汀 AUC、C_{max}、$t_{1/2}$ 均增加；③度洛西汀是 CYP2D6 中度抑制剂，能够增加经 CYP2D6 代谢药物的 AUC 和 C_{max}，应谨慎联合用药；④与 CYP2D6 抑制剂合用，度洛西汀的药物浓度将会增加；⑤度洛西汀对 CYP2C9、CYP2C19 酶的活性无抑制作用，虽无研究，但预计对这两种酶的底物代谢无抑制作用；⑥度洛西汀对 CYP3A 酶的活性无抑制或诱导作用，预计 CYP3A 酶底物（例如口服避孕和其他甾体物）不会因为酶诱导或抑制而产生代谢增强或抑制；⑦联合应用苯二氮䓬类药物劳拉西泮和替马西泮，各药的药动学不受联合用药的影响；⑧与高血浆蛋白结合的药物合用，因为度洛西汀与血浆蛋白高度结合，可能会增加其他药物的游离浓度，可能导致发生药物不良反应；⑨与中枢神经系统药物合用，尤其与那些作用机制类似的药物合用（包括酒精）应慎重，与 5-羟色胺能药物合用（如 SNRIs，选择性 5-羟色胺再摄取抑制药，阿米替林、曲马多）可引起 5-羟色胺综合征。

4）指南推荐：度洛西汀的起始剂量为 $30mg/d$，1 周后调整到 $60mg/d$，可一次或分两次服用。

3. 阿片类镇痛药　可作为二线药单独使用，也可与一线药联合使用，治疗神经痛的阿片类镇痛药主要包括吗啡、羟考酮、曲马多和美沙酮。速释剂型用于暴发痛，缓释剂型用于慢性疼痛的长期治疗。阿片类药物具有耐受性和成瘾性，应个体化给药，起始从小剂量开始。此类药物的副作用有恶心、呕吐、过度镇静、呼吸抑制等，长期使用可能导致成瘾，一旦神经病理性疼痛能够控制或缓解，应尽早缓慢减少药量至撤药。

4. 局部利多卡因　常作为带状疱疹相关神经痛的一线用药，也可与其他药物联用辅助治疗神经痛。其作用机制可能与其通过阻滞电压性门控钠离子通道而抑制受损神经的异常放电，藉此减少异常感觉的传入有关。常用剂型有利多卡因凝胶剂及贴剂。副作用包括皮肤红斑或皮疹。

5. 联合用药　对于单药控制效果不佳的神经病理性疼痛可考虑联合用药。联合用药的原则：①药物机制不同；②药物疗效相加或协同；③药物副作用不相加。目前比较推荐三环类-加巴喷丁联合和加巴喷丁-缓释类阿片联合。

三、头痛药物

头痛分类复杂，常见的如偏头痛、紧张型头痛、丛集性头痛等，其药物应用也纷繁复杂，总体而言,头痛药物可按目的不同分为治疗药物和预防药物。治疗药物主要有非甾体抗炎药(NSAID)、阿片类镇痛药、咖啡因与 NSAID 的复方制剂、曲普坦类药物、麦角碱类药物及其复方制剂等。

(1)阿司匹林:通过抑制前列腺素(prostaglandin,PG)的合成,使局部痛觉感受器对缓激肽等致痛物质引起的痛觉敏感性减低,从而缓解头痛。

1)药动学:口服后经胃肠道完全吸收。吸收后迅速降解为主要代谢产物水杨酸。阿司匹林和水杨酸血药浓度的达峰时间分别为 10～20 分钟和 0.3～2 小时。其肠溶片在酸性胃液不溶解,而在碱性肠液溶解。肠溶片相对普通片来说,其吸收延迟 3～6 小时。阿司匹林和水杨酸均与血浆蛋白紧密结合并迅速分布于全身。水杨酸能进入乳汁和穿过胎盘。清除半衰期为 2～15 小时。水杨酸及其代谢产物主要从肾脏排泄。

2)不良反应:①消化系统不适,如消化不良、胃肠道和腹部疼痛,罕见胃肠道炎症、胃十二指肠溃疡,非常罕见的可能出现胃肠道出血和穿孔;②可能增加出血的风险,如手术期间出血、血肿、鼻出血、泌尿生殖器出血、牙龈出血,也有罕见的胃肠道出血、脑出血,可能威胁生命;③严重葡萄糖-6-磷酸脱氢酶(G-6-PD)缺乏症患者出现溶血和溶血性贫血;④肾损伤和急性肾衰竭;⑤过敏反应伴有相应实验室异常和临床症状,包括哮喘症状、轻至中度的皮肤反应;⑥呼吸道、胃肠道和心血管系统不良反应,包括皮疹、荨麻疹、水肿、瘙痒症、心血管-呼吸系统不适,极罕见的严重反应包括过敏性休克;⑦极罕见的一过性肝损害伴肝转氨酶升高;⑧药物过量可致头晕和耳鸣。

3)相互作用

禁用:甲氨蝶呤(剂量为 15mg/周或更多),增加甲氨蝶呤的血液毒性(水杨酸和甲氨蝶呤与血浆蛋白竞争结合,减少甲氨蝶呤的肾清除)。

慎用:①甲氨蝶呤(剂量小于 15mg/周);②抗凝血药(如香豆素衍生物、肝素)和高剂量的其他含水杨酸盐的非甾体抗炎药:增加出血的风险;③促尿酸排泄的抗痛风药(如丙磺舒、磺吡酮):竞争肾小管尿酸的消除;④地高辛:由于减少肾清除而增加地高辛的血浆浓度;⑤抗糖尿病药(如胰岛素、磺酰脲类):高剂量阿司匹林具有降血糖作用而增强降糖效果,并且能与磺酰脲类竞争结合血浆蛋白;⑥利尿药与高剂量的阿司匹林合用:减少肾前列腺素的合成而降低肾小球滤过;⑦糖皮质激素(除用于艾迪生病替代治疗的氢化可的松外):皮质类固醇治疗过程中减少血液中水杨酸的浓度,并且由于皮质类固醇增加水杨酸的消除,在停止使用皮质类固醇治疗后会增加水杨酸过量的风险;⑧血管紧张素转换酶抑制药(ACEI)与高剂量阿司匹林合用:通过抑制前列腺素而减少肾小球滤过;此外,具有降低抗高血压的作用;⑨丙戊酸:与血浆蛋白竞争结合而增加丙戊酸的毒性;⑩乙醇:由于阿司匹林和乙醇的累加效应,增加对胃十二指肠黏膜的损害,并延长出血时间。

4)指南推荐:①对于轻、中度的偏头痛发作和既往应用有效的重度偏头痛发作,可作为一线药物;②对于成人及儿童偏头痛发作均有效;③紧张型头痛最常用药物。

(2)曲马多:有弱的 μ 阿片类受体激动作用,模拟内源性阿片肽对痛觉的调控功能,同时抑制中枢神经元对去甲肾上腺素和 5-HT 的再摄取而发挥镇痛作用。

1)药动学:口服后吸收迅速,单剂量口服后约 96 分钟血药浓度达峰值,生物利用度为 68%～75%,多剂量口服后 48 小时达稳态,生物利用度可达 90% 以上,口服后 15～45 分钟在小肠上段完全吸收,血浆蛋白结合率约为 20%,表观分布容积可达 306L/kg,在肝脏中被细胞色素 P450 酶系统降解,曲马多的 $t_{1/2}$ 为 6.3 小时,其主要活性代谢产物 $t_{1/2}$ 为 7.2 小时。口服曲马多大约 90% 经肾排泄,10% 通过粪便排出。

2)不良反应:①最常见的为中枢神经系统和胃肠道系统的不良反应,如恶心、头晕和嗜睡;②较常见但发生率较低的:乏力、疲劳、潮热、头痛、震颤、腹痛、消化系统不适、口干、呕吐、畏食、焦虑、思维混乱、欣快、失眠、紧张、皮疹、多汗等;③不常见但可能有关的:胸痛、强直、晕厥、戒断综合征、血压异常、共济失调、惊厥、偏头痛、偏头痛加重、不随意肌收缩、感觉异常、眩晕、吞咽困难、黑便、耳鸣、心律失常、肝功能检查异常、体重下降、健忘、抑郁、幻觉、阳痿、思维异常、贫血等。

3)相互作用:①与卡马西平同时使用可使曲马多的代谢显著增加,镇痛作用可能会明显减弱;②与奎尼丁合用可致曲马多血药浓度升高;③与华法林类药物合用的患者应定期进行凝血时间检查,因为有一些患者的凝血酶原时间升高的报道;④与 CYP2D6 酶抑制剂(如氟西汀、帕罗西汀和阿米替林)同时服用,可能抑制曲马多的代谢;⑤与西咪替丁同时服用,未导致具有临床意义的曲马多药动学改变。

4)指南推荐:①曲马多为阿片类药物,具有成瘾性,可能导致药物过度使用性头痛,故不推荐常规应用;②仅对其他治疗方式无效的严重头痛患者,在权衡利弊后慎重应用。

(3)利扎曲普坦:利扎曲普坦对 5-HT$_{1B}$ 和 5-HT$_{1D}$ 具有高度亲和力,激动偏头痛发作时扩张的脑外、颅内血管以及三叉神经末梢上的 5-HT$_{1B/1D}$,导致颅内血管收缩,抑制三叉神经疼痛通路中神经肽的释放和传递,而发挥其治疗偏头痛作用。

1)药动学:口服后吸收完全。平均生物利用度约为 45%,血药浓度达峰时间为 1~1.5 小时。半衰期($t_{1/2}$)为 2~3 小时,多剂量给药没有发生蓄积效应。平均表观分布容积(V_d)为 110~140L/kg,血浆蛋白结合率约为 14%。利扎曲普坦是细胞色素 P450 2D6 的竞争性抑制剂,通过 A 型单胺氧化酶(MAO-A)代谢为无活性的吲哚乙酸,口服给药后约 17% 进入血液循环,约 14% 的药物以原型从尿中排出,约 51% 的药物以吲哚乙酸代谢物的形式排出。

2)不良反应:①主要的不良反应是虚弱、易疲劳、嗜睡、有疼痛或压迫感及眩晕;②严重的心脏意外,包括死亡、冠状动脉痉挛、短暂性心肌缺血、心肌梗死、室性心动过速及室颤;③可能相关的其他不良反应:常见的如脸红、心悸、腹泻、呕吐、感觉迟钝、记忆力减退、呼吸困难、冷热感觉异常等;少见的有寒战、低热、消化不良、吞咽困难、高血压、心律失常、骨骼及肌肉异常、神经系统障碍、视物模糊、耳鸣、瘙痒、皮疹及月经失调等;罕见的有高热、晕厥、水肿、心绞痛、呃逆、声音嘶哑、流涕、咽部水肿、脱水、感觉迟钝、听觉过敏、嗅觉失真、畏光、幻视、痤疮、排尿困难等。上市后有心肌缺血、心肌梗死、脑卒中、味觉障碍、血管水肿、哮喘、中毒性表皮溶解坏死的报道。

3)相互作用:①普萘洛尔可使本品的血浆浓度增加 70%,可在服用普萘洛尔同时服用本品 5mg;②含麦角的药物能延长血管痉挛反应,在服用本品 24 小时内不可同时服用含有麦角胺或麦角胺型药物;③其他 5-HT$_1$ 激动剂可以累积血管痉挛的作用,不推荐在 24 小时内联合服用本品和其他 5-HT$_1$ 激动剂;④如果临床有正当理由准许本品与选择性 5-羟色胺再摄取抑制药(SSRI)合用,应注意对患者进行密切观察;⑤利扎曲普坦 10mg 与帕罗西汀同时服用后没有发现两者在临床或药理方面的相互作用;⑥不能与 MAO-A 抑制剂、非选择性 MAO 抑制剂合用。

4)指南推荐:①中至重度偏头痛首选药物;②可应用于先兆期外的任何偏头痛发作期内,越早应用效果越好;③不具有交叉耐受性;④复发后再次应用仍有效。

(4)麦角胺咖啡因:麦角胺主要通过直接收缩平滑肌,使扩张的颅外动脉收缩,或激活动脉管壁的 5-HT 受体,使脑动脉血管的过度扩张与搏动恢复正常,从而减轻头痛;咖啡因可抑制磷酸二酯酶,使细胞内的 cAMP 增加,收缩脑血管减轻其搏动幅度,从而缓解偏头痛;同时尚可促进小肠对麦角胺的吸收并增强其疼痛缓解作用。

1)药动学:麦角胺口服吸收少(约为 60%)而不规则,与咖啡因合用可提高麦角胺的吸收并增强对血管的收缩作用。口服一般在 1～2 小时起效,0.5～3 小时血药浓度达峰值。消除半衰期约为 2 小时。在肝内代谢,90% 呈代谢物经胆汁排出,少量原型随尿及粪便排出。

2)不良反应:①常见的有手、趾、脸部麻木和刺痛感,脚和下肢肿胀(局部水肿),肌痛;②少见或罕见的有焦虑或精神错乱(大脑缺血)、幻视(血管痉挛)、胸痛、胃痛、气胀等。

3)相互作用:与 β 受体拮抗药、大环内酯类抗生素、血管收缩剂和 5-羟色胺(5-HT₁)激动剂等有相互作用,应重视。

4)指南推荐:①少量麦角碱类即可以迅速导致药物过度使用性头痛,故不推荐常规使用;②建议用于曲普坦类无效或禁忌的较严重的偏头痛患者,尤其适用于头痛持续时间长和反复发作的患者,应在出现偏头痛征象时即使用,并限制其使用频度,每周用药不超过 2～3 天;③对紧张型头痛有效。

预防性治疗的药物主要包括:β 受体拮抗药、抗癫痫药、抗抑郁药、钙通道阻滞药、NSAID、泼尼松、锂制剂、麦角碱类药物等。

(1)普萘洛尔:可能与竞争 5-HT 与其受体的结合机会有关,从而抑制 5-HT 引起的偏头痛。

1)药动学:口服后胃肠道吸收较完全,广泛地在肝内代谢,生物利用度约 30%。用药后 1～1.5 小时达血药浓度峰值,消除半衰期为 2～3 小时,血浆蛋白结合率 90%～95%。个体血药浓度存在明显差异,表观分布容积 3.9L/kg ±6.0L/kg;经肾脏排泄,主要为代谢产物,小部分(<1%)为原型;不能经透析排出。

2)不良反应:①可出现恶心、呕吐、腹痛、腹泻、疲劳、头痛、眩晕、四肢发冷、心动过缓、胸痛、睡眠障碍及感觉异常等;②罕见的不良反应有多汗、脱发、味觉改变、血小板减少、心律失常、精神错乱、晕厥、皮肤过敏反应、转氨酶升高、视觉损害、耳鸣等;③突然停药可能导致反跳现象。β 受体拮抗药一般耐受性良好,但如果患者出现与原有头痛相关症状或使原有症状性质改变、出现罕见但严重的不良反应,则应予以重视。

3)相互作用:①与抗高血压药物合用,如与利血平(reserpine)合用,可导致直立性低血压、心动过缓、头晕、晕厥;与钙通道阻滞药合用,特别是静脉注射维拉帕米,要十分警惕其对心肌和传导系统的抑制;②与强心药合用,如与洋地黄合用,可发生房室传导阻滞而使心率减慢;与肾上腺素或拟交感胺类合用,可引起显著高血压、心率过慢,也可出现房室传导阻滞;与异丙肾上腺素合用,可使后者疗效减弱;③与黄嘌呤合用,可使后者疗效减弱;④与氟哌啶醇合用,可导致低血压及心脏停搏;⑤酒精可减缓其吸收速率;⑥与苯妥英钠、苯巴比妥和利福平合用可加速本品清除;⑦与单胺氧化酶抑制药合用,可致极度低血压;⑧与安替比林、茶碱类和利多卡因合用可降低本品清除率;⑨与西咪替丁合用可降低普萘洛尔肝代谢,延缓消除,增加普萘洛尔血药浓度;⑩可影响血糖水平,故与降糖药同用时,需调整后者的剂量。

4)指南推荐:偏头痛预防性治疗一线用药。

(2)丙戊酸钠:预防偏头痛的作用机制尚不清楚,推测可能与提高脑内神经抑制递质 γ-氨基丁酸(GABA)和其他神经递质的含量,降低突触活性有关。

1)药动学:口服后吸收较好,空腹服药经 0.5~2 小时达血药浓度峰值,餐后服药可延迟至 2~4 小时,吸收入血后,主要与血浆白蛋白结合,结合率为 84%~94%,口服吸收后体内分布迅速,峰浓度 C_{max}(58.83±22.95)mg/L,达峰时间 t_{max}(2.18±0.20)小时,清除半衰期 $t_{1/2}$(9.07±0.80)小时,主要经肝脏代谢,少数以原型由肾脏排泄。

2)不良反应:常见的有恶心、上腹痛和腹泻等胃肠道反应,多可自行缓解;少见但需关注的有胰腺炎、肝功能受损、意识模糊、脱发、震颤、体重增加、嗜睡、血小板减少、停经或月经周期不规则等;头痛也有过报道。

3)相互作用:丙戊酸钠禁止与甲氟喹和圣约翰草联用,可能导致丙戊酸代谢增加及疗效降低的风险;联用大多数抗抑郁药、安定药(吩噻嗪和苯丁酮类药物)、丁螺环酮、曲马多等时,应慎重并调整用量。需注意的联用为①可能导致丙戊酸血药浓度下降,疗效降低的药物:氨曲南、碳青霉烯类、卡马西平、苯巴比妥、扑米酮、苯妥英、利福平等;②西咪替丁和红霉素:可能使血清中丙戊酸浓度升高;③丙戊酸钠可使下列药物血药浓度增加或出现毒性反应:拉莫三嗪(产生 Lyell 综合征)、扑米酮、托吡酯、齐多夫定、尼莫地平、苯二氮䓬类药物、巴比妥类药物、单胺氧化酶抑制药和抗抑郁药;④丙戊酸钠可使卡马西平活性代谢产物血药浓度增加;⑤丙戊酸和劳拉西泮同服可使劳拉西泮血药浓度减低;⑥抗凝血药和抗血小板聚集药与含丙戊酸的药品同服时,可能会导致出血倾向增加,建议联用时监测凝血情况;⑦体温功能紊乱的婴幼儿不应同时服用含丙戊酸和阿司匹林的药品,体温功能紊乱的青少年需在医生指导下才可服用;此外,丙戊酸钠对血清锂水平没有影响,不会减低妇女服用的激素类避孕药对雌激素-孕激素的作用。

4)指南推荐:偏头痛预防性治疗一线用药。

(3)阿米替林:机制不明,可能与抑制 5-HT 的再摄取有关。

1)药动学:口服吸收好,生物利用度为 31%~61%,蛋白结合率 82%~96%,半衰期 ($t_{1/2}$)为 31~46 小时,表观分布容积(V_d)5~10L/kg,主要在肝脏代谢,活性代谢产物为去甲替林,自肾脏排泄,可分泌入乳汁。

2)不良反应:治疗初期可能出现多汗、口干、视物模糊、排尿困难、便秘等抗胆碱能反应。中枢神经系统可出现嗜睡、震颤、眩晕,可发生直立性低血压。偶见癫痫发作、骨髓抑制及中毒性肝损害等。如阿米替林中毒,可出现烦躁不安、谵妄、昏迷、严重的抗胆碱能反应或癫痫发作等表现,心脏毒性可致传导障碍、心律失常、心力衰竭。

3)相互作用:①与舒托必利合用,有增加室性心律失常的危险,严重可致尖端扭转型心律失常;②与乙醇或其他中枢神经系统抑制药合用,中枢神经抑制作用增强;③与肾上腺素、去甲肾上腺素合用,易致高血压及心律失常;④与可乐定合用,后者抗高血压作用减弱;⑤与抗惊厥药合用,可降低抗惊厥药的作用;⑥与氟西汀或氟伏沙明合用,可增加两者的血药浓度,出现惊厥,不良反应增加;⑦与阿托品类合用,不良反应增加;⑧与单胺氧化酶抑制药合用,可发生高血压。

4)指南推荐:①预防紧张型头痛的首选药物;②偏头痛合并紧张型头痛或抑郁状态患者的一线用药。

　　(4)维拉帕米:为钙通道阻滞药,其在头痛预防中的作用是依赖于它的血管活性特点、神经递质释放的调节还是 5-HT 能效应,目前尚不清楚。

　　1)药动学:口服后吸收迅速,15 分钟起效,1～1.5 小时达血药峰浓度,持续 6～12 小时。血浆蛋白结合率为 25%～3%,半衰期短于 3 小时,在肝内代谢为二硫化物等,经肾脏排泄,4%～5% 以原型排出,其余为代谢物,可在血液透析时被清除。不能通过血脑屏障,可通过乳汁分泌,可以通过胎盘。

　　2)不良反应:一般耐受性良好,可能会出现便秘;偶有恶心、眩晕或头晕、头痛、面红、疲乏、神经衰弱或足踝水肿等;过敏反应(如瘙痒、红斑、皮疹)和可逆性的转氨酶和/或碱性磷酸酶升高也有过报道;极罕见的 ADR 为牙龈增生和男性乳腺发育,但停药一般后可以逆转。

　　3)相互作用:①联用药物对维拉帕米的影响。环磷酰胺、长春新碱、丙卡巴肼、泼尼松、长春碱酰胺、多柔比星、顺铂等细胞毒性药物减少维拉帕米的吸收;苯巴比妥、乙内酰脲、维生素 D、磺吡酮和异烟肼通过增加肝脏代谢降低维拉帕米的血药浓度;西咪替丁可能提高维拉帕米的生物利用度。②维拉帕米对联用药物的影响。维拉帕米抑制乙醇的消除,导致血中乙醇浓度增加,可能延长酒精的毒性作用;维拉帕米可增加卡马西平、环孢素、多柔比星、茶碱的血药浓度;长期服用维拉帕米使地高辛血药浓度增加 50%～75%,维拉帕米明显影响肝硬化患者地高辛的药动学,使地高辛的总清除率和肾外清除率分别减少 27% 和 29%,因此服用维拉帕米时须减少地高辛的剂量。③联合用药可能导致不良反应加重。与 β 受体拮抗药联合使用,可增强对房室传导的抑制作用;与阿司匹林合用可能导致出血时间较单独使用阿司匹林时延长;与胺碘酮合用可能增加心脏毒性;与吸入性麻醉剂同时使用时,可能过度抑制心脏,需仔细调整两药剂量。④应避免的联合应用。对肥厚型心肌病主动脉瓣下狭窄的患者,避免维拉帕米与胺碘酮合用;避免维拉帕米与丙吡胺同时使用。⑤与血管扩张剂、血管紧张素转换酶抑制药、利尿药等抗高血压药合用时,降压作用叠加,应适当监测。

　　4)指南推荐:预防丛集性头痛的首选药物。

第七节　神经保护药

一、概述

　　神经保护治疗是通过阻断神经细胞的死亡,挽救缺血半暗带的神经细胞。目前对于神经保护药的研究已成为热点。神经保护药能够减少神经细胞在病理状况下的应激反应,降低炎症损伤,抑制神经细胞凋亡,促进神经细胞再生和修复,从而挽救神经细胞,保存大脑结构和功能,治疗和改善脑卒中预后。

　　急性缺血导致细胞能量代谢异常,并导致一系列缺血瀑布反应,膜去极化,兴奋性氨基酸释放,钙离子通过 NMDA/AMPA 受体、代谢性谷氨酸受体和电压依赖性钙通道大量进入细胞内,激活蛋白酶、脂酶、各种激酶、核酸酶和一氧化氮(NO)合成酶,释放自由基,破坏细胞的正常功能和结构。同时,再灌注伴随的炎症反应、白细胞黏附和侵入、细胞因子作用等,将进一步加强缺血的破坏作用。缺血还启动细胞凋亡过程,引起钙内流增加和细胞死亡。

在动物实验中,已发现针对上述诸多环节的神经保护药具有良好的脑保护作用。目前认为神经保护药主要通过以下途径发挥作用:阻止钙内流;调节兴奋性氨基酸的兴奋毒性;调节微血管炎症反应等。目前评价最多的神经保护药是电压和受体介导的钙通道阻滞药及直接抑制氧自由基介导细胞损伤的抗氧化剂,保护缺血性脑组织的措施包括兴奋性氨基酸的突触前调节,使用钙通道阻滞药、腺苷酸增强剂、多肽生长因子和阻断细胞凋亡的介质。

遗憾的是,几乎所有在动物实验中被证明有效的单一神经保护药,其临床试验却无效或效果很差。这与种属差异、药物作用靶点、干预因素、微环境、效果评价等不同有很大关系;其次,缺血后级联反应是一个复杂、多途径、多因素的过程,涉及多种病理机制,各种机制互相作用。使用一种神经保护药难以起到有效的神经保护作用,或许采用所谓的"鸡尾酒疗法",即同时或序贯作用于不同靶点的神经保护药,可能收到更好的神经保护效益。而钙超载、兴奋性氨基酸细胞毒性、自由基反应是造成缺血性脑损害的中心环节。因此,目前神经保护药的联合治疗的药物方案多选择针对上述任何一个环节的药物联合其他神经保护药治疗。

二、常用神经保护药

1. 钙通道阻滞药　缺血性损伤使钙浓度急剧升高,引起一系列细胞质和细胞核内的病理性反应,造成细胞骨架崩解,从而导致神经元死亡。

在早期与近期的动物实验研究均显示出其具有修复损伤的神经组织,保护缺血脑组织的作用。尤其是与甘露醇、胞磷胆碱、胱天蛋白酶(caspase)-3 抑制剂等联用时,其结果均显示联合用药比单一用药具有更好的神经保护作用。

脂溶性钙通道阻滞药——尼莫地平易于通过血脑屏障,既可抑制 Ca^{2+} 向细胞内流,也可抑制细胞内 Ca^{2+} 释放,使 Ca^{2+} 浓度保持一定水平;尼莫地平的扩血管作用还可以改善微循环,对脑水肿有防治和治疗作用。

2. 胞磷胆碱　胞磷胆碱促进脑梗死后细胞膜磷脂再合成,消除蓄积和游离的脂肪酸,使破坏的细胞膜结构修复,增加突触胞体磷酸化,恢复线粒体功能,减少乳酸产生,有利于改善微循环,增加供氧和能量代谢,有助于改善病灶以外的继发性全脑代谢,减少缺血缺氧所造成的脑损害,促进脑细胞功能的恢复。

研究表明胞磷胆碱对于脑梗死以及脑出血治疗均有效。脑梗死组显效率明显高于对照组($P<0.01$),脑出血治疗组总有效率高于对照组($P<0.05$)。治疗脑梗死时加用胞磷胆碱,日剂量 1g 组比 0.5g 组疗效好($P<0.05$)。

3. 自由基清除剂　甘露醇是作用较强、较经典的自由基清除剂,在临床中应用较多。目前动物实验结果已显示,甘露醇和其他神经保护药联合应用可以使神经保护作用增强。

近年来,一些新型的自由基清除剂也逐渐在临床开始使用,比如依达拉奉。依达拉奉是目前唯一通过Ⅲ期临床试验的自由基清除剂,其作用的机制为:清除体内的活性氧分子以及脑内具有细胞毒性的羟自由基,抑制脂质过氧化,阻止脑血管内皮细胞损害,抑制迟发性神经细胞死亡,减轻脑水肿,改善神经损害症状等神经保护作用。同以往的神经保护药相比,依达拉奉能抑制由水溶性或脂溶性触发的磷脂性胆碱脂质体膜的过氧化作用;同时,其作为一种水溶性药物,血脑屏障穿透率约为60%,可在脑内达到有效治疗浓度。

目前国内外研究表明,依达拉奉对于缺血性脑卒中具有良好预防和治疗效果。研究表明,依达拉奉与尿激酶合用,可通过减轻脑缺血组使用尿激酶溶栓后的基底膜损伤,减少脑梗死面积,从而加强溶栓治疗后的脑保护作用。已有临床研究对比了常规治疗与加用依达拉奉治疗后的神经功能缺损评分的变化,显示依达拉奉组疗效明显优于对照组($P<0.05$)。

4. 生长因子 近来神经保护研究领域开始重视"神经血管单元"这一概念,强调将血管内皮、胶质细胞和神经元看作一个有机整体。而以生长因子为基础的联合治疗实际上就是对这一概念的具体运用,是目前神经保护药联合治疗的热点。神经生长因子是发现最早、研究最为透彻的神经营养因子。研究发现,在大鼠局灶缺血模型中,神经生长因子与降钙素基因相关肽联合应用能发挥更大的神经保护作用。

相应的药物注射用鼠神经生长因子也在临床上得以应用。吴倩等的研究中将120例脑卒中患者按随机数字表法分为短疗程组、长疗程组和对照组,均给予常规治疗,其中短疗程组在确诊第1天起加用鼠神经生长因子肌内注射,疗程7天,长疗程组给药疗程35天。分别于治疗前和治疗6周后对患者进行神经系统功能缺损程度评分,并采用简明精神状态检查量表(mini-mental state examination,MMSE)进行认知功能评分,采用简化Fugl-Meyer运动功能评分法(Fugl-Meyer assessment scale,FMA)评定上、下肢运动功能。结果显示治疗后3组患者神经系统功能评分均较治疗前有明显下降,MMSE量表评分较治疗前有明显升高,差异均有统计学意义($P<0.05$)。治疗后短疗程组MMSE量表评分、简化FMA评分较对照组差异无统计学意义($P>0.05$),长疗程组MMSE量表评分、简化FMA评分较对照组有升高,差异有统计学意义($P<0.05$)。结论为鼠神经生长因子可促进脑卒中患者认知功能和运动功能的恢复,长疗程应用较短疗程应用更能明显受益。

除此之外,促红细胞生成素在脑缺血/再灌注损伤的神经保护作用正逐渐受到重视。Liu等研究发现,促红细胞生成素和粒细胞集落刺激因子的联合治疗对脑和肢体缺血后细胞的存活和功能恢复有协同效应,其原因可能是由于两者合用增强了Bcl-2蛋白的表达及神经营养因子的合成,促进血管新生及骨髓干细胞和内源性神经祖细胞向缺血区域的迁移、分化。

5. 兴奋性氨基酸受体拮抗药 单唾液酸四己糖神经节苷脂(GM1)具有广泛的神经保护作用,目前其机制尚未十分明确,主要包括以下几种。①拮抗兴奋性神经毒性:GM1是目前公认的一种EAA受体过度激活拮抗剂。通过有效阻止Ca^{2+}内流、抑制谷氨酸对蛋白激酶C的激活、拮抗NMDA受体过度激活而抑制兴奋性神经毒性。②抑制细胞凋亡:GM1可通过抑制caspase-3细胞凋亡相关基因的表达调控、调节Bcl-2和Bax的表达、激活IP3激酶等多种途径,抑制神经细胞凋亡。③活化各种神经营养因子受体:除本身具有神经营养作用外,GM1也可促进神经生长因子及其mRNA的表达,诱导神经生长因子表达增加,并促进神经生长因子受体的二聚化,与碱性成纤维细胞生长因子(bFGF)及转化生长因子相互作用来增强其效应。

王雪睿等采用多中心、随机、双盲、平行对照的方法评价国产的单唾液酸四己糖神经节苷脂钠注射液(GM1)治疗急性脑梗死的有效性。分别给予试验组($n=70$)和对照组($n=$

72)国产和进口 GM1 注射液 100mg,连续使用 14 天。结果显示两组治疗前后美国国立卫生研究院卒中量表(National Institute of Health stroke scale,NIHSS)评分组内比较有显著性差异($P<0.05$),两组治疗前后 NIHSS 评分比较差异均无统计学意义($P>0.05$)。结论:国产 GM1 注射液治疗急性脑梗死有效性和进口 GM1 注射液一致;性别、年龄、发病时间和第 1 次、第 2 次发病对疗效没有影响。提示无论男、女,中青年、老年人,发病在 24 小时之内或之外以及第 1 次还是第 2 次发病都可以使用国产 GM1。

(王长连　黄品芳　马春来　张　婧　齐晓涟　林翠鸿　易湛苗　卢海儒)

参 考 文 献

[1] 中国抗癫痫协会.临床诊疗指南癫痫病分册(2015 修订版)[M].北京:人民卫生出版社,2015.

[2] 中华医学会神经病学分会,中华医学会神经病学分会脑血管病学组.中国急性缺血性脑卒中诊治指南 2014[J].中华神经科杂志,2015,48(4):246-257.

[3] 中华医学会神经病学分会神经肌肉病学组,中华医学会神经病学分会肌电图及临床神经电生理学组,中华医学会神经病学分会神经免疫学组.中国吉兰-巴雷综合征诊治指南[J].中华神经科杂志,2010,43(8):583-586.

[4] 中华医学会神经病学分会神经免疫学组,中国免疫学会神经免疫分会.多发性硬化诊断和治疗中国专家共识(2014 版)[J].中华神经科杂志,2015,48(5):362-367.

[5] 中华医学会神经病学分会神经肌肉病学组,中华医学会神经病学分会肌电图及临床神经电生理学组,中华医学会神经病学分会神经免疫学组.中国慢性炎性脱髓鞘多发性神经根神经病诊疗指南[J].中华神经科杂志,2010,43(8):586-588.

[6] 中国免疫学会神经免疫学分会,中华医学会神经病学分会神经免疫学组.重症肌无力诊断和治疗中国专家共识[J].中国神经免疫学和神经病学杂志,2012,19(6):401-408.

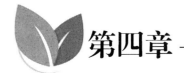

第四章

药源性神经系统疾病

第一节　药源性神经系统疾病概述

　　药源性神经系统疾病,是药物神经系统不良作用产生的后果。许多药物都有潜在的神经系统副作用。1997年仅在英国药源性神经系统疾病的发生率已占药物不良反应的18％。在美国,它位于心脏病、癌症、肺病之后,成为第4～6位导致死亡的疾病。药物对神经系统的危害是多方面的,既可危及中枢神经,也可侵犯周围神经,有神经症状,也有精神病样发作,其损害程度可能是短暂可逆的,也可能导致长期不可逆的器质性病变,可能与某种神经系统疾病极其相似,且难以从神经系统疾病的病因学上确定是哪种药物所致。因此,及时发现、诊治和预防药源性神经系统疾病在临床治疗上具有十分重要的意义。

第二节　药源性神经系统疾病的表现

一、药源性头痛

　　药源性头痛(drug-induced headache,DIH)系指药物直接或间接作用导致的头痛,一般是使原有的偏头痛、紧张性头痛或慢性头痛加重,是用镇痛药、麦角碱类或其他缓解头痛的药物治疗原发性头痛过程中出现的头痛,头痛的性质一般由药物的有效性、患者的精神状态等决定。药源性头痛的机制未明,但只有原来有原发性头痛如偏头痛、紧张性头痛或丛集性头痛的患者才会出现药源性头痛,有药物过度使用史患者的慢性头痛发生率是无用药史患者的7倍。

　　1. 镇痛药性头痛　用于头痛治疗的镇痛药,尤其是阿片类麻醉镇痛药,也可以引起用药过度性头痛。调查研究发现,药物过度使用(medication overuse,MO)是引起患者头痛的第三大主要原因,也是慢性头痛的主要原因之一。在原发性头痛中,镇痛药过度使用是药物引起头痛的最常见原因,这些药物的过度使用不仅不能缓解头痛,反而促进或加重头痛,具体发生机制尚未明了。治疗头痛药可引起头痛,但不会在无头痛史的患者中诱发头痛。所有治疗急性头痛的药物都可以引起镇痛药性头痛,此类药物包括:阿司匹林(乙酰水杨酸)、对乙酰氨基酚(扑热息痛)、含有对乙酰氨基酚和阿司匹林的复合制剂、非甾体抗炎药(存有争议)、治疗偏头痛药物(麦角胺和曲普坦类)、巴比妥类、阿片制剂(可待因、氢可酮、羟考酮、哌替啶、吗啡)、阿片样兴奋剂和拮抗剂(布托啡诺、纳布啡)。有证据表明:与麦角胺或镇痛药相比,曲普坦类更易在较短时间内和较低的每日摄入量条件下引起镇痛药性头痛。一项临床研究显示:服用曲普坦类药物 10 次/月,连续服用 6 个月就可以导致镇痛药性头痛。

2006 年,国际头痛疾病分类(International Classification of Headache Disorders,ICHD-2)确定镇痛药性头痛诊断标准为:①头痛次数每个月≥15 天;②规律的过度使用镇痛药>3 个月(麦角胺、曲普坦类、阿片类或联合镇痛药每个月≥10 天;单独使用镇痛药或镇痛药联合麦角胺、曲普坦类、阿片类每个月≥15 天,无任何单独类的过度使用);③镇痛药过度使用过程中,头痛进展或加重。停药后症状改善已不是镇痛药性头痛诊断标准之一,如果停药 2 个月后症状仍未改善,考虑为慢性药物反应性头痛。

2. 治疗镇痛药物引起的头痛 麦角胺引起的头痛,通常在连续服用 6 个月内发生,停药 2 周内缓解。诊断条件:①一般剂量>2mg/d,或直肠用药>1mg/d;②头痛是弥散性和搏动性的。预防偏头痛的药物普萘洛尔也可引起头痛:停药时有可能导致偏头痛加重。

3. 抗菌药 常引起头痛的抗菌药包括以下几类:①头孢菌素类,头孢哌酮最常见,用药后饮酒可能发生双硫仑样反应;②喹诺酮类药物,服药剂量过大会出现神经系统症状;③其他抗生素,如呋喃唑酮、红霉素、灰黄霉素等。

4. 其他的常见药物 苄丝肼、沙利度胺(反应停)、谷氨酸、环孢素、甲氟喹、抗抑郁药、口服避孕药、免疫球蛋白、尼古丁、哌嗪(驱蛔灵)、普罗帕酮、人粒细胞集落刺激因子、色甘酸钠、昂丹司琼、溴隐亭、血管扩张剂等。其中甲氟喹引起的头痛发生率较高。口服避孕药常可使偏头痛加重,发作频率增加。

5. 撤药性头痛 发生在停用某些药物之后,不论这些药物是否用于治疗头痛,头痛也是停、撤滥用药物之后常见的症状。容易发生撤药性头痛的药物包括咖啡因、丙戊酸、奥曲肽。

6. 特发性颅内压增高性头痛 特发性颅内压增高是导致头痛的一种特殊原因,一般伴有视物模糊和视盘水肿。这类药物包括:四环素、维 A 酸类、皮质类固醇激素、雌激素受体激动剂和拮抗剂、非甾体抗炎药、生长激素、西咪替丁、萘啶酸、复方磺胺甲噁唑、胺碘酮和锂盐等。

二、药源性癫痫和痫性发作

药物诱发的癫痫或痫性发作涉及两方面:癫痫患者服药后诱发的癫痫发作和非癫痫患者服药后诱发的痫性发作。就发生的时机而言,可分为给药过程中发生的和撤药引起的痫性发作。一项纳入 32 812 人的研究显示,药物诱发痫性发作的发生率为 0.8/1 000,涉及 18 种药物,6.1% 新发的癫痫为药物相关,而收入急诊室的 9% 的症状性癫痫由药物毒性引起,药物所致的癫痫占癫痫持续状态的 5%。了解哪些药物易致癫痫,将有助于医护人员对患者的致痫性发作药物的判断,以及治疗方案的选择。药物所致痫性发作需要鉴别是药物相关还是患者相关,详情见表 4-1。

表 4-1　药物所致痫性发作的影响因素

药物相关	患者相关
药物本身的致癫痫作用	癫痫患者
影响血药浓度的因素(剂量、给药途径、给药时程)	神经系统异常
影响中枢药物水平因素(脂溶性、分子量、电离度、蛋白结合率、内源性转运)	药物清除能力降低
	血脑屏障受损

引起痫性发作的药物如下所示。

1. 中枢神经系统兴奋剂　该类药物对中枢神经系统具有兴奋作用,包括苯丙胺、可卡因、海洛因、安非他明、茶碱、咖啡因、麻黄碱、哌甲酯、戊四氮、印防己毒素等。这些药物曾被用于诱发癫痫发作治疗精神病。其中,茶碱诱发的痫性发作一般对抗癫痫药无反应,发病率和死亡率高。中枢神经系统兴奋剂的致病机制可能与拮抗 GABA、组胺、腺苷等神经递质相关。

2. 抗精神病药　几乎所有临床常用的抗精神病药都可诱发痫性发作,发生率约 1%。常见药物有氯氮平、氯丙嗪、丙米嗪、阿米替林、碳酸锂,其次为氟哌啶醇、氯普噻吨、氟奋乃静、马普替林、氯米帕明等。抗精神病药引起痫性发作的危险因素有:①有药物诱发痫性发作史;②癫痫病史;③脑电图异常者;④头部外伤、手术史;⑤突然改变抗精神病药剂量,大剂量抗精神病药治疗;⑥多种抗精神病药与抗癫痫药共用;⑦器质性脑病;⑧电休克或胰岛素休克治疗。但是不论患者是否有明显的危险因素,均有初发癫痫的风险。抗精神病药诱发痫性发作可能与其对神经递质系统的作用有关。

3. 抗抑郁药与抗躁狂药　以往认为抗抑郁药很少引起痫性发作,发生率为 0.1%～1%,但一旦发生即十分严重。然而近年有学者提出,氯米帕明、马普替林、安非他酮均有引起痫性发作的高危倾向,西酞普兰、阿米替林、舍曲林、度洛西汀均有诱发导致癫痫发作的报道。临床证据显示:马普替林和安非他酮比氯米帕明有更高风险诱发癫痫发作。文献报道米安色林、诺米芬新、氟西汀、文拉法辛等亦可诱发痫性发作。抗抑郁药诱发痫性发作也有背景危险因素:①癫痫史及癫痫家族史;②智力障碍;③脑电图异常;④脑退行性疾病;⑤老龄;⑥停撤镇静药;⑦电休克治疗;⑧抗抑郁药剂量过高或血药浓度过高。表 4-2 汇总了常见抗抑郁药过量时诱发癫痫发作的风险程度。

表 4-2　常见抗抑郁药过量时诱发癫痫发作的风险程度

抗抑郁药分类	抗抑郁药过量时诱发癫痫发作的风险程度		
	低度风险(<5%)	中度风险(5%～10%)	高度风险(>10%)
MAOI			
异卡波肼	+	—	—
吗氯贝胺	+	—	—
苯乙肼	+	—	—
司来吉兰	+	—	—
反苯环丙胺	+	—	—

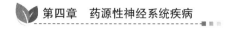

续表

抗抑郁药分类	抗抑郁药过量时诱发癫痫发作的风险程度		
	低度风险（<5%）	中度风险（5%～10%）	高度风险（>10%）
CA			
阿米替林	－	＋	－
氯米帕明	－	＋	－
多塞平	－	＋	－
丙米嗪	－	－	＋
曲米帕明	－	＋	－
地昔帕明	－	－	＋
去甲替林	－	－	＋
普罗替林	－	＋	－
阿莫沙平	－	－	＋
马普替林	－	－	＋
SSRI			
西酞普兰	－	＋	－
艾司西酞普兰	＋	－	－
氟西汀	＋	－	－
氟伏沙明	＋	－	－
帕罗西汀	＋	－	－
舍曲林	＋	－	－
非典型抗抑郁药			
安非他酮	－	－	＋
度洛西汀	未知	－	－
米氮平	＋	－	－
瑞波西汀	未知	－	－
曲唑酮	＋	－	－
文拉法辛	－	＋	－

4. 抗菌药物　β-内酰胺类、氟喹诺酮类抗生素，如青霉素、氨苄西林、羧苄西林、头孢菌素等可引起抽搐发作已为临床熟知，其发生机制与 β-内酰胺环对 γ-氨基丁酸（GABA）受体的阻断作用有关。在使用异烟肼抗结核的患者中，癫性发作的发生率为 1%～3%，其发生机制是该药阻断了谷氨酸脱羧酶的作用，从而影响了 GABA 的合成而导致癫性发作。

5. 抗癫痫药　抗癫痫药在治疗癫痫的同时，可能致使癫痫发作次数增加，或是诱发新的发作类型的癫痫，具体机制不明，可能通过增强 GABA 调控的传递或阻滞电压门控性钠离子通道，可能与抗癫痫药的药效学特征有关。如果出现以下情况，应考虑抗癫痫药所致的癫痫:①引入新的抗癫痫治疗药物后,原有癫痫加重;②随着抗癫痫药剂量增加,癫痫发作次数增加,剂量降低后,发作次数减少。抗癫痫药不良反应(ADR)致癫痫加重的可能临床情况及机制见表4-3。实际上抗癫痫药治疗过程中都可以引起癫痫的加重,表4-4总结了已报道的抗癫痫药 ADR 致癫痫加重或诱发癫痫综合征及癫痫发作类型。

表 4-3　ADR 致癫痫加重的可能临床情况及机制

ADR 致癫痫加重的临床情况	ADR 致癫痫加重的机制
①异常毒性反应(慢性剂量相关或急性特异性反应)	①增强 GABA 调控的传递(如氨己烯酸、噻加宾、加巴喷丁)
②异常反应	②阻滞电压门控性钠离子通道(如卡马西平、苯巴比妥、苯妥英、拉莫三嗪)
③药物选择不当或发作间期痫样放电	③耐受激发失效(如苯二氮䓬类)
④ADR 所致脑炎	④多种发作类型所致的混合发作

表 4-4　ADR 致癫痫加重或诱发癫痫综合征及癫痫发作类型

癫痫类型/癫痫综合征	CBZ	OXC	PHT	LTG	VPA	GBP	VGB	TGB	BDZ
失神	+++	+	+++		+	+	++	+	
肌阵挛	+++	+	+++	+		+	+		
青少年肌阵挛性癫痫	++	+	++	+			++		
Lennox Gastaut 综合征/肌阵挛不稳定癫痫	++	+	++	+		+	+		++
中央颞区棘波的良性癫痫	++			+	+				
婴儿严重肌阵挛型癫痫	+			++					
Landau Kleffner 综合征/睡眠中癫痫性电持续状态	+		+						
Unverricht Lundborg 综合征			+						

注:+.轻度;++.中度;+++.重度;CBZ.卡马西平;OXC.奥卡西平;PHT.苯妥英;LTG.拉莫三嗪;VPA.丙戊酸钠;GBP.加巴喷丁;VGB.氨己烯酸;TGB.噻加宾;BDZ.苯二氮䓬类。

6.其他　镇痛药(非甾体抗炎药、曲马多、哌替啶、芬太尼)、抗胆碱能药(阿托品)、胆碱酯酶抑制药、抗疟药(乙胺嘧啶)、止痉药(巴氯芬)、抗组胺药(苯海拉明、法莫替丁、西咪替丁)、化疗药(长春碱、顺铂、甲氨蝶呤)、止吐药(多潘立酮)、免疫制剂(硫唑嘌呤、环孢素)、右美沙芬、异维 A 酸、口服避孕药、麻醉剂(恩氟烷、利多卡因、氯胺酮、异氟烷、丙泊酚、依托咪酯)、艾司洛尔、普萘洛尔、氨茶碱、白消安、别嘌醇、氨苯砜、地高辛、两性霉素 B、锂剂、更昔洛韦、甲泛葡胺、甲基多巴、甲硝唑、氯喹、美西律、枸橼酸哌嗪、糖皮质激素、溴隐亭、胰岛素、左旋多巴等。

三、药源性帕金森综合征

帕金森病分为原发性和继发性两种,前者属于神经退行性病变,包括特发性帕金森病

(idiopathic Parkinson disease,iPD),后者则包括脑血管疾病、肿瘤、毒物以及药物引起的帕金森病。药源性帕金森综合征(drug-induced Parkinsonism,DIP)是指因药物引起的帕金森综合征,包括震颤、肌肉强直、运动徐缓、体位反射丧失等一系列临床症状和体征。近年来,随着老龄化进程的发展和联合用药频率的上升,药源性帕金森综合征的发病率已接近特发性帕金森病的发病率,而医学界却未对此引起足够重视。国际上的不同研究对药源性帕金森综合征的发病率的调查结果相差较大,从 4％至 60％不等,但可以肯定的是,药源性帕金森综合征是引起继发性帕金森病的第一位致病因素,由于对此病的认识缺乏,相当大数量的药源性帕金森综合征患者未被明确诊断。引起 DIP 的药物如下所示。

1. 抗精神病类药物　接受抗精神病药物治疗的患者 DIP 发生率为 10％～15％,且女性比男性更常见。典型抗精神病药物氯丙嗪引起的 DIP 发生率为 4％～40％,氟哌啶醇的锥体外系反应(EPS)比氯丙嗪更多见。服用典型抗精神病药物的人群 PD 发病率要比普通人群高得多,因此应用抗精神病药物的患者发生 DIP 并不是偶然的,而是与该类药物的使用有关。非典型抗精神病药物氯氮平、奥氮平及硫利达嗪(thioridazine)的 EPS 相对较少,因而临床上氯氮平特别适用于同时患有原发性 PD 的精神病患者的治疗。

抗精神病药物导致 DIP 的可能机制是:①吩噻嗪类药物可阻断纹状体的突触后多巴胺(DA)受体,使内源性 DA 与多巴胺受体结合受到影响,DA 功能降低,而乙酰胆碱功能相对增强,导致帕金森样症状与体征;②吩噻嗪核团带有氯或氟原子者特别容易诱发该综合征,而且镇静作用愈强者愈易诱发;③丁酰苯类药物如氟哌啶醇不含吩噻嗪核团亦可诱发该综合征,但至今尚不能确定抗精神病药物的剂量和用药时间与 DIP 发生之间的确切关系。近年来,由于服用抗精神病类药物的同时合用抗胆碱药物,因而由此而来的帕金森综合征有所减少。

2. 降压药物　萝芙木类降压药物利血平及甲基多巴也可导致帕金森综合征。由于这些药物已不被作为常规降压药物,由此致病的帕金森综合征有所减少。利血平是作用于轴突末端,将多巴胺由其神经元内的储藏小泡内释放出来,阻碍多巴胺储存,使多巴胺耗竭。甲基多巴的化学结构与左旋多巴近似,在体内能与左旋多巴竞争,其代谢产物作为假性递质争占多巴胺的受体,降低多巴胺的浓度,导致该病发生。此外,抗高血压药二氮嗪等非利尿药亦可引起帕金森综合征。

3. 钙通道阻滞药　哌嗪衍生物和氟桂利嗪等钙通道阻滞药已广泛应用于眩晕、偏头痛等的治疗。该类药物应用后会出现 PD 症状加重或诱发 DIP。桂利嗪(脑益嗪)可诱发灵长类动物的帕金森样症状,其原因可能是该类药物通过突触前或突触后机制导致了抗 DA 作用,这一作用甚至在停药数个月后仍持续存在。Negrolti 等认为,钙通道阻滞药导致的 DIP 可能与遗传因素有关,因这些 DIP 患者亲属中运动障碍疾病的发生率较高。虽然有研究提示尼莫地平有抗 DA 作用,却很少将其与帕金森综合征联系在一起。

4. 胃肠用药　胃肠动力药主要作用于消化道,然而也可通过血脑屏障作用于中枢神经系统,阻断突触后 D_2 多巴胺受体,导致帕金森综合征。该类药物临床应用范围广泛,多数又是长期服用,此外免不了要与上述药物联合应用,由此导致的帕金森综合征并不少见,尤以甲氧氯普胺为著。2018 年成燕等报道甲氧氯普胺致帕金森综合征。药理学方面的研究发现甲氧氯普胺可阻断下丘脑的多巴胺受体,引起帕金森病样表现。

5. 其他　临床研究发现,氯贝胆碱和胆碱酯酶抑制药新斯的明等拟胆碱药物可致

DIP。理论上该不良反应是由于药物引起的胆碱过度活跃所致。锂盐通常可引起震颤,是否会导致 PD 尚无定论。苯妥英钠有拮抗 DA 的作用,抑制 Ca^{2+} 及 Ca^{2+} 调节依赖蛋白加磷氧基,还可抑制神经递质的释放,最终导致帕金森综合征。但苯妥英钠减量或停用后 DIP 症状可明显改善或消失。苯妥英钠过量应用时,个体反应差异很大,一部分患者可不出现任何临床症状,而另一部分则可能出现神经系统损害,其中以共济失调及舞蹈样动作多见,帕金森样症状罕见。

曾报道有患者应用高剂量($>$100mg/d)地西泮同时合用氟西汀治疗精神分裂症时出现 DIP。尽管这些病例发生 DIP 的机制尚不完全清楚。但至少与病例个体自身的药物受体敏感性和/或遗传因素有关。尚需进一步阐明 DIP 的发病机制以便对 DIP 有更深入的了解,同时也可更多地认识 PD 的病因和发病机制。

药源性帕金森综合征与帕金森病一样,通常表现为流涎、震颤、呆板面容、肌肉强直、动作减少或运动障碍,以致生活不能自理。大多数患者最初症状为表情麻木和动作迟缓,逐渐出现肌张力改变和典型的震颤。其虽与帕金森病有许多共同点,但有区别,二者鉴别见表 4-5。其临床特点如下:①老年人多见,女性较多。②从服药到发病平均为 3~4 个月,短者数天、数周,长者可达 1~2 年。③发病后进展较迅速,症状左右对称,差别不明显。④肢体以运动减少及肌张力增高为主要表现,震颤少,即使有也以运动及姿势性震颤多见,肌张力增高多呈铅管样强直。⑤常伴呆滞、抑郁、焦躁等精神症状及不能静坐。⑥症状常为可逆性改变,一旦终止服用有关药物,多数几周内减轻,1~3 个月消失,也有持续 1 年者。⑦服用治疗帕金森病的药物很难奏效,特别是左旋多巴。

表 4-5 药源性帕金森综合征与原发性帕金森病鉴别

特征	药源性帕金森综合征	原发性帕金森病
起病	双侧、对称性	单侧或不对称性
病程	急性、亚急性	隐匿、慢性
震颤类型	双侧对称的姿势性或静止性	单侧、不对称的静止性
晨僵或起步困难	少见	病程进展中常见
抗胆碱作用	明显	轻至中度
对左旋多巴反应	不敏感	敏感
停用可引起 DIP 的药物	症状在数周至数个月缓解	症状、体征缓慢加重

四、药源性脑血管疾病

在临床上常见因用药不当直接引起或由药物诱发的脑血管疾病,统称为药源性脑血管疾病。常见的有出血性脑血管疾病和缺血性脑血管疾病。药物引起脑血管疾病的机制复杂,可以概括为血流动力学、血液流变学和血管内膜病变引起脑血管疾病。①血流动力学改变:药物可通过缩血管升压、扩血管降压、减慢心率、使心律失常、降低心脏收缩力而改变脑血流供应,引起脑血管疾病;②血液流变学改变:药物引起出凝血机制异常,如粒细胞集落刺激因子可使血小板凝聚增强而诱发脑梗死,血小板功能抑制剂、抗凝药、溶栓药增加脑出血或出血性脑梗死的危险;③药物引起血管内膜病变:如造影剂、麻黄碱、麦角碱类、苯丙胺、苯丙醇胺、别嘌醇、可卡因、哌甲酯、青霉素、喷他佐辛（镇痛新）、化疗药和避孕药等，药物则引起自身免疫性血管内膜炎或直接使血管变性、炎症、管壁内膜增生、损伤血管内膜，使血小板聚集，血栓形成。

引起药源性脑血管疾病的药物如下所示。

1. 引起血压升高的药物　如拟交感神经药、糖皮质激素类、促红细胞生成素、环孢素等，可诱发出血性脑血管疾病。

2. 降压、扩容药　氯丙嗪、氯氮平、硝普钠、喷托铵等可使血压迅速下降，可能诱发缺血性脑血管疾病或使缺血性脑血疾管病加重，主要发生在快速降压之后。若平均动脉压下降25％，脑血流自动调节即达到下限；动脉压下降40％即可见脑组织低灌流；下降55％，高血压患者和66岁以上的正常老年人都可出现脑灌注不足症状。在快速降压后主要脑动脉供应的交界区域供血不足，发生所谓的分水岭脑梗死。脑梗死早期的患者降压速度过快，会导致缺血区灌注压不足而使脑梗死面积扩大。

3. 引起出血风险增加的药物　出血是这类药物的常见并发症，能导致全身多系统出血，发生率达7％～8％。可直接引起出血性脑血管疾病，也见于缺血性脑血管疾病治疗中发生的梗死区继发性出血。尽管颅内出血仅占0.4％～1.6％，但其预后差，是抗凝治疗中严重的并发症。文献报道链激酶、尿激酶、巴曲酶、蚓激酶、蝮蛇抗栓酶、降纤酶、人组织型纤溶酶原激活剂（t-PA）、肝素、双香豆素等，临床应用也能引起出血性脑血管疾病。

此外，20世纪70年代进行的回顾性研究显示，口服避孕药是脑血栓形成的危险因素之一，发生脑血管意外的相对危险性增高2～25倍、心血管意外死亡率增加5～10倍。口服避孕药还可引起其他血栓栓塞性疾病，如血栓性静脉炎、肺栓塞、冠状动脉阻塞、上矢状窦血栓形成、颈动脉闭塞等。口服避孕药引起血栓栓塞性疾病发病率增高，与避孕药中雌激素含量有关。而且这种危险与年龄（35岁以上）、吸烟、偏头痛、高血压、肥胖、糖尿病、高胆固醇血症等关系密切。目前的研究认为：甾体激素避孕药可安全地使用于健康、不吸烟、无主要心血管致病因素的妇女。此外，口服避孕药尚可增加蛛网膜下腔出血的危险性，也有诱发动静脉瘘、动脉瘤破裂的报道。

4. 其他　酒精、麻黄碱类药物、苯丙胺等精神活性物质、某些抗生素、化疗药等药物则引起自身免疫性血管内膜炎或直接使血管变性、炎症、管壁内膜增生、损伤血管内膜，使血小板聚集，血栓形成；或管壁脆性增加，血管破裂产生颅内出血；或使畸形的血管、硬化的血管或动脉瘤破裂，发生颅内出血。随着抗肿瘤药的应用，抗肿瘤药诱发的血管并发症发生率增加。其中以顺铂为基础的化疗引起的脑血管疾病最为常见。此外，长春新碱、博来霉素、氟尿嘧啶（5-FU）也有诱发脑血管疾病的报道。抗肿瘤药诱发脑血管疾病的机制可能与血管内膜损伤、血小板活化、凝血机制紊乱和自主神经功能失调有关。

五、药源性周围神经病

周围神经包括脑神经（cranial nerve）与脊神经（spinal nerve）以外的所有神经。周围神经病（peripheral neuropathy）是指周围运动、感觉和自主神经元的结构改变与功能障碍。周围神经病的临床表现主要有疼痛、麻木、肌肉萎缩和瘫痪。

周围神经病是神经系统对毒性化学物质的最常见反应，药物是临床实践中导致中毒性周围神经病的最常见原因，有2％～4％的周围神经病系药物所致。神经毒性药物会导致远端轴突变性（轴突变）、神经细胞体变性（神经元病）或原发性脱髓鞘（髓鞘病）。药物所致的周围神经病及其机制见表4-6。由于周围神经依赖非自我调节血液供应，缺乏有效的血液屏障，神经外膜与血管之间的连接处不紧密，蛋白结合型药物可进入外膜，缺乏类似脑脊液的洗涤作用等原因，通常周围神经对毒物和药物比大脑更敏感。遗传、肝肾功能不全、原有疾病（如糖尿病、类风湿关节炎等）、亚临床维生素缺乏、亚临床神经病变，被认为是药源性周围神经病的危险因素。

表 4-6 药物所致的周围神经病及其机制

药物	临床及病理特点	发生机制
抗肿瘤药物		
顺铂	S,DA,N	与 DNA 结合，破坏轴突运输
舒拉明钠	SM,DA,SD	DA:抑制神经生长因子结合；SD:免疫调节作用
紫杉烷类	S,DA	干扰微管装配、破坏轴突运输
长春新碱	S>M,M,DA	干扰微管装配、破坏轴突运输
抗微生物类		
氯喹	SM,DA	肌病
氨苯砜	M,DA	视神经萎缩
异烟肼	SM,DA	吡哆醇拮抗
甲硝唑	S,DA	
呋喃妥因	SM,DA	
抗病毒类		
去羟肌苷	SM,DA	可逆性神经病
非阿尿苷	S,DA	不可逆性神经病，肌病
拉米夫定	S,DA	少见核苷类似物逆转录酶抑制剂神经病
司他夫定	SM,DA	与脂肪代谢障碍综合征有关
扎西他滨	SM,DA	核苷类似物逆转录酶抑制剂神经病
齐多夫定		肌病
心血管类		
胺碘酮	SM,SD	神经肌病，肌酸激酶水平增高
肼屈嗪	SM,DA	吡哆醇拮抗
哌克昔林	SM,SD	
其他		
秋水仙碱	SM,DA	神经肌病，肌酸激酶水平增高
双硫仑	SM,DA	
金制剂	SM,DA	肌纤维颤搐

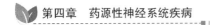

续表

药物	临床及病理特点	发生机制
他汀类	SM,DA	可导致肌红细胞溶解
氧化亚氮类	S,DA	可抑制维生素 B_{12} 依赖的蛋氨酸合成酶,脊髓病
苯妥英钠	SM,DA	多数无症状
吡哆醇	S,N,DA	大剂量致病($>250mg/d$)
沙利度胺	S,N	
左旋色氨酸	SM,DA	嗜酸性肌痛综合征

注:DA. 远端轴索病;M. 运动;N. 神经元病;S. 感觉;SD. 节段性脱髓鞘;SM. 感觉运动神经病。

脑神经症状如上睑下垂、眼肌麻痹、嗅觉障碍、味觉障碍、听觉障碍、平衡失调等;外周神经症状可能是感觉的或运动的,也可能两者均受到影响,常见的如手和足的对称性麻木和针刺感、肌肉消瘦和感觉异常、腱和踝反射异常、轴索变性或脱髓鞘反应、肌肉麻痹,甚至死亡。以听神经受累最为多见,其次是味觉和嗅觉障碍。

1. 听觉障碍 药物的耳毒性为临床医生所熟悉。主要药物有:阿奇霉素、阿糖胞苷、氨苄西林、氨基糖苷类抗生素、氮芥、多黏菌素、非甾体抗炎药、呋塞米、钙通道阻滞药、干扰素、红霉素、磺胺类、卡比马唑、口服避孕药、奎宁、依他尼酸、氯喹、氯霉素、米诺环素、去铁胺、β受体拮抗药、顺铂、头孢菌素类、万古霉素等。其中氨基糖苷类抗生素和抗肿瘤药物的耳毒性副作用常是不可逆的。

部分药物只引起眩晕,这些药物有胺碘酮、碘番酸、奎尼丁、利多卡因、四环素、维拉帕米、维生素 A、银杏叶制剂、异烟肼等。

2. 视神经病变 大多属中毒性视神经病。童绎等回顾了 66 例中毒性视神经病患者,其中药物中毒者 27 例,故药源性视神经损害不容忽视。主要药物有:阿托品、阿昔洛韦、氨苯砜、胺碘酮、氨己烯酸、奥美拉唑、苯丁酸氮芥、长春新碱、醋酸环丙孕酮、非甾体抗炎药、奋乃静、磺胺类、口服避孕药、奎宁、呋喃唑酮、链霉素、氯碘羟喹、氯霉素、皮质类固醇、去铁胺、顺铂、司替碘铵、乙胺丁醇、异烟肼、有机砷、氟尿嘧啶、白喉-破伤风类毒素、流感疫苗、乙肝疫苗、乙脑疫苗等。

3. 味觉异常 包括味觉减退、丧失、过敏、异味和幻觉。90%以上发生在感受器水平。有时味觉异常与药物本身的味道有关。药物味道经唾液分泌或血管途径到达味觉感受器,引起异味。大部分可引起嗅觉障碍的药物也可引起味觉异常。

下列药物亦常引起味觉异常:多柔比星、阿米洛利、阿米替林、阿普唑仑、阿司匹林、艾司唑仑、氨苄西林、甲氨蝶呤、奥沙西泮、巴氯芬、保泰松、匹莫林、丙米嗪、博来霉素、布洛芬、长春新碱、地尔硫䓬、地昔帕明、碘苷、安非他酮、二氮嗪、卡非氨酯、芬氟拉明、氟奋乃静、氟卡尼、氟西泮、福辛普利、干扰素-α、格列吡嗪、环苯扎林、灰黄霉素、含镓(Ga)药物、甲苯磺丁酸、甲巯咪唑、甲硝唑、卡马西平、卡托普利、锂剂、利培酮、膦甲酸钠、氯雷他定、氯米帕明、吗啉哚、萘丁美酮、美托拉宗、米诺环素、莫雷西嗪、帕罗西汀、哌拉西林、培高利特、普鲁卡因青霉素、普鲁卡因胺、齐多夫定、青霉胺、曲唑酮、舍曲林、舒林酸、双氯芬酸、特比萘芬、特非那定、头孢孟多、头孢泊肟酯、头孢羟氨苄、头孢乙腈、伪麻黄碱、吲哚美辛、溴隐亭、依那普利、依诺沙星、依他尼酸、乙酰唑胺、唑吡坦、左旋咪唑、氟尿嘧啶等。

4. 嗅觉障碍 包括嗅觉丧失、减退、过敏和幻觉，以嗅觉减退最常见。其中90％以上为感受器水平受累，约一半有病理改变，余者为介导机制损伤。

相关药物有：胺碘酮、氨氯地平、白介素-2、苯丙胺、东莨菪碱、吉非罗齐、考来烯胺、洛伐他汀、喷他脒、普伐他汀、去甲肾上腺素、舒马普坦、糖皮质激素、硝苯地平、氧氟沙星、异丙嗪、左旋多巴、羟甲唑啉等。大部分药物可同时导致味觉障碍。

5. 感觉神经病 常表现为肢体感觉减退、麻木，少数表现为痛觉过敏，病理特征多为轴突退行性变。主要药物：阿糖胞苷、苯巴比妥、格鲁米特、核苷酸类似物、甲硝唑、卡马西平、卡托普利、降脂药（洛伐他汀、苯扎贝特、氯贝丁酯）、利奈唑胺、氯霉素、顺铂、依那普利、阿维A酯、一氧化氮等。苯妥英钠、咪索硝唑引起的感觉神经病以节段性脱髓鞘为主要病理特征。

6. 运动神经病 表现为无力，常以远端肌群受累为主，可伴有肌肉萎缩、肌张力降低、腱反射迟钝或消失。引起以轴突退行性变为主要特征的药物有：氨苯砜、丙米嗪、西咪替丁等。引起以节段性脱髓鞘为主要特征的药物有：氯喹、齐美利定、青霉胺、色氨酸、砷、神经节苷脂等。

此外，部分疫苗也可引起周围神经病。如破伤风类毒素可引起臂丛神经炎和复发性脱髓鞘性神经病，流感疫苗致多发性感觉运动神经病，但均为个案报道。狂犬病疫苗接种后神经系统病中，神经根-周围神经型属于疫苗引起的周围神经病。一般认为疫苗引起的周围神经病系免疫介导所致。

7. 药物引起的吉兰-巴雷综合征 通常急性或亚急性发病，四肢大致对称性无力，可有主观感觉障碍（如肢体末端麻木），但客观感觉障碍常不明显，可有脑神经受累，约50％伴自主神经受累，脑脊液可见蛋白-细胞分离现象，属于自身免疫机制介导下的吉兰-巴雷综合征，又称急性炎性脱髓鞘性多发性神经根神经炎。文献报道中诱发吉兰-巴雷综合征较多的药物是神经节苷脂、链激酶、齐美利定、氧氟沙星。其他尚有金制剂、卡托普利、皮质激素、青霉胺、色氨酸、砷。许多疫苗也可诱发吉兰-巴雷综合征，如流感疫苗、狂犬病疫苗、麻疹、腮腺炎、风疹疫苗、破伤风类毒素、伤寒疫苗、乙肝疫苗、脊髓灰质炎疫苗。其中流感疫苗和狂犬病疫苗诱发本症较多。

六、药物引起的神经肌肉接头传递障碍

神经肌肉接头被认为是化学性突触的典型代表，神经介质为乙酰胆碱。大多数药源性神经肌肉接头传递障碍，是因为药物直接影响了神经肌肉接头传递过程；个别药物如青霉胺，可能通过免疫作用影响其传递过程。临床表现依神经肌肉接头传递障碍的程度不同而异，重者可表现为肌无力、肌肉疼痛、呼吸困难，甚至导致死亡；轻者仅表现为神经肌肉接头阻滞期延长。

1. 神经肌肉接头阻滞期延长及呼吸肌麻痹 某些患者在使用神经肌肉接头阻滞剂后，或神经肌肉接头阻滞剂和某些药物联用后，神经肌肉接头阻滞作用较其他人更明显，作用持续时间更长，称为神经肌肉接头阻滞期延长。年龄、遗传、疾病（尤其是肝、肾疾病）、药物相互作用、神经肌肉接头病是药物引起神经肌肉接头阻滞期延长的重要相关因素。引起神经肌肉阻滞期延长的最重要药物是神经肌肉接头阻滞剂，如氯化筒箭毒碱、氯二甲箭毒、泮库

溴铵等非去极化肌肉松弛剂,氯化琥珀胆碱、溴己氨胆碱等去极化肌肉松弛剂。麻醉药中,文献中报道较多的有氯乙烷、甲氧氟烷、氯胺酮、利多卡因。一些抗感染药物,如氨基糖苷类、大环内酯类、磺胺类、喹诺酮类、青霉素类、四环素类、多黏菌素、克林霉素、林可霉素和万古霉素;治疗心血管病药物,如β受体拮抗药、地尔硫䓬、奎尼丁、普鲁卡因胺、溴苄铵、维拉帕米也可引起此类不良反应。其他药物有:巴比妥类、苯海索、苯妥英钠、碘制剂、锂剂、利尿药、甲状腺素、卡马西平、氯丙嗪、氯喹、皮质类固醇激素、D-青霉胺、乳酸钠、肉毒毒素、三甲双酮、乙琥胺等。常见的致神经肌肉阻滞药物及其作用机制见表4-7。

表4-7　常见的致神经肌肉阻滞药物及其作用机制

机制	麻醉剂	抗生素	抗癫痫药	抗风湿药	心血管用药	精神治疗药	其他药物
突触前的局部麻醉作用	—	克林霉素、林可霉素、卡那霉素	—	氯喹	奎尼丁	丙米嗪	普鲁卡因
突触后的箭毒样作用	乙醚、氟烷、氯胺酮	克林霉素、林可霉素	—	氯喹	普萘洛尔	苯丙胺	左卡尼汀、依米丁
突触前、后的膜稳定作用	甲氧氟烷	庆大霉素、新霉素、链霉素、妥布霉素	苯妥英	—	普鲁卡因胺	阿米替林、苯巴比妥、氯丙嗪、氟哌利多、氟哌啶醇	—
抑制肌细胞膜传导	—	林可霉素	—	—	—	丙米嗪	金刚烷胺
免疫学作用	—	—	三甲双酮	青霉胺	—	—	—
其他机制	—	—	—	—	维拉帕米	—	镁、柠檬酸抗凝药

呼吸肌麻痹是神经肌肉阻滞和阻滞期延长最常见的症状,常见于术后短时间内无法恢复自主呼吸,术前或术中给予的药物可能延长神经肌肉阻滞剂的肌肉松弛作用,但是药物可能在患者拔管后数分钟或数小时后再次发生呼吸抑制。常见术后呼吸抑制相关药物见表4-8。

表4-8　常见术后呼吸抑制相关药物

药品	剂量	症状出现时间	缓解	因果关系判定
氨基糖苷类、新霉素、链霉素、卡那霉素	多种给药途径和剂量	术后立即出现	时间不详	未知
奎尼丁	200～300mg i.m./i.v.	注射过程中或注射后20分钟内(2/6出现于拔管后)	数分钟至6.5小时	很可能,可能

续表

药品	剂量	症状出现时间	缓解	因果关系判定
抑肽酶	2 500～12 500KIU	注射过程中（全部出现于拔管后）	10～90 分钟	可能
锂剂	1.2～1.5g/d	延长的神经肌肉阻滞	3～4 小时	可能

2. 重症肌无力　重症肌无力是一种由自身抗体介导的、细胞免疫依赖的、补体参与的自身免疫性疾病,极可能是一种由多基因调控、多种机制参与的复杂性疾病,确切的发病机制至今仍不完全清楚。典型症状为无痛性、疲劳性的肌肉无力。临床表现依受累肌肉分布不同而异,感觉及腱反射一般无异常,大多数患者体内存在抗乙酰胆碱受体抗体。临床上可引起神经肌肉接头阻滞的药物,都可使本病症状加重,掩盖肌无力症状,甚至引起肌无力危象,可以加重或掩盖重症肌无力的药物见表 4-9。症状一般出现于药物治疗开始后的数小时至数天,乙酰胆碱受体(AChR)抗体增加,对抗胆碱酯酶药有反应,对重复的神经刺激,肌电图(electromyography,EMG)反应减少。治疗重症肌无力的药物乙酰胆碱酯酶抑制药过量,也可引起重症肌无力患者无力症状加重,并伴有瞳孔缩小、多汗、唾液分泌增多、腹痛、腹泻、肉跳、无力症状加重,称为胆碱能危象,是因为神经肌肉接头传递发生去极化阻滞所致。青霉胺是目前唯一被认为会诱发重症肌无力的药物,可能与该药能引起自身免疫病有关。

表 4-9　已报道的加重或掩盖重症肌无力症状的药物

药品	剂量	症状出现时间	缓解	因果关系判定
泼尼松	60～80mg/d	5d(1～17d)	4d(1～20d)	未知
链霉素	1g i. m.	15min～1.5h	<24h	确切,很可能
碘造影剂	40～150ml	数分钟	2～48h	很可能
普鲁卡因胺	1.5～1.6g/d	2d～2w	12h～10d	可能
红霉素	500mg /1g q6h.	第二剂开始 30min	2～3d	可能
环丙沙星	750mg p. o. q12h.	4h～2d	几天内	可能
氨苄西林	1.5g i. v.	12h 至数天	48h	很可能,可能
奎尼丁	800～1 500 mg/d	72h	48h	可能
碳酸锂	600mg/d p. o.	10d～3m	3～4d	很可能,可能

药物引起的肌无力综合征发生于无重症肌无力基础疾病的患者,常见药物见表 4-10。由于神经肌肉的安全系数较高,正常情况下,肌无力综合征是一个罕见的并发症。一般出现于电解质异常(低钙血症)、神经系统基础疾病、药物浓度达中毒浓度或肾功能不全,该综合征可能出现于用药后数天,停药后症状完全消失,患者可能对抗胆碱酯酶药有反应,对重复的神经刺激,EMG 反应显著降低,但并无 AChR 抗体出现。其中特殊的是青霉胺导致的肌无力综合征,症状开始于用药后数个月,撤药后数个月症状才消失,并且有 AChR 抗体出现。

表 4-10　肌无力综合征相关的药物

药品	剂量	症状出现时间	缓解	因果关系判定
青霉胺	1.25～1.5g/d（2d～5y）	8m	6～10m	未知
氨基糖苷类	多种给药途径和剂量	术后立即出现	时间不详	未知
氯喹	300～500mg/d p.o.	1w,1y,3.5y	5d～14w	很可能,可能
普鲁卡因胺	1～1.5g/d p.o.	14～20d	24h～10d	很可能,可能
苯妥英	300mg/d p.o.	4～6y	2～3m	很可能,可能

七、药物引起的运动障碍性疾病

许多药物可以引起运动障碍性疾病,主要包括迟发性运动障碍、麻痹、震颤、舞蹈症、肌张力障碍、帕金森综合征、肌阵挛和运动障碍。依据病程长短分为急性（开始用药后数小时至数日内发生）、亚急性（开始用药后数日或数周后发生）和慢性病程（开始用药后数个月后发生）。运动的症状可以是独立的症状,也可以是广泛大脑损害或系统性损害的一部分,如神经阻滞剂恶性综合征和 5-羟色胺综合征。药物所致的运动障碍发生机制包括:基底神经节的多巴胺能、5-羟色胺能、去甲肾上腺素能或胆碱能神经传递的阻滞、易化或失衡。

1. 药物所致迟发性运动障碍（drug-induced tardive dyskinesias,DITD）　药物引起的慢性运动障碍性疾病中,迟发性运动障碍是一特殊亚群。常见于抗精神病药引起的迟发性医源性运动障碍性疾病,临床表现为刻板动作、肌张力障碍、静坐不能、抽搐、震颤、肌阵挛、舞蹈症和帕金森综合征等。除抗精神病药物接触史外（持续时间和剂量相关效应）,高龄、糖尿病、急性肌张力障碍的不良反应和帕金森病,都是迟发性运动障碍主要的风险因素。除抗精神病药外,抗抑郁药（如度洛西汀）、帕金森病治疗药物（如左旋多巴）、抗躁狂药（如锂剂）、钙通道阻滞药（如氟桂利嗪）也可以导致迟发性运动障碍。其中,抗精神病药导致的迟发性运动障碍发病率较高,近20%迟发性运动障碍也可见于药物剂量降低和抗精神病药治疗过程中突然撤药。

根据以往病例报道,药物所致迟发性运动障碍发生后,降低治疗药物剂量或是换用其他副作用较小的药物治疗,收效甚微。对于药物所致迟发性运动障碍,预防胜于治疗。抗精神病药物的应用应严格掌握适应证,在病情控制的前提下,应该尽量使用最小剂量、最短疗程。

2. 药物所致震颤麻痹（drug-induced Parkinsonism,DIP）　老年人群中,药物引起的震颤麻痹的患者数量仅次于帕金森病,且多发于老年女性,急性震颤麻痹一般发生在用药早期。药物引起的震颤麻痹以肌强直、运动障碍和对称的帕金森症状为主要特征,90%的病例3个月内进展迅速,对左旋多巴反应不佳或无反应,震颤和步态不稳不如帕金森病常见。在临床常见的能诱发震颤麻痹的药物是抗精神病药,尽管第二代和第三代抗精神病药在这方面的不良反应已经较第一代有明显改善,但是使用较高剂量时仍易诱发震颤麻痹。其机制为抗精神病药阻滞纹状体内 D_2 多巴胺能受体达 75%～80%。常见的还有止吐药（甲氧氯普胺）、多巴胺合成抑制剂（甲基多巴）。一些钙通道阻滞药（氟桂利嗪或桂利嗪）可以通过降低神经活性致单胺能神经活性降低,从而导致震颤麻痹;其他少数病例报道 DIP 还可见于抗癫痫药（如丙戊酸钠）、抗躁狂药（如锂剂）、抗心律失常药（如胺碘酮）、抗抑郁药［选择性

5-羟色胺再摄取抑制药（SSRI）〕、免疫抑制剂（如环孢素）、他汀类（如洛伐他汀）、抗菌药物（如两性霉素 B）等。

治疗方法,首先减少药物剂量或换用其他较少诱发 DIP 的药物。左旋多巴、多巴胺激动剂或抗胆碱能类药物治疗无效。近 25% 怀疑有 DIP 患者,症状未能缓解,需与单纯的 DIP 相鉴别。某些复杂病例,震颤麻痹持续进展,可能预示原发性帕金森病的临床前阶段或其他神经退行性变。

3. 药物所致震颤（drug-induced tremor,DIT）　震颤是指躯体或肢体的一个或数个节律性的不随意摆动,根据其临床特征分为 3 型:静止性震颤、意向性震颤和位置性震颤。药物可引起震颤,也可使原有的震颤加重。一般药物所致的震颤发作及其严重程度与用药起始和剂量有明确的时间关系,排除其他内科或常见神经病学原因所致的震颤（如甲状腺功能亢进或特发性震颤）,与神经退行性病变不同,无震颤随时间进展,震颤一般对称分布。相关药物包括:抗心律失常药（胺碘酮:位置性震颤）、抗菌药物（复方磺胺甲噁唑:静止性震颤）、抗抑郁药（阿米替林和 SSRI:位置性和静止性震颤）、抗躁狂药（锂剂:位置性、意向性和静止性震颤）、抗癫痫药（丙戊酸钠:位置性和静止性震颤）、支气管扩张剂（沙丁胺醇:位置性、意向性震颤）、化疗药物（阿糖胞苷、沙利度胺:分别为位置性、意向性震颤和静止性震颤）、胃肠道药物（甲氧氯普胺:位置性和静止性震颤）、激素（左甲状腺素过量:位置性震颤）、免疫抑制剂（环孢素:位置性、意向性震颤）、中枢兴奋剂（哌甲酯:位置性震颤）、抗精神病药（氟哌啶醇:位置性、静止性震颤）等。

治疗方法包括:减少用药剂量或换用较少诱发震颤的药物。用于特发性震颤的药物,尤其是普萘洛尔,也有利于改善药物引起的意向性震颤。抗胆碱能药和金刚烷胺能够改善药物引起的静止性震颤。

4. 药物所致舞蹈症（drug-induced chorea,DIC）　最常见的 DIC 药物为左旋多巴和抗精神病药物,二者导致的舞蹈症又有所区别,抗精神病药物导致的舞蹈症多见于老年患者和女性患者,而左旋多巴导致的舞蹈症多见于年轻患者,且无性别差异。近 40% 的原发性帕金森病患者经过左旋多巴治疗 4～6 年后,出现左旋多巴导致的运动障碍（levodopa-induced dyskinesia,LID）,LID 发生的主要风险因素是疾病的持续时间和左旋多巴的剂量。其他导致 DIC 的药物还包括:抗癫痫药（如苯妥英）、三环类和 SSRI 抗抑郁药、口服避孕药中的雌激素和含孕激素药物也可导致舞蹈样动作,其机制可能为这些药物增强基底核的多巴胺能神经元效应。中枢兴奋剂（如哌甲酯）通过增强纹状体突触前的多巴胺释放,同时抑制多巴胺转运体对多巴胺的摄取,从而导致 DIC。抗胆碱能药（如苯海索）通过抑制中枢的乙酰胆碱受体诱发 DIC,抗组胺药（如赛庚啶）导致 DIC 的机制未明。其他药物还有阿片类（如美沙酮）、抗心律失常药（如地高辛）、抗躁狂药（如锂剂）、抗代谢药物（如甲氨蝶呤）、抗风湿类药（如柳氮磺吡啶）、麻醉药物（如丙泊酚）、中枢性肌松药（如巴氯芬）等。

绝大多数急性和亚急性 DIC 在停药后可消失,由于 DIC 本身为自限性,撤除导致 DIC 的药物一般不需要其他药物治疗。

5. 药物所致肌张力障碍（drug-induced dystonia,DID）　急性肌张力障碍可以发生于用药后的数小时至数天,临床症状开始局限于头部和颈部,如维持用药,症状将延伸至上、下肢和躯干。运动症状之前患者可有不适、焦虑、坐立不安。最常见症状是急性下颌肌张力障碍,影响语言表达和吞咽功能,甚至造成下颌关节半脱位,少数情况可见牙关紧闭。需特别关注的是急性喉部肌张力障碍,可致上呼吸道完全或部分闭塞,呼吸抑制。导致肌张力障碍的药物主要有:抗精神病药(主要是第一代)、止吐药和胃肠道用药。急性肌张力障碍在应用传统抗精神病药物患者中的发生率是 $2.3\%\sim60\%$,非典型药物中是 $2\%\sim3\%$。除此之外,相关药物还有抗抑郁药(如 SSRI),机制可能为过度刺激基底核的 5-HT$_2$ 受体;钙通道阻滞药(如硝苯地平),机制可能为 N-型钙离子通道改变中枢多巴胺的产生。其他少见药物还有阿片类(如芬太尼)、中枢兴奋剂(如哌甲酯)、乙酰胆碱酯酶抑制药(如利斯的明)、抗胆碱能药(如苯扎托品)、抗寄生虫病药(如阿苯达唑)、抗癫痫药(如卡马西平)、抗组胺药(如西替利嗪)、苯二氮䓬类(如咪达唑仑)、组胺 H$_2$ 受体拮抗药(如雷尼替丁)、化疗药物(如氟尿嘧啶)、NSAID(如布洛芬)和麻醉药(如丙泊酚)。

对于 ADR 严重病例,仅停用致 DID 发生的药物是不够的,静脉或肌内注射抗胆碱能药物,患者有显著改善,如多次足量给予抗胆碱能药物无效,可尝试用苯二氮䓬类(如地西泮)。对于局部性肌张力障碍可用肉毒素注射治疗。

6. 药物所致共济失调(drug-induced ataxia,DIA) 根据药物主要影响神经区域不同,药物所致共济失调可以分为:小脑性、前庭性和感觉性共济失调。DIA 可能是药物引起的,以上一个区域或多个区域的永久性或暂时性功能失调。引起 DIA 的药物有苯二氮䓬类(如氟硝西泮)、巴比妥类(如苯巴比妥)、促睡眠药(如唑吡坦)、中枢性肌松药(如巴氯芬)、抗癫痫药(如卡马西平、普瑞巴林和加巴喷丁)、麻醉药(如丙泊酚),这些药物可能通过降低小脑区域神经元电发放而导致 DIA 发生。另外,一些抗癫痫药(如苯妥英)、抗躁狂药(如锂剂)、免疫抑制剂(如环孢素)可导致小脑损伤,从而致永久性共济失调。也有些药物,如抗抑郁药(如氯米帕明)、激素(如氟甲睾酮)和降血脂药(如阿托伐他汀)引起的小脑性共济失调,其机制未明。有些药物有耳毒性,同时存在前庭毒性,出现类似小脑性共济失调,如某些抗菌药物(如庆大霉素)、化疗药物(如长春新碱)。药物引起的感觉或混合神经损害可能是感觉性共济失调的原因,这些药物主要包括化疗药物(如顺铂)、他汀类、抗心律失常药(如胺碘酮)、抗病毒药物(如核苷酸类似物),与这些药物的神经毒性有关。

治疗方面,由于有些药物的神经毒性,预防是主要目标。这类药物要尽可能使用最小剂量和最短疗程。

7. 药物所致肌阵挛(drug-induced myoclonus,DIM) 肌阵挛是一种突然、短暂、快速、不随意的肌肉急剧抽动。典型的肌阵挛是一块肌肉的孤立收缩,类似于肌束震颤,不产生运动效果,或仅有一块肌肉部分收缩,收缩也可以从肌肉的一端传达到另一块肌肉,呈波浪状起伏。常见导致 DIM 的药物包括抗菌药物(如喹诺酮类)、抗抑郁药(如 SSRI)、抗焦虑药(如苯二氮䓬类)、阿片类(如吗啡)、抗帕金森病药(如左旋多巴)、多巴胺受体拮抗药(如氯氮平和甲氧氯普胺)、ChEI(如多奈哌齐)、抗癫痫药(如卡马西平)、钙通道阻滞药(如氨氯地平)、抗心律失常药(如胺碘酮)、化疗药物(如氟尿嘧啶)、NSAID(如双氯芬酸钠)和麻醉剂(如依托咪酯)。

左旋多巴诱导的肌阵挛可通过减少左旋多巴剂量的减少或使用 5-羟色胺受体拮抗剂的而改善。抗抑郁药(如 SSRI)引起的 DIM 可由 5-羟色胺拮抗剂改善。吗啡引起的 DIM 可由氯硝西泮、米达唑仑等缓解。较常见的抗癫痫药所致的 DIM,多由于抗癫痫药血药浓度达到毒性浓度范围,所以最有效的治疗手段是降低药物剂量。

8. 其他特殊药物所致运动障碍

(1)静坐不能(akathisia):其是指不能保持坐着或卧着,有坐立不安或需要运动的感觉,为抗精神病药引起的最常见的运动障碍。静坐不能可分为 4 个基本类型：①急性型，在开始用药后或增加药物剂量后数小时至数日内发生；②迟发型，在连续用药 3 个月后发生；③撤药型，在停药 6 周内发生；④慢性型，停药后静坐不能持续 3 个月以上。常见引起静坐不能的药物有：抗抑郁药、中枢兴奋药，此外卡马西平、左旋多巴也可引起静坐不能。不同的药物引起静坐不能的发生率不同。如氟哌啶醇，1 周内发生率为 75%；氟奋乃静发生率为 18%；氟西汀发生率为 9.8%～25%。有报道指出静坐不能与氟西汀引起的自杀有关。停用引起静坐不能的药物，急性静坐不能可以停止，如不能停止，可以尝试使用抗胆碱能药、β 受体拮抗药、苯二氮䓬类、金刚烷胺、米氮平或可乐定。

（2）神经阻滞剂恶性综合征（neuroleptic malignant syndrome，NMS）：典型的神经阻滞剂恶性综合征临床表现包括急性发作的高热、精神状态改变、强直和其他运动症状包括震颤、肌张力障碍和肌阵挛。典型症状同时伴有肌酸激酶升高、肝功能改变、白细胞计数升高、电解质紊乱、肾功能受损、凝血功能改变、心电图异常等。治疗方案主要有：立即终止诱发药物，使用多巴胺能药物治疗，病情严重者收入重症监护室进行支持治疗。治疗方案详见本章第三节。

（3）5-羟色胺综合征（serotonin syndrome，SS）：其又称血清素综合征。类似 NMS，是由于急性药物所致的综合征。典型症状体征包括：激越、焦虑、意识错乱、高热、心动过速、血压升高、呼吸急促、发汗、腹泻和其他运动障碍（震颤、静坐不能、肌阵挛和强直）。诱发本征的药物主要是使 5-羟色胺能神经活性增强，如：SSRI 类、5-羟色胺和去甲肾上腺素再摄取抑制药、三环类抗抑郁药、单胺氧化酶抑制药、锂剂、阿片类和抗癫痫药。治疗方案：立即停用致 SS 发生的药物，严重病例同时使用苯二氮䓬类（如地西泮）或 5-HT$_{2A}$ 受体拮抗剂（如赛庚啶）治疗。

常见导致运动障碍性疾病的药物如表 4-11 所示。

表 4-11　常见导致运动障碍性疾病的药物列表

类别	DIA	DIM	DIT	DID	DIC	DIP	Akathisia	RLS	SS	DITic	NMS
抗抑郁药	±	+++	+++	++	+	+	+	+++	++	±	
抗精神病药		++	±	++	±	+++	+++	+	++	+++	++
抗癫痫药	+++	++	+	+	++	±		+	±	+	
抗菌药物	+++	+++	±	±		±					
抗心律失常药	+++	+	++		±	+					
抗躁狂药	+++		++		+	±		±	±		
止吐药		±	±	++		±	+++				±
阿片类		+++		±	±			±	++		
抗帕金森病药		+++		±	++			±			
免疫抑制剂	+++		+++			±					
化疗药物	+++	+	+	±							

续表

类别	DIA	DIM	DIT	DID	DIC	DIP	Akathisia	RLS	SS	DITic	NMS
苯二氮䓬类	+++	+		+							
钙通道阻滞药		+		+		++					
中枢兴奋剂			±	+	+		±			+	
激素	±		++		+						
支气管扩张剂			+++								
麻醉剂	±	±		±	±						
抗胆碱能药				±	+	±					
降血脂药	±					±					
抗组胺药				+	±						
中枢性肌松药	±				±						
ChEI		±		±							
组胺 H₂ 受体拮抗药				±					±		
抗风湿药					±						
NSAID		±		±							

注:±.文献报道 1～2 例;+.文献报道 3～10 例;++.文献报道 10～20 例或至少 1 个随机队列研究或系统回顾;+++.文献报道>30 例或至少 2 个随机队列研究或系统回顾。

ChEI.胆碱酯酶抑制药;Akathisia.静坐不能;DIA.药物所致共济失调;DIC.药物所致舞蹈症;DID.药物所致肌张力障碍;DIM.药物所致肌阵挛;DIP.药物所致震颤麻痹;DIT.药物所致震颤;DITic.药物所致抽搐;NMS.神经阻滞剂恶性综合征;RLS.不宁腿综合征;SS.5-羟色胺综合征。

第三节　药源性神经系统疾病的预防和处置

一、预防

药物使用尽量不要超过推荐剂量,使用一种药物效果不好时,应改为另一种药物。避免长期使用同一种镇痛药,防止产生依赖;避免镇痛药的联合使用。谨慎使用可能引起惊厥或加剧癫痫的药物,以防癫痫发作失去控制,癫痫达到临床控制,撤药应按照严密的撤药计划进行。尽量避免使用易引起帕金森综合征的药物,必须使用时应从小剂量开始,疗程不宜过长,对于老年或女性患者,服用该类药物时更应谨慎。使用药源性神经损伤易感药物时,发现神经系统的不正常反应如感觉异常,应立即进行相关检查,发现药物引起者,立即停用可疑药物。对于药物所致的运动障碍性疾病,预防胜于治疗,易感药物的应用应严格掌握适应证,在病情控制的前提下,应该尽量使用最小剂量、最短疗程。

医务人员有预防、发现和处理药物不良反应的责任。目前仍有一些临床医师在药物治疗方面存在盲目用药、选药不当、给药途径不当、用药时机不当、使用剂量不当、联合用药不当和误用等方面问题。因此，提高医务人员对药源性神经系统疾病的认识，不仅对诊断、处理具有重要意义，而且对预防也具有重要意义。

医务人员必须清楚地认识到：①用药和停药过程中都可能出现药源性神经系统疾病；②肌病患者用药要十分谨慎，尤其是高危药物；③降脂药物联用、抗抑郁药物联用、单胺氧化酶抑制药与抗抑郁药或儿茶酚胺类激动剂联用，尤须谨慎；④严重的水、电解质紊乱，不宜纠正太快；⑤服用降糖药、抗菌药时不得饮酒；⑥充分了解药物的特性和患者的个体因素。

二、一般处理原则

1. 停药、恢复用药和对症治疗　患者接受药物治疗后，出现神经精神不良反应，如头痛、头晕、睡眠障碍，应注意区别是属于药源性神经系统疾病，还是一般的不良反应。前者应考虑立即停用可疑药物，并给予对症治疗。后者则根据不良反应的严重程度，可考虑暂时维持目前治疗剂量、适当减少治疗剂量、调整原定逐渐增量计划、停药、更换药物，并给予对症治疗。如果不良反应发生在停药以后或撤药过程中，则应考虑恢复用药，并重新制订撤药计划。

2. 部分药源性神经系统疾病的治疗　对于药源性神经系统疾病应请专科处理。但下列药源性神经系统疾病和恶性高热由于病程危急，应立即给予处理。

(1)神经阻滞剂恶性综合征(neuroleptic malignant syndrome，NMS)：①立即停止抗精神病药的使用。②进行心血管、呼吸和肾脏的综合治疗，以支持疗法为主，包括降温和液体、电解质的补充。③对抗治疗：尚无特殊治疗方案。据报道，溴隐亭对恢复脑多巴胺能神经元功能可能有一定疗效，开始剂量不应<5mg，日剂量可达60mg，或金刚烷胺，剂量为100mg，每日3次；有效后应维持10天以上，然后用7天时间逐渐撤药。丹曲林对于缓解肌肉强直可能有一定疗效。丹曲林更多用于恶性高热，静脉注射剂量1～5mg/kg，每6小时1次，症状改善后改为100～200mg/d口服；对于可以口服的患者，可予100mg，每6小时1次，持续1～5天。肝毒性是丹曲林最严重的潜在不良反应，需严密观察肝功能情况。苯二氮䓬类(如地西泮、氯羟西泮)具有选择性肌肉松弛、镇静及抑制高肾上腺素能状态等作用，可能对NMS的治疗有辅助效果。④患者从NMS恢复后，如必须进行抗精神病治疗，应谨慎地选用另外一种抗精神病药物。

(2)恶性高热(malignant hyperthermia，MH)：发现易感者对预防本症有重要意义。肌病合并多种畸形、恶性高热家族史、血浆肌酸激酶(CK)增高者可作为易感指标。利用咖啡因和氟烷进行骨骼肌活检标本体外收缩实验是欧美发达国家确诊恶性高热易感者的"金标准"。一旦考虑为MH时，应立即终止吸入麻醉药，并用高流量氧气(>20L/min)进行过度通气，尽快完成手术。除此以外，应立即采取以下措施：①尽早静脉注射丹曲林直至MH症状消失；②降温，将中心体温降至38℃；③纠正酸中毒、纠正高血钾、维持体液平衡；④治疗心律失常；⑤监测动脉压及中心静脉压；⑥适当应用升压药、利尿药；⑦大剂量糖皮质激素治疗；⑧术后加强监护和治疗，以利于渡过围手术期；⑨病情稳定后，取股四头肌活检标本进行组织病理学检查，并建立档案以便追踪研究家族史，筛选MH易感者。

丹曲林是逆转恶性高热症状的特异性治疗药物。其机制可能是通过抑制肌质网内钙离子释放，在骨骼肌兴奋-收缩耦联水平上发挥作用，使骨骼肌松弛。治疗剂量为每次2.5mg/kg，每5分钟可追加1次，直至症状消失，最大剂量可达10～20mg/kg。为防止MH复发可间隔 10～12 小时给予丹曲林钠 2.5 mg/kg。该药的副作用包括肌无力、高血钾、消化系统紊乱及血栓性静脉炎等。

（3）5-羟色胺综合征：①停药；②选用以下药物缓解临床症状：二甲麦角新碱(methysergide)、普萘洛尔、赛庚啶。氯硝西泮、劳拉西泮及苯海拉明对缓解震颤及强直有一定效果。

（4）药物诱发的癫痫或痫性发作：单次发作，通常停药即可。但如果为癫痫持续状态，则应静脉给予地西泮。

（焦　正　颜明明）

参 考 文 献

［1］刘坚,吴新荣,蒋琳兰.药源性疾病监测与防治［M］.北京:人民军医出版社,2009.

［2］吴笑春.药源性疾病诊治手册［M］.北京:人民军医出版社,2005.

［3］成燕,于苏文.151 例甲氧氯普胺不良反应文献分析［J］.中国药物警戒,2018,15(6):359-362.

［4］吕传真,周良辅.实用神经病学［M］.4 版.上海:上海科学技术出版社,2014.

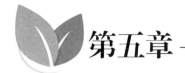

第五章

脑血管疾病的药物治疗

第一节 概 述

一、概念与分类

(一) 概念

脑血管疾病(cerebrovascular disease)是指脑血管病变所引起的脑功能障碍。广义上，脑血管病变包括由于栓塞和血栓形成导致的血管腔闭塞、血管破裂、血管壁损伤或通透性发生改变、凝血机制异常、血液黏度异常或血液成分异常变化引起的疾病。

(二) 分类

脑血管疾病的分类方法对临床进行疾病诊断、治疗和预防有很大的指导意义。长期以来分类方法较多：按病程发展可分为短暂性脑缺血发作、进展性卒中和完全性卒中；按病理改变可分为缺血性卒中和出血性卒中，前者包括脑血栓形成和脑栓塞，后者包括脑出血和蛛网膜下腔出血。2015年中华医学会神经病学分会全国第四届脑血管病学术会议，将我国脑血管疾病进行了分类，见表5-1。

表 5-1　2015 年中国脑血管疾病分类

Ⅰ. 缺血性脑血管病	1. 短暂性脑缺血发作	(1)颈内动脉系统
		(2)椎-基底动脉系统
	2. 脑梗死(急性缺血性脑卒中)	(1)大动脉粥样硬化性脑梗死
		(2)脑栓塞
		(3)小动脉闭塞性脑梗死
		(4)脑分水岭梗死
		(5)出血性脑梗死
		(6)其他原因所致
		(7)原因未明脑梗死
	3. 脑动脉盗血综合征	(1)锁骨下动脉盗血综合征
		(2)颈动脉盗血综合征

		(3)椎-基底动脉盗血综合征
Ⅱ. 出血性脑血管病	1. 蛛网膜下腔出血	(1)动脉瘤破裂
		(2)脑血管畸形
		(3)中脑周围非动脉瘤性蛛网膜下腔出血
		(4)其他原因
		(5)原因未明
	2. 脑出血	(1)高血压脑出血
		(2)脑血管畸形或动脉瘤脑出血
		(3)淀粉样脑血管病脑出血
		(4)药物性脑出血
		(5)瘤卒中
		(6)脑动脉炎脑出血
		(7)其他原因脑出血
		(8)原因未明脑出血
	3. 其他颅内出血	硬膜下出血;硬膜外出血
Ⅲ. 头颈部动脉粥样硬化、狭窄或闭塞		
Ⅳ. 高血压脑病		
Ⅴ. 颅内动脉瘤		
Ⅵ. 颅内血管畸形		
Ⅶ. 脑血管炎		
Ⅷ. 其他脑血管疾病		
Ⅸ. 颅内静脉系统血栓形成		
Ⅹ. 无急性局灶性神经功能缺损症状的脑血管病		
Ⅺ. 脑卒中后遗症		
Ⅻ. 血管性认知障碍		
ⅩⅢ. 脑卒中后情感障碍		

其中"缺血性脑卒中"在国际上广泛使用 TOAST(trial of org 10172 in acute stroke treatment)对病因进行分型。TOAST 是一项缺血性脑卒中亚型流行病学研究,将缺血性脑卒中分为:大动脉粥样硬化型、心源性栓塞型、小动脉闭塞型、其他明确病因型、不明原因型。这样分型有助于判断预后、指导治疗和选择二级预防措施。

二、流行病学

脑血管疾病死亡率高,致残率高,严重危害人类生命和健康。根据世界卫生组织估算,全世界每 5 秒就有 1 人罹患脑卒中,也就是说每天大约有 25 000 人罹患脑卒中,每年大约有 5 000 000 人死于脑血管疾病。近 30 年来,由于导致脑血管疾病的常见危险因素有所改善,北美、日本、澳大利亚和西欧的卒中发病率有所下降,但东欧和东亚部分地区卒中的发病率却快速增长。

(一)死亡率

死亡率是用来衡量一部分人口中、一定规模的人口大小、每单位时间的死亡数目(整体或归因于指定因素)。根据《中国卫生和计划生育统计年鉴》,脑卒中是中国男性和女性的首位死因,缺血性卒中死亡率上升了 28.8%,而出血性卒中死亡率则下降了 37.7%。2015 年城市居民脑血管病死亡率为 128.23/10 万,其中脑出血 52.09/10 万,脑梗死 41.82/10 万。农村居民脑血管病死亡率为 153.63/10 万,其中脑出血 72.26/10 万,脑梗死 46.99/10 万。1994—2013 年男性脑卒中死亡率下降 18.9%,女性下降 24.9%。

近年来,我国人民生活条件和生活方式明显改变,加之迅速到来的人口老龄化,导致居民的疾病谱、死亡谱发生了很大的变化,脑血管疾病已跃升为我国居民死因的首位。

(二)发病率

发病率表示在一定期间内,一定人群中某病新发生病例出现的频率,是反映疾病对人群健康影响和描述疾病分布状态的一项测量指标,又是用来评估疾病负担和人群防治效果最有意义的指标。脑血管疾病发病率不仅在世界范围内有所不同,在一个国家中其发病率亦有相当大的差别。中国国家卒中筛查数据显示,我国 40~74 岁人群首次脑卒中标化发病率由 2002 年的 189/10 万上升到 2013 年的 379/10 万,平均每年增长 8.3%。根据国家卒中流行病学调查(NESS-China),2013 年我国居民脑卒中发病率为 345.1/10 万,年龄标准化发病率为 246.8/10 万。全球疾病负担数据显示,2016 年我国缺血性脑卒中发病率为 276.75/10 万、出血性脑卒中发病率为 126.34/10 万。

(三)患病率

患病率在慢性非传染性疾病中的概念中一般是指"时点终身患病率",即在某一特定时点之前患病(包括已痊愈者),并在此规定时点仍然存活者。脑卒中是致残率很高的疾病,据统计,2012—2016 年我国卒中人口标准化患病率持续增长,2016 年我国 40 岁及以上人群的卒中标准化患病率为 2.19%,男、女分别为 2.41%、1.96%。据推算,我国 40 岁以上人群现患和曾患卒中人数约 1 242 万。此外,中国疾病预防控制中心 2013 年的数据显示,我国居民卒中总患病率为 1 596.0/10 万,年龄标准化患病率为 1 114.8/10 万,男、女年龄标准化患病率分别为 1 222.2/10 万和 1 005.7/10 万。

(四)特征分布

1. 脑卒中亚型分布 脑卒中按人群流行病学研究分类常分为 4 种亚型,即脑出血、脑梗死、蛛网膜下腔出血和难分类卒中。卒中各亚型分布在不同国家、不同地区存在明显的差别。20 世纪 70 年代末期至 90 年代文献报道的社区人群首次脑卒中发病诊断分型显示如下特点:①世界范围内均以缺血性脑卒中(脑梗死)占多数,占总数的 55%~80%,出血性卒中(脑出血、蛛网膜下腔出血)占 10%~20%,难分类脑卒中约占 5%;②东亚主要是中国和日本的脑出血发病率明显高于西方国家;③中国脑卒中亚型结构趋向西方模式。虽然遗传因素在解释东西方脑卒中发病率和构成的差异上不可忽视,但是对发病率的趋势分析也提示了环境因素的作用。

2. 年龄分布　脑卒中发病或死亡都与年龄有十分密切的关系。我国卒中平均发病年龄与患病年龄均呈年轻化趋势。中国国家卒中登记发布的研究结果显示,2007—2008 年与2012—2013 年急性缺血性卒中患病的中位年龄分别为 67 岁和 65 岁。2012—2016 年国家"脑卒中高危人群筛查和干预项目"数据分析显示,40 岁及以上脑卒中患者首次发病的平均年龄为 60.9～63.4 岁。

3. 性别分布　纵观世界各国的统计资料,绝大多数的结果显示脑卒中发病率、患病率与死亡率男性高于女性,一般为(1.3～1.7)∶1。NESS-China 研究结果显示,我国男性、女性脑卒中患者人群的平均发病年龄分别为 65.5 岁和 67.6 岁;对于 60 岁及以上的人群,男性人群的年龄标准化死亡率显著高于女性人群。《2017 中国卫生和计划生育统计年鉴》和《2018 中国卫生健康统计提要》结果显示,2005—2017 年城市和农村居民脑卒中死亡率男性均高于女性,进一步证实此结论。

4. 职业分布　一般以发病率来研究职业因素与脑卒中的关系,因不同类型脑卒中的死亡率不同。各地研究资料表明,脑血管疾病与职业有一定的关系,但结果不完全相同。日本的调查资料表明,在农村和渔村生活及劳动的人群、户外重体力劳动人群中脑血管疾病的发病率高。国内天津市"四病"防治基地抽样调查结果则表明脑血管疾病的患病率以干部为最高,为 1 226.5/10 万;农业人口发病率最低,为 270.5/10 万。

5. 种族分布　大量资料证明脑血管疾病有种族差异,同一地区不同种族的发病率和患病率均可出现明显差异。如在美国同一地区的黑色人种患病率高于白色人种,有的地区患病率可高于白色人种的 2 倍,这种患病率和发病率的种族差异主要是由于不同种族的生活习惯及社会经济状况不同,而不是因其对脑血管疾病有特殊易感性。如同样是日本人,生活在日本本土的脑血管疾病患病率高,为 354/10 万;而生活在夏威夷的为 107.4/10 万;生活在加利福尼亚的为 104/10 万。患病率相差 3.3～3.4 倍。据我国 1984 年调查,脑卒中的患病率汉族为 600.3/10 万,回族为 281.7/10 万,布依族为 140/10 万,壮族为 834/10 万,结果表明汉族比少数民族患病率高。

6. 地理分布　脑血管疾病有明显的地理分布差异,不同国家之间以及同一国家不同地区之间脑血管疾病的发病率均有差异。芬兰、德国、匈牙利、保加利亚及美国东南部脑卒中发病率较高;而瑞典、荷兰、瑞士、加拿大较低。亚洲的日本和中国很高,而泰国、印度尼西亚、菲律宾很低。我国脑卒中地理分布发病率、患病率和死亡率均以东北为最高,华南和西南较低。随着纬度的增高,脑卒中的发病率、患病率和死亡率均升高。我国 95°以东地区其经度与脑卒中呈正相关,每向东 5°则脑卒中的发病率平均升高 16.27/10 万,患病率升高47.80/10 万,死亡率升高 9.99/10 万。

7. 季节分布　脑血管疾病一年四季均可发病,一般冬季多于夏季。由于各地气温、气压、湿度不同,脑血管发病率和死亡率随季节的变化而不同。我国北方比南方寒冷季节长,西北比东南相对湿度低,平原比高原大气压高,这些因素对脑血管疾病发病率和死亡率均有影响。有研究表明,脑血管疾病平均月死亡率都是冬季最高,12 月上升,1—2 月份达高峰,以后逐渐下降,到 7 月份又出现一小高峰。低温或高温均可导致体内平衡的波动,血管舒张功能障碍,血压骤变或血流缓慢,冬季干燥和夏季出汗多可引起血液浓缩,血黏度增高,特别对高血压、动脉硬化人群,寒冷的刺激使血压增高,更易诱发脑血管疾病。

8. 社会和经济状况分布　来自世界各地的报告显示,社会经济阶层较低人群缺血性卒中和出血性卒中的发病率要高于生活富裕、受过良好教育的人群。这个结果可能受到了多方面因素的影响,例如保健知识的知晓、卫生保健资源的获取、高要求低报酬带来的工作压力、药物滥用、人际关系、是否独居等。

美国神经病学教授亚当斯总结了一个增加卒中风险的流行病学因素表格(表 5-2),来预测哪些人最有可能罹患脑血管疾病。

表 5-2　增加卒中风险的流行病学因素

年龄	随年龄增长而增加
性别	男性＞女性
种族划分	非洲裔美国人＞白色人种
	西班牙裔美国人＞白色人种(较年轻)
	亚裔美国人＝白色人种
地域	东亚＞世界其他地区
	东欧＞西欧
	欧洲＞美国或加拿大
	发展中国家＞工业化国家
社会状况	穷人＞富人
	下层社会＞上层社会
	未受过教育的人＞受过教育的人
家族史	有较早患卒中的家族史＞无
	父母患卒中＞无
	年轻亲属中患血管病＞年老亲属中患血管病
环境	寒冷的天气＞温和的天气
	冬天＞春天、秋天、夏天
	星期一＞其他天
	周末＞工作日
	早晨＞一天中的其他时间

三、脑血管的生理与解剖

(一) 脑血流量

1. 正常脑血流量　脑是人体的重要器官,脑血液循环的主要功能是给脑组织供给氧气和营养物质,清除脑组织的各种代谢产物。另外,脑血液循环还通过携带激素、神经递质等调节中枢神经系统的功能。

脑组织对血液需求量大,人体每分钟由左心室排出的血量约 5 000ml,供应脑部的血液即达 750～1 000ml,约占全身供血量的 20%,而人脑重 1 300～1 500g,仅为体重的 2%,因此脑的血液供应十分丰富。

脑组织的氧消耗量也远较其他组织多,占整个机体总耗氧量的 20%,其对血流中断导致的缺血缺氧极其敏感,当缺血或缺氧时脑功能首先受损。当脑血液供应一旦停止,弥散在脑组织内和结合在血液红细胞中的氧将在 8～12 分钟内完全耗尽;以 ATP、磷酸肌酸等形式存在于组织中的少量能量也将在 2～3 分钟内全部用完;血流停止 5 分钟后,大脑灰质的神经细胞开始死亡。脑组织的能量来源几乎全部依靠葡萄糖代谢,而脑组织又几乎不储存能量物质,完全依靠血液运送。一旦血糖过低,将出现乏力、晕厥、意识不清等症状。因此脑组织只有在保证充足稳定的灌注压、血流、氧供的前提下,才能维持正常稳定的内环境,从而顺利执行各种生理功能。

2. 脑血流量的调节　颅腔内的容积是固定的,其内容是由脑组织、脑脊液和血液三者组成。由于脑组织和脑脊液不与颅外相通,体积相对固定,只有血液是可变的,所以机体为了维持神经系统的功能和代谢活动的正常进行,脑血流在正常的生理情况下必须保持相对恒定,这种稳定是由多种机制自动调节来完成的。脑血流量多少与脑动脉灌注压成正比,与脑血管阻力成反比。正常情况下,动脉氧分压（PO_2）和二氧化碳分压（PCO_2）正常时,当灌注压增高时,机体反射性引起毛细血管动脉端平滑肌收缩,使脑血管阻力增高,使血流不增加;反之,在灌注压降低时,又能引起毛细血管动脉端平滑肌松弛,降低脑血管阻力,使脑血流量不减少,以保证脑组织不致缺氧而损伤,这就是脑血流的自动调节。然而自动调节的灌注压范围是有一定限度的,一般认为灌注压波动在 50～160mmHg 范围内自动调节有效。当超越调节上限（160mmHg）,脑血流量增加,临床上出现脑水肿和颅内压增高等症状;当低于调节下限（50mmHg）,则不能保证脑内的有效灌注量。但是自动调节的上、下限不是绝对的,它受到很多因素的影响而变化,如体内的酸碱失衡、慢性高血压等。例如高血压患者的脑血流量自动调节范围的上、下限均上移,对低血压的耐受能力减弱,因此在急剧降压后会诱发脑缺血发作。

（二）血-脑屏障

血-脑屏障（blood-brain barrier,BBB）是一种介于血液和脑组织之间的、通透性较低的、有选择性通过能力的动态界面。血-脑屏障是指从毛细血管到中枢神经组织间的所有结构,由脑的连续毛细血管内皮及其细胞间的紧密连接、完整的基膜、周细胞以及星形胶质细胞脚板围成的神经胶质膜构成。血-脑屏障不仅具有机械的阻挡作用,而且能通过选择性转运各种所需物质来维持脑组织内环境的稳定。

能够影响血-脑屏障的因素有很多,有生理因素、环境因素、物理因素、缺血缺氧、体温、药物、内分泌系统功能、自主神经系统、各种电解质和酸碱平衡失调等许多方面。例如人在儿童时期的血-脑屏障功能不完善,一般在 30 岁左右才不易受到各种病理因素的影响而比较稳定,到 65～68 岁时血-脑屏障的通透性开始逐渐减低;女性在月经、妊娠期间,正常人在饥饿、饮酒、失眠和疲劳时,血-脑屏障通透性均显著升高;夏天血-脑屏障的通透性要比冬天大;接受放射治疗的患者血-脑屏障的通透性较正常人和放射治疗前均明显增加;缺氧缺血状态下,内皮细胞间的紧密连接开放,形成裂隙,血-脑屏障通透性增高,缺血性脑卒中时存在血-脑屏障损伤。

（三）脑动脉系统

脑部的血液由左、右两条颈内动脉和椎动脉供给，颈内动脉占 70%～80%，椎动脉占 20%～30%。脑动脉壁较薄，中膜和外膜均较相同管径的颅外动脉壁薄，但其内膜的厚度与同等管径的颅外动脉相似，且其内弹力膜相对较厚，因此肌纤维比例高，增加了动脉的刚性，使管腔内的动脉血对管壁的冲击力得以明显缓冲。

1. 颈内动脉系统　颈内动脉系统又称前循环。颈内动脉约于甲状软骨上缘或平对第 4 颈椎，起自颈总动脉，沿咽侧壁上升至颅底，经颈动脉管进入颅腔，通过海绵窦进入蛛网膜下腔。颈内动脉的主要分支有眼动脉（主要供应眼部血液）、脉络膜前动脉（主要供应苍白球大部和内囊后肢、大脑脚、海马结构、视束和外侧膝状体等处）、后交通动脉（沟通颈内动脉和椎-基底动脉两大系统血流的主要动脉）、大脑前动脉和大脑中动脉。颈内动脉主要供应眼部和大脑半球前 3/5 部分（额叶、颞叶、顶叶和基底节）的血液。

2. 椎-基底动脉系统　椎-基底动脉又称后循环，主要供应大脑半球后 2/5 部分、丘脑、脑干和小脑的血液。椎动脉在颈根部起自锁骨下动脉第一段，向上穿行 5～6 个颈椎横突孔，经枕骨大孔入颅，至脑桥下缘，与对侧椎动脉汇合形成基底动脉。椎动脉的主要分支有脊髓后动脉、脊髓前动脉、延髓支和小脑后下动脉等。基底动脉的主要分支为 3 组：旁正中动脉，供应脑桥基底部中线两旁的楔形区域；短旋动脉，供应脑桥基底部外侧区和小脑中、上脚；长旋动脉（如小脑前下动脉、小脑上动脉），供应脑干及小脑半球。

3. Willis 环　颈内动脉和椎动脉经颅底入颅，左、右椎动脉合并为基底动脉，在脑底连成脑底动脉环，由动脉环发出分支入脑，由颅底向脑室方向辐射分布。这一环状结构可以对供应脑组织的动脉进行血液调配，防治脑血液循环的过剩或不足。当组成 Willis 环的某一动脉或某一部分出现阻塞或狭窄，可以通过调节其他血管的血流量弥补缺少的部分，保证脑的血流灌注，避免出现缺血的症状，维持脑的营养和机能活动。Willis 环存在大量的解剖变异情况，脑梗死患者 Willis 环发育不良发生率显著高于正常人群。

4. 侧支循环　大动脉闭塞后可造成不同的神经系统功能缺损。例如，一名患者可因颈内动脉闭塞导致的多个脑叶梗死而死亡，但另一患者却可能无症状。这个差异部分是因为解剖上一定口径的侧支血管存在与否。由于存在脑血管的先天变异或发育不良，侧支循环开放的可能性和有效程度因人而异，所以患者的表现才会造成如此之大的差距。在动脉闭塞时，3 种主要的侧支系统保护脑组织减少缺血损害，分别是：颈外-颈内动脉的吻合支、Willis 环和皮质动脉（软脑膜动脉）。侧支循环也有不利的方面，当不该出现的侧支循环出现时，反而导致脑损害。

5. 穿支动脉　一些短的穿支动脉供给脑干和大脑半球的深部结构，它们之间虽然存在丰富的血管吻合，但吻合支细小，对脑血流的调节和代偿能力较弱。这些动脉闭塞造成较小的（直径<1.5cm）卒中，一般称为腔隙性脑梗死。这些短的穿支容易受到高血压的影响，因此高血压脑出血通常发生在这些血管供血的部位。

（四）脑静脉系统

脑的静脉包括大脑浅静脉和大脑深静脉。大脑浅静脉可分为 3 组：大脑上静脉、大脑中静脉和大脑下静脉，它们收集大脑半球的静脉血液后流入上矢状窦、海绵窦及横窦。重要的大脑深静脉有大脑内静脉、基底静脉和大脑大静脉，主要引流大脑半球深部结构、脑室脉络丛和间脑的静脉血。深、浅两组静脉的血液最后经乙状窦由颈内静脉出颅，回流至右心房。

脑的静脉有如下特点：①脑的静脉不与动脉伴行，其名称也多与动脉的名称不一致，数目及位置也不太恒定，但在颅内形成丰富的静脉网，以保障静脉的回流；②静脉管壁缺乏肌肉和弹力组织，管壁较薄，管腔较大，因而缺乏弹性；③颅内静脉无静脉瓣，故颅外及椎管内外静脉均可逆流，因而颜面、盆腔感染均可以蔓延至颅内。

四、病因和发病机制

（一）病因

脑血管疾病是血管源性脑部病损的总称。从病因上看，大多数是全身性血管和血液系统疾病的脑部表现，只有一小部分是脑血管的局部病损如先天畸形、创伤或肿瘤所致。如就造成脑血管病损的直接致病作用而言，脑血管疾病的病因，主要有以下 10 种。

1. 动脉硬化　是动脉的一种非炎症性、退行性和增生性病变，导致管壁增厚变硬，失去弹性和管腔缩小，甚至完全闭塞，或易于破裂。有多种类型，其中与脑血管疾病密切相关的是①动脉粥样硬化：主要累及大动脉和中等管径的动脉，如冠状动脉、脑动脉和肾动脉；②高血压性细小动脉硬化。持续的高血压尚可促使中等动脉和大动脉内膜沉积，促进动脉粥样硬化，故两者常伴同发生。

2. 动脉栓塞　来自心脏和大动脉或其他器官的不溶于血液中的栓子，随脑动脉进入颅内而阻断脑的血液循环。

3. 动脉炎　包括感染性如风湿、结核、梅毒、寄生虫等动脉炎，非感染性的结缔组织病性脉管炎、巨细胞动脉炎等。

4. 发育异常　如先天性颅内动脉瘤、脑动静脉畸形。

5. 血管损伤　颅内损伤、手术、插入导管、穿刺等直接损伤。

6. 心脏病　除瓣膜病变易发生心源性栓子外，心律失常、心肌梗死亦可影响脑血液循环，导致脑卒中。

7. 血液病和血液流变学异常　如白血病、严重贫血、红细胞增多症、血液凝固状态改变、血黏度异常等。

8. 代谢病　糖尿病、高脂血症可促进或造成动脉硬化等血管损害。

9. 药物反应　过敏、中毒，影响血液凝固，并伴发血管改变等。

10. 肿瘤　血管肿瘤，肿瘤并发血管病变。

（二）发病机制

1. 出血性脑卒中　出血性脑卒中是指非外伤性脑实质内出血，又称脑出血。出血部位80％发生于大脑半球，其余 20％发生于脑干和小脑。虽然高血压是脑出血的最常见原因，但其确切的发病机制仍不十分清楚。一般认为单纯的高血压或血管病变都不足以引起脑出血，而是在原有高血压和血管病变的基础上，血压突然升高引起。其发病机制可能与下列因素有关。

（1）脑动脉解剖特点：脑动脉壁与身体其他脏器的动脉壁相比较薄弱，它没有外弹力纤维层，中层的肌纤维少，这既是夹层动脉瘤和微动脉瘤易发的解剖基础，又是脑出血比其他脏器出血多见的原因之一。

（2）脑动脉微动脉瘤和夹层动脉瘤：长期持续性高血压可使脑内的小动脉硬化、玻璃样变，最后形成微动脉瘤。脑动脉粥样硬化、纤维坏死使其内膜变脆，滋养血管破裂，在血管壁上形成夹层动脉瘤。这两种动脉瘤均可在血压突然升高时破裂出血。

（3）脑小动脉痉挛：高血压引起的小动脉痉挛可能造成其远端的脑组织及血管壁的缺血、缺氧、坏死，发生斑点状出血，这一过程若持久而严重，则可汇合成大片出血。

2. 缺血性脑卒中　缺血性脑卒中是指因脑部血液循环障碍，缺血、缺氧所致的局限性脑组织的缺血性坏死或软化，又称脑梗死。脑组织对缺血缺氧极其敏感，神经细胞在完全缺血、缺氧大约 5 分钟后，就会出现不可逆性的损害，其变化过程较为复杂，也称其为缺血性级联反应，包括神经细胞电生理功能变化、细胞代谢的改变、兴奋性氨基酸（主要是谷氨酸和天冬氨酸）大量释放、细胞膜电位改变、细胞内钙超载及其他活性介质释放、大量自由基生成等，最终导致神经细胞死亡或凋亡。

急性脑梗死病灶由缺血中心区及其周围的缺血半暗带组成。缺血中心区的脑血流量阈值为 10ml/(100g·min)，当神经细胞离子泵和细胞能量代谢衰竭之后，脑组织即发生不可逆性损害。缺血半暗带的脑血流量处于电衰竭[约为 20ml/(100g·min)]与能量衰竭[约为 10ml/(100g·min)]之间，局部脑组织存在大动脉残留血流和/或侧支循环，故脑缺血程度较轻，损伤具有可逆性。缺血中心区和缺血半暗带是一个动态的病理生理过程，随着缺血程度的加重和时间的延长，中心坏死区逐渐扩大，缺血半暗带逐渐缩小。

由于缺血半暗带内的脑组织损伤具有可逆性，因此在一定时间段内如果进行有效的治疗，就能减轻脑损伤的程度，促进功能恢复，我们称这个时间段为治疗时间窗。它包括再灌注时间窗和神经保护时间窗，前者指脑缺血后，经过有效的治疗使得血流再通，脑功能可恢复正常；后者指在时间窗内应用神经保护药物，可防止或减轻脑损伤，改善预后。缺血半暗带的存在除受治疗时间窗的影响之外，还受到脑血管闭塞的部位、侧支循环、组织对缺血的耐受性等诸多因素的影响，因此不同的患者治疗时间窗存在差异。一般认为，再灌注时间窗为发病后 3～4 小时内，不超过 6 小时，进展性脑卒中可以相应延长，神经保护时间窗包含部分或全部再灌注时间窗，可以延长至发病数小时后，甚至数天。

五、危险因素

近代流行病学调查研究证实，一些因素对脑卒中的发生密切相关，被认为是本病的致病因素，又称危险因素。危险因素分两类：一类是不可干预的，如年龄、性别、遗传等；而另一类是可以干预的，如积极采取有效措施消除或减轻这些不良因素的影响，则血管疾病的发病率和死亡率就能显著降低。近年来，国外及我国部分地区对脑血管疾病的主要危险因素进行社区人群干预治疗，已取得了显著效果，因此充分认识和理解这些危险因素是防止脑血管疾病的重要前提。下面主要列举可干预的危险因素。

1. 高血压　高血压是脑卒中最重要的危险因素。不论年龄和性别以及何种脑卒中类型，血压与脑卒中的发生均呈正相关关系。这种关系是直接、持续的，并且是独立的。大量证据表明：①血压增高的程度（不论是收缩压还是舒张压）与发生脑卒中危险呈明显正相关。②高血压的"危险"作用在高龄组并不衰减。③脑卒中发生的危险在伴有其他临床异常表现如左心室肥厚、心律不齐、眼底动脉硬化等状况的高血压患者中更为增加。④脑卒中的发病率与死亡率的地理分布差异与高血压的地理分布差异相一致。⑤有学者报告，无症状的高血压比有症状的高血压危险性更大。

高血压可通过不同机制影响脑血管，可直接作用于直径 50～200μm 的小动脉，使这些小动脉发生透明样变、微梗死或微动脉瘤形成;高血压亦可通过机械性刺激和损伤直径>200μm的较大血管及其内皮细胞,使其发生动脉粥样硬化。

2. 糖尿病 北美与欧洲国家的研究证实,糖尿病是各种卒中肯定的危险因素,且糖尿病患者易出现动脉硬化和高血压、血脂异常等其他危险因素。糖尿病患者发生脑卒中的危险性比血糖正常者增高约1倍。

糖尿病引起脑血管疾病的机制为糖尿病性微血管及大血管病变,糖尿病引起的动脉粥样硬化常先从动脉内皮损伤开始,近年来发现糖尿病患者和胰岛素治疗的糖尿病患者胰岛细胞抗体增加,说明免疫功能障碍也是内皮细胞损伤的原因。另外,糖尿病患者的血小板聚集性增高、血浆糖蛋白浓度增高导致血黏稠度增高、红细胞变形能力下降等,都说明了糖尿病并发的大血管及微血管病变是引起动脉粥样硬化性脑梗死的病理基础。

3. 心脏疾病 各种心脏疾病均可增加患脑血管疾病的危险,如心房纤颤、感染性心内膜炎、心脏瓣膜病、急性心肌梗死等。心房纤颤是心脏疾病致脑梗死的最重要危险因素。联合研究表明,华法林抗凝治疗能使心房纤颤致脑卒中的危险减少68%。另外,心脏病防治方法也可预防脑卒中,例如心导管和血管内治疗、心脏起搏器和射频消融等。

4. 短暂性脑缺血发作(TIA) 有人认为,TIA是脑卒中的一个亚型,不应算作危险因素。但多数学者仍将其归入脑卒中的危险因素。据统计,约30%完全性脑卒中患者发病前有TIA病史,约1/3的TIA患者会发生完全性卒中。临床研究表明,抗血小板聚集等积极治疗TIA能显著减少完全性脑卒中的发生。

5. 血脂异常 虽然认为血脂异常是产生脑梗死的重要基础,但是是否为脑血管疾病的危险因素尚无定论。近年的meta分析证实,他汀类药物可显著降低脑卒中的发病率和死亡率。血脂异常特别是低密度脂蛋白升高虽然证实是动脉粥样硬化的肯定危险因素,但对脑卒中的影响远不如对冠心病的危险作用更明显。

6. 吸烟 越来越多的研究证实,吸烟能增加脑卒中的危险约2倍,且随着吸烟量的增加,脑卒中的危险性也增加。也有人发现,在去除年龄、性别、高血压、心脏病和糖尿病病史影响后,长期被动吸烟者脑卒中的发病危险比不暴露于吸烟环境者增加1.82倍。

吸烟能使血液黏度增高,可使血细胞比容显著增高;尼古丁能使神经末梢及肾上腺髓质释放肾上腺素及去甲肾上腺素,导致血管收缩,血管阻力增大,并导致血管壁的损伤;肾上腺素释放可使血小板聚集,血管阻力进一步加大,血黏滞性进一步升高。随着吸烟时间和吸烟量的不断增加,此病理过程逐渐加重,最终机体失去自身调节能力而导致脑卒中的发生。

7. 饮酒 过量饮酒与出血性脑卒中之间存在直接的剂量依赖关系,但是饮酒与缺血性脑卒中的关系存在争议。也有研究表明,少量或适量饮酒可有保护作用,而超量饮酒会增加缺血性脑卒中的危险。

长期大量饮酒不仅使血压增高,还可改变血液中的某些成分,导致血小板功能低下、纤溶活性增高、凝血因子生成减少,也能导致脑深穿支小动脉内膜纤维素样坏死、玻璃样变及微动脉瘤形成,以及引起小动脉痉挛,都对促进脑卒中的发生有一定作用。

8. 肥胖 肥胖人群易患心、脑血管疾病已有不少研究证据,这与肥胖导致高血压、高脂血症、高血糖是分不开的。目前认为男性腹部肥胖和女性体重指数(BMI)增高是脑卒中的一个独立危险因素。

9. 口服避孕药　欧洲和北美一些调查研究表明,长期服用避孕药可使年轻妇女脑卒中发病率增加,但仅仅是"相对危险性"增高。服用低剂量雌激素避孕药者发生脑卒中的额外危险比高剂量者低。

口服避孕药易发生脑卒中的机制与以下因素有关:①血液凝固性增加和血流缓慢,从而促使血栓和栓塞的发生;②血管壁内膜增生;③甾体激素可影响脂肪和糖的代谢,引起血脂异常,高密度脂蛋白(HDL)降低。

10. 偏头痛　目前研究尚少,有报道男性 40 岁以上偏头痛患者易患脑卒中,但另有报道经脑卒中其他因素调整后两者无关联。也有报道偏头痛使年轻女性脑卒中的发病率从10/10 万增加至 19/10 万,因此偏头痛与脑卒中危险性有一定的关系,但两者的确切关系及机制尚有待于进一步研究。

11. 颈动脉狭窄　其原因有动脉粥样硬化、大动脉炎、先天迂曲狭窄等。大量人群研究表明,有颈部杂音者脑卒中的年发病率为 $1\% \sim 2\%$,脑卒中的危险性增加 1 倍以上。颈动脉进行性狭窄和严重狭窄患者脑卒中的危险性更大。但是对颈动脉颅外段狭窄的患者行预防性内膜剥脱尚有不同意见。

12. 饮食因素　主要指摄盐量、肉类和含饱和脂肪酸的动物油食用量等。国内调查提示每日摄盐量、食肉量偏多者,对脑卒中的发生有显著性意义。摄盐量增高可引起高血压则是早已证明的事实,也有研究认为食盐过多可对血管壁有直接损害作用。但是饮食调查受众多因素的干扰,很难精确。所得资料矛盾很多。如以肉食为主的蒙古族、摄盐量很高的维吾尔族(喜饮加食盐的奶茶),其脑血管疾病发病率并不比其他民族或地区为高。这说明各地区、各民族的饮食习惯,内容差别极大,其中包括许多需要进一步研究的因素。但是大多数研究者认为,高盐、高肉类、高动物油的摄入,是促进高血压、动脉硬化的因素,因此对脑卒中也是不利因素。

脑卒中主要危险因素见表 5-3。

表 5-3　脑卒中主要危险因素

不可调节危险因素	可调节危险因素	潜在的可调节危险因素,证据不足
年龄	吸烟	有先兆的偏头痛
性别	高血压	代谢综合征
种族	糖尿病	滥用药物和酒精
低出生体重	高胆固醇	止血和炎症因子
卒中或 TIA 家族史	低 LDL	高同型半胱氨酸血症
	房颤	睡眠呼吸障碍
	镰状细胞病	牙周病
	绝经后激素治疗	传染病(衣原体、巨细胞病毒、幽门螺杆菌)
	口服避孕药	
	高钠或低钾饮食	
	肥胖	
	缺乏运动	
	其他心血管疾病(冠心病、心衰、PAD)	

第二节 脑血管疾病的临床表现与诊断

一、短暂性脑缺血发作的临床表现和诊断

（一）特点

短暂性脑缺血发作（transient ischemic attack，TIA）好发于中老年人（50～70 岁），男性高于女性，大多数患者同时伴有高血压、高血脂、糖尿病、动脉粥样硬化等脑血管疾病危险因素。一般发病突然，可能数分钟内即达高峰，历时短暂，持续数分钟或十余分钟缓解，最长发作时间不超过 24 小时。脑部病灶一般较局限或视网膜功能障碍，会反复发作，每次发作表现基本相似，但恢复完全，不留后遗症状。

（二）颈内动脉系统 TIA

通常持续时间短，发作频率少，较多进展为脑梗死。临床表现与受累血管分布有关。

1. 大脑中动脉 可出现缺血区对侧肢体的单瘫、轻偏瘫、面瘫和舌瘫，可伴有偏身感觉障碍和对侧同向偏盲，优势半球受损常出现失语和失用，非优势半球受损可出现空间定向障碍。

2. 大脑前动脉 可出现人格和情感障碍、对侧下肢无力等。

3. 颈内动脉 颈内动脉主干 TIA 主要表现为眼动脉交叉瘫（即病侧单眼一过性黑矇、失明和/或对侧偏瘫及感觉障碍），Horner 交叉瘫（即病侧 Horner 征、对侧偏瘫）。

（三）椎-基底动脉系统 TIA

通常持续时间长，发作频率高，进展至脑梗死机会少。临床最常见表现为眩晕、平衡障碍、眼球运动异常和复视；可见单侧或双侧面部、口周麻木，单独出现或伴有对侧肢体瘫痪、感觉障碍，呈现典型或不典型的脑干缺血综合征。一般椎-基底动脉系统 TIA 患者很少出现孤立的眩晕、耳鸣、恶心、晕厥、头痛、尿便失禁、嗜睡或癫痫等症状，往往合并有其他脑干或大脑后动脉供血缺血的症状和体征。

1. 跌倒发作 表现为患者转头或仰头时，突然失去张力而跌倒，无意识丧失，常很快可自行站起，因下部脑干网状结构缺血所致。

2. 短暂性全面遗忘症 发作时出现短时间记忆丧失，患者对此自知，一般持续数分钟至数十分钟，发作时对时间、地点定向障碍，但谈话、书写和计算能力正常，是大脑后动脉颞支缺血累及边缘系统的颞叶海马、海马旁回和穹隆所致。

3. 双眼视力障碍发作 双侧大脑后动脉距状支缺血导致枕叶视皮质受累，引起暂时性皮质盲。

（四）诊断

大多数 TIA 患者就诊时临床症状已消失，故诊断主要依靠病史。中老年患者突然出现局灶性脑功能损害症状，符合颈内动脉或椎-基底动脉系统及其分支缺血表现，并在短时间内症状完全恢复（多不超过 1 小时），应高度怀疑为 TIA。PWI/DWI、CTP 和 SPECT 有助于 TIA 诊断，主要与癫痫、梅尼埃病、心脏疾病等进行鉴别。

辅助检查 CT 或 MRI 大多正常，部分病例（发作时间＞60 分钟者）在弥散加权 MRI 可见片状缺血灶。CTA、MRA 及 DSA 检查可见血管狭窄、动脉粥样硬化斑。TCD 检测可发

现颅内动脉狭窄,并可进行血流状况评估和微栓子监测。血常规和生化检查也是必要的,神经心理学检查可能发现轻微的脑功能损害。

二、缺血性脑血管疾病的临床表现和诊断

(一)一般特点

1. 动脉粥样硬化性脑梗死　多见于中老年人,动脉炎性脑梗死以中青年多见。常在安静或睡眠中发病,部分病例有 TIA 前驱症状如肢体麻木、无力等,局灶性体征多在发病后 10 余小时或 1~2 日达到高峰,临床表现取决于梗死灶的大小和部位。患者一般意识清楚,当发生基底动脉血栓或大面积脑梗死时,可出现意识障碍,甚至危及生命。

2. 脑栓塞　可发生于任何年龄,以青壮年多见。多在活动中急骤发病,无前驱症状,局灶性神经体征在数秒至数分钟达到高峰,多表现为完全性卒中。大多数患者伴有风湿性心脏病、冠心病和严重心律失常等,或存在心脏手术、长骨骨折、血管内介入治疗等栓子来源病史。有些患者同时并发肺栓塞(气急、发绀、胸痛、咯血和胸膜摩擦音等)、肾栓塞(腰痛、血尿等)、肠系膜栓塞(腹痛、便血等)和皮肤栓塞(出血点或瘀斑)等疾病表现。有无意识障碍取决于栓塞血管的大小和梗死的面积。

3. 腔隙性脑梗死　多见于中老年患者,男性多于女性,半数以上的病例有高血压病史,突然或逐渐起病,出现偏瘫或偏身感觉障碍等局灶症状。通常症状较轻、体征单一、预后较好,一般无头痛、颅内高压和意识障碍表现,许多患者并不出现临床症状,而是由头颅影像学检查发现。

(二)不同脑血管闭塞的临床特点

1. 颈内动脉闭塞的表现　严重程度差异较大,主要取决于侧支循环状况。颈内动脉闭塞常发生在颈内动脉分叉后,30%~40%的病例可无症状。症状性闭塞可出现单眼一过性黑矇,偶见永久性失明(视网膜动脉缺血)或 Horner 征(颈上交感神经节后纤维受损)。远端大脑中动脉血液供应不良,可以出现对侧偏瘫、偏身感觉障碍和/或同向性偏盲等,优势半球受累可伴失语症,非优势半球受累可有体象障碍。体检可闻及颈动脉搏动减弱或闻及血管杂音。

2. 大脑中动脉闭塞的表现

(1)主干闭塞:导致三偏症状,即病灶对侧偏瘫(包括中枢性面舌瘫和肢体瘫痪)、偏身感觉障碍及偏盲,伴头、眼向病灶侧凝视,优势半球受累出现完全性失语症,非优势半球受累出现体象障碍,患者可出现意识障碍。主干闭塞相对少见,仅占大脑中动脉闭塞的 2%~5%。

(2)皮质支闭塞:①上部分支闭塞,导致病灶对侧面部、上下肢瘫痪和感觉缺失,但下肢瘫痪较上肢轻,而且足部不受累,头、眼向病灶侧凝视程度轻,伴 Broca 失语(优势半球)和体象障碍(非优势半球),通常不伴意识障碍;②下部分支闭塞,较少单独出现,导致对侧同向性上 1/4 视野缺损,伴 Wernicke 失语(优势半球),急性意识模糊状态(非优势半球),无偏瘫。

(3)深穿支闭塞:最常见的是纹状体内囊梗死,表现为对侧中枢性均等性轻偏瘫、对侧偏身感觉障碍,可伴对侧同向性偏盲。优势半球病变出现皮质下失语,常为底节性失语,表现自发性言语受限,音量小,语调低,持续时间短暂。

3. 大脑前动脉闭塞的表现

(1)分出前交通动脉前主干闭塞:可因对侧动脉的侧支循环代偿不出现症状,但当双侧

动脉起源于同一个大脑前动脉主干时,就会造成双侧大脑半球的前、内侧梗死,导致截瘫、二便失禁、意志缺失、运动性失语综合征和额叶人格改变等。

(2)分出前交通动脉后大脑前动脉远端闭塞:导致对侧的足和下肢的感觉运动障碍,而上肢和肩部的瘫痪轻,面部和手部不受累。感觉丧失主要是辨别觉丧失,而有时不出现。可以出现尿失禁(旁中央小叶受损)、淡漠、反应迟钝、欣快和缄默等(额极叶胼胝体受损),对侧出现强握及吸吮反射和痉挛性强直(额叶受损)。

(3)皮质支闭塞:导致对侧中枢性下肢瘫,可伴感觉障碍(胼周和胼缘动脉闭塞);对侧肢体短暂性共济失调、强握反射及精神症状(眶动脉及额极动脉闭塞)。

(4)深穿支闭塞:导致对侧中枢性面舌瘫、上肢近端轻瘫(累及内囊膝部及部分前肢)。

4. 大脑后动脉闭塞的表现 主干闭塞症状取决于侧支循环。

(1)单侧皮质支闭塞:引起对侧同向性偏盲,上部视野较下部视野受累常见,黄斑区视力不受累(黄斑区的视皮质代表区为大脑中、后动脉双重供应)。优势半球受累可出现失读(伴或不伴失写)、命名性失语、失认等。

(2)双侧皮质支闭塞:可导致完全型皮质盲,有时伴有不成形的视幻觉、记忆受损(累及颞叶)、不能识别熟悉面孔(面容失认症)等。

(3)大脑后动脉起始段的脚间支闭塞:可引起中脑中央和下丘脑综合征,包括垂直性凝视麻痹、昏睡甚至昏迷;旁正中动脉综合征,主要表现是同侧动眼神经麻痹和对侧偏瘫,即Weber综合征(病变位于中脑基底部,动眼神经和皮质脊髓束受累);同侧动眼神经麻痹和对侧共济失调、震颤,即Claude综合征(病变位于中脑被盖部,动眼神经和结合臂);同侧动眼神经麻痹和对侧不自主运动和震颤,即Benedikt综合征(病变位于中脑被盖部,动眼神经、红核和结合臂)。

(4)大脑后动脉深穿支闭塞:丘脑穿通动脉闭塞产生红核丘脑综合征,表现为病灶侧舞蹈样不自主运动、意向性震颤、小脑性共济失调和对侧偏身感觉障碍;丘脑膝状体动脉闭塞产生丘脑综合征(丘脑的感觉中继核团梗死),表现为对侧深感觉障碍、自发性疼痛、感觉过度、轻偏瘫、共济失调、手部痉挛和舞蹈-手足徐动症等。

5. 椎-基底动脉闭塞的表现 血栓性闭塞多发生于基底动脉中部,栓塞性通常发生在基底动脉尖。基底动脉或双侧椎动脉闭塞是危及生命的严重脑血管事件,引起脑干梗死,出现眩晕、呕吐、四肢瘫痪、共济失调、肺水肿、消化道出血、昏迷和高热等。脑桥病变出现针尖样瞳孔。

(三)常见特殊类型的脑梗死

1. 大面积脑梗死 通常由颈内动脉主干、大脑中动脉主干闭塞或皮质支完全性卒中所致,表现为病灶对侧完全性偏瘫、偏身感觉障碍及向病灶对侧凝视麻痹。病程呈进行性加重,易出现明显的脑水肿和颅内压增高征象,甚至发生脑疝死亡。

2. 分水岭脑梗死 是由相邻血管供血区交界处或分水岭区局部缺血导致,也称边缘带脑梗死,多因血流动力学原因所致。典型病例发生于颈内动脉严重狭窄或闭塞伴全身血压降低时,亦可源于心源性或动脉源性栓塞。常呈卒中样发病,症状较轻,纠正病因后病情易得到有效控制。可分为以下类型:

(1)皮质前型:见大脑前、中动脉分水岭脑梗死,病灶位于额中回,可沿前后中央回上部带状走行,直达顶上小叶。表现以上肢为主的偏瘫及偏身感觉障碍,伴有情感障碍、强握反射和局灶性癫痫，主侧病变还可出现经皮质运动性失语。

（2）皮质后型：见于大脑中、后动脉或大脑前、中、后动脉皮质支分水岭区梗死，病灶位于顶、枕、颞交界区。常见偏盲，下象限盲为主，可有皮质性感觉障碍，无偏瘫或瘫痪较轻。约半数病例有情感淡漠、记忆力减退或 Gerstmann 综合征（优势半球角回受损）。优势半球侧病变出现经皮质感觉性失语，非优势半球侧病变可见体象障碍。

（3）皮质下型：见于大脑前、中、后动脉皮质支与深穿支分水岭区梗死或大脑前动脉回返支（Heubner 动脉）与大脑中动脉豆纹动脉分水岭区梗死，病灶位于大脑深部白质、壳核和尾状核等。表现为纯运动性轻偏瘫或感觉障碍、不自主运动等。

3. 出血性脑梗死　是由于脑梗死灶内的动脉自身滋养血管同时缺血，导致动脉血管壁损伤、坏死，在此基础上如果血管腔内血栓溶解或其侧支循环开放等原因使已损伤的血管血流得到恢复，则血液会从破损的血管壁漏出，引发出血性脑梗死，常见于大面积脑梗死后。

4. 多发性脑梗死　指两个或两个以上不同供血系统脑血管闭塞引起的梗死，一般由反复多次发生脑梗死所致。

（四）常见的腔隙综合征

症状较轻、体征单一、预后较好。

1. 纯运动性轻偏瘫　是最常见类型，约占 60%，病变多位于内囊、放射冠或脑桥。表现为对侧面部及上、下肢大体相同程度轻偏瘫，无感觉障碍、视觉障碍和皮质功能障碍如失语等；若为脑干病变则不出现眩晕、耳鸣、眼震、复视及小脑性共济失调等。常常突然发病，数小时内进展，许多患者遗留受累肢体的笨拙或运动缓慢。

2. 纯感觉性卒中　较常见，伴感觉异常，如麻木、烧灼或沉重感、刺痛、僵硬感等；病变主要位于对侧丘脑腹后外侧核。

3. 共济失调性轻偏瘫　病变对侧轻偏瘫伴小脑性共济失调，偏瘫下肢重于上肢（足踝部明显），面部最轻，共济失调不能用无力来解释，可伴锥体束征。病变位于脑桥基底部、内囊或皮质下白质。

4. 构音障碍-手笨拙综合征　约占 20%，起病突然，症状迅速达高峰，表现为构音障碍、吞咽困难、病变对侧中枢性面舌瘫、面瘫侧手无力和精细动作笨拙（书写时易发现），指鼻试验不准，轻度平衡障碍。病变位于脑桥基底部、内囊前肢及膝部。

5. 感觉运动性卒中　以偏身感觉障碍起病，再出现轻偏瘫，病灶位于丘脑腹后核及邻近内囊后肢，是丘脑膝状体动脉分支或脉络膜后动脉丘脑支闭塞所致。

6. 腔隙状态　是本病反复发作引起多发性腔隙性梗死，累及双侧皮质脊髓束和皮质脑干束，出现严重精神障碍、认知功能下降、假性延髓性麻痹、双侧锥体束征、类帕金森综合征和尿便失禁等。

（五）诊断

1. 急性脑梗死　高血压及动脉硬化患者，静息状态下或睡眠中急性起病，1 至数日内出现局灶性脑损害的症状和体征，并能用某一动脉供血区功能损伤来解释，临床应考虑急性脑梗死可能。CT 或 MRI 检查发现梗死灶可明确诊断。有明显感染或炎症疾病史的年轻患者需考虑动脉炎致血栓形成的可能。一般与脑栓塞、脑出血、占位性病变鉴别。相关检查方法如下所示。

（1）血液化验和心电图检查：血液化验包括血常规、血液流变、血生化（包括血脂、血糖、肾功能、电解质）。这些检查有利于发现脑梗死的危险因素，对鉴别诊断也有价值。

（2）神经影像学检查：其可以直观显示脑梗死的范围、部位、血管分布、有无出血、病灶的新旧等。发病后应尽快进行 CT 检查，虽早期有时不能显示病灶，但对排除脑出血至关重要。多数病例发病 24 小时后逐渐显示低密度梗死灶，发病后 2～15 日可见均匀片状或楔形的明显低密度灶。大面积脑梗死有脑水肿和占位效应，出血性梗死呈混杂密度。病后 2～3 周为梗死吸收期，由于病灶水肿消失及吞噬细胞浸润可与周围正常脑组织等密度，CT 上难以分辨，称为"模糊效应"。增强扫描有诊断意义，梗死后 5～6 日出现增强现象，1～2 周最明显，约 90% 的梗死灶显示不均匀强化。头颅 CT 是最方便、快捷和常用的影像学检查手段，缺点是对脑干、小脑部位病灶及较小梗死灶分辨率差。

MRI 可清晰显示早期缺血性梗死，脑干、小脑梗死，静脉窦血栓形成等，梗死灶 T_1 呈低信号，T_2 呈高信号。出血性梗死时 T_1 相有高信号混杂。MRI 弥散加权成像（DWI）可早期显示缺血病变（发病 2 小时内），为早期治疗提供重要信息。

血管造影 DSA、CTA 和 MRA 可以发现血管狭窄、闭塞及其他血管病变，如动脉炎、脑底异常血管网病、动脉瘤和动静脉畸形等，可以为卒中的血管内治疗提供依据。其中 DSA 是脑血管病变检查的"金标准"，缺点为有创、费用高、技术条件要求高。

（3）腰椎穿刺检查：仅在无条件进行 CT 检查，临床又难以区别脑梗死与脑出血时进行。一般脑血栓形成患者 CSF 压力、常规及生化检查正常，但有时仍不能据此就诊断为脑梗死。

（4）TCD：对评估颅内外血管狭窄、闭塞、痉挛或血管侧支循环建立情况有帮助，目前也有用于溶栓治疗监测。其缺点为易于受血管周围软组织或颅骨干扰及操作人员技术水平影响，目前不能完全替代 DSA，只能用于高危患者筛查和定期血管病变监测，为进一步更加积极的治疗提供依据。

（5）超声心动图检查：可发现心脏附壁血栓、心房黏液瘤和二尖瓣脱垂，对脑梗死不同类型间鉴别诊断有意义。

2. 脑栓塞　骤然起病，数秒至数分钟达到高峰，出现偏瘫、失语等局灶性神经功能缺损，既往有栓子来源的基础疾病如心脏病、动脉粥样硬化、严重的骨折等病史，基本可作出脑栓塞临床诊断，如合并其他脏器栓塞更支持诊断。CT 和 MRI 检查可确定脑栓塞部位、数目及是否伴发出血，有助于明确诊断。一般与动脉粥样硬化性脑梗死、脑出血鉴别。相关检查方法如下所示。

（1）CT 和 MRS 检查：可显示缺血性梗死或出血性梗死改变，合并出血性梗死高度支持脑栓塞诊断。CT 检查在发病后 24～48 小时内可见病变部位呈低密度改变，发生出血性梗死时可见低密度梗死区出现 1 个或多个高密度影。MRA 可发现颈动脉狭窄或闭塞。

（2）脑脊液检查：一般压力正常，压力增高提示大面积脑梗死，如非必要尽量避免行此项检查。出血性梗死 CSF 可呈血性或镜下红细胞；感染性脑栓塞如亚急性细菌性心内膜炎产生含细菌栓子，CSF 细胞数明显增高，早期中性粒细胞为主，晚期淋巴细胞为主，脂肪栓塞CSF 可见脂肪球。

（3）心电图检查：应常规检查，作为确定心肌梗死和心律失常的依据。脑栓塞作为心肌梗死首发症状并不少见，更需注意无症状性心肌梗死。超声心动图检查可证实是否存在心源性栓子，颈动脉超声检查可评价颈动脉管腔狭窄程度及动脉硬化斑块情况，对证实颈动脉源性栓塞有一定意义。

3. 腔隙性梗死　中老年发病，有长期高血压病史；急性起病，出现局灶性神经功能缺损症状。少数患者隐匿起病,无明显临床症状,仅在影像学检查时发现。一般需与小量脑出血、感染、囊虫病、脱髓鞘病和转移瘤等鉴别。

CT 可见内囊基底节区、皮质下白质单个或多个圆形、卵圆形或长方形低密度病灶,边界清晰,无占位效应。

MRI 呈 T_1 低信号、T_2 高信号,可较 CT 更为清楚地显示腔隙性脑梗死病灶。

三、出血性脑血管疾病的临床表现和诊断

(一) 一般表现

脑出血好发年龄为 50～70 岁,男性稍多于女性,冬、春两季发病率较高,多有高血压病史。多在情绪激动或活动中突然发病,发病后病情常于数分钟至数小时内达到高峰。

脑出血患者发病后多有血压明显升高。由于颅内压升高,常有头痛、呕吐和不同程度的意识障碍,如嗜睡或昏迷等,大约 10% 脑出血病例有抽搐发作。

(二) 局限性定位表现

出血性脑血管疾病的临床表现取决于出血量和出血部位。

1. 基底节区出血

(1)壳核出血:最常见,约占脑出血病例的 60%,系豆纹动脉尤其是其外侧支破裂所致,可分为局限型(血肿仅局限于壳核内)和扩延型。常有病灶对侧偏瘫、偏身感觉缺失和同向性偏盲,还可出现双眼球向病灶对侧同向凝视不能,优势半球受累可有失语。

(2)丘脑出血:占脑出血病例的 10%～15%,系丘脑膝状体动脉和丘脑穿通动脉破裂所致,可分为局限型(血肿仅局限于丘脑)和扩延型。常有对侧偏瘫、偏身感觉障碍,通常感觉障碍重于运动障碍。深、浅感觉均受累,而深感觉障碍更明显。可有特征性眼征,如上视不能或凝视鼻尖、眼球偏斜或分离性斜视、眼球会聚障碍和无反应性小瞳孔等。小量丘脑出血致丘脑中间腹侧核受累可出现运动性震颤和帕金森综合征样表现;累及丘脑底核或纹状体可呈偏身舞蹈-投掷样运动;优势侧丘脑出血可出现丘脑性失语、精神障碍、认知障碍和人格改变等。

(3)尾状核头出血:较少见,多由高血压动脉硬化和血管畸形破裂所致,一般出血量不大,多经侧脑室前角破入脑室。常有头痛、呕吐、颈强直、精神症状,神经系统功能缺损症状并不多见,故临床酷似蛛网膜下腔出血。

2. 脑叶出血　占脑出血的 5%～10%,常由脑动静脉畸形、血管淀粉样病变、血液病等所致。出血以顶叶最常见,其次为颞叶、枕叶、额叶,也有多发脑叶出血的病例。如额叶出血可有偏瘫、尿便障碍、Broca 失语、摸索和抢握反射等;颞叶出血可有 Wernicke 失语、精神症状、对侧上象限盲、癫痫;枕叶出血可有视野缺损;顶叶出血可有偏身感觉障碍、轻偏瘫、对侧下象限盲,非优势半球受累可有构象障碍。

3. 脑干出血

(1)脑桥出血:约占脑出血的 10%,多由基底动脉脑桥支破裂所致,出血灶多位于脑桥基底部与被盖部之间。大量出血(血肿>5ml)累及双侧被盖部和基底部,常破入第四脑室,患者迅即出现昏迷、双侧针尖样瞳孔、呕吐咖啡样胃内容物、中枢性高热、中枢性呼吸障碍、眼球浮动、四肢瘫痪和去大脑强直发作等。小量出血可无意识障碍,表现为交叉性瘫痪和共济失调性偏瘫,两眼向病灶侧凝视麻痹或核间性眼肌麻痹。

（2）中脑出血：少见，常有头痛、呕吐和意识障碍，轻症表现为一侧或双侧动眼神经不全麻痹、眼球不同轴、同侧肢体共济失调，也可表现为 Weber 或 Benedikt 综合征；重症表现为深昏迷、四肢弛缓性瘫痪，可迅速死亡。

（3）延髓出血：更为少见，临床表现为突然意识障碍，影响生命体征，如呼吸、心率、血压，继而死亡。轻症患者可表现不典型的 Wallenberg 综合征。

（4）小脑出血：约占脑出血的 10%。多由小脑上动脉分支破裂所致。常有头痛、呕吐，眩晕和共济失调明显，起病突然，可伴有枕部疼痛。出血量较少者，主要表现为小脑受损症状，如患侧共济失调、眼震和小脑语言等，多无瘫痪；出血量较多者，尤其是小脑蚓部出血，病情迅速进展，发病时或病后 12～24 小时内出现昏迷及脑干受压征象，双侧瞳孔缩小至针尖样、呼吸不规则等。暴发型则常突然昏迷，在数小时内迅速死亡。

（5）脑室出血：占脑出血的 3%～5%，分为原发性和继发性脑室出血。原发性脑室出血多由脉络丛血管或室管膜下动脉破裂出血所致，继发性脑室出血是指脑实质出血破入脑室。常有头痛、呕吐，严重者出现意识障碍如深昏迷、脑膜刺激征、针尖样瞳孔、眼球分离斜视或浮动、四肢弛缓性瘫痪及去脑强直发作、高热、呼吸不规则、脉搏和血压不稳定等症状。临床上易误诊为蛛网膜下腔出血。

（三）诊断

中老年患者在活动中或情绪激动时突然发病，迅速出现局灶性神经功能缺损症状以及头痛、呕吐等颅内高压症状时应考虑脑出血的可能，结合头颅 CT 检查，可以迅速明确诊断。一般应与其他类型的脑血管疾病如急性脑梗死、蛛网膜下腔出血相鉴别；对发病突然、迅速昏迷且局灶体征不明显者，应注意与引起昏迷的全身性疾病如中毒（酒精中毒、镇静催眠药物中毒、一氧化碳中毒等）及代谢性疾病（低血糖、肝性脑病、肺性脑病和尿毒症等）鉴别；对有头部外伤史者应与外伤性颅内血肿相鉴别。

颅脑 CT 扫描是诊断脑出血首选的重要方法，可清楚显示出血部位、出血量大小、血肿形态是否破入脑室以及血肿周围有无低密度水肿带和占位效应等。病灶多呈圆形或卵圆形均匀高密度区，边界清楚，脑室大量积血时多呈高密度铸型，脑室扩大。1 周后血肿周围有环形增强，血肿吸收后呈低密度或囊性变。动态 CT 检查还可评价出血的进展情况。相关检查方法如下所示。

1. MRI 和 MRA 检查 对发现结构异常，明确脑出血的病因很有帮助。对检出脑干和小脑的出血灶和监测脑出血的演进过程优于 CT 扫描，对急性脑出血诊断不及 CT。脑出血时 MRI 影像变化规律如下：①超急性期（<24 小时），血肿为长 T_1、长 T_2 信号，与脑梗死、水肿不易鉴别；②急性期（2～7 天），为等 T_1、短 T_2 信号；③亚急性期（8 天至 4 周），为短 T_1、长 T_2 信号；④慢性期（>4 周），为长 T_1、长 T_2 信号。MRA 可发现脑血管畸形、血管瘤等病变。

2. 脑脊液检查 脑出血患者一般无需进行腰椎穿刺检查，以免诱发脑疝形成，如需排除颅内感染和蛛网膜下腔出血，可谨慎进行。

3. DSA 脑出血患者一般不需要进行 DSA 检查，除非怀疑有血管畸形、血管炎或烟雾病又需外科手术或血管介入治疗时才考虑进行。DSA 可清楚显示异常血管和造影剂外漏的破裂血管及部位。

4. 其他检查 包括血常规、血液生化、凝血功能、心电图检查和胸部 X 线摄片检查。外周白细胞计数可暂时增高,血糖和尿素氮水平也可暂时升高,凝血活酶时间和部分凝血活酶时间异常提示有凝血功能障碍。

第三节　脑血管疾病的治疗和预防

一、治疗原则

迅速识别卒中的临床表现并在可能最短的时间内开始治疗,是处理出血性和缺血性卒中的关键。对疑似缺血性卒中的患者,初始治疗原则为管理气道、呼吸和循环系统,监测心脏功能,建立静脉通道,根据 CT 结果判断卒中的性质,是缺血性还是出血性。药物治疗脑血管疾病需要准确的诊断,错误的诊断将导致药物错误使用并导致严重的并发症和死亡。缺血性和出血性脑血管疾病的治疗不同,缺血性卒中的治疗包括急性期、恢复期治疗和预防治疗。急性期一般包括卒中后 1 周,急性期唯一有效的方法是 rt-PA 联合支持治疗。恢复期主要使用抗血小板药物阿司匹林、氯吡格雷等可以预防缺血性卒中的复发;卒中康复可预防并发症,改善预后。

出血性脑卒中的治疗重点是支持治疗,以使神经功能的恢复最大化,预防进一步出血,并控制并发症的发生。最有效的方法是控制血压,保护肺功能,维持电解质平衡。目前没有直接治疗出血性卒中的方法。

二、治疗目标

急性卒中的治疗目标:①减少进一步的神经功能损伤和降低死亡率和长期的残疾发生率;②预防并发症,及并发症继发的残疾和神经功能缺损;③预防卒中的复发。

三、脑血管疾病的非药物治疗

(一) 缺血性卒中

外科干预在急性缺血性卒中患者中的应用有限。在不到 10% 大脑中动脉大面积梗死的患者中,应用减压术可以降低颅内压,并显著降低死亡率。但是,为最终改善大脑功能结局,提高生存率,手术必须在卒中发生后 48 小时内进行。在小脑梗死伴有严重水肿的病例中,外科减压术可挽救生命。除外科干预外,应用多学科合作的、有组织的方法进行卒中管理如早期康复,可有效减少缺血性卒中患者最终致残率。"卒中单元"是指在医院的一定区域内,针对脑卒中患者的、具有诊疗规范和明确治疗目标的医疗综合体。它是可延伸到恢复期、后遗症期,针对卒中患者的一个完善的管理体系,其中包括社区医疗、家庭医疗以及各个收治机构。

颈动脉内膜切除术(carotid endarterectomy,CEA)是一种针对脑梗死的预防性治疗措施,用于治疗溃烂和/或狭窄的颈动脉,在有手术指征的人群中使用,并在操作致残率和致死率低的医学中心中实施该操作,可有效减少卒中发病和复发。对年龄小于 70 岁的患者来说,颈动脉支架侵入性更小,并可有效减少卒中复发风险。然而,对颅内狭窄的患者来说,颈动脉内膜切除术相比支架更有助于减少卒中的复发。

(二) 出血性卒中

对大部分患者而言,破裂动脉的外科夹闭或血管内栓塞应尽早进行以降低再出血风险。在出血量中等(20~50ml)的原发性脑出血发生后 8 小时内进行外科清除手术,对患者的预后有帮助。插入脑室外引流治疗脑积水,并随后检测颅内压等方法已广泛应用,这些治疗方法是所有操作中侵入性最小的。

四、短暂性脑缺血发作的药物治疗

(一) 临床药师在缺血性脑卒中多学科治疗中的作用

临床药师是短暂性脑缺血发作(TIA)和缺血性脑卒中多学科治疗团队中的重要一员,可以发挥以下作用:

1. 确认患者是否有发生卒中或 TIA 的风险。

2. 对高风险患者或其家人进行教育,告知其卒中和 TIA 的症状与体征,当发生疑似卒中症状时,如何对患者进行评估和紧急处理。

3. 针对卒中患者的危险因素及时开始恰当的一级和二级预防方案,尤其临床药师可以确认血压、HbA1c、快速血糖、餐后血糖及血脂这些监测指标是否达到目标,对每个危险因素是否有药物干预,药物的剂量是否合理等。

4. 临床药师对患者的干预,如审核药物治疗方案,解释药物作用机制和不良反应、药物相互作用,还包括卒中后帮助患者保持生活质量和提高治疗的满意度。

5. 临床药师也可以为患者提供非药物和药物治疗的方法以及调整患者危险因素,评价药物治疗的疗效和安全性,注意饮食、中草药和药物相互作用,从而提高患者的依从性。

(二) 早期治疗

与缺血性卒中相比,TIA 患者的初始治疗目标是优化脑部血流。由于 TIA 的临床研究数据比较有限,部分 TIA 的治疗推荐是从急性脑卒中的临床研究中推导出来,如国际脑卒中试验(International Stroke Trial,IST)和中国急性脑卒中试验(Chinese Acute Stroke Trial,CAST)。以上两项临床试验首次研究显示,脑卒中后 48 小时内口服阿司匹林可以降低死亡率和卒中的复发率。

对于出现 TIA 症状的患者建议进行入院评估和治疗,首次发生 TIA 后进行住院治疗可以使患者获益,住院措施包括对心脏的监测,完善检查并且在患者发生缺血性脑卒中后及时使用 t-PA。根据美国 AHA/ASA 建议,发病 72 小时内的 TIA 患者如果 ABCD^2 评分≥3 或 ABCD^2 评分在 0~2 分,但预计 2 日内无法确定诊断的患者均应入院治疗。

(三) 一般治疗

一般治疗包括 TIA 危险因素的控制和合并症的治疗,主要是血压、血糖、血脂的管理和心律失常的治疗,原则与缺血性脑卒中相同。

1. 危险因素的控制

(1)血压的管理:TIA 由于持续时间较短,患者很快恢复正常,那么是否在恢复正常后,立即恢复原来的降压方案或给予充分的降压治疗,让血压很快达到二级预防的目标值呢? 目前针对这个问题没有统一的答案。指南推荐,要在充分的血管评估和解决血管狭窄或使用了针对性的抗栓治疗后,才逐步将血压降到目标值。如果患者的血压在 220/120mmHg 以上,并存在紧急降压的适应证可以进行降压治疗,而这种情况在 TIA 患者中是十分罕见的。

(2)血糖和血脂的管理:原则和方法与缺血性卒中相同,均应尽快达到二级预防的目标值。

2. 抗血栓治疗

(1)非心源性:阿司匹林不推荐在男性患者中作为卒中的一级预防,但推荐低剂量的阿司匹林作为女性卒中的一级预防,并且获益大于风险(出血性卒中,胃肠道出血)。美国预防服务工作组(the United States Preventive Services Task Force)推荐阿司匹林作为一级预防仅限在55～79岁女性患者中使用。在无禁忌证的条件下,阿司匹林推荐用于无症状性颈动脉狭窄患者卒中的一级预防。

(2)心源性:阿司匹林或华法林(适应证)推荐作为房颤患者心源性卒中的一级预防。2014年的指南指出,达比加群酯已被美国食品药品管理局(the United States Food and Drug Administration,FDA)批准用于非瓣膜性心房颤动患者降低卒中和全身性栓塞风险的治疗。是否可以需要使用阿司匹林或华法林进行一级预防,其中一个重要因素是 $CHADS_2$ 评分(表5-4)的分值。$CHADS_2$ 评分(心衰、高血压、年龄、糖尿病、卒中或TIA)是一个用于非风湿性房颤患者卒中风险评估工具,结果可作为抗凝或抗血小板治疗的参考。$CHADS_2$ 分值越高,发生心源性卒中的风险越高。房颤患者推荐抗血栓治疗见表5-5。

表 5-4　$CHADS_2$ 评分

	危险因素	计分
C(congestive heart failure)	充血性心衰	1
H(hypertension)	血压持续高于140/90mmHg 或接受抗高血压药物治疗	1
A(age)	年龄大于75岁	1
D(diabetes mellitus)	糖尿病	1
S_2(prior stroke or TIA)	既往卒中或 TIA 病史	2

$CHADS_2$ 得分
(最大可能分为6分,0～1分低危,2～3分中危,4～6分高危)

表 5-5　房颤患者推荐抗血栓治疗

风险的数量	$CHADS_2$ 得分[a]	推荐治疗方案
无	0	阿司匹林81～325mg/d
1个中等风险因素[b]	1	阿司匹林81～325mg/d 或华法林(INR 目标值2.5,范围2.0～3.0)[c]
任何高危风险因素[d] 或超过1个中等风险因素	≥2	华法林(INR 目标值2.5,范围2.0～3.0)[e]

注:a. $CHADS_2$ 分值越高,发生心源性卒中的风险越高。

b. 中等风险因素包括:年龄≥75岁,高血压,心衰,左心室射血分数≤35%和糖尿病。

c. 优先推荐华法林,因为其在降低卒中风险方面明显优于阿司匹林;阿司匹林应在华法林有禁忌证时使用,达比加群酯已被 FDA 批准用于心房颤动患者卒中的预防。

d. 高危风险因素包括卒中 TIA 或血栓病史、二尖瓣狭窄和人工心脏瓣膜。

e. 如果患者有机械人工瓣膜,目标 INR 为3.0(范围2.5～3.5)。

五、缺血性脑血管疾病的药物治疗

美国卒中协会(American Stroke Association,ASA)和美国胸科医师学会(American College of Chest Physicians,ACCP)为医疗保健专业人员制定了急性缺血性脑卒中诊治指南,2018 年中华医学会神经病学分会脑血管病学组也出版了《中国急性缺血性脑卒中诊治指南》。对于急性缺血性脑卒中急性期的治疗仅有两种药物治疗方法作为Ⅰ级推荐,分别为在起病 4.5 小时内使用阿替普酶(rt-PA)和起病 48 小时内口服阿司匹林。

(一)抗栓治疗药物

1. 溶栓　溶栓治疗是目前最重要的恢复血流的措施,rt-PA 和尿激酶(UK)是我国目前使用的主要溶栓药,目前认为有效抢救缺血半暗带组织的治疗时间窗分别为 4.5 小时内或 6 小时内。

(1)静脉溶栓

1)rt-PA

作用机制:静脉溶栓的目的是溶解血栓,让闭塞的动脉再通,使缺血但尚未坏死的脑组织(缺血半暗带)恢复灌注,重新发挥功能。rt-PA 是用重组 DNA 技术制成的单链 t-PA,其本身对纤溶酶原激活作用很弱,当纤维蛋白存在时,其激活纤溶酶原的作用明显加强,具有较高的特异性,使纤溶酶原转变为纤溶酶,随之溶解纤维蛋白,而使血栓消融。rt-PA 溶栓作用强而快,对纤维蛋白特异性高于链激酶。半衰期短,只约 3.5 分钟,因此须连续静脉滴注方式给药。rt-PA 无抗原性及变应原性,不引起过敏反应,但剂量过大也可引起出血。

使用方法及监测:早期诊断为缺血性脑卒中患者 3 小时内(Ⅰ级推荐,A 级证据)和 3～4.5 小时(Ⅰ级推荐,B 级证据),静脉使用 rt-PA 可以显著降低缺血性卒中最终的致残率,但在应用该方法时应严格按照适应证。因此有条件的医院应组织溶栓卒中治疗团队,将患者收入加护病房(intensive care unit,ICU)或卒中单元,尽早开始溶栓治疗。适合静脉 rt-PA 溶栓的患者,其治疗获益有时间依赖性,治疗应尽快开始。到院用药时间(团注给药时间)应在 60 分钟内完成(Ⅰ类,证据水平 B)。

首先逐项核对符合静脉溶栓的适应证并排除禁忌证(表 5-6),按照患者的体重计算 rt-PA 的剂量(0.9mg/kg,最大剂量不超过 90mg),在最初 1 分钟内给予总剂量的 10%,剩余剂量在 1 小时内持续滴注。建议给予符合其他标准的发病 3～4.5 小时时间窗内的轻型卒中患者,应用阿替普酶静脉溶栓治疗是合理,但需要加上以下排除标准:患者年龄>80 岁、口服抗凝药且无论国际标准化比值(INR)如何、基线 NIHSS 评分>25、影像显示缺血损伤累及超过 1/3 的大脑中动脉供血区,或既有卒中史又有糖尿病病史(对 2009 年静脉溶栓指南有修订)。

表 5-6　发病 4.5 小时以内静脉溶栓的适应证与禁忌证

适应证
年龄 18～80 岁
脑功能损害的体征持续存在超过 1 小时,且比较严重
发病 4.5 小时以内(rt-PA)
脑 CT 已排除颅内出血,且无早期大面积脑梗死影像学改变
患者或家属签署知情同意书

禁忌证

既往有颅内出血,包括可疑蛛网膜下腔出血;近3个月有头颅外伤史;近3周内有胃肠或泌尿系统出血

近2周内进行过大的外科手术;近1周内有在不易压迫止血部位的动脉穿刺

近3个月内有脑梗死或心肌梗死史,但不包括陈旧小腔隙梗死而未遗留神经功能体征

严重心、肝、肾功能不全或严重糖尿病患者

体检发现有活动性出血或外伤(如骨折)的证据

已口服抗凝药,且INR>1.5;48小时内接受过肝素治疗(APTT超出正常范围)

血小板计数低于100×10^9/L,血糖<2.7mmol/L

血压:收缩压>180mmHg,或舒张压>100mmHg

妊娠

不合作

如果患者出现严重的头痛、急性高血压、恶心、呕吐或神经功能缺损加重,立即进行头部CT检查(如果在滴注rt-PA的过程中出现此类症状,立即停止滴注)。需要注意的是,在溶栓后24小时内避免使用抗栓药物(抗凝或抗血小板),密切监测血压、患者的反应和是否有出血症状的发生。在滴注rt-PA过程中和滴注后2小时,每隔15分钟监测一次血压,并进行神经功能的评估;在接下来的6小时内,每隔30分钟监测一次血压和神经功能;然后每小时监测一次,直到rt-PA治疗后24小时。如果收缩压(systolic pressure,SP)>180mmHg或舒张压(diastolic pressure,DP)>105mmHg,增加监测血压的频率,并给予降压药物治疗(见2018版3.2血压部分),缓慢降低血压,并稳定控制在血压在180/105mmHg以下。尽量延长插鼻胃管、导尿管和动脉压导管的时间,尤其在rt-PA治疗后24小时内。rt-PA治疗24小时后,开始抗血小板药物之前,应复查头部CT或MRI(均参考2018AHA/ASA急性缺血性卒中患者早期管理指南)。

2)安全性和有效性评价:1995年《新英格兰医学杂志》发表国立神经系统疾病和中风研究所(National Institute of Neurological Disorders and Stroke,NINDS)rt-PA临床试验研究结果,第一次证实了rt-PA在治疗缺血性卒中的有效性,是静脉溶栓治疗的里程碑。1996年,美国FDA批准该药用于缺血性卒中的溶栓治疗。NINDS试验将溶栓时间窗确定为发病后3小时。入组的624例缺血性卒中患者发作均在发病3小时内,约有50%的患者发作时间在90分钟内。随机分组患者,分别静脉给予rt-PA(0.9mg/kg,最大剂量为90mg)和等量安慰剂。在第二部分临床研究中,主要终点是卒中发病3个月内,良好临床结局的相对危险度OR。"良好临床结局"的定义是在卒中发病3个月内,完全或几乎完全的神经功能恢复。结果发现治疗组与对照组比较,良好临床结局的相对危险度OR=1.9(95% CI:1.2~2.9)。接受rt-PA治疗的39%患者治疗效果良好,而接受安慰剂治疗组只有26%。

rt-PA静脉溶栓的主要安全性风险是自发性脑出血(sponteneoues intracerebral hemorrhage,sICH)。虽然接受rt-PA治疗的患者症状性脑出血的风险升高了10倍(安慰剂组0.6%,rt-PA组6.4%),但总死亡率在两组之间没有显著性差异(安慰剂组21%,rt-PA组17%)。卒中发作早期患者病情较重(NIHSS评分>20)和CT扫描早期出现缺血性改变是

症状性颅内出血的高危因素。虽然接受过 rt-PA 治疗的患者有较高的出血风险,但是随访 90 天,这些患者的临床预后明显好于安慰剂组。患者良好临床结局也与神经功能缺损、患者的年龄相关,轻到中等程度的卒中(NIHSS 评分＜20)且患者年龄＜75 岁,可能有最佳的良好临床结局。

在 NINDS 研究之后,能否延长时间窗让更多患者接受治疗? 2008 年共有 4 项临床试验,欧洲协作性急性卒中研究(European Cooperative Acute Stroke Study,ECASS Ⅰ 和 Ⅱ)和阿替普酶对急性缺血性卒中非介入性溶栓研究(Alteplase Thrombolysis for Acute Non-interventional Therapy in Ischemic Stroke,ATLANTIS A and B),共入组 1847 名缺血性卒中且发作时间在 3～6 小时内,试验结果均为阴性。

ECASSⅢ是自 1995 年 NINDS 试验后急性卒中治疗领域中最大的进步,评估了 rt-PA 静脉用于溶栓治疗卒中症状发生后 3～4.5 小时时间窗的安全性和有效性。ECASSⅢ试验显示,在发病后 3～4.5 小时静脉使用 rt-PA 仍然有效。基于 ECASSⅢ研究结果,欧洲卒中组织(ESO)及美国心脏协会/卒中协会(AHA/ASA)先后于 2008 年、2009 年推荐静脉溶栓时间窗可延长至发病后 3～4.5 小时。

该研究入组 821 例急性缺血性卒中患者,入组和排除标准与 ASA 指南推荐的卒中发作 3 小时给予 rt-PA 静脉溶栓的条件相似,不同的是增加了排除标准:排除了年龄＞80 岁;严重卒中(NIHSS＞25);正口服抗凝药物,但 INR＜1.7 和那些有糖尿病和缺血性卒中病史的患者。患者允许在静脉注射 rt-PA 的 24 小时内给予低剂量静脉抗凝药物预防深静脉血栓。有效性的主要研究终点定义为发病 90 天改良的 Rankin 量表(modified Rankin scale,MRS)(mRS 0～1 分)。治疗组与对照组比较,良好临床结局的相对危险度 OR＝1.34(95% CI:1.02～1.76,P＝0.038)。在卒中发病后 3～4.5 小时内,使用了 rt-PA 组的患者和使用安慰剂组的患者相比仍然获益明显(rt-PA 组 52.4%,安慰剂组 45.2%,P＝0.04)。安全性终点:对于症状性颅内出血,rt-PA 组整体发生率低(2.4%),但 rt-PA 组仍然高于安慰剂组。总死亡率两组之间无显著差异。与其他溶栓治疗急性缺血性脑卒中的随机临床试验结果一致。总体来说,发病后 3～4.5 小时内静脉注射 rt-PA 的获益程度和已报道的更早期即进行治疗的结果相比是减低的,但是出血的风险相当。这个结果使得 AHA 指南延长溶栓时间窗的观点发生了改变,使溶栓治疗的入选和排除标准更加严格。

第三次国际卒中试验(the Third International Stroke Trial,IST-3)是一项随机对照静脉溶栓临床试验,共入组 3 035 名患者(rt-PA 组:1 515 例,对照组:1 520 例),缺血性卒中发病均在 6 小时以内,入组患者不符合 NINDS 和 ECASSⅢ的严苛标准。没有年龄的上限,血压范围更宽(收缩压 90～220mmHg,舒张压 40～130mmHg)。主要疗效指标是患者存活和无残障的比例[6 个月时,牛津残障评分(OHS)量表为 0～2]。研究结果显示,rt-PA 组和对照组患者存活和无残障比例分别为 37% 和 35%(OR＝1.13;95% CI:0.95～1.35,P＝0.181)。rt-PA 组和对照组 7 天内致死或非致死的症状性颅内出血分别为 7% 和 1%,7 天内 rt-PA 组死亡率高于对照组,但在 7 天以后至治疗 6 个月时,两组总的死亡率无显著差别(27% vs 27%)。IST-3 的结果显示尽管存在早期风险,急性缺血性卒中患者在 6 小时内应用阿替普酶(rt-PA)溶栓治疗仍然可以改善患者功能。

同期,一项有关急性缺血性卒中发病后 6 小时内静脉给予 rt-PA 或对照剂的随机对照试验 meta 研究显示,急性缺血性卒中发病后 6 小时内静脉 rt-PA 治疗可显著改善预后。另外,也是非常重要的一点:即便有些患者在卒中发病后 6 小时接受治疗也能获益,但仍应尽早治疗,避免延误。

在 2018 年颁布 AHA/ASA 急性缺血性卒中治疗指南中,溶栓时间窗仍为发病后 4.5 小时以内,尽管 IST-3 等研究提示延长时间窗可使患者获益,但仍需严格设计的大样本多中心研究来证实。更重要的一点,也是在卒中指南中新增的内容,即使时间窗可能延长,但患者接受溶栓治疗越早,临床结局越好,强调了在入院后 1 小时内接受溶栓(door-to-needle time)的重要性。

3)其他溶栓药物:尿激酶是天然产生的纤溶酶原激活剂,能直接激活纤溶酶原形成纤溶酶。此类溶栓药物的特点是溶栓能力强,无抗原性。但缺乏纤维蛋白特异性,易导致严重出血等不良反应。尿激酶广泛用于末梢血管闭塞的治疗。我国"九五"攻关课题"急性缺血性脑卒中 6 小时内的尿激酶静脉溶栓治疗"试验分为 2 个阶段。第 1 阶段开放试验初步证实了国产尿激酶的安全性,确定了尿激酶使用剂量为 100 万~150 万 U。第 2 阶段为多中心、随机、双盲、安慰剂对照试验,将 465 例发病 6 小时内的急性缺血性脑卒中患者随机分为 3 组,静脉给予尿激酶(150 万 U 组 155 例,100 万 U 组 162 例)组和安慰剂组(148 例)。结果显示 6 小时内采用尿激酶溶栓相对安全、有效。

在《中国急性缺血性脑卒中诊治指南》2018 版推荐意见中,发病 6 小时内的缺血性脑卒中患者,如不能使用 rt-PA 可考虑静脉给予尿激酶,应根据适应证严格选择患者。

2018 年颁布的 AHA/ASA 急性缺血性卒中治疗指南中,认为除了阿替普酶和替奈普酶,静脉应用其他降纤药物和溶栓药物的获益尚未被证实。因此除了临床试验,不推荐应用(Ⅲ类,证据水平 B)。

尿激酶使用方法:尿激酶 100 万~150 万 U,溶于生理盐水 100~200ml,持续静脉滴注 30 分钟,用药期间应如前述严密监护。

(2)动脉溶栓:如果患者适于静脉 rt-PA 治疗,应给予静脉 rt-PA,即使正在考虑动脉溶栓(Ⅰ类,证据水平 A)。

动脉溶栓可以用于经过慎重选择的患者,这些患者有大脑中动脉闭塞引起的严重卒中,病程<6 小时,某些方面不适于静脉 rt-PA 治疗(Ⅰ类,证据水平 B)。动脉溶栓的最佳剂量尚不确定,FDA 尚未批准 rt-PA 用于动脉溶栓。

如同静脉溶栓那样,动脉溶栓从症状出现到再灌注的时间越短,临床结局越好,应当尽量减少用药前的延误。

发病 6 小时内由大脑中动脉闭塞导致的严重脑卒中且不适合静脉溶栓的患者,经过严格选择后,可在有条件的医院进行动脉溶栓(Ⅱ级推荐,B 级证据)。

2. 口服抗血小板药物 所有发生过急性缺血性卒中和 TIA 的患者都应该接受长期的抗血栓治疗作为二级预防。对于非心源性卒中的患者,有如下常见的抗血小板治疗方法。一项 meta 分析指出,在动脉粥样硬化性脑卒中的患者中,抗血小板治疗的总获益率为 22%。阿司匹林是目前研究的最为广泛且价廉易得的药物,当然也有很多文献支持可以使用氯吡格雷、阿司匹林-双嘧达莫缓释剂、西洛他唑作为脑卒中二级预防的一线药物。

(1)阿司匹林:阿司匹林(aspirin,ASA)通过不可逆地抑制环加氧酶来发挥抗血小板活性,环加氧酶可以抑制血小板中的花生四烯酸转化为 TXA_2,后者是一种强效的血管收缩因子和血小板聚集的刺激因子。在接触阿司匹林之后,血小板的抑制作用持续至血小板的整个生命周期(5～7 天)。阿司匹林同时也抑制血管壁平滑肌细胞前列环素(prostacyclin, PGI_2)的活性。PGI_2 抑制了血小板的聚集,血管内皮可以合成 PGI_2,以维持抗血小板聚集的效应。

口服阿司匹林在胃和小肠上段迅速吸收,血浆浓度达峰时间约半小时,半衰期约 15 分钟。非肠衣片阿司匹林 1 小时后发挥明显的抗血小板聚集作用,肠溶包衣片的作用会延后。因此,如只有肠衣片而又须迅速收效,可以嚼碎服用。阿司匹林的抗血小板效应启动时间为 60 分钟以内。

1)剂量:推荐在卒中后 24～48 小时内,口服阿司匹林(初始剂量为 325mg/d)治疗大多数患者(Ⅰ类,证据水平 A)。急性期后可改为预防剂量(50～150mg/d)。对于溶栓治疗者,阿司匹林、氯吡格雷等抗血小板药物则应在溶栓 24 小时后复查影像学检查,无明确出血表现后开始使用。对不能耐受阿司匹林者,可考虑选用氯吡格雷等抗血小板治疗(Ⅲ级推荐,C 级证据)。低剂量的阿司匹林不完全阻断 TXA_2,并且近期的研究表明最低的有效剂量可能为 50mg/d。

2)禁忌证:消化道溃疡、哮喘或胃肠道副作用严重的患者。

3)监测:主要监测上消化道不适及出血的症状,如紫癜、上消化道出血、黑便等。

4)阿司匹林抵抗:研究发现,阿司匹林在防治心、脑血管疾病的抗血小板聚集治疗虽有肯定的作用,但在人群中确实存在阿司匹林中低剂量甚至高剂量反应不佳者,即"阿司匹林抵抗"(aspirin resistance,AR)。AR 与血管事件性死亡、心肌梗死和脑血管疾病之间显著关联。阿司匹林无反应者在心、脑血管事件防治方面获益不多,高达 30%～40%患者的脑血管疾病二级预防可能失败。目前 AR 机制尚未明确,其原因可能为:血小板被其他途径激活,不能被阿司匹林阻断;有些患者需要比常规剂量更大的剂量才能得到最佳抗栓效果;某些患者尽管应用了常规剂量阿司匹林但仍能生成 TXA_2。尽管如此,不推荐常规检测是否存在阿司匹林抵抗。

5)药物相互作用:据观察,在每日使用阿司匹林之前服用布洛芬可以阻止阿司匹林不可逆性地结合环加氧酶,并降低其抗血小板疗效。现在一般推荐是在使用阿司匹林之后至少 2 小时才服用布洛芬,或在使用布洛芬之后至少等待 4 小时才使用阿司匹林。

6)安全性和有效性评价:阿司匹林最常见的不良反应为上消化道不适以及出血,并且都与剂量相关。每天服用 300mg 阿司匹林的患者发生上消化道出血率为 2%,而接受 1 200mg/d 剂量的患者其上消化道出血的发生率最高达到 5%。在欧洲卒中预防研究(European Stroke Prevention Study 2,ESPS-2)临床试验中,即使阿司匹林剂量为 50mg/d,与安慰剂组相比,其也与出血率增加 2 倍相关。上消化道不适的不良反应比大出血更常见,接受 1 200mg/d 剂量的患者上消化道不适的发生率为 40%,而 300mg/d 的患者为 25%。阿司匹林与另一抗血栓形成药合用时,也能使出血风险增加。

2 项大型的随机临床试验,即中国急性脑卒中试验(Chinese Acute Stroke Trial,CAST)和国际脑卒中试验(International Stroke Trial,IST)在大样本人群中的研究结果均显示,早期使用阿司匹林能够降低缺血性卒中患者的远期死亡率和残疾率。通过 IST 研究发现,阿司匹林 300mg/d 能显著降低卒中患者在 2 周内再发的风险,而对患者的死亡率没有明显影响,在 6 个月内,能显著降低患者的死亡率。通过 CAST 研究发现,阿司匹林 160mg/d 能显著降低卒中患者在 28 天内的再发率和死亡率,但是远期的死亡率和残疾率与安慰剂组没有明显差异。这两项试验也都证实了脑卒中后 48 小时内口服阿司匹林的疗效。阿司匹林虽轻度增加症状性颅内出血风险,但可明显降低随访期末的病死率和残疾率,进一步的联合分析显示阿司匹林治疗最重要的作用是可降低再发卒中风险。

(2)氯吡格雷:氯吡格雷(clopidogrel)具有独特的抗血小板聚集效应,它在肝内经过细胞色素 P450 生物转化产生活性代谢产物,该活性代谢产物是一种血小板聚集过程中腺苷二磷酸(ADP)通路的抑制剂,能选择性地、不可逆地阻断血小板膜表面的 ADP 受体。该效应导致血小板膜的改变,干扰血小板膜和纤维蛋白的相互作用,从而阻断了纤维蛋白原与血小板糖蛋白Ⅱb/Ⅲa 受体的结合,使血小板不能进一步相互聚集。

氯吡格雷生物利用度不受食物影响。口服后 2 小时即显效,多次口服氯吡格雷 75mg 以后,血药浓度约在 1 小时后达峰,血浆中主要代谢产物的消除半衰期为 8 小时。服药 75mg/d 后,抑制血小板聚集作用在 3～7 天(平均 5 天)达稳态,300～600mg 一剂给药后可以立即发挥血小板抑制作用,停药后约 5 天血小板聚集和出血时间逐渐回落至基线。使用氯吡格雷一剂负荷剂量后给予维持剂量 75mg/d,可以用于治疗急性心肌梗死。

氯吡格雷治疗急性缺血性卒中的有用性尚不肯定(Ⅱb 类,证据水平 C)。需要进一步的研究验证使用氯吡格雷治疗急性卒中的疗效。

氯吡格雷的临床疗效结果来自 CAPRIE(clopidogrel versus aspirin in patients at risk of ischaemic events)临床试验。该试验的入组患者有 19 185 人,为多中心、多国家、随机、双盲比较氯吡格雷(75mg/d)和阿司匹林(325mg/d)作用的平行临床研究。在 CAPRIE 试验中证实了抗血小板药氯吡格雷和阿司匹林一样,在动脉粥样硬化性脑卒中患者中有效。在这项研究中,入组 19 000 例既往有心肌梗死、脑卒中或周围动脉疾病史的患者,试验对氯吡格雷 75mg/d 和阿司匹林 325mg/d 在降低心肌梗死、脑卒中和心血管疾病死亡率方面进行比较,最后分析中指出,氯吡格雷的疗效略优于阿司匹林($P=0.043$),但是不良反应的发生率是相似的。氯吡格雷和噻氯匹定(同系物)相比,引起中性粒细胞减少的不良反应少,因此,氯吡格雷广泛用于动脉粥样硬化患者。在耐受性方面,75mg/d 的氯吡格雷与中等剂量(325mg/d)的阿司匹林相当,且消化道出血发生率相对降低。氯吡格雷与腹泻和皮疹发生率增高有关,但是由于不良反应而中断治疗的概率与阿司匹林 325mg/d 相当(分别是5.3% 和 6%)。与阿司匹林相比,服用氯吡格雷的患者中性粒细胞减少率没有增加,血栓性血小板减少性紫癜的发生率也没有增高。

个体化治疗:氯吡格雷是前体药物,口服后无活性,经氧化生成 2-氧基-氯吡格雷,继之水解形成活性代谢产物才具活性。质子泵抑制剂(proton pump inhibitors,PPI)会降低氯吡格雷的抗血小板活性,从而增加心血管事件的概率,这是因为 PPI 与氯吡格雷都需经过 CYP2C19 代谢,并且降低了氯吡格雷的药物代谢,导致活性代谢产物减少;而 CYP2C19 基因多态性对 PPI 及氯吡格雷的联合用药也产生较大影响,弱代谢型患者联合用药发生心血管事件的概率更高。临床上是否需要氯吡格雷和 PPI 合用呢? ACCF/ACG/AHA2008 年关于抗血小板药物与 PPI 联合应用的专家共识指出,首选要均衡评估联合使用氯吡格雷与 PPI 作为临床治疗的必要性,需要兼顾心血管(CV)和消化道(GI)并发症的风险。对于有溃疡病史或出现消化道不适症状,甚至溃疡或出血者,应给予 PPI,可选用对氯吡格雷活性影响较小的 PPI。5 种质子泵抑制剂及其有活性的代谢产物对 CYP2C19 活性竞争性抑制的强度比较为,兰索拉唑＞雷贝拉唑硫醚＞R-奥美拉唑＞奥美拉唑＞艾司奥美拉唑＞雷贝拉唑＞泮托拉唑。因此,可以选用泮托拉唑和雷贝拉唑。考虑到 PPI 及氯吡格雷的半衰期较短,可考虑间隔 12～20 小时服用两种药物,这在理论上可以减少肝药酶的竞争性抑制作用,并最大限度地降低两药合用带来的潜在风险。因此,我们可以考虑早餐时服用 PPI,而晚餐时服用氯吡格雷;或是 PPI 在晚餐服用,而氯吡格雷在第 2 天中餐时服用。

（3）双嘧达莫、阿司匹林-双嘧达莫缓释剂:双嘧达莫(dipyridamole)是嘧啶衍生物,具有扩血管和抑制血小板聚集的作用。高剂量的双嘧达莫被认为可以通过抑制磷酸二酯酶来抑制血小板聚集,从而导致细胞内环腺苷酸(cAMP)以及环鸟苷酸(cGMP)的聚集,从而阻止血小板活化。此外,双嘧达莫也增加了血管壁的抗栓作用。普通制剂的吸收较不稳定,缓释制剂可以改善吸收,提高生物利用度。双嘧达莫缓释剂型(extended-release dipyridamole,ERDP)的优点:一天两次给药,且患者对高剂量 ERDP 的耐受性较好。为了降低成本而使用普通剂型的双嘧达莫联合常规阿司匹林剂型,没有研究证明其确切疗效,因此临床上不推荐使用。双嘧达莫的终末半衰期为 10 小时,主要通过胆汁排泄。

常用剂型和剂量为阿司匹林 25mg-双嘧达莫缓释剂 200mg。

安全性和有效性评价:双嘧达莫重要的临床疗效结果来自欧洲脑卒中预防试验-2(European Stroke Prevention Study-2,ESPS-2),该试验研究了高剂量双嘧达莫缓释剂单独使用和联合阿司匹林使用在卒中二级预防中的作用。在为期 2 年的 ESPS-2 研究中,入组 6 602 名患者,主要研究终点为 2 年内卒中或死亡事件,患者随机分成 4 组:阿司匹林组(50mg/d)、双嘧达莫缓释剂组(400mg/d)、阿司匹林-双嘧达莫缓释剂组、安慰剂组,发现用药的 3 组均明显优于安慰剂组(阿司匹林组相对风险率降低 18%,双嘧达莫组相对风险率降低 16%,联合用药组相对风险率降低 37%)。

欧洲/澳大利亚可逆性缺血性卒中预防试验(European/Australasian Stroke Prevention in Reversible Ischemia Trial,ESPRIT)研究也证实了 ESPS-2 的结果,联合使用双嘧达莫缓释剂和阿司匹林(30～325mg/d)在降低卒中患者再发风险方面明显优于单用阿司匹林。同样,头痛也成为 ESPRIT 试验患者停药的一个重要原因。卒中二级预防有效性试验(Prevention Regimen for Effectively Avoiding Second Strokes,PRoFESS)研究发现,阿司匹林-双嘧达莫缓释剂和氯吡格雷两组在抗血小板治疗预防卒中再发风险方面的疗效相似,但是氯吡格雷组因其低的出血风险和头痛反应,使患者更易耐受。

双嘧达莫的主要不良反应为头痛。在 ESPS-2 试验中,25% 的接受阿司匹林-双嘧达莫缓释剂治疗的患者早期即中断治疗,这些患者中由于头痛而中断治疗的比率(10%)比单用阿司匹林组(3%)高出 3 倍多。在 PRoFESS 临床试验中,即使患者经过良好的教育和指导,阿司匹林-双嘧达莫缓释剂治疗组中由于头痛而中断治疗的比率也比对照组高出 6 倍多(5.9% vs 0.9%)。在出血风险方面,ESPS-2 试验证明双嘧达莫出血风险要低于阿司匹林。即使剂量低至 50mg/d,阿司匹林组出血的风险仍然明显高于其他组。

（4）西洛他唑:西洛他唑(cilostazol)作为一种抗血小板药物,广泛用于治疗间歇性跛行。本药及其代谢产物是环腺苷酸(cAMP)磷酸二酯酶Ⅲ抑制药,可通过抑制磷酸二酯酶活性而减少 cAMP 的降解,升高血小板和血管内 cAMP 水平,从而发挥抑制血小板聚集和舒张血管的作用。常规剂量为每次 100mg,一日 2 次。在亚洲人群中进行的两项庞大的随机对照临床研究中发现,西洛他唑相比于阿司匹林,更能显著地降低血管事件和出血性卒中的发生率。尽管西洛他唑比阿司匹林有更小的出血风险，但是其他一些小的不良反应却比阿司匹林多，如头痛、消化系统不适。2010 年《抗血小板治疗中国专家共识》指出，对不能耐受阿司匹林者，可用氯吡格雷等其他抗血小板药物。

（5）抗血小板药物的联合治疗：在卒中急性期，对缺血性卒中再发的高危患者如无高出血风险，缺血性卒中或 TIA 后的第 1 个月内，阿司匹林 75mg/d 联合氯吡格雷 75mg/d 优于单用阿司匹林。

3. 抗凝 抗凝治疗用于脑卒中已有 50 多年历史，目前仍在临床广泛应用，但就药物的选择、用药常规、抗凝水平以及抗凝持续时间仍存在较大分歧。关于抗凝药物在缺血性卒中急性期的应用仍存在较大争议，各大临床研究结果存在很大差异。根据 2008 年欧洲卒中组织（ESO）治疗指南，卒中后抗凝治疗的可能适应证及禁忌证见表 5-7。

表 5-7 卒中后抗凝治疗的适应证及禁忌证

适应证	禁忌证
心源性栓塞，并且存在再次栓塞的高度危险（人工瓣膜、房颤、附壁血栓的心肌梗死、左心房内血栓形成）	大面积脑梗死，如超过 50% MCA 供血区的梗死
抗磷脂抗体综合征	未控制的严重高血压（>80/110mmHg）
脑静脉窦血栓形成	严重的脑白质疏松或怀疑为脑淀粉样血管病（cerebral amyloid angiopathy，CAA）的患者
合并下肢深静脉血栓和/或肺栓塞	
颈动脉夹层和严重大动脉狭窄手术前	其他，如颅内出血，溃疡病，严重肝、肾疾病

特殊情况：如果患者有出血性卒中合并症状性深静脉血栓形成或肺栓塞，为防止血栓的进展，应该使用抗凝治疗或深静脉血栓过滤器。

根据 2009 年欧洲缺血性卒中指南，抗凝治疗用于非心源性缺血性卒中效果并不优于阿司匹林。口服抗凝药（INR 2.0～3.0）可以降低非瓣膜性房颤（永久性、慢性或阵发性）患者的卒中复发率和减少心源性栓子的产生。由于心肌梗死所致的心源性卒中要采取至少 3 个月的抗凝治疗，关于抗凝治疗开始的时间一直存有争议。TIA 或小卒中后可以马上开始抗凝治疗，而对于已经造成影像学梗死的大卒中（如大脑中动脉后 1/3 以上区域），应在数周（比如 4 周）后开始抗凝治疗，具体治疗方案应个体化。

2018 年美国 ASA/AHA 卒中指南指出，早期应用普通肝素和低分子量肝素治疗，出血风险增加。早期的抗凝治疗并不能减轻神经恶化的风险，早期普通肝素和低分子量肝素治疗也不能降低卒中复发的风险，包括心源性卒中。对于潜在高危人群如心脏内的或动脉-动脉的栓塞，抗凝治疗是否有效证据不足，抗凝治疗对于动脉夹层和椎动脉疾病治疗的有效性并不成立。

（1）普通肝素：足量的普通肝素在卒中治疗中应用普遍，但是并无相应的临床试验来对其有效性和安全性进行评价。由于缺乏相关的临床证据证实，普通肝素或低分子量肝素有改善神经功能或降低颅内出血风险方面的作用，现行的卒中指南不建议常规应用足量的普通肝素或低分子量肝素，足量的普通肝素可能在大动脉粥样硬化或有再发卒中高危患者的早期预防中有作用，但仍需临床试验证实。

用法用量：根据 2002 年"TIA 和卒中急性期肝素治疗试验"提出的方案，肝素先静脉注射 5 000U,然后以 10~12U/(kg·h)的剂量加入生理盐水中持续 24 小时静脉滴注,使用 6 小时后抽血测量 APTT,24 小时内使用 APTT 达到对照值的 1.5~2.5 倍(或 APTT 达到 60~109 秒),然后每日测 APTT,待病情稳定可改为华法林口服。

肝素的并发症包括:缺血性卒中进展为出血性卒中,出血和血小板减少症。严重的头痛和精神状态的改变可能预示着 ICH。血红蛋白、血细胞和血小板计数应至少 3 天监测一次,以及时发现出血和血小板减少。

(2)低分子量肝素:低分子量肝素(low-molecular-weight heparin,LMWH)是从普通肝素分离而得,抗凝机制与普通肝素相似,但低分子量肝素分子链较短,不能与抗凝血酶和其他凝血酶因子同时结合成复合物。因此,LMWH 主要与抗凝血酶、Ⅹa 因子结合形成复合物而发挥抗凝作用,对其他凝血因子影响较小。结合足量的低分子量肝素和类肝素不建议脑卒中急性期使用。这类药物的临床试验没有令人信服的结果证明其对脑卒中急性期的治疗有利,而出血和出血性转化的并发症出现。

用法用量:低分子量肝素皮下注射 5 000U,每日 2 次,治疗 2~3 周,然后口服抗凝药治疗。

(3)华法林:华法林维持 INR 在 2.0~3.0 能降低 70%心房纤颤患者发生缺血性卒中的概率。在欧洲心房纤颤研究组中,阿司匹林(300mg/d)能降低 21%的卒中,有效性较华法林明显为低。由于房颤患者每年卒中发病率波动范围很宽,所以应用危险度分层来指导究竟是否给予口服抗凝药、阿司匹林或不用药。如果房颤患者合并其他一个或多个危险因素,如既往缺血卒中史、TIA 或系统性栓塞,年龄>75 岁、高血压或左室功能减退,则应用华法林抗凝。75 岁以上患者用华法林使 INR 很高(3.0~4.5),增加出血危险。房颤患者有人工修复瓣膜则需长期抗凝治疗,根据瓣膜类型调整目标 INR,但不能低于 2~3。

房颤患者应该选择口服抗凝药来预防卒中的发生。房颤患者近期有卒中或 TIA 史,都是卒中再发高风险的类型和人群。在欧洲心房颤动试验(EAFT)研究中,699 例非瓣膜性房颤患者之前有过卒中和 TIA 史,随机分为华法林组、阿司匹林组(300mg/d)、安慰剂组。服用安慰剂组患者 1 年内再发卒中、心肌梗死、血管性疾病的死亡率达到 17%,华法林组 1 年内死亡率为 8%,阿司匹林组为 15%。这个结果再次证实了使用了抗凝药物可以使风险降低 53%。随后的研究证实,在非瓣膜性房颤患者的卒中一级预防中,INR 控制在 2.5 时出血风险最低。因此,在卒中二级预防中的 INR 推荐为 2.5。新型的口服抗凝药(NOAC)包括达比加群酯、利伐沙班、阿哌沙班等,由于 NOAC 剂量容易掌握且较少的食物药物之间相互作用,相比于华法林具有明显的优点。此外,在房颤患者中预防卒中再发的效果方面,3 种药物的疗效与华法林是相似的。在部分患者中,这 3 种药物在减少卒中再发事件和颅内出血方面甚至优于华法林。房颤的卒中患者二级预防中推荐达比加群酯(150mg,每日 2 次)或其他几种口服抗凝药作为一线治疗。在华法林-阿司匹林复发性卒中研究(WARSS)中,使用华法林作为非心源性卒中的二级预防用药。在 2206 名近期发过卒中的患者中,在预防卒中再发方面,华法林(INR1.4~2.8)并不优于阿司匹林(325mg/d)。华法林-阿司匹林治疗症状性颅内动脉狭窄疾病(WASID)试验证实,颅内狭窄的患者使用华法林和阿司匹林的效果是相当的,但是阿司匹林的安全性要高于华法林。这些研究结果使得临床医生除了心源性栓子型的卒中(主要是房颤引起)患者,其他病因的卒中患者基本不再使用华法林。

用法用量:由于华法林起效需要 3～5 天,故应该在停用肝素和低分子量肝素前 3 天开始同时给予华法林治疗,起始剂量为 5～10mg/d,连用 2 天,然后改为维持量,INR 为 2～3,如果有心脏机械瓣膜置换术史,INR 需达到 2.5～3.5,华法林最佳的抗凝强度为 INR 2.0～3.0,此时出血和血栓栓塞的危险均最低。不建议低强度(INR<2.0)的抗凝治疗。未达治疗范围前每日测量 1 次,当其剂量合适、监测指标稳定后,改为每周 1 次,长期应用者至少每个月 1 次;每日应在同一时间服药。

随华法林剂量不同,口服 2～7 天后出现抗凝作用。美国胸科医师学会抗栓治疗指南第 9 版(ACCP-9)建议,对于较为健康的门诊患者,华法林初始剂量 10mg,2 天后根据 INR 调整剂量,主要来源于静脉血栓栓塞症(VTE)的治疗研究。与西方人比较,亚洲人华法林肝脏代谢酶存在较大差异,中国人的平均华法林剂量低于西方人。中国人心房颤动的抗栓研究中,华法林的维持剂量大约在 3mg。为了减少过度抗凝的情况,通常不建议给予负荷剂量。治疗不紧急(如慢性心房颤动)而在门诊用药时,由于院外监测不方便,为保证安全性,也不建议给予负荷剂量。

建议中国人的初始剂量为 1～3mg(国内华法林主要的剂型为 2.5mg 和 3mg),可在 2～4 周达到目标范围。某些患者如老年人、肝功能受损、充血性心力衰竭和出血高风险患者,初始剂量可适当降低。

虽然华法林有很多局限性,剂量调整和监测都比较烦琐,但通过专业门诊对患者随访和教育并进行系统化管理,能够明显增强患者的依从性和用药的安全性。因此,有条件的医院应建立抗凝专业门诊,加强对长期服用抗凝治疗患者的抗凝管理。按要求监测 INR 是保障患者安全、有效抗凝治疗的重要措施。目前我国患者的 INR 检测主要在医院中心实验室完成,因流程较为复杂、等候时间较长、需使用静脉血标本,在一定程度上影响了患者的依从性。我国已引进 INR 即时检测技术(point-of-care test,POCT),只需 1 滴指血可即时报告检测结果,大大简化了抗凝治疗的检测流程,为 INR 的门诊、急诊快速检测以及患者家庭监测提供了便利。临床研究显示,与每个月进行一次中心实验室的检测相比,服用华法林的患者应用 POCT 进行家庭自我监测至少同样安全、有效,应该对患者进行系统的管理,将患者教育、系统 INR 监测、随访和与患者良好的沟通融合起来。

发热、气候热、营养不良可使凝血时间延长而导致出血。高脂饮食和富含维生素 K 的食物(如卷心菜、花菜、菠菜、洋葱、鱼肉、肝)可干扰华法林的疗效。某些抗生素、镇痛药、降糖药、调脂药、抗癌药、抗癫痫药和口服避孕药均能影响其抗凝效果。华法林可通过胎盘致畸,孕妇不宜使用华法林,可使用肝素和低分子量肝素。

(4)达比加群酯:直接凝血酶抑制剂可以抑制血栓形成,对于急性卒中可能有改善作用。达比加群酯为口服直接凝血酶抑制剂,在体内转化为有活性的达比加群,后者直接抑制凝血酶而发挥抗凝效应。达比加群酯具有口服生物利用度高、强效、无须特殊监测、药物相互作用少等优点。口服后 2～3 小时血药浓度达峰值,半衰期 14～17 小时,绝大部分经肾脏清除,肾功能不全患者半衰期可以延长至 20～30 小时。RE-LY(达比加群酯长期抗凝治疗的随机评价)研究结果显示,与华法林相比,应用达比加群酯 150mg 和 110mg(2 次/d)都可以显著减少出血性卒中的发生率,达比加群酯 150mg(2 次/d)可以减少死亡发生率。就安全性而言,达比加群酯两个剂量组的致命性出血、颅内出血和总的出血发生率均显著下降,同时无肝脏毒性。2010年10月,美国FDA批准达比加群酯150mg(2次/d)用于房颤患者的卒中预防。对于肾功能不全的患者,建议剂量为75mg(2次/d)。

达比加群酯用于脑卒中抗凝治疗过程中的一个挑战是估计该药对于凝血系统的影响,传统的抗凝指标的监测对于达比加群酯无参考意义,INR无法预测达比加群酯的抗凝治疗效果。虽然达比加群酯血药浓度与APTT有关,但是为非线性关系,APTT也无法预测达比加群酯的抗凝治疗效果。凝血酶时间(TT)和蝰蛇毒凝血时间(ECT)均呈现出与直接凝血酶抑制剂包括达比加群酯很好的线性关系,而且比较敏感,如果TT和ECT检测值正常,一般就可以预测达比加群酯的血药浓度是否处于正常范围,但这些指标在ED中不是常规监测的,而且检测时间较长。

(5) Ⅹa因子抑制剂:Ⅹa因子抑制剂可选择性抑制Ⅹa因子,延长凝血时间,减少凝血酶生成而达到抗血栓作用,与常用药物及食物的相互作用很小,无须调整剂量和用药监控。Ⅹa因子抑制剂可分为间接Ⅹa因子抑制剂和直接Ⅹa因子抑制剂。口服直接Ⅹa因子抑制剂有利伐沙班(rivaroxaban)、阿哌沙班(apixaban)。

不同抗凝药的半衰期及清除方式见表5-8。

表5-8 不同抗凝药的半衰期及清除方式

药物	给药方式	半衰期	清除方式
肝素	静脉注射	30min	肝、肾
类肝素	静脉注射或口服	10~25h	肝、肾
低分子量肝素	皮下注射	200~300min	肾
磺达肝癸钠	皮下注射	17h	肾
艾屈肝素钠	皮下注射	80h	肾
维生素K拮抗剂(VKA)	口服	<42h(个体差异大)	肝
比伐卢定	静脉注射	25min	75%蛋白水解,25%肝脏代谢
阿加曲班	静脉注射	45min	肝
达比加群酯	口服	14~17h	肾
利伐沙班	口服	9h	肝、肾

(二)缺血性脑血管疾病的抗栓治疗

1. 非心源性卒中/TIA的抗栓治疗 对于非心源性栓塞性缺血性卒中或TIA患者,推荐应用抗血小板药而非口服抗凝治疗来降低复发性卒中和其他心血管事件风险(Ⅰ类,A级证据)。非心源性卒中/TIA的抗栓治疗目前推荐几种药物治疗:阿司匹林(50~325mg/d)单药治疗(Ⅰ类,A级证据)、阿司匹林(25mg)+双嘧达莫缓释剂(200mg)2次/d联合应用(Ⅰ类,B级证据)以及氯吡格雷(75mg)单药治疗(Ⅱa类,B级证据)都是初始治疗的合理选择。

抗血小板药应在患者危险因素、费用、耐受性和其他临床特性的基础上进行个体化选择。从费用方面,阿司匹林比其他抗血小板药物有绝对的优势。对于胃肠道出血或其他主要出血风险而言,阿司匹林或阿司匹林和双嘧达莫合用药比单用氯吡格雷风险大。对阿司匹林过敏的患者,应用氯吡格雷是合理的(Ⅱa 级推荐,C 级证据)。对于无法耐受双嘧达莫引起头痛的患者,阿司匹林或氯吡格雷都是合理的选择。

在 MATCH[The Management of Atherothrombosis with Clopidogrel in High-Risk Patients with Recent Transient Is-chemic Attack(TIA)or Ischemic Stroke]研究中发现,对于卒中的二级预防来说,氯吡格雷与阿司匹林 75mg 每日 1 次联合使用不比单独使用氯吡格雷疗效更好。另外,氯吡格雷与阿司匹林联合使用时,致命性出血的危险率从 1.3% 增长至 2.6%。然而,在急性冠脉综合征和接受了经皮冠脉介入治疗的患者中研究这种药物的联合使用发现:联合使用比单用阿司匹林能够更有效地降低心肌梗死、卒中和心血管性死亡率。在氯吡格雷基础上加用阿司匹林会增高出血风险,不推荐常规用于缺血性卒中或 TIA 后的二级预防(Ⅲ类,A 级证据)。但对于急性冠脉综合征(ACS)或 1 年内冠状动脉内支架植入患者,应联合氯吡格雷(75mg/d)和阿司匹林(100~300mg/d)。

阿司匹林和氯吡格雷双联抗血小板治疗的研究结果,发表在 NEJM 的氯吡格雷治疗急性非致残性脑血管事件高危人群的疗效研究(clopidogrel in high-risk patients with acute non-disabling cerebrovascular events,CHANCE)。结果显示:阿司匹林联合氯吡格雷治疗急性轻微卒中或 TIA 优于单用阿司匹林。使用 CHANCE 治疗方案(阿司匹林+氯吡格雷,氯吡格雷首剂 300mg)可以减少 3 个月卒中发生率 32%。根据以上结果,2014 年 AHA/ASA 卒中和 TIA 二级预防指南推荐缺血性小卒中/TIA 患者发病 24 小时内,可启动阿司匹林和氯吡格雷双联抗血小板治疗,持续用药 90 天(Ⅱb 类,B 级证据)。

有缺血性卒中/TIA、房颤和冠心病史患者,在 VKA 治疗基础上加用抗血小板治疗用于降低缺血性心脑血管事件的获益尚未确定(Ⅱb 类,C 级证据)。不稳定型心绞痛和冠状动脉支架植入患者可能为 VKD 联合双联抗血小板治疗的适用人群。对于在服用阿司匹林期间仍发生缺血性卒中的患者,尚无证据表明增大阿司匹林剂量能提供额外的益处。尽管常常会考虑替代性抗血小板药,但在接受阿司匹林治疗期间仍发生缺血事件的患者中,尚未对单药治疗或联合治疗进行过研究(Ⅱb 级推荐,C 级证据)。

2. 心源性栓塞的药物治疗

房颤患者的抗栓治疗:无其他明显病因的急性缺血性卒中或 TIA 患者,建议在发病 6 个月之内对其进行为期 1 个月左右的心律监测,以明确是否存在房颤(Ⅱa 类,C 级证据)。CHADS$_2$ 或 CHA$_2$DS$_2$-VASc 评分均可作为非瓣膜性房颤患者脑卒中风险的评估。对于伴有阵发性或永久性非瓣膜性房颤患者,阿哌沙班(Ⅰ类,A 级证据)、维生素 K 拮抗剂(VKA)(Ⅰ类,A 级证据)和达比加群酯(Ⅰ类,B 级证据)均可用于预防卒中复发。对于伴有阵发性或持续性房颤的卒中或 TIA 患者,推荐应用维生素 K 拮抗剂进行抗凝治疗(目标 INR 为 2.5,范围 2.0~3.0)(Ⅰ类,A 级证据)。若患者已在服用 VKA 治疗,应根据患者所存在的危险因素、药品价格、耐受性、患者意愿、可能存在的药物相互作用以及其他临床特征(肾功能、既往 INR 控制情况)选择适宜的抗血栓药物。非瓣膜性房颤患者选用利伐沙班预防卒中复发是合理的(Ⅱa 类,B 级证据)。

对于缺血性卒中或 TIA 患者,不推荐联合应用口服抗凝药(如华法林或一种新型抗凝药)与抗血小板药物。但若患者合并临床冠状动脉疾病(特别是急性冠脉综合征或植入冠状动脉支架后)可以考虑联合用药(Ⅱb类,C级证据)。

伴有房颤的缺血性卒中或 TIA 患者,若不能接受口服抗凝药物治疗,推荐应用阿司匹林单药治疗或阿司匹林治疗基础上加用氯吡格雷(Ⅱb类,B级证据)。多数伴有房颤的卒中或 TIA 患者,应在发病 14 天内启动口服抗凝药物治疗。若患者出血风险较高(如大面积脑梗死、出血性转化、未予控制的高血压或出血倾向),可以考虑在 14 天之后再启动口服抗凝药物治疗(Ⅱa类,B级证据)。

需要暂时中断口服抗凝药的卒中高危(3 个月内发生过卒中或 TIA、CHADS$_2$ 评分 5~6 分、机械瓣膜置换或患有风湿性瓣膜病)房颤患者,采用皮下注射 LMWH 作为过渡治疗是合理的(Ⅱa类,C级证据)。心源性的 TIA 患者抗凝药物推荐见表 5-9。

表 5-9 心源性的 TIA 患者抗凝药物推荐

病因	华法林 INR	药物治疗方案
房颤	2.5(2.0~3.0)	不能服用华法林的患者选用阿司匹林 325mg/d
急性心肌梗死+左室血栓	2.5(2.0~3.0)	3~12 个月阿司匹林肠溶剂 162mg/d 和华法林
扩张型心肌病	2.5(2.0~3.0)	阿司匹林 50~325mg/d,阿司匹林 25mg-双嘧达莫缓释剂 200mg(左室射血分数<35%),每天 2 次,或氯吡格雷 75mg/d
风湿性二尖瓣膜病	2.5(2.0~3.0)	阿司匹林 81mg/d,不与华法林联用,但是服用华法林期间栓塞再发患者除外 二尖瓣脱垂无参考值,指南没有推荐剂量
二尖瓣钙化	2.5(2.0~3.0)	只在二尖瓣栓塞没有钙化或二尖瓣反流存在时指南未推荐;反流时推荐 主动脉瓣疾病无参考值,指南没有推荐剂量
机械性人工瓣膜	3.0(2.5~3.5)	服用华法林期间卒中和栓塞再发,推荐阿司匹林 75~100mg/d 和华法林(INR 3.0)
生物性人工瓣膜	2.5(2.0~3.0)	没有推荐

(三)卒中早期的血压管理

对于缺血性卒中患者,如果症状出现在几小时之内,应该接受再灌注治疗。对于 TIA 患者,发生卒中的风险在 TIA 后几天内最高,因此需要进行紧急的干预以预防卒中的发生。根据 2018 年《中国急性缺血性脑卒中诊治指南》,卒中患者血压升高可以不予处理,除非血压持续升高,收缩压≥200mmHg 或舒张压≥110mmHg,或伴有严重心功能不全、主动脉夹层、高血压脑病,可予谨慎降压治疗,并严密观察血压变化。如果有必要降压治疗,推荐静脉使用短效药物(如拉贝洛尔、尼卡地平或硝酸盐类等),最好应用微量输液泵,避免血压降得过低。急性缺血性脑卒中血压的管理如表 5-10 所示。对于蛛网膜下腔出血的患者,经血管造影发现动脉瘤,应予血管内栓塞或手术夹闭动脉瘤治疗以降低再出血的风险。对于 ICH 的患者,如果脑室有血液和脑积水(脑室增大),患者可能需要脑室外引流(EVD)。一旦患者渡过超急性期,治疗以预防病情加重,减少并发症和开始正确的二级预防为主。

表 5-10　急性缺血性脑卒中血压的管理

治疗	接受 rt-PA/mmHg	未接受 rt-PA/mmHg
不予处理	<180/105	<220/120
拉贝洛尔或尼卡地平	180~230/105~120	>220/121~140
硝普钠	DBP>140	DBP>140

注:①rt-PA. 阿替普酶;②拉贝洛尔,10~20mg,每 10~20 分钟重复一次,最大剂量 300mg,或静脉滴注 2~8mg/min;③尼卡地平,静脉滴注初始剂量 5mg/h,最大 15mg/h;④硝普钠,静脉滴注初始剂量 0.5μg/(kg·min),持续动脉压监测。

(四) 降纤

源自马来西亚蝰蛇蛇毒的毒液安克洛酶、巴曲酶是类凝血酶,溶解纤维蛋白原的途径与凝血酶相似。可作用于纤维蛋白原(Fg)Aa 链,分解下 1 对 A 肽,形成一个循环的、可溶性的安克洛酶-纤维蛋白复合物,可激活血管内皮的组织型纤溶酶原激活物。安克洛酶给药后产生抗血栓作用,同时降低了血液黏滞度,改善微循环灌注,但很少出现明显的出血并发症。

安克洛酶卒中治疗试验(STAT)发现持续灌注安克洛酶 72 小时后,输注时间为 1 小时,给药剂量能使纤维蛋白原水平降至 1.18~2.03μmol/L。根据治疗前的纤维蛋白原浓度,按照 0.167U/(kg·h)、0.125U/(kg·h)和 0.082U/(kg·h)的速度输注安克洛酶。安克洛酶使更多的患者达到良好的神经功能状态而功能缺失较少。在安克洛酶和安慰剂组之间,其死亡率无差异。安克洛酶和无症状的 ICH 与有症状的脑出血有关。这一研究表明安克洛酶成功的运用依赖于其控制纤维蛋白作用。

降纤药巴曲酶(batroxobin,BTX)是国内常用降纤药物,用法是成人首次 10BU,维持剂量可视患者情况给予,一般为 5BU,隔日一次,药液使用前用 100ml 生理盐水稀释,静脉滴注 1 小时以上。通常疗程为 1 周,必要时可增至 3 周;慢性治疗可增至 6 周,但在延长期内每次用量减少至 5BU 隔日滴注。不良反应多为轻度,主要为出血。对不适合溶栓并经过严格筛选的脑卒中患者,特别是高纤维蛋白血症者可选用降纤治疗。

(五) 扩容

脑卒中急性期会出现血容量减少、白细胞活化、细胞聚集、纤维蛋白原水平升高、红细胞变形能力降低。卒中后较高的血细胞比容与再灌注的降低、较大的梗阻面积以及较高的死亡率相关。血液稀释和扩容被认为可以降低血液黏滞度、建立侧支循环和微循环改善血流、增加血氧供给。一项纳入了 18 项临床研究的 meta 分析显示:血液稀释起始治疗在卒中症状出现后的 72 小时内,其中 8 项临床研究联合放血和扩容治疗,10 项临床研究单独用扩容治疗。12 项临床试验以低分子右旋糖酐作为扩容剂、5 项临床试验用羟乙基淀粉、1 项临床试验用白蛋白。最初 4 周内和 3~6 个月,血液稀释疗法没有明显降低卒中患者的死亡率,也没有增加患者心血管事件的发生风险。

(六) 扩张血管

卒中的血管扩张治疗技术已有 40 年历史,最初,血管扩张治疗用于 TIA 的治疗和预防。血管扩张剂能改善侧支循环,增加缺血区域的血氧供给。最近,血管扩张剂如甲基黄嘌呤类药物的衍生物,特别是己酮可可碱,在急性缺血性脑卒中得到评估。除血管扩张作用外,甲基黄嘌呤类药物还可以降低血液黏滞度、增加红细胞弹性、抑制血小板聚集、降低自由基。甲基黄嘌呤类药物临床试验研究了该类药物在亚急性期的扩血管作用。

一项纳入 110 名中国人的小型随机临床对比试验显示，对于皮质梗死和腔隙性梗死的患者，卒中发生后的 36~48 小时内合用己酮可可碱和阿司匹林，连用 5 天，1 周后腔隙性梗死患者的治疗效果无显著性差异，皮质梗死患者发病率显著降低，但后续的临床试验未能重现这一结果。4 项己酮可可碱和 1 项丙戊茶碱的 meta 分析结果提示：没有充足的证据证明甲基黄嘌呤类药物用于急性脑卒中治疗安全且有效。

（七）神经保护

神经保护药的主要目的是用于挽救缺血半暗带的异常生化、代谢变化，而不仅是再灌注。脑缺血后神经保护治疗的环节包括抑制兴奋性氨基酸（如谷氨酸）的毒性作用，跨膜钙离子流，细胞内蛋白酶的激活、凋亡，自由基损伤，炎症反应及膜损伤。神经保护药疗效在动物实验中证实具有发展前景，但几乎所有临床试验均告失败。当然这与很多神经保护药的应用已经过了 4~6 小时的治疗时间窗有关，也与一些临床试验的设计本身存在缺陷不无关系。由于导致神经细胞死亡的途径有多种，而以上途径中没有一种能够确定无疑地证明对神经系统有保护作用，最有效的治疗方案可能是上述多个治疗方案联合应用，即综合治疗。随着各种神经保护药中枢途径给药，大分子多肽物质通过血脑屏障的新方法，神经元再生、神经元细胞移植技术的新发展，都有可能为缺血性脑血管疾病的神经功能改善治疗带来希望。

1. 主要的神经保护药

（1）钙通道阻滞药：中枢神经系统缺血的病理生理研究结果显示，由于缺血造成钙离子向神经细胞内流是神经细胞破坏的原因之一。钙离子的神经元内流同时受到电压依赖的钙通道和神经递质依赖的钙通道的控制，进入中枢神经系统的钙通道阻滞药对缺血性卒中造成的神经损伤具有显著的抑制作用。另外，钙通道阻滞药能够促进脑缺血区的血流恢复。

1）尼莫地平：尼莫地平为选择性扩张脑血管作用最强的钙通道阻滞药，批准用于近期有动脉瘤或蛛网膜下腔出血患者的卒中预防。早期对尼莫地平的研究表明该药对缺血性脑卒中的治疗确实有效。但随后的研究并未能证明这一点，尼莫地平在大量缺血性卒中的临床试验中得到了阴性结果，个别用药患者结局不如对照组，因此，效果不确切。口服每次 40mg，每日 3~4 次。注射用每次 10mg 加入 5% 葡萄糖注射液中静脉滴注，10~14 天为 1 个疗程，一日 1 次，静脉滴注 1mg/h，显效后可改为口服。毒副作用比较轻微，口服可有一过性消化道不适、头晕、嗜睡和皮肤瘙痒等。静脉用药可有血压下降（尤其是治疗前有高血压者）、头痛、头晕、皮肤潮红、多汗、心率减慢或心率加快等。

2）尼卡地平：尼卡地平在卒中治疗过程中用于控制血压，对脑血管的扩张作用强于对外周血管的作用。该药对于神经保护作用的临床研究较少。每次口服 20mg，每日 3~4 次，连用 1~2 个月。

3）氟桂利嗪：其他钙通道阻滞药还有氟桂利嗪，但临床试验也为阴性结果，因此效果不确切。用法为口服，每次 5~10mg，睡前服。

（2）自由基清除剂

依达拉奉：脑缺血过程中产生的自由基，是重要的神经损伤介质。2001 年依达拉奉在日本上市，是目前唯一通过Ⅲ期临床试验的脑自由基清除剂。依达拉奉是分子量 174.2 的亲脂基团，血脑屏障通过率 60%，作为自由基捕获剂，可以抑制黄嘌呤氧化酶和次黄嘌呤氧化酶的活性,刺激前列环素的生成,减少炎性介质白三烯的形成,降低羟自由基浓度,缩小缺血半暗带发展为梗阻的体积,抑制迟发性神经元死亡。

（3）神经营养因子

神经节苷脂:神经节苷脂能拮抗兴奋性氨基酸受体,稳定细胞膜,对脑缺血损伤有保护作用,肌内注射,每次60～100mg,每日1次,15～30天为1个疗程。

（4）胞磷胆碱

胞磷胆碱:为脑代谢激活剂,能够稳定细胞膜,促进脑细胞呼吸,改善脑功能。用法为0.5～1g加入5%葡萄糖溶液500ml中静脉滴注,每日1次。

（5）他汀类药物:他汀类药物不仅能够降低低密度脂蛋白,还具有急性的神经保护作用,包括改善内皮功能、改善脑血流量和抗炎作用。正规剂量的扩大临床试验正对他汀类药物的神经保护作用进行评估。在一项纳入89人的小型随机试验中,发生卒中时已经在服他汀类药物的患者,发生卒中24小时内被随机分为继续他汀治疗组和停止他汀治疗3天组。入组的患者,从发病到干预开始时间平均为6小时,急性期他汀类药物短暂停药与3个月死亡率增加和依赖相关。仍需要进一步的临床研究,证明卒中急性期早期应用他汀类药物对于神经保护作用的有效性。

2. 非药物神经保护措施　低温治疗是比较可靠的具有神经保护作用的非药物疗法。体温降低能量消耗、减轻细胞酸中毒、减慢梗阻区域细胞的钙内流、抑制氧自由基的产生、改变凋亡信号、抑制炎症和细胞因子产生以及减轻兴奋性氨基酸毒性。深度低温是保护大脑的常用措施,中度至轻度低温可以改善心搏骤停患者的神经系统结局。

迄今为止,大多数试点的临床试验都在考察各种降温技术的安全性和可行性,也没有临床试验能够提供足够的样本量和一级临床证据支持。用冷却毯的轻度至中度降温,降温速度相对较慢,颤抖是非瘫痪和非机械性通风患者的主要问题。中度降温,尤其是通过血管内的技术,可以在短时间内达到目标温度,但是这一温度范围(32～33℃)增加了并发症的发生率,包括低血压、心律失常、肺炎和血小板减少。严重的半球卒中,特别是伴有水肿的患者,如果复温相对较快,易受损害。轻至中度降温(34～35℃)临床并发症相对较少。

但关于低温疗法的最佳途径和降温后的复温,仍存在很多的不确定性。包括开始降温治疗的治疗窗,降温的速度、程度及持续时间,复温的速度,降温的并发症最少和最有效的形式。更大的临床试验对于持续降温的可行性评估,单独或结合其他疗法,可能增加我们对于低温疗法和急性脑卒中的理解。

（八）介入和手术治疗

1. 颈动脉内膜切除术和支架植入术　颈动脉内膜切除术(CEA)和颈动脉支架植入术(CAS)是缺血性卒中最常见的外科治疗手段,TIA和卒中发作后应该尽早进行脑供血血管的评估,如果发现颈动脉和颅内动脉狭窄,可以行CEA和CAS治疗。首先根据北美NASCET标准确定动脉狭窄程度,然后根据不同的狭窄程度等因素选择不同的干预法,缺血事件发生后,尽早进行CEA,最理想是在2周内,介入治疗的选择如下。

颈动脉狭窄:

（1）CEA的选择:①狭窄70%～99%的患者首选CEA。②CEA只能在围手术期并发症(所有卒中和死亡)发生率≤6%的医学中心进行。③狭窄50%～69%的某些患者,可考虑CEA治疗,新发病的男性患者,最可能获益。此类CEA只能在围手术期并发症(所有卒中和死亡)发生率<3%的医学中心进行。④狭窄<50%的患者不建议实施 CEA。⑤CEA 术前及术后继续抗血小板治疗。

(2)血管成形术和/或支架植入术的选择:①限用于有严重症状性颈动脉狭窄的下列患者,CEA 禁忌狭窄处于手术不能达到的部位、早期 CEA 后再狭窄、放疗后狭窄;②支架植入术前即给予氯吡格雷和阿司匹林,联合应用,持续至术后至少 1 个月。

(3)CEA 和 CAS 的比较:2010 年 *Lancet* 发表的 meta 分析提示,≥70 岁的老人支架植入术后 120 天内发生卒中或死亡的风险高于行 CEA 的患者;<70 岁的 CEA 和 CAS 效果相似颅内血管狭窄:2005 年美国 FDA 批准自膨胀式 Wingspan 支架用于 50%～99%的粥样硬化性颅内血管狭窄的治疗。但是 2011 年发表在《新英格兰医学杂志》的报道提示,对于严重颅内血管狭窄(70%～99%)的患者,积极药物治疗(控制危险因素和联合使用阿司匹林325mg/d＋氯吡格雷 75mg/d,持续 90 天)效果明显优于支架植入术和积极药物治疗联合应用的疗效,原因是支架植入术组围手术期的发生率明显增高,而且 6 个月内再狭窄的比例也高达 25%～30%。

CEA 对血管壁有溃疡病变和颈动脉血管狭窄≥70%,且有 TIA 和卒中症状的患者疗效最好。经 CEA 治疗的患者在 2 年内卒中的危险性降低 60%。经 CEA 治疗的每 6～8 名患者中,在 2 年内有 1 名患者可幸免于卒中。对其他行 CEA 的患者,必须权衡操作的风险和预期寿命。已证明,CEA 可使颈动脉狭窄 60%且无临床症状的患者获益,预期寿命至少5 年,手术风险小于 3%。对其他患者而言,CEA 的疗效是不肯定的。总之,永久性神经功能缺失和颈动脉完全闭塞的患者不是 CEA 的适应证。

2. 机械性碎栓和取栓治疗 美国 FDA 已经批准使用 MERCI 装置实现颅内动脉再通,但该方法的临床效果需要进一步验证。机械血栓消融术可增加血管再通,但均因研究规模的限制,目前尚未推荐作为常规治疗。

六、缺血性脑血管疾病的二级预防

(一) 二级预防的概念

二级预防指有过一次急性卒中事件(包括 TIA、脑梗死等),防止再次发生卒中所采取的防治措施,二级预防应该从急性期就开始实施。

(二) 危险因素的控制

2014 年《中国缺血性脑卒中和短暂性脑缺血发作二级预防指南》指出,脑卒中二级预防的关键在于对脑卒中病因的诊断及危险因素的认识,对患者进行全面的风险评估及病因诊断,针对不同病因,并根据危险因素的多寡和严重程度,对不同复发风险的患者进行分层,制订出具有针对性的个体化治疗方案。美国心脏协会和美国卒中协会(AHA/ASA)发布了2014 版卒中和 TIA 二级预防指南,新指南中增加了营养和睡眠呼吸暂停等新的内容,并对高血压、血脂异常、糖尿病、颈动脉狭窄和房颤等内容进行了更新。

1. 高血压 《中国缺血性脑卒中和短暂性脑缺血发作二级预防指南》推荐:对于缺血性脑卒中和 TIA,建议进行抗高血压治疗,以降低脑卒中和其他血管事件复发的风险(Ⅰ级推荐,A 级证据)。2014 年 AHA/ASA 卒中和 TIA 二级预防指南指出:既往未接受降压治疗的缺血性卒中或 TIA 患者,若发病后数日收缩压≥140mmHg 或舒张压≥90mmHg,应启动降压治疗(Ⅰ类,B 级证据);对于血压<140/90mmHg 的患者,其降压获益并不明确(Ⅱb

类,C级证据)。既往存在高血压并接受降压治疗的缺血性卒中和TIA患者,为预防卒中复发和其他血管事件,应在数日后恢复降压治疗(Ⅰ类,A级证据)。

(1)降压目标:卒中或TIA患者的降压目标值尚不明确,应根据患者具体情况确定。在参考高龄、基础血压、平时用药、可耐受性的情况下,降压目标一般应该达到≤140/90mmHg,理想应达到≤130/80mmHg(Ⅱ级推荐,B级证据)。一般认为应将血压控制在140/90mmHg以下(Ⅱa类,B级证据)。近期发生腔隙性卒中的患者,收缩压控制在130mmHg以下可能是合理的(Ⅱb类,B级证据)。降压治疗预防脑卒中和TIA复发的益处主要来自降压本身(Ⅰ级推荐,A级证据)。

(2)药物选择:能获得推荐的血压下降水平的最佳药物配方尚不确定,因为药物间的直接比较很有限。现有的数据提示利尿药以及利尿药与ACEI合用是有用的(Ⅰ类,A级证据)。特定药物和目标值的选择应当个体化。根据药理特性、作用机制,考虑每个患者的特点,可能需要服用某些特定药物(如颅外脑血管闭塞性疾病、肾功能损害、心脏病和糖尿病)(Ⅱa类,B级证据)。糖尿病合并高血压患者应严格控制血压在130/80mmHg以下,糖尿病合并高血压时,降血压药物以血管紧张素转换酶抑制药、血管紧张素Ⅱ受体拮抗剂类在降低心脑血管事件方面获益明显(Ⅰ级推荐,A级证据)。建议选择单药或联合用药进行抗高血压治疗(Ⅱ级推荐,B级证据)。

2. 血脂异常 强化降低胆固醇预防脑卒中(stroke prevention by aggressive reduction in cholesterol levels,SPARCL)研究发现,强化他汀类药物治疗可显著降低脑卒中和TIA的相对危险。

2014年AHA/ASA卒中和TIA二级预防指南对降脂目标进行了调整,与2013年ACC/AHA胆固醇指南一致,在动脉粥样硬化源性缺血性卒中或TIA患者中,若LDL-C≥2.6mmol/L,有或无其他临床动脉粥样硬化性心血管疾病(atherosclerotic cardiovascular disease,ASCVD)证据,推荐接受高强度他汀类药物治疗,以减少卒中和心血管事件(Ⅰ类,B级证据)。若LDL-C<1 002.6mmol/L,无其他临床ASCVD证据,也推荐接受高强度他汀类药物治疗,以减少卒中和心血管事件,但证据水平级别较低(Ⅰ类,C级证据)。

对于伴有其他ASCVD患者,需根据2013年ACC/AHA血脂指南,采用其他方式干预,包括生活方式改变、饮食和用药建议(Ⅰ类,A级证据)。

长期使用他汀类药物总体上是安全的。对于肝、肾功能正常的老年人,调脂药物的剂量一般不需要特别调整,但对老年人的调脂治疗要个体化,起始剂量不宜过大,应予以严密监测。他汀类药物治疗前及治疗中,应定期监测肌痛等临床症状及肝酶(谷丙转氨酶和谷草转氨酶)、肌酶(肌酸激酶)变化,如出现监测指标持续异常并排除其他影响因素,应减量或停药观察(供参考:肝酶>3倍正常上限,肌酶>5倍正常上限时停药观察,Ⅰ级推荐,A级证据);老年患者如合并重要脏器功能不全或多种药物联合使用时,应注意合理配伍并监测不良反应(Ⅲ级推荐,C级证据)。

3. 糖代谢异常与糖尿病 2014年AHA/ASA卒中和TIA二级预防指南对卒中后糖代谢异常的治疗提出新的推荐 TIA或缺血性卒中后,所有患者应通过快速血糖检测、糖化血红蛋白(HbA1c)或口服葡萄糖耐量试验进行糖尿病筛查。在临床事件发生后立即检测HbA1c可能比其他筛选测试更准确(Ⅱa类,C级证据)。如有糖尿病,推荐用现有的指南进行血糖控制和心血管风险因素管理(Ⅰ类,B级证据)。糖尿病血糖控制的靶目标为 HbA1c<6.5%,但对于高危 2 型糖尿病患者,血糖过低可能带来危害(增加病死率,Ⅰ级推荐,A 级证据)。

4. 肥胖 所有 TIA 或卒中患者均应使用 BMI 进行肥胖的筛查(Ⅰ类,C 级证据)。尽管减重对心血管危险因素有确切的获益,然而,减重对近期发生 TIA 或缺血性卒中的肥胖患者的益处并不明确(Ⅱb 类,C 级证据)。

5. 代谢综合征 目前,卒中后筛查代谢综合征的意义尚未证实(Ⅱb 类,C 级证据)。如果患者筛查后发现有代谢综合征,处理措施应当包括劝说改变生活方式(饮食、锻炼和减重),以减少血管疾病风险(Ⅰ类,C 级证据)。代谢综合征患者的预防措施应当包括合理治疗综合征的各成分,它们也是卒中危险因素,特别是脂代谢紊乱和高血压(Ⅰ类,A 级证据)。

6. 生活方式和营养 2014 年 AHA/ASA 卒中和 TIA 二级预防指南进一步强调了改变生活方式的重要性,作出以下新推荐:对有缺血性卒中或 TIA 史的患者通过营养评估,判断营养过剩或营养不良是合理的(Ⅱa 类,C 级证据);对于有缺血性卒中或 TIA 史的营养不良患者应进行营养咨询(Ⅰ类,B 级证据);不推荐常规补充某种维生素或复合维生素(Ⅲ类,A 级证据);对有卒中或 TIA 史的患者,建议减少钠盐摄入,每天低于 2.4g,进一步降低至 1.5g/d 也是合理的,且与血压降至更低相关(Ⅱa 类,C 级证据);对有卒中或 TIA 史的患者,建议地中海饮食,强调:蔬菜、水果、全谷类、低脂乳制品、禽类、鱼类、豆类、橄榄油和坚果,并限制糖类和红肉的摄入(Ⅱa 类,C 级证据)。

7. 睡眠呼吸暂停 2014 年 AHA/ASA 卒中和 TIA 二级预防指南指出,由于缺血性卒中或 TIA 患者发生睡眠呼吸暂停的比例较高,且有证据显示对睡眠呼吸暂停的治疗可改善预后,因此,缺血性卒中和 TIA 人群应进行睡眠呼吸暂停的检测(Ⅱb 类,B 级证据)。由于有证据显示对睡眠呼吸暂停的治疗可改善预后,因此,缺血性卒中或 TIA 合并睡眠呼吸暂停的患者应接受持续气道正压通气治疗(Ⅱb 类,B 级证据)。

8. 戒烟 卒中或 TIA 患者,如有吸烟史,医疗保健提供者应当强烈建议其戒烟,避免环境性(被动)吸烟。戒烟指导、尼古丁产品和口服戒烟药有助于吸烟者戒烟(Ⅰ类,A 级证据)。

9. 饮酒 缺血性卒中、TIA 或出血性卒中患者,如为重度饮酒者,应当停止或减少酒精摄入(Ⅰ类,C 级证据)。轻到中度的酒精摄入(男性每天不超过 2 杯,非妊娠女性每天不超过 1 杯)可能是合理的;虽然酒精摄入可能合理,但不应劝说不饮酒者开始饮酒。

TIA 和缺血性卒中的危险因素的控制目标如表 5-11 所示。

表 5-11 TIA 和缺血性卒中的危险因素的控制目标

危险因素	控制靶标
血压	一级预防<140/90mmHg[a]
	二级预防[b]
糖化血红蛋白	≤6.5%(AACE)或<7.0%(ADA)
空腹血糖浓度	<6.1mmol/L(AACE)或 3.9~7.2mmol/L(ADA)
餐后 2h 血糖浓度	<7.78mmol/L(AACE)或<10mmol/L(ADA)
LDL 水平	<4.16mmol/L(冠心病风险 0~1 个危险因素)

续表

危险因素	控制靶标
LDL 水平	<3.38mmol/L(冠心病风险≥2 个危险因素,或 10 年风险≤20%)
	<2.6mmol/L(冠心病风险≥2 个危险因素,且 10 年风险>20%)
	<1.8mmol/L(极高危的患者)
非高密度脂蛋白水平	0.78mmol/L>LDL 靶值
高密度脂蛋白水平	>1.03mmol/L
甘油三酯水平	<1.7mmol/L

注:AACE. American Association of Clinical Endocrinologists,美国临床内分泌协会。

ADA. American Diabetes Association,美国糖尿病协会。

a. 血压靶值<130/80mmHg(糖尿病患者或慢性肾病患者)。

b. 血压靶值<120/80mmHg 或个体化控制血压,血压降低 10/5mmHg 能够获益。

七、出血性脑血管疾病的药物治疗

(一) 脑出血

脑出血急性期的治疗包括 5 个主要方面:①一般治疗与缺血性卒中没有本质上的区别,神经功能状态和生命体征(血压、脉搏、血氧浓度和体温)需要连续或有规律的监测。②需要预防和治疗神经系统并发症(如水肿的占位效应或癫痫发作)和内科并发症(如误吸、感染、压疮、DVT 或 PE)。③早期二级预防减少脑出血早期复发率。除了降压和禁用抗凝药物外,脑出血的早期二级预防与卒中的一般早期二级预防没有本质区别。后者在 2003 年的欧洲卒中委员会(EUSI)指南中有详细描述。④脑出血患者同样需要早期康复。同样与 2003 年的 EUSI 急性缺血性卒中指南没有本质区别。⑤外科手术及正在进行的随机对照试验(RCT)的目的是寻找控制血肿扩大的特殊治疗手段。

1. 血压管理 血压的监测和处理是脑出血急性期治疗的关键问题,但是因为缺乏随机试验为血压管理提供依据,因此仍存有争议。在脑出血急性期给予降血压可以预防或阻止血肿扩大,也可以降低再出血的危险性,但是脑灌注压(cerebral perfusion pressure,CPP)降低,颅内压升高使脑血流量不足。

脑出血患者会有 90% 血压升高,血压过高会加重脑水肿,诱发再出血。因此应及时应用降压药控制过高的血压。血压控制程度应根据每位患者具体情况而定,原则上应降到脑出血前原有的水平或 150/90mmHg 左右。当伴随出现以下情况时应立即降压治疗:①急性心肌梗死;②心功能不全;③主动脉夹层;④急性肾衰竭,但是应慎重。美国心脏协会 1997 年提出高血压脑出血降压指导,2010 年仍采用,只是根据 INTERACT 研究结果提出收缩压在 150~220mmHg 的患者,尽快将血压降到 140mmHg 以下可能是安全的。

自发性脑出血血压升高时的治疗建议:

(1)如果舒张压>200mmHg 或平均动脉压>150mmHg,要考虑用持续静脉输注积极降低血压,血压的监测频率为每 5 分钟一次。

(2)如果舒张压>180mmHg 或平均动脉压>130mmHg,并有疑似颅内压升高的证据,要考虑监测颅内压,用间断或持续的静脉给药降低血压,以保证脑灌注压>60~80mmHg。

（3）如果舒张压＞180mmHg 或平均动脉压＞130mmHg，并且没有疑似颅内压升高的证据，要考虑用间断或持续的静脉给药轻度降低血压（例如平均动脉压 110mmHg 或目标血压为 160/90mmHg），每隔 15 分钟给患者做一次临床复查。

静脉注射半衰期短的降压药物是理想的一线治疗选择。在美国和加拿大推荐使用静脉注射拉贝洛尔，这在欧洲并没有普遍使用，或使用盐酸艾司洛尔、尼卡地平、依那普利。静脉注射乌拉地尔也被越来越多地使用。最后，必要时应用硝普钠，但是除了其主要不良反应如反射性心动过速、冠状动脉缺血、抗血小板活性和颅内压增高以外，还会降低脑灌注压。静脉注射治疗高血压需要对血压进行连续监测。在重症监护室，可通过动脉漂浮导管连续监测血压。可应用于急性脑出血的静脉注射降压药物见表 5-12。

表 5-12 可应用于急性脑出血的静脉注射降压药物

药物	剂量	起效时间	作用持续时间	备注
肾上腺素拮抗剂				
拉贝洛尔	20～80mg/10min 静脉团注，累积剂量 300mg；0.5～2mg/10min 注射	5～10min	3～6h	应用于缺血性和出血性脑卒中；急性心力衰竭禁忌
艾司洛尔	250～500μg/(kg·min) 静脉团注；50～100μg/(kg·min)静脉滴注	1～2min	10～30min	应用于卒中和主动脉剥离；心动过缓、心房心室闭塞、心力衰竭、支气管痉挛禁忌
乌拉地尔	12.5～25mg 静脉团注；5～40mg/h 静脉滴注	3～5min	4～6h	应用于大部分突发血压升高包括卒中；排除冠状动脉缺血
血管扩张剂				
硝普钠*	0.2～10μg/(kg·min)静脉滴注	几秒钟以内	2～5min	应用于大部分急性血压升高，舒张压＞140mmHg 时，包括卒中；颅内压升高时禁忌
尼卡地平	5～15mg/h 静脉滴注	5～10min	0.5～4h	适用于卒中；急性心力衰竭、冠状动脉缺血、动脉狭窄禁忌
依那普利	1.25～5mg/6h	15～30min	6～12h	适用于急性左心衰竭；排除急性心肌梗死和高血压
肼屈嗪	10～20mg 静脉团注	10～20min	1～4h	适用于惊厥；心动过速、冠状动脉缺血禁用
利尿药				
呋塞米	20～40mg 静脉团注	2～5min	2～3h	排除惊厥

注：* 颅内高压患者禁用硝普钠。

2. 降颅内压　脑出血比缺血性脑卒中患者更易出现颅内压升高,血肿本身、血肿周围水肿及可能出现的梗阻性脑积水,均可以引起颅内压升高,而颅内压增高、脑水肿和血肿占位都会使脑出血后的致残率和死亡率升高。对于怀疑颅内压增高和意识水平持续下降的患者,需要进行持续的有创颅内压监测,但是其应用价值是否优于临床和放射学监测仍未被证实。治疗颅内压增高的目的是将脑灌注压维持在60～70mmHg,以保证足够的脑灌注。

降低颅内压的主要治疗措施有:有控制的过度换气、渗透性利尿药和静脉注射巴比妥酸盐。如果需要手术治疗,这些措施可以为手术争取时间。目前仍不推荐使用类固醇激素。降颅内压最常用的药物是甘露醇,主要药理作用是使液体从水肿或非水肿脑组织渗透至血管中,可迅速降低颅内压,并且在静脉一次性注射后20分钟内起效,提示其起效机制是随后的排尿增多。此外,本药可以提高心脏前负荷和脑灌注压,通过机体自身调节从而降低颅内压。甘露醇可以降低血黏度,导致反射性血管收缩和血管体积减小。

用法为:根据患者神经功能状态、液体平衡和血浆渗透压,静脉注射20%的甘露醇0.75～1g/kg,然后每3～6小时给予0.25～0.5g/kg。后20%甘露醇250ml静脉快速滴注,每日2～4次。推荐渗透浓度为300～320mmol/L。与呋塞米(速尿)合用可增加疗效。治疗顽固性高颅内压可以采用过度通气和甘露醇合并应用。

脑室内留置导管监测颅内压,同时进行脑脊液引流,也是降低颅内压的有效方法。可根据颅内压的情况,间断地短时间释放脑脊液。脑室内置管的主要风险是感染和出血,应加强预防和监测。

3. 应用止血药　一般脑内动脉出血难以用药物制止,除非有凝血功能障碍,否则不应常规应用止血药物。但对于点状出血、渗血,特别是合并消化道出血时,止血药有一定作用,可酌情选用抗纤溶酶药。

4. 并发症的治疗　肺和心血管并发症是脑出血患者死亡的主要原因。脑出血患者应积极预防呼吸道阻塞和感染、心血管病和消化道出血、尿路感染、压疮、水和电解质紊乱等并发症的出现,这些并发症的预防对于降低死亡率、改善患者预后,意义重大。

脑出血最初2周内,临床癫痫发生率为2.7%～17%,持续脑电监测发现,28%～31%的脑出血患者有癫痫发作,特别是脑叶出血合并蛛网膜下腔出血。可选择的抗癫痫药如苯妥英钠、丙戊酸钠等。高热者用物理和/或药物方法降温。

5. 其他　传统上对高血压脑出血的治疗旨在挽救患者的生命,一般在内科治疗无效时方采用外科治疗,患者多病情危重,病死率高和疗效差。近年来,由于对脑出血病理的深入研究,微创外科技术的发展和应用,不少学者提出外科手术清除血肿和降低颅内压,不仅能挽救生命,而且能更好地保留和恢复患者的神经功能,改善生存质量。但是目前尚缺乏循证医学Ⅰ级证据。

(二) 蛛网膜下腔出血

动脉瘤破裂和动静脉畸形是蛛网膜下腔出血的常见主要原因。

1. 控制颅内压　颅内压低于正常时易诱发再出血,当颅内压接近舒张压时出血可停止。因此蛛网膜下腔出血患者急性期,如颅内压不超过1.59kPa(12mmHg),一般不需要降颅内压。一般应用 20％甘露醇 1mg/kg 静脉滴注。对于出现急性脑室积水时，可行脑室引流术，还可进行脑室穿刺留置 ICP 探头，通过量化颅内压监测来指导降颅内压治疗。

2. 镇痛　适当给予镇痛药。大多数患者的头痛可用可待因控制。焦虑和不安可给予适量的巴比妥盐、水合氯醛保持患者安静。

3. 止血　目前对于蛛网膜下腔出血患者的止血治疗仍然存在争议。一般认为，抗纤溶药物能减少 50％以上的再出血。但抗纤溶可促进脑血栓形成，延缓蛛网膜下腔中血块的吸收，易诱发缺血性神经系统并发症和脑积水，在一定程度上抵消其治疗作用。

4. 并发症的治疗　在原发性出血事件后有 3 个主要的并发症：再出血、脑积水和迟发性缺血。20％的动脉瘤患者可发生再出血，多在首次出血后的 48 小时内发生，也有的在 14 天后发生。出血后 24 小时至几周内，因血液阻断了脑室内脑脊液的流出并阻碍了蛛网膜颗粒对脑脊液的重吸收，而形成脑积水（也就是在脑室系统中积聚大量脑脊液）。另外 20％～40％的患者常在首次出血后的 5～12 天内出现迟发性脑缺血。5％～15％的患者会有癫痫发作。

（1）再出血：预防再出血的最好办法是外科手术夹闭动脉瘤，如果不能进行早期手术或有禁忌，可用第五代氨基己酸（EACA）进行抗纤溶治疗。有人认为动脉瘤或动静脉畸形破裂出血处血凝块的溶解可能与再出血有部分关系，这为应用抗纤溶药提供了理论依据。EACA 抑制纤溶酶原的激活，阻滞纤溶酶作用于纤维凝块。因纤维蛋白溶解而导致的出血应用 EACA 能增强止血效果，并能稳定动脉瘤破裂形成的血凝块，可使出血事件发生率从 20％～30％降低到 10％～15％。

通常给予 EACA 5g 静脉注射，然后以 1～2g/h 的速度静脉滴注。随时调整以维持其血浆浓度在 200～400mg/ml。副作用包括恶心、呕吐、腹泻、头晕、耳鸣、结膜充血、鼻塞、头痛、皮疹、血栓性静脉炎、肺栓塞等。

（2）脑积水：外科手术是治疗脑积水的唯一方法。如果 CT 扫描提示脑积水，当动脉瘤夹闭后，应该放置一个脑室内引流管。引流管放置后的常见并发症是脑室炎，可能由葡萄球菌或革兰阴性菌感染所致。可选用能透过已有炎症改变的脑膜或血脑屏障的抗菌药物，如氯霉素、头孢曲松、青霉素、万古霉素等进行治疗。

（3）迟发性脑缺血（血管痉挛）：迟发性脑缺血可能是由于脑血管痉挛引起，临床上出现新的神经功能缺失，脑血管造影可确诊。目前对于迟发性脑缺血的治疗尚不尽如人意且较为混乱。在局部神经组织发生病变时补充盐分和扩容剂，以维持毛细血管血压在 15～20mmHg，临床也有采取增加血容量的办法预防迟发性脑缺血。

尼莫地平是目前循证医学 I 级证据证实有效的药物，可用于蛛网膜下腔出血患者迟发性脑缺血的预防和治疗。其作用机制可能为预防脑血管痉挛引起的迟发性脑缺血，抑制钙离子内流入缺血神经元，重建脑血管的自动调节功能。对蛛网膜下腔出血应用尼莫地平的几项研究均采用的是口服给药方式，总计包括 1038 名患者参加了这项预防性应用尼莫地平的随机、双盲、安慰剂对照研究。所有病例均在原发性蛛网膜下腔出血后 96 小时内开始给药，剂量为 60～90mg，每 4 小时 1 次，持续 21 天，结果显示：对于轻至中度蛛网膜下腔出血患者，尼莫地平治疗有明显疗效。另一项研究认为尼莫地平对严重蛛网膜下腔出血的患者也有效。尼莫地平通常口服剂量为 60mg，每 6 小时一次。

5. 其他　近 9% 的蛛网膜下腔出血患者有癫痫发作。苯妥英钠常用于预防癫痫发作，但没有临床试验证实该药对于预防蛛网膜下腔出血患者的癫痫发作有效。苯妥英钠常用剂量 15～20mg/kg，静脉滴注，≤50mg/min。长期用药为 5～7mg/(kg·d)，可口服或静脉滴注，维持稳态血药浓度在 10～20mg/ml。有癫痫发作的患者应维持药物治疗 1～2 年。

八、其他脑血管疾病

其他脑血管疾病包括颅内静脉窦及脑静脉血栓形成。静脉窦血栓形成较少见，占卒中的 1%，常见病因有系统性感染和获得性高凝状态，仍有 30% 无明显诱因。临床症状和体征表现多样，有头痛、癫痫甚至昏迷。临床治疗包括抗栓治疗、症状治疗和病因治疗 3 方面。患者的病情可能非常危急，应及时进入卒中单元，并由专业人员尽早开始抗凝治疗。

1. 抗血栓治疗　主要包括抗凝治疗和溶栓治疗。

(1)抗凝治疗：静脉窦血栓形成治疗的临床试验较少，抗凝治疗是目前比较确定静脉窦血栓形成治疗的有效手段。有研究表明，即使在伴有出血性梗死时，应用抗凝药物仍能获益，但出血量较大时禁用。抗凝治疗包括应早期应用普通肝素或低分子量肝素，但是目前还没有相关临床证据证实哪种肝素能够达到更好的治疗效果。临床试验及 meta 分析发现：对于脑外血栓的治疗，低分子量肝素较之普通肝素更为安全、有效。随机与非随机临床试验均提示，低分子量肝素对于静脉窦血栓形成的治疗效果优于普通肝素。

1)普通肝素：普通肝素由于其有效性、安全性和可行性，是治疗的一线用药。

用法用量：静脉给予，由于普通肝素半衰期比较短，初始团注剂量为 5 000U，后持续给予 20 000～40 000U/24h，根据 APTT 时间调整肝素剂量。有相关计算公式及算法试图获得静脉用肝素的稳定剂量，但临床实际应用中，许多患者在治疗过程中会出现不可预测的过量或剂量不足。

禁忌证：活动性出血（静脉窦血栓造成的出血性梗死不属于禁忌证），如出血风险增加需评估风险收益，24 小时内有大手术或进行腰椎穿刺术，已知对普通肝素或低分子量肝素有Ⅰ型超敏反应者，3 个月内有肝素所致的血小板减少，抗体仍然存在者，但重度肾功能不全不属于禁忌证。

用药监护：常见不良反应为出血，一过性肝酶升高；比较少见的有Ⅰ型超敏反应，肝素诱导的血小板减少(heparin-induced thrombocytopenia，HIT)。与口服抗凝药、血小板抑制剂合用，抗凝效果增强，出血风险增加；皮质类固醇激素可使患者出现胃溃疡，如患者同时使用肝素，致使出血风险增加。普通肝素的抗凝作用可被鱼精蛋白所拮抗，这一点优于低分子量肝素，后者仅能被鱼精蛋白部分拮抗。

2)低分子量肝素：根据剂型不同，1～2 次/d，考虑到有时需要迅速逆转低分子量肝素的治疗，而鱼精蛋白仅能部分拮抗低分子量肝素的作用，因此建议采取每日 2 次的给药方案，降低每次给药剂量，从而降低抗 Ⅹa 的水平。常用剂型包括：达肝素钠 100U/kg，每次 2 次；

低分子量肝素钙 86AXaU/kg,每次 2 次;依诺肝素 1mg/kg,每次 2 次,每日最大剂量见药品说明书。

禁忌证:同普通肝素,此外,重度肾功能不全(eGFR<30ml/min)时禁用低分子量肝素。

用药监护:常见不良反应有出血,皮肤反应(Ⅳ型过敏反应),一过性肝酶升高;比较少见的有Ⅰ型超敏反应,肝素诱导的血小板减少(heparin-induced thrombocytopenia,HIT)。与口服抗凝药、血小板抑制剂合用,抗凝效果增强,出血风险增加;皮质类固醇激素可使患者出现胃溃疡,如患者同时使用肝素,致使出血风险增加。仅能被鱼精蛋白部分拮抗,但这一点不足可以被低分子量肝素的稳定、可靠、方便的治疗方式所弥补。

3)口服抗凝药:关于急性期过后,口服抗凝治疗的最佳持续时间缺乏相应临床试验数据支持,没有统一标准,但很多专家均主张急性期过后进行口服抗凝药的治疗。一般对于继发于短暂高危因素的静脉窦血栓形成,口服抗凝治疗 3 个月,对于自发性静脉窦血栓形成,口服抗凝治疗需持续 6~12 个月,治疗的目标 INR 为 2~3。

(2)溶栓治疗:静脉窦血栓的溶栓治疗,不论是系统给药或局部溶栓治疗,临床证据均不足。如经过充分的抗凝治疗病情继续恶化,并且排除了其他导致病情恶化的其他因素,对于个别非颅内出血和出血性梗死即将造成脑疝的患者,溶栓治疗可能是一种可选的治疗方式。

主要的治疗药物包括:尿激酶,静脉注射剂量 100 000~600 000U,后持续给予 80 000~120 000U/h,持续 24 小时,如需要可持续更长时间;阿替普酶(rt-PA),静脉注射剂量 1~5mg,后持续给予 1~2mg/h,持续 24 小时,如需要可持续更长时间。

禁忌证:严重的活动性或近期出血是药物溶栓的禁忌,但仍可尝试机械性取栓术,静脉窦血栓所致颅内出血不是药物溶栓的绝对禁忌证。

用药监护:常见并发症有窦壁或皮质血管破裂,颅内出血,穿刺部位出血及主要系统出血等,应注意监护。

2. 对症治疗　对症治疗包括癫痫控制、颅内压升高的管理、控制精神运动症状和镇痛。

(1)癫痫控制:静脉窦血栓的预防性抗癫痫治疗的有效性,缺乏证据支持。由于静脉窦血栓后癫痫的发病率高,在该病急性期可能存在对代谢状态的损害,有些学者建议进行预防性抗癫痫治疗。

有研究表明,局部感觉缺失、局部水肿或 CT/MRI 显示的缺血性和出血性梗死均是早期症状性癫痫发生的明显预测因素。另一研究显示,皮质静脉血栓、颅内出血和局部运动缺失为早期癫痫发生的独立预测因素。对于 CT/MRI 确认的局灶性神经损伤和幕上损伤的患者,预防性抗癫痫治疗或许是可选的治疗方案,如果患者初次发生癫痫之前并未采取抗癫痫治疗,应尽快采用有效浓度的抗癫痫药治疗,以预防一连串的癫痫发作(series of seizures frequently occur)。

抗癫痫治疗持续多长时间效果最佳不确定。对于有早期癫痫发作的和影像学确认有出血性损伤的患者,持续 1 年的抗癫痫治疗是合理的,没有以上危险因素的患者,急性期过后可以逐渐停止抗癫痫药治疗。

(2)颅内压升高的管理:静脉窦血栓脑水肿的发生率为 50%,但轻度脑水肿的治疗不如抗凝治疗来得紧迫。对于有颅内高压影响视力的患者,可在采取抗凝治疗之前24小时首先进行腰椎穿刺,抽取一定脑脊液以维持正常颅内压水平。少数患者反复腰椎穿刺抽取脑脊液,视力仍下降,可采取分流术(椎管-腹腔分流、脑室-腹腔分流或视神经开窗术)。

约20%的患者需进行神经性水肿的治疗,治疗按照颅内压增高的一般治疗原则:头位抬高30°,过度换气,目标$PaCO_2$分压为30~35mmHg,静脉用高渗性利尿药,但需注意由于高渗性利尿药不能很快从颅内清除,不利于静脉血液回流。脑水肿的治疗应避免限制入液量,因为这些措施可以使血液黏度增加。现有证据证明,类固醇激素也不建议用于颅内压增高的治疗。

静脉窦血栓的常见死亡原因为脑疝,对于病情严重,即将形成脑疝的患者,暂时性偏侧颅骨切除术是挽救患者生命的唯一方法。

补充:推荐强度与证据等级标准(包括治疗和诊断措施)

1. 推荐强度(分4级,Ⅰ级最强,Ⅳ级最弱)　Ⅰ级:基于A级证据或专家高度一致的共识;Ⅱ级:基于B级证据和专家共识;Ⅲ级:基于C级证据和专家共识;Ⅳ级:基于D级证据和专家共识。

2. 治疗措施的证据等级(分4级,A级最高,D级最低)　A级:多项随机对照试验(RCT)的meta分析或系统评价;多个RCT或1个样本量足够的RCT(高质量);B级:至少1个较高质量的RCT;C级:未随机分组但设计良好的对照试验,或设计良好的队列研究或病例对照研究;D级:无同期对照的系列病例分析或专家意见。

3. 诊断措施的证据等级(分4级,A级最高,D级最低)　A级:多个或1个样本量足够、采用了参考(金)标准、盲法评价的前瞻性队列研究(高质量);B级:至少1个前瞻性队列研究或设计良好的回顾性病例对照研究,采用了金标准和盲法评价(较高质量);C级:回顾性、非盲法评价的对照研究;D级:无同期对照的系列病例分析或专家意见。

第四节　临床案例分析

一、学习目标

1. 确认患者有哪些可干预的危险因素,并作出干预方案。
2. 掌握常用的卒中治疗药物、剂量等。
3. 掌握溶栓药物rt-PA的适应证和禁忌证,使用方法。
4. 抗凝药物在预防卒中发作的优缺点。
5. 为患者选择一种合适的抗血小板药物预防卒中再发。
6. 能够为使用阿司匹林、氯吡格雷预防卒中再发的患者做监护计划方案。

二、案例介绍

 病案1(缺血性脑卒中)————————————————————————————

患者基本情况:男性,69岁,身高172cm,体重82kg。

主诉：左侧肢体无力伴意识丧失 2 小时。

现病史：早上 6 点左右，患者跌倒在卫生间里。左侧肢体不能起移动，出现短暂意识丧失。8 点左右医院就诊，查体提示伸舌偏左，咽反射减弱，左侧鼻唇沟浅，饮水呛咳。双侧感觉基本对称，左上肢肌力 2$^+$ 级，左下肢肌力 2 级，右上肢体肌力 4 级，右下肢肌力 5$^-$ 级，左侧肢体腱反射活跃，双侧巴氏征阳性，脉搏：89 次/min，血压：190/100mmHg，其他生命体征正常。

既往史：患者有高血压病史 10 年，平时服用缬沙坦 80mg，每日 1 次口服，血压控制在 (140～150)/(80～90)mmHg；1 年前曾因口周麻木就诊，查 MRI 提示两侧半卵圆区、额叶多发缺血灶，诊断为脑梗死，后不间断服用阿司匹林肠溶片 100mg/d。每天 1 包烟，连续 20 年，否认家族遗传性疾病史。

1. 你对该患者的初步评估是什么？

患者突发左侧肢体无力，伴有意识丧失，发病以来症状无改善，既往有高血压和缺血性脑卒中病史，初步诊断为急性缺血性脑卒中。发病时间从跌倒到入院在 4.5 小时以内，需要进一步进行实验室检查和溶栓治疗的评估，如果可以进行溶栓，需尽早进行。

2. 为明确诊断需要做哪些检查？

明确卒中的性质是进一步治疗的关键。出血性和缺血性脑卒中的临床症状相似，需要进行头颅 CT 或 MRI 来鉴别卒中的性质。在发病 8 小时内，CT 比 MRI 更加可靠。实验室检查包括血糖检查，排除低血糖引起的意识不清；凝血功能和全血细胞计数，血生化（电解质、血尿素氮、血清肌酐、肝酶、白蛋白）。

下面是从检验科返回的检查结果：

头颅 CT 示：右侧额顶叶及侧脑室旁多发急性梗死。

Na$^+$ 135mmol/L，K$^+$ 3.9mmol/L，Cl$^-$ 101mmol/L，BUN 4.5mmol/L，SCr 67μmol/L，GLUC 5.1mmol/L，WBC 11.0×10^9/L，Hb 111g/L，PLT 156×10^{9}g/L，PT 13.0，INR 1.3，APTT 26.0。

3. 这个患者有没有指征使用组织型纤溶酶原激活剂？为什么使用？

有，参考 t-PA 的适应证和禁忌证。该患者符合使用 t-PA 的指征。

4. 现在是早上 9 点，想对该患者进行溶栓治疗。对于采取什么药物、剂量和监测参数，你的建议是什么？

首先控制血压<180/105mmHg，静脉推注短效降压药物，或持续静脉滴注。按照患者的体重计算 t-PA 的剂量（0.9mg/kg×82kg＝73.8mg），在最初的 1 分钟内给予总剂量的 10%，剩余剂量在 1 小时内持续滴注。

主要监测血压和神经功能。在滴注 t-PA 过程中和注射后 2 小时，每隔 15 分钟监测一次血压，并进行神经功能的评估；在接下来的 6 小时内，每隔 30 分钟监测一次血压和神经功能；然后每小时监测一次，直到 t-PA 治疗后 24 小时。如果收缩压（SP）>180mmHg 或舒张压（DP）>105mmHg，增加监测血压的频率，并给予降压药物治疗，缓慢降低血压，并稳定控制血压在 180/105mmHg 以下。

5. 这个患者有什么不可逆的卒中危险因素?

年龄(>55岁),性别(男性)。

6. 这个患者有什么可逆的卒中危险因素?对于该患者卒中的二级预防,你有什么建议?

高血压:建议增加一种降压药物,钙通道阻滞药(CCB)为首选。

吸烟:建议戒烟。

高脂血症:建议检查血脂水平,即使LDL正常,添加他汀类药物以稳定斑块,预防卒中复发。

生活方式的调整:注意低盐、低脂饮食和康复锻炼。

抗栓治疗:溶栓后24~48小时启动抗栓治疗,如阿司匹林100mg q. d. p. o. 或氯吡格雷75mg q. d. p. o.,复查头部CT或MRI。

次日,他的神经功能障碍有所缓解,查体提示左侧上肢肌力4⁻级,左下肢肌力4级,右上肢体肌力4级,右下肢肌力5⁻级,左侧肢体腱反射活跃。双侧Babinski征(+),右侧Chaddock征(+),血压:155/95mmHg,其他生命体征正常。患者已被收入医院的卒中单元,并且放置胃管。

目前治疗药物:

氯吡格雷75mg q. d. p. o.

阿司匹林肠溶片100mg q. d. p. o.

阿托伐他汀钙片20mg q. n. p. o.

缬沙坦80mg q. d. p. o.

氨氯地平5mg q. d. p. o.

泮托拉唑40mg q. d. p. o.

依达拉奉注射液30mg q. d. p. o.

丁苯酞软胶囊0.2g t. i. d. p. o.

思考题

1. 为什么抑酸护胃药选用泮托拉唑,未选用其他的质子泵抑制剂?

2. 该患者是否有应用依达拉奉的指征?依达拉奉有哪些药理作用?

3. 如果患者在住院期间出现黑便,如何处理?

4. 患者可能出现哪些并发症?

5. 对该患者的出院带药有何建议,应该给予患者哪些用药教育和指导?

 病案 2(TIA)

患者基本情况:女性,60岁,身高160cm,体重55kg。

主诉:左侧肢体无力麻木2天。

现病史:2天前无明显诱因出现短暂性左侧肢体无力伴麻木。上述症状15分钟后自行缓解,2天内上述症状再次出现2次。患者否认头晕、头痛,血压170/95mmHg,神经系统检查正常,头颅CT未见明显异常。颈动脉多普勒超声检查提示右侧颈动脉90%狭窄,左侧颈动脉 50% 狭窄。

既往史等：高血压病史 2 年，自行监测血压，最高至 160/90mmHg，偶尔服用硝苯地平控释片 30mg q.d.。胃溃疡病史 4 年，服用奥美拉唑肠溶片 20mg q.d.。无烟、酒等不良嗜好。

1. 你对该患者的初步评估是什么？

患者突发左侧肢体无力麻木，左侧肢体的神经功能障碍提示右侧大脑半球受损，因为运动和感觉神经纤维在脑干交叉，所以右侧大脑半球控制左侧。这些症状持续 15 分钟，后来的神经系统检查完全正常，考虑 TIA。因为 TIA 后发生脑梗死的风险很高，因此尽早采取治疗措施防止卒中的发生。

2. 为明确病因需要做哪些检查？

头颅 MRI 来鉴别 TIA 的原因；心电图排除房颤；实验室检查包括血糖检查，糖化血红蛋白，凝血功能和全血细胞计数，血脂，血生化（电解质、血尿素氮、血清肌酐、肝酶、白蛋白）。

3. 患者近期和远期治疗原则是什么？

近期治疗的目的是重建闭塞血管的血流。远期目标是预防血管再闭塞，减少将来 TIA 的危险，最终防止脑梗死的发生。

4. 怎样通过控制危险因素来预防患者再次发生 TIA 或脑梗死？

高血压：患者有高血压病史，是发生 TIA 的重要危险因素，患者平时血压控制不良，主要原因之一是对药物的依从性不佳，因此对该患者进行用药指导和教育，严格遵医嘱服用硝苯地平，如果血压控制仍不佳，建议加用其他降压药物，如 CCB 类或 ACEI 类。

血脂：患者双侧颈动脉狭窄，根据血脂检查水平，在短时间内强化降脂，稳定斑块，预防卒中或 TIA 再次发作。建议服用他汀类药物。

抗血栓治疗：以阿司匹林或氯吡格雷为首选，由于患者有胃溃疡病史，为减少胃肠道不适，建议首选氯吡格雷 75mg q.d.。

生活方式的调整和锻炼。

思考题

1. 哪些非药物干预可用于 TIA 的预防？最佳选择是什么？

2. 如果患者心电图检查发现有房颤，药物治疗将怎样调整，如何监测？

3. 如果患者服用氯吡格雷后仍有 TIA 发作，药物治疗将怎样调整？

4. 患者如果血脂正常，他汀类药物要使用多久？如何对该药进行药学监护？

5. 对该患者的出院带药有何建议，应该给予患者哪些用药教育和指导？

（钟明康　马春来　颜明明）

参 考 文 献

[1] 史玉泉，周孝达.实用神经病学[M].3 版.上海：上海科学技术出版社，2004.

[2] 贾建平，陈生弟.神经病学[M].7 版.北京：人民卫生出版社，2013.

[3] KODA-KIMBLE M A，YOUNG L Y，KRADJAN W A，等.临床药物治疗学[M].8 版.王秀兰，贾继东，张淑文，译.北京：人民卫生出版社，2007.

［4］中华医学会神经病学分会,中华医学会神经病学分会脑血管病学组.中国缺血性脑卒中和短暂性脑缺血发作二级预防指南 2014［J］.中华神经科杂志,2015,48(4):258-273.

［5］中华医学会神经病学分会,中华医学会神经病学分会脑血管病学组.中国急性缺血性脑卒中诊治指南 2018［J］.中华神经科杂志,2018,51(9):666-682.

［6］他汀类药物防治缺血性卒中/短暂性脑缺血发作专家共识组.他汀类药物防治缺血性卒中/短暂性脑缺血发作专家共识［J］.中国卒中杂志,2013,8(7):565-575.

［7］中华医学会心血管病学分会,中华心血管病杂志编辑委员会.抗血小板治疗中国专家共识［J］.中华心血管病杂志,2013,41(3):183-194.

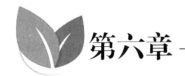

第六章

头痛的药物治疗

第一节 概　　述

一、头痛的定义

头痛(headache)是一种临床常见的症状,一般指头颅上半部(眉弓、耳廓上部和枕外隆突连线以上)的疼痛,是头面部或颅内外的痛觉经三叉神经、面神经、舌咽神经、迷走神经等感觉传导通路传导至大脑皮质的痛觉中枢而引起的疼痛。

二、头痛的流行病学

头痛是神经内科门、急诊最常见的症状之一,也是一个重要的公共卫生问题,目前人们对其尚存在认识上的不足。一项全球头痛负担调查显示在全球范围内,成人患有头痛的比例大约是 46%;欧洲的头痛流行病学调查显示约 50% 的成年人表示曾患有头痛;在我国,中国内地 18~65 岁人群中原发性头痛发病率为 23.8%,其中最常见的紧张型头痛和偏头痛分别为 10.8% 和 9.3%。头痛已造成个人痛苦、生活质量下降、残疾和并发疾病等,间接增加了社会成本。

三、头痛的病因和发病机制

(一) 病因

能引起头痛的病因很多,如创伤或头颈部外伤,头颈部血管病变,非血管性颅内疾病,物质或物质戒断,感染,内环境紊乱,头颅、颈部、眼、耳、鼻、鼻窦、牙齿、口腔或其他面部或颈部结构病变,精神疾病等,上述各种因素导致的头痛称为继发性头痛;而不能归因于某一确切病因的头痛,称为原发性头痛,也称为特发性头痛。

(二) 发病机制

产生头痛的机制主要是各种致痛因素刺激位于颅内外痛敏结构内的痛觉感受器,通过相应的感觉传导通路到达大脑皮质而引起疼痛的主观感觉。

致痛因素可以是物理的、生化的、内分泌的或神经精神因素等。①物理因素:能引起颅内外痛敏结构炎症、损伤的各种原因;因肿物压迫等导致血管牵引、伸展或移位、扩张;脑膜受刺激;头颈部肌肉收缩;直接刺激支配头面部的感觉神经等;②生化因素:研究表明在头痛发生中有致痛的神经介质参与,如5-羟色胺(5-HT)/组胺、降钙素基因相关肽(CGRP)、P物质、神经激肽 A、血管活性肠肽(VIP)和前列腺素(PG)等;③内分泌因素:如月经期好发、妊娠期缓解等提示头痛的发作与缓解可能与内分泌有密切关系;④神经精神因素:如焦急、忧虑等情绪可导致头痛发作。

并不是所有的头部结构都能引起疼痛的感觉,头痛主要是致痛因素作用于颅内、外痛敏结构的结果。颅内痛敏结构包括脑膜中动脉、Willis 环及颈内动脉近端、静脉窦、颅底硬脑膜、三叉神经(V)、舌咽神经(IX)、迷走神经(X)、中脑导水管旁灰质和丘脑感觉中继核等;颅外痛敏结构包括头部皮肤、颅外动脉(额动脉、眶上动脉、颞浅动脉、耳后动脉等)、头颈部肌肉、第 2 和第 3 颈神经、颅骨骨膜、皮下组织、帽状腱膜、眼、耳、牙齿、鼻窦、口咽部和鼻腔黏膜等。

四、头痛的分型

头痛的分类十分复杂,各国曾应用不同的标准,直至 1988 年国际头痛协会(International Headache Society,IHS)制定了头痛的分类和诊断标准,才逐渐形成广为认可的头痛的分类和诊断的国际规范。此后 IHS 对头痛的分类和诊断标准进行了数次修订,于 2004 年推出了国际头痛疾病分类第 2 版(International Classification of Headache Disorders 2nd Edition,ICHD-Ⅱ),并于 2005 年发表了国际头痛疾病分类第 2 版第一次修订本(ICHD-Ⅱ R1),最近一次修订为 2018 年 IHS 发表的国际头痛疾病分类第 3 版的正式版(ICHD-3)。其分类标准仍分为 3 部分,14 类,见表 6-1。

表 6-1 头痛疾病的国际分类

1. 原发性头痛(the primary headaches)

  1.1 偏头痛(migraine)

  1.2 紧张型头痛(tension-type headache,TTH)

  1.3 三叉自主神经性头痛(trigeminal autonomic cephalalgias,TACs)

  1.4 其他原发性头痛(other primary headache disorders)

2. 继发性头痛(the secondary headaches)

  2.1 头和/或颈部外伤所致的头痛(headache attributed to trauma or injury to the head and/or neck)

  2.2 头或颈部血管病变所致的头痛(headache attributed to cranial or cervical vascular disorder)

  2.3 非血管性颅内疾病所致的头痛(headache attributed to non-vascular intracranial disorder)

  2.4 某一物质或某一物质戒断所致的头痛(headache attributed to a substance or its withdrawal)

  2.5 感染所致的头痛(headache attributed to infection)

  2.6 内环境紊乱所致的头痛 (headache attributed to disorder of homoeostasis)

  2.7 头颅、颈部、眼、耳、鼻、鼻窦、牙齿、口腔或其他面部或颈部结构病变所致的头痛(headache or facial pain attributed to disorder of the cranium,neck,eyes,ears,nose,sinuses,teeth,mouth or other facial or cervical structure)

  2.8 精神疾病所致的头痛(headache attributed to psychiatric disorder)

3. 疼痛性脑神经病、其他面痛和其他头痛(painful cranial neuropathies,other facial pains and other headaches)

  3.1 疼痛性脑神经病、其他面痛(painful cranial neuropathies and other facial pains)

  3.2 其他头痛(other headache disorders)

第二节　头痛的临床表现与诊断

一、偏头痛

(一) 概述

偏头痛(migraine)是一种临床常见的可致残的原发性头痛。年患病率为 5%～10%。2010 年全球疾病负担调查显示偏头痛位列三大流行疾病之一,且在全球致残性病因中排第 7 位。偏头痛的病因尚不明确,可能与遗传、饮食、药物以及外界刺激所致的应激、情绪不稳等有关。其发病机制尚不明确,目前主要有以下几种学说:

1. 血管学说　该学说认为偏头痛是原发性血管疾病,是由血管舒缩功能障碍引起的。偏头痛先兆期和伴随头痛出现的局灶性神经症状是由于血管收缩和脑血流减少所致,而头痛是血管代偿性扩张伴随颅内痛敏结构移位所致。但近年来影像学的研究对该学说的脑血流量变化及血管扩张均提出了质疑,动摇了其基础地位。

2. 神经学说　也称为皮质扩散性抑制(cortical spreading depression,CSD)学说。该学说基于动物实验观察到皮质受到有害刺激后出现枕部脑电活动抑制,并以大约 3mm/min 的速度向邻近皮质扩展,伴随脑血流量的减少。应用 CSD 解释偏头痛先兆的产生得到了许多学者的认可。

3. 三叉神经血管学说　是目前偏头痛发病机制的主流学说。该学说将神经、血管和神经递质三者结合起来阐述偏头痛的发病机制。当三叉神经节及其纤维受到刺激后,释放血管活性物质如降钙素基因相关肽(calcitonin gene-related peptide,CGRP)、P 物质(substance P,SP)、神经激肽 A 等,刺激邻近脑血管壁而导致血管扩张、血管壁通透性增加、血浆成分外渗,产生神经源性炎症,刺激痛觉纤维传入中枢,形成恶性循环。目前认为 5-HT 的代谢紊乱是偏头痛发病的物质基础,5-HT 受体激动剂曲普坦类药物可用于终止偏头痛急性期的发作;而 CGRP 是三叉神经微血管激活的标志物,在疼痛感觉和调控中发挥着重要的作用,其受体拮抗剂也有望成为终止偏头痛急性发作的特异性药物。

4. 视网膜-丘脑-皮质机制　是新近发展起来的学说,该学说认为偏头痛是一种与感觉模式失调有关的疾病。

(二) 偏头痛的临床表现

偏头痛的特点是反复发作、常为搏动性头痛、多为偏侧,可伴有恶心、呕吐,一般持续时间为 4～72 小时,偏头痛持续状态者可持续 72 小时以上不缓解。偏头痛可发生于任何年龄段,首次发病多起于儿童和青春期,随着年龄增长,患病率逐渐升高,约 40 岁达高峰,此后逐渐降低。青春期前男女比例无明显差别,青春期后女性患病率增高较男性显著,成人男女患病率为 1∶2～1∶3。

2018 年 IHS 发表的国际头痛疾病分类第 3 版测试版(ICHD-3 beta)将偏头痛分为 6 个亚型,具体见表 6-2。

表 6-2　偏头痛的分型

1. 无先兆偏头痛(migraine without aura)

2. 先兆偏头痛(migraine with aura)

　2.1 典型先兆偏头痛(migraine with typical aura)

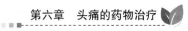

2.1.1 伴头痛的典型先兆（typical aura with headache）

2.1.2 不伴头痛的典型先兆（typical aura without headache）

2.2 脑干先兆偏头痛（migraine with brainstem aura）

2.3 偏瘫性偏头痛（hemiplegic migraine）

2.3.1 家族性偏瘫性偏头痛（familial hemiplegic migraine，FHM）

2.3.1.1 家族性偏瘫性偏头痛 1 型（familial hemiplegic migraine type 1，FHM1）

2.3.1.2 家族性偏瘫性偏头痛 2 型（familial hemiplegic migraine type 2，FHM2）

2.3.1.3 家族性偏瘫性偏头痛 3 型（familial hemiplegic migraine type 3，FHM3）

2.3.1.4 家族性偏瘫性偏头痛，其他位点（familial hemiplegic migraine，other loci）

2.3.2 散发性偏瘫性偏头痛（sporadic hemiplegic migraine）

2.4 视网膜偏头痛（retinal migraine）

3. 慢性偏头痛（chronic migraine）

4. 偏头痛并发症（complications of migraine）

4.1 偏头痛持续状态（status migrainosus）

4.2 无梗死的持续先兆（persistent aura without infarction）或持续性先兆不伴脑梗死

4.3 偏头痛性脑梗死（migrainous infarction）

4.4 偏头痛诱发的痫性发作（migraine aura-triggered seizure）

5. 很可能的偏头痛（probable migraine）

5.1 很可能的无先兆偏头痛（probable migraine without aura）

5.2 很可能的先兆偏头痛（probable migraine with aura）

6. 可能与偏头痛相关的阵发综合征（episodic syndromes that may be associated with migraine）

6.1 反复的胃肠道功能紊乱（recurrent gastrointestinal disturbance）

6.1.1 周期性呕吐综合征（cyclical vomiting syndrome）

6.1.2 腹型偏头痛（abdominal migraine）

6.2 良性发作性眩晕（benign paroxysmal vertigo）

6.3 良性发作性斜颈（benign paroxysmal torticollis）

下面介绍偏头痛几种常见类型的临床表现。

1. 无先兆偏头痛 过去曾称为普通型偏头痛（common migraine）和单纯性半侧颅痛（hemicrania simplex），是最常见的偏头痛类型，约占 80%。典型临床表现为反复发作的头痛，每次持续 4~72 小时，头痛的典型特征为单侧分布，常位于额颞部，呈搏动性中或重度疼痛，可伴有恶心和/或畏光、畏声、头部自主神经症状和皮肤异常疼痛等，日常活动可加重。本型偏头痛常与月经有关。目前认为无先兆偏头痛是一种神经生物学疾病。

2. 先兆偏头痛 曾被称为典型偏头痛（classical migraine）、复杂偏头痛（complicated migraine）等，约占偏头痛的 10%。典型临床表现为：在偏头痛发作前数小时至 1~2 天可出现疲倦、注意力难以集中、颈部僵硬、对光和/或声音敏感、恶心、视物模糊和打哈欠等前驱症状；在头痛和相关偏头痛症状出现之前，常有单侧完全可逆的视觉、感觉或其他中枢神经系统症状等先兆。这些先兆多逐渐发生，可接连、反复出现，并持续数分钟，一般不超过 1 小时，先兆也可见于头痛开始后或持续到头痛阶段。视觉先兆是最常见的一种先兆，见于超过 90% 先兆偏头痛患者，如出现闪光、暗点、视物变形等；其次为感觉障碍，表现为针刺感并缓慢波及一侧躯体、面部和/或舌的不同部分，之后可表现为麻木感，亦可以麻木感为唯一表现。言语和运动先兆较少见。偏头痛在先兆同时或其后 60 分钟内出现，具有偏头痛的一般发作特点,活动可加重,休息或睡眠可缓解。

3. 慢性偏头痛　头痛每个月发作不少于 15 天,且其中至少有 8 天的头痛具有偏头痛的特点,并持续 3 个月以上,排除紧张型头痛患者可考虑为慢性偏头痛。当慢性偏头痛的发作与药物过度使用有关时,应同时诊断为药物过度使用性头痛。

4. 偏头痛并发症

(1)偏头痛持续状态:偏头痛发作持续 72 小时以上,并排除药物过度使用性头痛,发作期间可因药物或睡眠出现缓解。

(2)无梗死的持续先兆或持续性先兆不伴脑梗死:先兆症状持续超过 1 周或以上,多为双侧,而无脑梗死的影像学证据。

(3)偏头痛性脑梗死:偏头痛先兆伴随神经影像学证实相应区域的缺血性脑病变。偏头痛性脑梗死多见于年轻女性,梗死部位多位于后循环。

(4)偏头痛诱发的痫性发作:指由先兆偏头痛发作所引起的痫性发作,痫性发作在先兆发生期或之后 1 小时内发生。

5. 很可能的偏头痛　曾称为偏头痛样疾患,系指除 1 项特征外,其他特征均符合各种偏头痛亚型的偏头痛样发作。该疾病需在除外其他偏头痛确定性诊断的基础上予以诊断。

6. 可能与偏头痛相关的阵发综合征　曾称为儿童周期性综合征,虽然儿童多见,但也可见于成人,是一组常见于偏头痛患者或偏头痛风险高的人群,且不能用其他疾病解释的疾患,包括反复的胃肠道功能紊乱、良性发作性眩晕和良性发作性斜颈,此外患者尚可有晕动病发作及梦游、梦呓和磨牙等周期性睡眠障碍。

(三)偏头痛的诊断

结合家族史、头痛发作病史及神经系统检查常可作出偏头痛的临床诊断。详细、可靠的病史对诊断至关重要,因此应仔细询问头痛的特征(包括头痛的部位、性质、严重程度、持续时间、诱发因素、有无先兆、伴随症状等)以及既往用药史和既往病史;必要的神经系统检查(如体格检查及脑 CT、MRI、MRA 等)可以排除其他疾病。2018 年国际头痛协会 ICHD-3 beta 推荐的常见偏头痛诊断标准如下:

1. 无先兆偏头痛诊断标准

A. 至少有 5 次满足标准 B-D 的头痛发作。

B. 每次头痛发作持续 4～72 小时(未经治疗或治疗无效)。

C. 头痛至少具有下列 4 项特征中的 2 项:①偏侧分布;②搏动性;③疼痛程度中或重度;④日常活动导致头痛加重或头痛导致日常活动受限(如走路或爬楼梯)。

D. 头痛发作时至少有 1 项以下特征:①恶心和/或呕吐;②畏光和畏声。

E. 无法用其他头痛疾患的诊断来更好地解释。

2. 先兆偏头痛诊断标准

A. 至少有 2 次符合标准 B 和 C 的发作。

B. 以下 1 种或多种完全可逆的先兆症状:①视觉;②感觉;③讲话和/或表达能力;④运动;⑤脑干;⑥视网膜。

C. 下列 4 项特征中至少有 2 项:①至少 1 种先兆症状逐渐进展≥5 分钟和/或两种或多种症状相继出现;②每个先兆症状持续 5～60 分钟;③至少 1 个先兆症状是单侧的;④头痛伴随先兆或在先兆发生 60 分钟内发生。

D. 无法用其他头痛疾患的诊断来更好地解释,且短暂性缺血发作已被排除。

3. 慢性偏头痛诊断标准

A. 每个月头痛超过 15 天,持续 3 个月以上,且符合标准 B 和 C。

B. 患者至少有 5 次发作符合无先兆偏头痛标准的 B-D 和/或先兆偏头痛标准的 B 和 C。

C. 3 个月以上,每个月 8 天有符合下列任意 1 项情况:①无先兆偏头痛标准的 C 和 D;②先兆偏头痛标准的 B 和 C;③当患者认为发作是偏头痛时,用曲普坦类或麦角碱类药物可以缓解。

D. 无法用其他头痛疾患的诊断来更好地解释。

二、紧张型头痛

(一) 概述

紧张型头痛(TTH)是临床最常见的慢性头痛,曾称为紧张性头痛(tension headache)、肌收缩性头痛(muscle contraction headache)、应激性头痛(stress headache)、心因性头痛(psychogenic headache)等,表现为头部的紧缩性或压迫性疼痛。近年的流行病学调查显示:全球紧张型头痛的年患病率约为 38%,亚太地区的年发病率为 10.8%~33.8%。紧张型头痛的病因与发病机制尚不明确,目前认为其可能与颅周肌肉障碍、神经介质代谢障碍、中枢调节机制异常及心理因素等有关。

(二) 临床表现

紧张型头痛多于 25~30 岁发病,在 30~39 岁达发病高峰,之后随年龄增长略减少,患病率女性略高于男性,男女比例约为 4：5。典型的头痛多为双侧,部位不定,可为枕部、颞部乃至全头部等,轻至中度的压迫性或紧箍样疼痛,持续数分钟到数天,日常活动一般不会加重,可伴有轻度恶心、畏光或畏声等。

ICHD-3 beta 根据头痛发作的频率及是否伴有颅周压痛,将紧张型头痛进行了分型,具体见表 6-3。

表 6-3　紧张型头痛的分型

1. 稀疏阵发性紧张型头痛(infrequent episodic tension-type headache)

 1.1 伴颅周压痛的稀疏阵发性紧张型头痛(infrequent episodic tension-type headache associated with pericranial tenderness)

 1.2 不伴颅周压痛的稀疏阵发性紧张型头痛(infrequent episodic tension-type headache not associated with pericranial tenderness)

2. 频繁阵发性紧张型头痛(frequent episodic tension-type headache)

 2.1 伴颅周压痛的频繁阵发性紧张型头痛(frequent episodic tension-type headache associated with pericranial tenderness)

 2.2 不伴颅周压痛的频发性紧张型头痛(frequent episodic tension-type headache not associated with pericranial tenderness)

3. 慢性紧张型头痛(chronic tension-type headache)

 3.1 伴颅周压痛的慢性紧张型头痛(chronic tension-type headache associated with pericranial tenderness)

 3.2 不伴颅周压痛的慢性紧张型头痛(chronic tension-type headache not associated with pericranial tenderness)

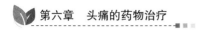

续表

4. 很可能的紧张型头痛(probable tension-type headache)

　4.1 很可能的稀疏阵发性紧张型头痛(probable infrequent episodic tension-type headache)

　4.2 很可能的频繁阵发性紧张型头痛(probable frequent episodic tension-type headache)

　4.3 很可能的慢性紧张型头痛(probable chronic tension-type headache)

(三) 紧张型头痛的诊断

根据头痛的临床表现,并排除头颈部疾病,如颅内占位性病变、炎症、颈椎病及外伤等,通常可确诊。ICHD-3 对各型紧张型头痛的诊断标准见表 6-4。

表 6-4　各项紧张型头痛的诊断要点(ICHD-3)

项目	稀疏阵发性紧张型头痛	频繁阵发性紧张型头痛	慢性紧张型头痛
A. 发作频次	符合 B - D 特点的发作至少 10 次;平均每个月发作<1d;每年发作<12d	符合 B - D 特点的发作至少 10 次;平均每个月发作 1~14d,持续>3 个月;每年发作≥12d,<180d	平均每个月发作≥15d,持续>3 个月;每年≥180d
B. 持续时间	30min~7d	30min~7d	数小时至数日,或持续不缓解
C. 头痛性质(4 项中至少符合 2 项)	①双侧分布;②性质为压迫性或紧箍样(非搏动性);③轻或中度疼痛;④日常生活,如走路或爬楼梯不会加重头痛		
D. 伴随症状	①无恶心或呕吐;②畏光或畏声(2 项中不超过 1 项)	①无恶心或呕吐;②畏光或畏声(2 项中不超过 1 项)	①畏光、畏声或轻度恶心(3 项中不超过 1 项);②无中至重度恶心和呕吐
E. 不能用其他疾病更好地解释			

上述 3 型紧张型头痛确诊后,再依据颅周触诊压痛是否加剧将其分为伴颅周压痛与不伴颅周压痛的亚型。很可能的紧张型头痛的诊断依据为:仅 1 项不满足上述紧张型头痛及其亚型的标准,且不符合其他头痛疾患的诊断标准。

三、丛集性头痛

(一) 概述

丛集性头痛(cluster headache)是一种相对少见但疼痛剧烈的头痛类型,曾称为睫状神经痛(ciliary nerve pain)、血管麻痹性偏侧头痛(vascular paralytic side headache)、慢性神经痛性偏侧头痛(chronic neuropathic pain side headache)、组胺性头痛(histamine headache)等,属于三叉自主神经性头痛(TACs)的一种。临床表现为一侧眼眶周围剧烈的发作性头痛,有反复密集发作的特点,伴有同侧眼结膜充血、流泪、瞳孔缩小、上睑下垂、鼻塞、流涕等自主神经兴奋症状。丛集性头痛终身患病率约为 0.12%。

丛集性头痛的病因和发病机制尚未明确,可能是下丘脑神经功能紊乱、三叉神经血管复合体参与所致。此外,遗传因素在丛集性头痛发病中也起到了一定的作用。

（二）丛集性头痛的临床表现

丛集性头痛多见于 20～40 岁中青年,男性比女性更多见。通常丛集性头痛多发生于眼眶、眶上、颞部并向同侧三叉神经支配区放散,疼痛剧烈难忍,起病突然,多在夜间发作,常使患者痛醒,并几乎每日同一时间发作,每次发作持续 15～180 分钟,频率从隔日 1 次到每日 8 次,疼痛时多伴有同侧瞳孔缩小、流泪、面部出汗等自主神经兴奋症状,伴或不伴不安或躁动。丛集性头痛的发作可呈季节性和丛集性,多发生于每年的春季和/或秋季,连续发作可持续数周至数个月,丛集期后可有数个月至数年的间歇期。饮酒、刺激性气味、血管扩张药、抑郁、应激等因素可在丛集期诱发头痛发作,但在间歇期不会引起头痛发作。

（三）丛集性头痛的诊断

根据既往发作病史及典型临床表现(头痛部位、性质、自主神经症状等),并排除其他可引起头痛的颅内病变,通常可确诊。

ICHD-3 beta 对丛集性头痛的诊断标准:

A. 至少 5 次符合标准 B-D 的发作。

B. 位于单侧眼眶、眶上和/或颞部的剧烈或非常剧烈的疼痛,持续 15～180 分钟(未经治疗时)。

C. 包括 1 项或 2 项以下特征:

a. 头痛至少伴有下列 1 项同侧症状或体征:Ⅰ. 结膜充血和/或流泪;Ⅱ. 鼻塞和/或流涕;Ⅲ. 眼睑水肿;Ⅳ. 前额和面部出汗;Ⅴ. 前额和面部发红;Ⅵ. 耳内闷胀感;Ⅶ. 瞳孔缩小和/或上睑下垂。

b. 不安或焦虑。

D. 丛集期,半数以上的发作频率为隔日 1 次到每日 8 次。

E. 无法用其他疾病解释。

根据发作期和缓解期的长短,ICHD-3 beta 将丛集性头痛分为阵发丛集性头痛(fits cluster headache)和慢性丛集性头痛(chronic cluster headache)。具体诊断标准如下:

(1)阵发丛集性头痛诊断标准

A. 发作符合丛集性头痛的诊断标准并呈阵发性(丛集期)。

B. 至少有 2 次持续 7 天～1 年(未经治疗时)的丛集期,其中间隔 1 个月以上的无痛缓解期。

(2)慢性丛集性头痛诊断标准

A. 发作符合丛集性头痛的诊断标准及下列 B 标准。

B. 发作超过 1 年,期间无缓解或缓解期<1 个月。

四、药物过度使用性头痛

（一）概述

药物过度使用性头痛(medication-overuse headache,MOH)曾先后被称为反跳性头痛(rebound headache)、药源性头痛(drug-induced headache,DIH)和药物误用性头痛(medica-tion-misuse headache),患病率约为 1%,可能是继偏头痛和紧张型头痛后的第 3 位最常见头痛类型。MOH 是指因规律过量(根据药物种类不同,每个月服用超过 10 天或 15 天)服用急性期或对症治疗头痛的药物超过 3 个月而导致每个月发作超过 15 天的头痛,一般在停用过量使用的药物后可缓解。

所有急性对症药物如果使用不当都可能导致 MOH,并常促使原有头痛发生慢性迁延(尤其在老年人群中),使原发性头痛如偏头痛或紧张型头痛,由复发性进展为慢性,导致致残率和疾病负担增高。目前对药物使用过量尚无绝对标准,通常认为使用曲普坦类、麦角胺、阿片类或复方镇痛药等药物每个月达 10 天以上,或使用普通镇痛药每个月 15 天以上即为使用过量。有时联合用药 10 天也可以导致 MOH。

目前,MOH 的发病机制尚不清楚,可能的机制为:

(1)个体因素:原有头痛类型及特点,焦虑、抑郁等心理因素以及有物质依赖倾向等。

(2)遗传因素:家族史,脑源性神经营养因子(brain-derived neurotrophic factor,BDNF)Val66Met 的多态性、多巴胺转运体基因(SLC6A3,也称为 DAT1)的遗传变异性、亚甲基四氢叶酸还原酶 C677T(rs1801133)和多巴胺 D_2 受体 C939T(rs6275)多态性可能也与 MOH 的发生有关。

(3)内分泌和神经递质功能异常:如 5-HT 再摄取的抑制、β-内啡肽和阿片样物质浓度降低和血小板磷酸肌醇产生增多等。

(4)疼痛调节通路异常:三叉神经节中降钙素基因相关肽(calcitonin gene-related peptide,CGRP)、神经元一氧化氮合成酶表达增多导致伤害感受性阈值下降;中枢神经系统对疼痛下行易化作用增强和弥散性毒性物质抑制性控制作用减弱或消失。

(二) 临床表现

多见于 30 岁以上患者,男女患病率之比约为 1:3.5。患者常有慢性头痛病史,并长期使用治疗头痛的急性对症药物,可有原发性头痛、抑郁、焦虑或药物滥用的家族史。研究表明,MOH 患者原发性头痛类型为偏头痛者最多见(约占 65%),其次为紧张型头痛(约占 27%),其余为偏头痛合并紧张型头痛或其他类型原发性头痛者(约占 8%)。MOH 的头痛每天或几乎每天发生,表现不具有特异性,发作频率、严重程度、部位、性质等相关特征均可不断变化,频繁使用急性对症药物,常伴有所过度使用药物的其他副作用。

ICHD-3 根据所过度使用药物的种类不同,将 MHO 分为 8 个亚型,具体见表 6-5。

表 6-5 药物过度使用性头痛分型(ICHD-3)

1. 麦角胺过度使用性头痛(ergotamine-overuse headache)

2. 曲普坦过度使用性头痛(triptan-overuse headache)

3. 单一镇痛药过度使用性头痛(simple analgesic-overuse headache)

  3.1 扑热息痛(对乙酰氨基酚)过度使用性头痛[paracetamol (acetaminophen)-overuse headache]

  3.2 阿司匹林过度使用性头痛(acetylsalicylic acid-overuse headache)

  3.3 其他非甾体抗炎药过度使用性头痛[other non-steroidal anti-inflammatory drug (NSAID)-overuse headache]

4. 阿片类药物过度使用性头痛(opioid-overuse headache)

5. 复合镇痛药过度使用性头痛(combination-analgesic-overuse headache)

6. 多种药物而非单个药物过度使用所致的头痛(medication-overuse headache attributed to multiple drug classes not individually overused)

7. 未经证实的多种药物过度使用所致的头痛(medication-overuse headache attributed to unverified overuse of multiple drug classes)

8. 其他药物过度使用所致的头痛(edication-overuse headache attributed to other medication)

（三）诊断

MOH 的诊断完全依靠病史，因此详细的病史提供至关重要。

ICHD-3 推荐的 MOH 诊断标准如下：

A. 原有头痛疾病的患者每个月头痛发作≥15 天。

B. 规律过度使用 1 种或多种用于头痛急性治疗和/或对症治疗的药物超过 3 个月。

C. 无法用其他疾病解释。

第三节　头痛的治疗

一、防治策略

头痛的治疗目的是终止或减轻头痛发作、缓解伴发症状及预防复发，其防治方式应包括患者教育、非药物手段干预和药物治疗。

（一）开展患者教育

应通过各类形式的患者教育让其对头痛有基本的认识，以帮助其确立科学和理性的防治观念与目标，建立防治头痛的信心。内容可以包括：

1. 所患头痛可能的诱因并尽量避免。

2. 可能加剧头痛的因素并尽量避免或控制。

3. 所患头痛可终止或可有效控制以缓解痛苦。

4. 目前防治方案及评估方式。

5. 建立头痛日记可帮助评估防治效果以寻找最佳治疗方式。

（二）非药物手段干预

1. 祛除或避免头痛诱发和加重因素，如饮酒、过量饮用咖啡、食用某些食物（如巧克力、奶酪、熏肉制品、灌装汤等）、服用某些药物（如口服避孕药、可卡因、硝酸甘油、镇痛药过量）。

2. 通过中医治疗（针灸、推拿）、松弛训练、物理治疗、生物反馈治疗和认知行为治疗等方式可使某些头痛在一定程度上减轻或缓解，但应注意因人而异。

3. 鼓励患者建立良好的生活习惯，适当进行有氧运动。

（三）药物治疗

药物治疗包括发作期的药物治疗和预防性药物治疗两大类。药物选择时应充分考虑到头痛的严重程度、发作频率、头痛类型、既往用药史和既往病史等。

二、偏头痛的药物治疗

（一）发作期的药物治疗

1. 发作期的治疗药物　偏头痛发作期的治疗药物包括非特异性镇痛药、特异性药物和复方制剂。

（1）非特异性镇痛药：包括① 非甾体抗炎药（nonsteroidal anti-inflammatory drug，NSAID）如对乙酰氨基酚（acetaminophen）、阿司匹林（aspirin，ASA）、布洛芬（ibuprofen）、萘普生（naproxen）等及其复方制剂；② 阿片类镇痛药（opioid analgesics）如可待因（codeine）、吗啡（morphine）、哌替啶（pethidine）及曲马多（tramadol）等。

1)非甾体抗炎药(NSAID):通过抑制前列腺素(prostaglandin,PG)的合成,使局部痛觉感受器对缓激肽等致痛物质引起的痛觉敏感性减低,从而缓解头痛。常用口服 NSAID 药物见表 6-6。

表 6-6　常用口服 NSAID 药物

药物	参考用量	半衰期	2h 头痛缓解率
阿司匹林	300～1 000mg	2～15h	27.1%
布洛芬	200～800mg	约 2h	33.2%
萘普生	250～1 000mg	13h	32.2%
双氯芬酸	50～100mg	1～2h	25%

注:双氯芬酸 2 小时头痛缓解率取自溶液剂。

NSAID 或其咖啡因复合物对于成人及儿童偏头痛发作均有效,因此,对于轻、中度的偏头痛发作和既往应用有效的重度偏头痛发作,可作为一线药物。其中对乙酰氨基酚不推荐单独使用;其他 NSAID 如阿司匹林、布洛芬、萘普生、双氯芬酸(diclofenac)等可单独应用,也可与其他药物联合应用;联用效果明显优于单用,如阿司匹林与甲氧氯普胺(metoclopramide)合用,甲氧氯普胺可增加阿司匹林的吸收,使疼痛更有效、快速得到缓解。此外,还可应用对乙酰氨基酚与利扎曲普坦(rizatriptan)合用、对乙酰氨基酚与曲马多合用等。

用药时机应在偏头痛发作时尽早使用。但用药不宜过于频繁,以避免造成药物过度使用性头痛。一般来说,若服用单一的 NSAID,每个月不应超过 15 天;若服用联合镇痛药每个月不应超过 10 天。

常用 NASID 的禁忌证为:①对本药或同类药过敏;②阿司匹林哮喘病史;③急性胃肠道溃疡;④出血体质;⑤严重的肾衰竭;⑥严重的肝衰竭;⑦严重的心力衰竭;⑧应用甲氨蝶呤≥15mg/周合用者;⑨孕妇及妊娠的最后 3 个月。

NASID 不良反应:常见胃肠道反应、出血倾向、水杨酸反应、过敏反应及肾功能损害等。

患者用药监护:应用此类药物应嘱患者①如出现不明原因的牙龈出血、黑便等应立即咨询医师或药师;②如出现恶心、呕吐,或原有恶心、呕吐加重,可能与服该药有关,应咨询医师或药师;③服药期间不宜饮酒或含酒精的饮料;④如需应用其他药物(如华法林、呋塞米、地高辛、喹诺酮类药物等),应咨询医师或药师;⑤一般若用药 5 天头痛未见缓解需再次就诊;⑥如因其他原因就诊或因头痛就诊于他处,请详细告知经治医师或药师当前服药情况。

2)阿片类镇痛药:通过激动脊髓胶质区、丘脑内侧、脑室及导水管周围灰质的阿片受体,主要是 μ 受体,模拟内源性阿片肽对痛觉的调控功能而产生镇痛作用。但阿片类药物具有成瘾性,可能导致药物过度使用性头痛,故不推荐常规应用。仅对其他治疗方式无效的严重头痛患者,在权衡利弊后慎重应用。

(2)特异性药物:包括曲普坦类药物、麦角碱类药物和降钙素基因相关肽(CGRP)受体拮抗剂。

1)曲普坦类药物:为 5-HT$_{1B/1D}$ 受体选择性激动剂,其主要通过激动脑干、突触前以及已扩张的颅内外血管的 5-HT$_{1B/1D}$ 受体,降低三叉血管调节系统神经元兴奋性,减少炎症性和血管扩张性神经肽的释放,收缩颅内外血管,从而发挥其治疗偏头痛作用。目前曲普坦类药物包括舒马普坦(sumatriptan)、佐米曲普坦(zolmitriptan)、利扎曲普坦(rizatriptan)、那拉曲坦(naratriptan)、阿莫曲坦(almotriptan)、夫罗曲坦(frovatriptan)和依来曲坦(eletriptan)。常用曲普坦类药物见表6-7。

表6-7 常用曲普坦类药物

药物	用法用量	半衰期/h	2h有效率/%	24h极量/mg
舒马普坦	25～100mg,p. o.;	2.0	50～69	300
	6mg,s. c.	2.0	63～82	12
佐米曲普坦	2.5～5mg,p. o.	2.5～3	62～67	10
那拉曲坦	2.5mg,p. o.	5.0～6.3	43～49	5
利扎普坦	5～10mg,p. o.	2.0～3.0	60～77	30
阿莫曲坦	6.25～12.5mg,p. o.	3.0～4.0	55～65	25
夫罗曲坦	2.5mg,p. o.	26	37～46	7.5
依来曲坦	40mg,p. o.	4	47～65	80

注:p. o. 代表口服,s. c. 代表皮下注射。

曲普坦类药物可应用于先兆期外的任何发作期内,越早应用效果越好。各曲普坦类药物之间不具有交叉耐药性,当应用一种曲普坦类药物无效时,其他曲普坦类药物可能有效;同一药物不同剂量与剂型也可能疗效不一致。

应用曲普坦类药物治疗24小时内头痛复发率较高(15%～40%),复发后再次应用仍会有效;若首次应用曲普坦类药物未能有效控制头痛,改变剂型或调整剂量后可能有效,也可更换为其他曲普坦类药物。

常用曲普坦类药物的禁忌证为:①缺血性心脏病(如心绞痛、心肌梗死及无症状心肌缺血)患者;②不易控制血压的高血压患者;③偏瘫性或基底动脉性偏头痛患者;④服用MAO抑制剂2周内患者;⑤对该药过敏者;⑥肝功能不全者;⑦个别曲普坦类药物(如利扎曲普坦)治疗24小时内禁止服用其他5-HT$_1$激动剂、含有麦角胺或麦角类药物如双氢麦角胺、美西麦角等;⑧妊娠及哺乳期妇女慎用。

曲普坦类药物的不良反应:曲普坦类药物一般耐受性良好,可能的不良反应有头痛复发、恶心、呕吐、口干、倦怠、眩晕,咽喉部、颈部、四肢及胸部不适(如沉重感、压迫感或紧缩感)及肌痛、肌肉无力等。

患者用药监护:①如首次应用后有效,则之后偏头痛复发时仍可应用该药;②如首次用药后无效,则需咨询医师或药师进行相应调整(改变剂量或更换药物);③如用药后出现口干、乏力、倦怠等一般可自行缓解;④如出现恶心、呕吐,或原有恶心、呕吐加重,可能与服该药有关,若不能耐受或未自行缓解,应咨询医师或药师;⑤如自感咽喉部、颈部、胸部压迫感或紧缩感,应立即就诊;⑥为缓解头痛,每个月应用该类药物应不超过10天,如自感头痛特点发生改变或每个月需用药>10天,请及时咨询医师或药师;⑦如因其他原因就诊或因头痛就诊于他处,请详细告知经治医师或药师当前服药情况。

2)麦角碱类药物:为5-HT$_1$受体非选择性激动剂,具有多种药理作用,其抗偏头痛作用机制尚不明确,可能与其阻断三叉神经血管系统的炎症反应,从而使疼痛缓解和血管收缩有关。主要代表药物为麦角胺(ergotamine)和双氢麦角胺(dihydroergotamine)。

麦角胺具有片剂、栓剂、注射剂等多种剂型,可经口服、舌下、直肠或非胃肠道给药,各种给药方式的吸收率均不稳定。常用药物为酒石酸麦角胺(ergotamine tartrate),给药方法是舌下给药,推荐剂量(无论是口服、舌下还是直肠)为头痛发作时即刻给予 $1 \sim 2mg$,间隔 30 分钟后可再给予 $1 \sim 2mg$,每次发作最大给药量为 6mg 或每周 10mg。双氢麦角胺有片剂、注射剂和鼻喷剂,因口服吸收不佳,治疗偏头痛多采用注射给药,1mg 皮下或肌内注射,效果不佳可于 30 分钟后再次使用,在注射前 $15 \sim 30$ 分钟应静脉给予止吐药;鼻喷剂用法为向每个鼻孔喷一剂(1mg),15 分钟后可重复,总量不超过 4mg。

麦角胺应于偏头痛迹象出现时即给予,当头痛确已发作时再用药则不再有效,而双氢麦角胺可于头痛发作的任何时期应用。因麦角碱类药物具有 5-HT 受体多个亚型、肾上腺素能和多巴胺受体激动作用,故不良反应较多,长期服用后停药可能出现头痛反弹;同时少量麦角碱类即可以迅速导致药物过度使用性头痛;故不推荐常规使用,建议用于较严重的偏头痛患者,并限制其使用频度,每周用药不超过 $2 \sim 3$ 天。

麦角碱类药物的禁忌证为:①心血管疾病;②周围血管疾病;③脑血管疾病;④败血症;⑤肝脏疾病;⑥肾脏疾病;⑦妊娠和哺乳期妇女;⑦与红霉素合用。

麦角碱类药物的不良反应:麦角碱类药物因其药理作用的多样性,不良反应较多,常见的有恶心、呕吐、腹痛、腹泻、肌无力等。较为严重的 ADR 为:其周围血管收缩作用所致的肢体苍白及发凉,上、下肢动脉痉挛,甚至可发生坏疽;内脏动脉及冠状动脉痉挛所致的急性心肌缺血;尚有发生腹膜后纤维化的报道。如发生麦角中毒,可能出现头晕、前额痛、抑郁及小腿和下背部疼痛;较严重时可有蚁走感、肢体严重发绀、肌肉震颤、强直痉挛、惊厥、谵语及死亡。

患者用药监护:①用药期间应避免吸烟(以免加重其血管收缩作用);②如出现恶心、呕吐,或原有恶心、呕吐加重,可能与服该药有关,应咨询医师或药师以判断是否干预或停药;③如用药后出现四肢苍白、发凉或胸部不适(闷痛或刺痛等),应立即停药并就诊;④如出现头晕、前额痛、小腿和下背部疼痛或蚂蚁游走感、肌肉震颤等,需立即告知医师或药师(帮助患者识别可疑的麦角中毒);⑤如发生急性感染,应警惕上述动脉痉挛征象的出现(感染可能加重麦角胺不良反应);⑥如因其他原因就诊或因头痛就诊于他处,请详细告知经治医师或药师当前服药情况。

3)降钙素基因相关肽(CGRP)受体拮抗剂(gepants 类药物):CGRP 受体拮抗剂是偏头痛治疗领域的新突破,初步研究表明其可通过将扩张的脑膜动脉恢复至正常、抑制肥大细胞脱颗粒所致的促炎和炎症因子释放等减轻偏头痛症状,同时不导致血管收缩。部分对曲普坦类无效或不能耐受的患者可能对 gepants 有良好的反应。第一个选择性的 CGRP 受体拮抗剂是 olcegepant(BIBN4096BS),大量临床前证据证实其对偏头痛有效,但缺点是仅能静脉用药;telcagepant(MK-0974)是第一个具有口服活性的 CGRP 受体拮抗剂,Ⅲ期临床试验显示其对偏头痛有满意的疗效;但目前国内外对 gepants 类药物均缺乏大规模用药经验。

(3)复方制剂:目前常用的复方制剂主要为非特异性镇痛药和特异性药物分别与咖啡因组成的复方制剂,如阿司匹林、对乙酰氨基酚及咖啡因的复合片剂、对乙酰氨基酚及咖啡因的复方制剂、双氯芬酸钠咖啡因复合片以及麦角胺咖啡因等。其中咖啡因本身可通过抑制磷酸二酯酶,使细胞内的 cAMP 增加,产生收缩脑血管减轻其搏动幅度,从而缓解偏头痛的作用;同时尚可促进小肠对麦角胺的吸收并增强镇痛药的疼痛缓解作用。给予咖啡因复方制剂时应注意药物依赖或成瘾的问题。

2. 发作期的治疗药物选择和使用原则　发作期治疗药物的选择应体现个体化,即根据患者头痛严重程度、伴随症状、既往用药情况、既往病史等综合考虑,采用分层法选择药物。

(1)轻至中度疼痛:首选 NSAID 类药物,需在头痛发作时尽早应用。若无效可选用偏头痛特异性治疗药物,曲普坦类药物优于麦角碱类药物;阿片类药物因具有成瘾性,不推荐常规应用,仅对存在曲普坦类药物或麦角碱类药物禁忌疾病(如心脏疾病、周围血管病和妊娠期)时应用,以终止偏头痛的急性发作。

在选择合适的药物后,应考虑药物剂型和给药方式的选择。NSAID 一般有多种剂型,阿司匹林、双氯芬酸和萘普生均有口服剂、栓剂及注射剂。如偏头痛伴有严重恶心、呕吐时,应首选胃肠外给药,即栓剂或注射剂,以避免药效降低或加重恶心、呕吐。

(2)中至重度疼痛:首选曲普坦类药物,可在先兆期后的任一时间段应用,早期足量使用可提高完全缓解率、减少头痛复发及不良反应的发生。双氢麦角胺鼻喷剂也可以作为中至重度偏头痛患者的初始治疗。对于以往应用 NSAID 治疗反应良好者,仍可选用 NSAID。对曲普坦无效或存在用药禁忌时,可选用麦角胺或麦角胺咖啡因复方制剂,尤其适用于头痛持续时间长和反复复发的患者。麦角胺应在出现偏头痛迹象时即给予有效剂量,如果偏头痛确已发作时再给予就不再有效。所有曲普坦类药物均有口服片剂。偏头痛伴有恶心和呕吐时,舒马普坦可选用栓剂、皮下注射剂和鼻喷剂,佐米曲普坦可选择鼻喷剂,利扎曲普坦可考虑含服分散片,麦角胺可选择直肠和舌下给药,双氢麦角胺可选择鼻喷剂。

(3)伴随症状治疗:曲普坦类药物可有效缓解多数患者偏头痛伴随的恶心,多不需要应用特别的止吐药。对于恶心、呕吐不缓解的患者,甲氧氯普胺和多潘立酮(domperidone)等止吐和促胃动力药不仅能治疗伴随症状,还有利于其他药物的吸收和头痛的治疗。吩噻嗪类止吐药[氯丙嗪(chlorpromazine)、奋乃静(perphenazine)等]虽然能够缓解恶心症状,但同时能使胃肠动力减低,从而影响口服药物吸收,故一般仅用于严重呕吐患者。

甲氧氯普胺成人常用 10～20mg 肌内或静脉注射;或 5～10mg 口服一次,无论口服还是胃肠外给药,一日剂量均不得超过 0.5mg/kg;儿童:肌内或静脉注射,6 岁以下每次 0.1mg/kg,6～14 岁每次 2.5～5mg;口服,5～14 岁每次 2.5～5mg,总剂量每日不得超过 0.1mg/kg。多潘立酮常用量为 20～30mg 口服。如患者烦躁或出现睡眠障碍,可给予苯二氮䓬类镇静催眠药以促使患者镇静和入睡,有助于减轻头痛症状。因镇静药有成瘾性,故仅适用于其他药物治疗无效的严重患者。

(4)特殊人群的用药选择

1)儿童及青少年:布洛芬(10mg/kg)和对乙酰氨基酚(15mg/kg)被证实对儿童及青少年偏头痛急性发作期有效。舒马普坦鼻喷剂(10mg)在大于 11 岁的儿童研究中被证实有效。若对布洛芬和对乙酰氨基酚无效,方可选择舒马普坦鼻喷剂。在儿童和青少年中,口服曲普坦类药物无显著疗效,麦角碱类药物禁用。若偏头痛伴随有恶心、呕吐,多潘立酮为 12 岁以下儿童唯一可选择药物。

2)妊娠或哺乳期妇女:因药物对胎儿可能存在危害,妊娠及哺乳期间大部分药物应用受限,需在充分权衡利弊后慎重使用。妊娠和哺乳期仅对乙酰氨基酚可应用,其他 NSAID 均不宜使用。曲普坦类和麦角碱类药物均禁用。

（5）疗程：为预防药物过度使用性头痛（MOH），一般来说，单纯 NSAID 制剂不宜超过 15 天/月，麦角碱类、曲普坦类、NSAID 复合制剂则不宜超过 10 天/月。

（二）预防性药物治疗

1. 预防性药物治疗的目的　减少偏头痛的发作频率和严重程度、提高患者的生活质量。

2. 预防性药物治疗的指征　一般来说，需进行偏头痛预防性药物治疗的情况包括：

（1）频繁发作，尤其是每周发作 1 次以上者；或发作不频繁，但严重影响患者日常生活和工作者。

（2）急性期治疗无效或因存在药物禁忌、严重不良反应导致无法进行急性期治疗者。

（3）存在明显可能致残或致死性头痛（如偏头痛性梗死、偏瘫性偏头痛、基底动脉型偏头痛）。

（4）患者诉求（希望尽可能少的发作）。

3. 预防性治疗药物　目前应用于偏头痛预防性治疗的药物主要包括：β受体拮抗药、抗癫痫药、抗抑郁药、钙通道阻滞药、NSAID 和其他药物。偏头痛常用预防药物见表 6-8。

表 6-8　偏头痛常用预防药物

药物	初始用法	日极量/mg	用药级别	备注
普萘洛尔	10mg bid/t. i. d. p. o.	320	一线用药	美托洛尔也可应用
丙戊酸钠	250mg b. i. d. p. o.	1 000～2 000	一线用药	女性患者更需注意体重增加
托吡酯	25mg/d p. o.	400	二线用药[*]	12～17 岁青少年也可应用
阿米替林	10～25mg q. n. p. o.	150	一线用药	尤其适用于偏头痛合并紧张型头痛患者
维拉帕米	80mg t. i. d. p. o.	480	二线用药	3～8 周见效，地尔硫草和硝苯地平疗效不确切
萘普生	550mg b. i. d. p. o.		二线用药	疗效一般，对经期头痛有效

注：p. o. 代表口服；[*] 托吡酯目前也有学者推荐其作为一线用药。

（1）β受体拮抗药：β受体拮抗药用于预防性治疗偏头痛的作用机制尚不明确，可能与β受体拮抗药竞争 5-HT 与其受体的结合机会有关，从而抑制 5-羟色胺引起的偏头痛。目前可用于偏头痛预防性治疗的β受体拮抗药中，疗效最为确切的是普萘洛尔，是一线预防用药；较为确切的是美托洛尔（metoprolol），比索洛尔（bisoprolol）、噻吗洛尔（timolol）和阿替洛尔（atenolol）可能有效。最常用的普萘洛尔有普通片剂和缓释制剂，日剂量一般为 40～240mg，初始应采用剂量为 10mg，每日 2～3 次，逐渐加量，一周内加至有效剂量，极量为 320mg/d。50%～80%的患者可完全或部分缓解。β受体拮抗药的禁忌证包括支气管哮喘；心源性休克；心脏传导阻滞（Ⅱ-Ⅲ度房室传导阻滞）；重度或急性心力衰竭；窦性心动过缓；糖尿病、肺气肿、肝功能不全、甲状腺功能低下、雷诺现象或其他周围血管疾病、肾衰竭、运动员、孕妇及哺乳期妇女慎用。

β受体拮抗药的不良反应：可出现恶心、呕吐、腹痛、腹泻、疲劳、头痛、眩晕、四肢发冷、心动过缓、胸痛、睡眠障碍及感觉异常等；罕见的不良反应有多汗、脱发、味觉改变、血小板减少、心律失常、精神错乱、晕厥、皮肤过敏反应、转氨酶升高、视觉损害、耳鸣等；此外，突然停药可能导致反跳现象。β受体拮抗药一般耐受性良好，但如果患者出现与原有头痛相关症状或使原有症状性质改变、出现罕见但严重的不良反应，则应予以重视。

患者用药监护：应用β受体拮抗药（如普萘洛尔、美托洛尔）应嘱患者①如出现恶心、呕吐，或原有恶心、呕吐加重，可能与服该药有关，一般可自行缓解，如程度剧烈不能耐受，应咨询医师或药师以判断是否干预或停药；②如出现头痛性质改变或原有头痛加重，应及时咨询医师或药师；③如用药后出现四肢发冷、自觉心跳减慢、睡眠障碍等，应立即就诊；④避免驾驶和操作机械；⑤应用此类药物不可擅自停药，如希望停药，整个停药过程至少要用2周时间，每次剂量减半，直至减至最小剂量，停药前最后的剂量至少给4天；⑥如因其他原因就诊或因头痛就诊于他处，请详细告知经治医师或药师当前服药情况；⑦服药期间应定期检查血常规、血压、心功能、肝肾功能等。

（2）抗癫痫药：抗癫痫药预防偏头痛的作用机制尚不清楚，推测可能与提高脑内神经抑制递质γ-氨基丁酸（GABA）和其他神经递质的含量、降低突触活性有关，从而产生镇痛作用。目前已被证实对偏头痛预防有效的抗癫痫药是丙戊酸（valproate）、托吡酯（topiramate）、拉莫三嗪（lamotrigine）、加巴喷丁（gabapentin）和左乙拉西坦（levetiracetam）。丙戊酸在临床常作为一线用药，可使50％患者获完全或部分缓解。与用于抗癫痫治疗相同，需定时检测血常规、肝功能和淀粉酶，对于女性患者更需注意体重增加及卵巢功能异常（如多囊卵巢综合征）；托吡酯是既可用于成人，也可用于12～17岁青少年偏头痛预防的药物；拉莫三嗪可降低先兆发生频率，但不降低偏头痛发作频率；加巴喷丁和左乙拉西坦可能有效。

1）丙戊酸：丙戊酸为临床常用的一类广谱抗癫痫药，其预防偏头痛的作用机制尚不清楚，可能通过稳态依赖对电压门钠离子通道产生作用，使γ-氨基丁酸（GABA）受体介导的氯离子内流量增加，同时干扰谷氨酸（Glu）介导的神经传导，使钙离子通道受阻，由此起到预防偏头痛发作的作用。丙戊酸有口服剂型（缓、控释片和胶囊、微粒胶囊）和注射剂型，偏头痛的预防治疗应选用口服制剂，一般应从250mg每日2次开始，每周每天增加250mg，最大剂量可达1 000～2 000mg/d。

丙戊酸的禁忌证为：①对丙戊酸、双丙戊酸或丙戊酰胺成分过敏者；②急、慢性肝炎患者；③有严重肝炎病史或家族史者；④患有尿素循环障碍疾病的患者；⑤孕妇；⑥与甲氟喹、圣约翰草或碳青霉烯类药物合用。

丙戊酸的不良反应：常见的有恶心、上腹痛和腹泻等胃肠道反应，多可自行缓解；少见但需关注的有胰腺炎、肝功能受损、意识模糊、脱发、震颤、体重增加、嗜睡、血小板减少、停经或月经周期不规则等；头痛也有过报道。

患者用药监护：应用丙戊酸应嘱患者①如出现腹痛、食欲减退、恶心、呕吐，或原有恶心、呕吐加重，应立即咨询医师或药师（可能为胰腺炎征兆）；②如出现头痛加重或头痛性质变化，可能与服该药有关，应咨询医师或药师以判断是否干预或停药；③定期监测肝功能、血小板计数和凝血功能；④因可能产生嗜睡，应尽量避免驾驶或操作机械；⑤如为女性，应监控体重，一旦出现异常的体重增加（多囊卵巢综合征的征兆之一），则应就诊；⑥因该药可能与多种药物存在相互作用，如因其他不适就诊或因头痛就诊于他处，请详细告知经治医师或药师当前服药情况。另需注意：因该药可能导致患者出现自杀意图及行为，应嘱咐患者家属注意观察，一旦患者出现可疑倾向，应立即咨询医师、药师或带患者就诊。

2)托吡酯:托吡酯是一种新型抗癫痫药,其预防偏头痛的作用机制尚不清楚,可能通过调节电压门控钠离子通道,增强 GABA 抑制作用,阻断兴奋性氨基酸传递,增强电压门控钙离子通道活性以及抑制扩散性抑制的产生和扩展,发挥其预防偏头痛的作用。目前托吡酯均为口服制剂,包括片剂和胶囊剂,推荐的起始剂量为 25mg/d,以每周 25mg 的速度加量,在 4 周内增加到 50mg,每日 2 次,若有必要可增加至 150~200mg/d。推荐的治疗维持时间为 3~6 个月,停药时需逐渐减量,成人每周减量 25~50mg 直至停药。托吡酯禁用于对该药过敏的患者,妊娠及哺乳期妇女慎用。

托吡酯的不良反应:因药理作用的多样性,其 ADR 较多样化,可涉及多个系统,多为轻至中度,常见的 ADR 为感觉异常、疲乏、恶心、腹泻、体重下降、味觉障碍、厌食症、食欲下降、失眠、感觉减退、注意力障碍、焦虑、嗜睡和表达性语言障碍等。

患者用药监护:应用托吡酯应嘱患者①用药期间建议戒酒;②保持足够的饮水量以减少肾结石发生的风险;③如出现突发的视力下降和/或眼痛,应立即停药并就诊;④因可能有头晕、嗜睡、视物模糊等不良反应,在用药期间应避免驾驶汽车或操纵机器,以免发生危险;⑤不可随意停药,如周期治疗结束,请咨询经治医师或药师;⑥如因其他不适就诊或因头痛就诊于他处,请详细告知经治医师或药师当前服药情况。另需要嘱咐患者家属,应用托吡酯可能出现情绪异常变化,包括不明原因的情绪低落或焦虑,也可能有自杀性倾向,虽然较为少见,但需密切观察患者,一旦出现立即停药并带患者就诊。

(3)抗抑郁药:抗抑郁药抗偏头痛的机制与其抗抑郁作用无关,可能与它抑制 5-HT 再摄取有关。目前唯一在所有研究中均被证实有效的药物是阿米替林(amitriptyline),其对偏头痛预防作用有限,但推荐作为合并有紧张型头痛或抑郁状态患者的一线用药。主要不良反应为镇静作用,其每日 1 次用法可增加患者的依从性。大剂量使用时需要进行心电图检查。其余可能有效的药物包括文拉法辛(venlafaxine)、氟西汀(fluoxetine),而氯米帕明(clomipramine)及舍曲林(sertraline)的对照研究结果显示无效。阿米替林有注射剂型和口服剂型(片剂、胶囊剂),预防偏头痛时应用其口服剂型,一般起始剂量为 10~25mg,然后可根据耐受情况逐渐增加,适宜剂量为 50~75mg/d,最大可增至 150mg/d。

阿米替林的禁忌证为:①对三环类药物过敏者;②有严重心脏病或近期有心肌梗死发作史者;③癫痫患者;④青光眼患者;⑤有尿潴留者;⑥甲状腺功能亢进患者;⑦肝功能受损患者。

阿米替林的不良反应:治疗初期可能出现多汗、口干、视物模糊、排尿困难、便秘等抗胆碱能反应。中枢神经系统可出现嗜睡、震颤、眩晕,可发生直立性低血压,偶见癫痫发作、骨髓抑制及中毒性肝损害等。如阿米替林中毒,可出现烦躁不安、谵妄、昏迷、严重的抗胆碱能反应或癫痫发作等表现,心脏毒性可致传导障碍、心律失常、心力衰竭。

患者用药监护:应用阿米替林应嘱患者①如出现口干、多汗、便秘、震颤等,可能与服用该药物有关,如持续不缓解或不能耐受,应咨询医师或药师;②如由坐位变为站位时出现眩晕感,应及时咨询医师或药师;③如自觉心率减慢或胸部(心前区)不适时,应立即就诊;④用药期间需定期测心电图;⑤用药期间不宜驾驶车辆、操作机械或高空作业。另应嘱咐患者家属:如患者出现烦躁不安、谵妄时,应立即停药并带患者就诊。

(4)钙通道阻滞药:钙通道阻滞药在偏头痛预防中的作用是依赖于它的血管活性特点、神经递质释放的调节还是 5-HT 能效应尚不清楚。目前被证实对偏头痛预防有效的钙通道阻滞药是非特异性钙离子通道阻滞药氟桂利嗪(flunarizine)和维拉帕米(verapamil)。已有研究虽提示地尔硫䓬(diltiazem)可能有效,但其是基于非安慰剂对照的开放性试验;尼莫地平(nimodipine)的数个双盲、安慰剂对照试验则显示其对偏头痛的预防结果不一致,故目前二者均不推荐用于偏头痛的预防。氟桂利嗪有片剂、胶囊剂、溶液剂等多种剂型,均可用于预防偏头痛。常用剂量为:65 岁以下患者每晚 10mg,65 岁以上患者每晚 5mg,含服或吞服。女性所需有效剂量可能低于男性,在应用 2 个月后观察疗效,若无效则更换其他药物;若疗效满意则维持治疗,每周用药 5 天、停 2 天,用药 6 个月后停药,只有再次复发才需再次给药。

1)氟桂利嗪:氟桂利嗪为钙通道阻滞药,可将进入组织细胞的钙离子的数量维持在合理范围,使细胞内钙离子造成的负荷减轻,同时对血小板聚集产生抑制作用,进而使细胞功能有效改善,对偏头痛具有预防效果;除此之外,还可抑制去甲肾上腺素的分泌,阻碍血管收缩,进而改善脑部循环,对偏头痛具有治疗作用。氟桂利嗪的禁忌证为:有抑郁症病史、帕金森病或其他锥体外系疾病症状的患者。孕妇及哺乳期妇女慎用。

氟桂利嗪的不良反应:常见的有嗜睡、疲乏、食欲增加、胃肠道不适、便秘、月经紊乱、肌痛、抑郁等;罕见但较为严重的有:锥体外系反应、帕金森综合征、低血压等。

患者用药监护:应用氟桂利嗪应嘱患者①如出现嗜睡、疲乏、食欲增加、胃部不适等,可能与该药的应用有关,一般随着继续用药可自行缓解,如出现持续不缓解或不能耐受,请咨询医师或药师;②如出现动作迟缓、肌肉震颤、流涎、坐立不安、无原因的情绪低落或焦虑等情况,应立即停药,并咨询医师、药师或就诊;③用药期间禁止饮酒,以避免产生过度镇静作用;④因可能引起困倦,用药期间尽量避免驾驶车辆或操纵机器;⑤如因其他不适就诊或因头痛就诊于他处,请详细告知经治医师或药师当前服药情况。

2)维拉帕米:维拉帕米对有先兆和无先兆的偏头痛患者疗效无差异,对长期或非典型先兆性偏头痛的患者有特别的疗效。维拉帕米有片剂、注射剂两种剂型,预防偏头痛选用片剂为宜,控释制剂可使患者的依从性得到改善。可从 80mg 每日 3 次开始服用,一周后增加至 80mg 每日 4 次,一般维持剂量需达到 240～320mg/d,最大剂量为 480mg/d,用药 3～8 周后方可见效,建议于用药 1～2 个月后进行疗效评估。可作为 β 受体拮抗药、丙戊酸和阿米替林治疗失败或存在禁忌时的备选药物。

维拉帕米的禁忌证为:①对该药过敏者;②严重左心室功能不全者;③低血压(收缩压<90mmHg)或心源性休克患者;④病态窦房结综合征(已应用心脏起搏器者除外)患者;⑤Ⅱ或Ⅲ度房室阻滞(已应用心脏起搏器者除外)患者;⑥心房扑动或心房颤动合并房室旁路通道患者。孕妇及哺乳期妇女慎用。

维拉帕米的不良反应:维拉帕米一般耐受性良好。可能会出现便秘;偶有恶心、眩晕或头晕、头痛、面红、疲乏、神经衰弱或足踝水肿等;过敏反应(如瘙痒、红斑、皮疹)和可逆性的转氨酶和/或碱性磷酸酶升高也有过报道;极罕见的 ADR 为牙龈增生和男性乳腺发育,但停药一般后可以逆转。

患者用药监护:应用维拉帕米应嘱患者①维生素 D 可降低维拉帕米的疗效,勿自行服用;②如出现恶心、头痛或原有恶心、头痛加重,可能与服用该药有关,一般继续服药可自行缓解,如持续不缓解或不能耐受,请咨询医师或药师;③如出现头晕、乏力、便秘或足踝部水肿,一般可自行缓解,如持续不缓解或不能耐受,请咨询医师或药师;④需定期检查肝功能;

⑤因此药可与多种药物发生相互作用,故不可随意自行服用其他药物,如需服用,请咨询医师或药师以判断适宜性;⑥如因其他不适就诊或因头痛就诊于他处,请详细告知经治医师或药师当前服药情况。

(5)NSAID:NSAID也是一类有效的预防药物,其作用机制可能与通过抑制前列腺素和白三烯的合成来抑制偏头痛的神经性炎症反应有关。但目前尚无理想的用于预防偏头痛的NSAID。阿司匹林对偏头痛预防治疗的研究结果不一,萘普生、托芬那酸(tolfenamic acid)、酮洛芬(ketoprofen)、甲芬那酸(mefenamic acid)、吲哚布芬(indobufen)、氟比洛芬(flurbiprofen)和罗非昔布(rofecoxib)等可能有效,但数据尚不充足,仅作为二线用药。

(6)其他药物:如抗高血压药物赖诺普利(lisinopril)、坎地沙坦(candesartan)、大剂量核黄素(riboflavin)、辅酶Q_{10}(ubidecarenone)、款冬根提取物、肉毒素A(botulinum toxin A)等有研究结果显示有效,但仍需进一步的证实。

4. 预防性治疗药物选择和使用原则 预防性治疗药物的选择应结合患者的既往用药史、既往病史、药物不良反应和相互作用以及患者的经济情况等综合考虑。

(1)选药原则:①无禁忌证的情况下,首先选择证据确切的一线药物,如普萘洛尔、丙戊酸和阿米替林;②当患者合并有紧张型头痛或抑郁症时,宜首选阿米替林;若存在二线药物可治疗的合并症时,可优先考虑二线药物;③若存在禁忌证或一线药物治疗失败,方可选择二线药物,如氟桂利嗪、维拉帕米、萘普生等;④如所选药物有长效制剂,应选择长效制剂以提高患者的依从性。

(2)使用原则:①预防应从单药最小有效剂量开始,缓慢加量至合适剂量;②疗效判定一般应于用药后1~2个月进行,以使药物达到最佳疗效;③疗效判定标准:一般以偏头痛发作频率降低50%以上认为预防性治疗有效;④若预防性治疗无效,且未发生明显的不良反应,可考虑增加药物剂量;若已达最大剂量或增加剂量致不良反应明显增加,则应更换药物;⑤若数次单药治疗无效,再考虑联合用药;⑥疗程:有效的预防性治疗需要持续约6个月,后可缓慢减量或停药;若停药后复发,方可再次应用有效的药物。

5. 特殊人群偏头痛的预防性治疗

(1)儿童偏头痛:若偏头痛的发作频率或严重程度严重影响患儿生活或可能导致大量使用急性发作期药物时,可考虑预防性治疗。首选非药物手段治疗,当非药物治疗效果不理想时,可考虑适当进行药物治疗。

1)非药物治疗:包括避免诱发或加重因素、充足的睡眠、规律的生活、放松、生物反馈和认知行为治疗等。如有确切的诱发食物,如巧克力、奶酪、腌肉以及油炸食品等,需避免进食;有研究表明充足睡眠对儿童偏头痛的防治尤为重要,患儿每天需保证8~10小时睡眠;同时帮助患儿养成规律的生活习惯也可有效防治偏头痛,并应避免进食不规律;在调节生活方式的基础上,尚可辅以松弛训练、生物反馈和认知行为治疗等。

2)药物治疗:仅当非药物治疗效果不满意时,推荐采取药物预防性治疗。目前可选择的药物为托吡酯和氟桂利嗪。托吡酯是FDA首个批准用于12~17岁人群偏头痛预防的药物;而氟桂利嗪是唯一有严格设计的随机、双盲、对照研究证明其有效性的药物。其他药物均证据不足,如β受体拮抗药普萘洛尔研究结果不一;丙戊酸可能与普萘洛尔疗效相当、左乙拉西坦和加巴喷丁可能有效;抗抑郁药可致自杀倾向。故上述药物选用需慎重。

(2)妊娠及哺乳期偏头痛:推荐采用非药物治疗方法,因多数药物均为禁忌。如确需应

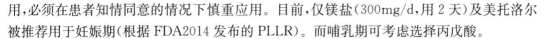

用,必须在患者知情同意的情况下慎重应用。目前,仅镁盐(300mg/d,用 2 天)及美托洛尔被推荐用于妊娠期(根据 FDA2014 发布的 PLLR)。而哺乳期可考虑选择丙戊酸。

(3)月经期及月经相关性偏头痛:其预防性治疗包括短期预防性治疗及长期预防性治疗。

1)短期预防性治疗:其药物包括 NSAID、曲普坦类、镁剂及雌激素替代治疗。

有研究表明:NSAID 中的萘普生(550mg,每日 2 次)可有效降低急性期偏头痛的疼痛程度,包括经前期综合征中的头痛;曲普坦类中的那拉曲坦(1mg,每日 2 次,自预计的月经前 2 天开始,共 5 天)、夫罗曲坦(2.5mg,每日 2 次,经期用 6 天)及口服舒马普坦(发病时 50～100mg,2 小时后可重复,一日不超过 200mg)均有小样本的前瞻性对照研究显示有效;镁盐(焦谷氨酸镁 360mg/d)月经周期第 15 天至该月经周期结束期间使用,可使患者头痛天数显著下降;而雌激素替代治疗因其增加心脏疾病风险,不推荐应用。

2)长期预防性治疗:目前尚无此方面的研究证据,可考虑使用偏头痛一线预防性治疗药物。

三、紧张型头痛的药物治疗

(一)急性发作时的药物治疗

本病无特异性治疗药物,发作期治疗以镇痛为目的,治疗药物主要包括以下两种:①NSAID 的单一制剂:阿司匹林为最常用的药物,其他尚可选择药物有布洛芬、萘普生、对乙酰氨基酚、酮洛芬和双氯芬酸。这些非麻醉性镇痛药对稀疏阵发性紧张型头痛一般有较好的治疗效果,但每个月使用一般不应超过 15 天,频繁使用镇痛药可能导致药物过度使用性头痛。②咖啡因与 NSAID 的复方制剂,但需注意不可长期使用,以免导致药物依赖或反跳性头痛,建议每个月使用不超过 10 天。

此外,麦角碱类药物亦有效;若患者存在烦躁、睡眠障碍时可加用苯二氮䓬类镇静催眠药,如地西泮(diazepam)。

(二)预防性用药

对频繁阵发性紧张型头痛、慢性紧张型头痛患者应考虑预防性用药。主要药物有:

1. 抗抑郁药　是目前最有效的一组预防紧张型头痛和紧张型头痛/偏头痛混合型头痛的药物,其中阿米替林是证据最充足的药物,应为首选,而并不仅限于合并有抑郁症的患者;其他三环类抗抑郁药如多塞平(doxepin)、普罗替林(protriptyline)也可选用。而 5-羟色胺再摄取抑制药氟西汀疗效尚未被证实,西酞普兰(citalopram)则被证实无效。

2. 肌肉松弛剂　乙哌立松(eperisone)、巴氯芬(baclofen)等也可尝试使用,但不常规推荐。

3. 中药　目前应用较为广泛,但尚需进一步循证医学证据的支持。

4. 肉毒素 A　曾认为其有效,但最新一项 meta 分析显示其不适用于预防紧张型头痛,故不推荐。

四、丛集性头痛的治疗

(一)发作期的治疗

因本病发作时疼痛剧烈,发作期治疗的首要目的是迅速终止疼痛。没有证据表明对乙

酰氨基酚、可待因或阿片类药物治疗丛集性头痛发作有效,故应避免给予这些药物。可选择的治疗方式有:

(1)吸氧,为首选治疗方式。给予吸入纯氧,流速以 7～10L/min 为宜,持续 10～20 分钟,对 70% 左右的患者有效,多数患者在开始吸氧 7 分钟内头痛就会有所缓解。作用机制尚不明了,可能与直接的血管收缩作用有关。

(2)皮下注射舒马普坦 6mg,也可作为首选用药。研究表明注射 15 分钟内可对 74% 的发作有效,但再注射 6mg 并不会进一步缓解头痛。若头痛经皮下注射舒马普坦缓解后再次发作,则再次注射该药仍有效。但需注意,此药每日注射不得超过 2 次。对每日发作超过 2 次的患者应联合吸氧治疗。佐米曲普坦 5mg 和 10mg 喷鼻也有较好疗效。

(3)次选药物:舒马普坦 20mg 滴鼻和佐米曲普坦 5～10mg 口服。

(4)10% 可卡因(cocaine)、10% 利多卡因(lidocaine)滴鼻以及奥曲肽(octreotide)100g 皮下注射也有一定疗效,可作为其他药物效果不佳或存在禁忌证时选用。

(二)预防性治疗

预防性治疗的目的是延长间歇期,并降低发作期的疼痛程度,适用于对症治疗无效、患者不能耐受或头痛发作频繁(发作>2 次/d)的情况。预防性治疗应在发作期即开始进行,可选药物有:

(1)维拉帕米:其是目前预防丛集性头痛的首选药物,约 2/3 的患者有效,常规有效剂量为 240～480mg/d,起始剂量从 80mg 一日 3 次开始,通常每天增加 80mg,用药前监测心电图,用药 10 天后每 2 周监测一次,根据疗效和心电图调整剂量,达最佳效果后维持治疗。发作周期一旦结束,维拉帕米可缓慢减量至停止。维拉帕米与锂制剂联合使用,对慢性丛集性头痛患者进行预防有效。

(2)泼尼松:常用剂量为 40～80mg/d,可使半数以上的患者头痛缓解。泼尼松对阵发丛集性头痛和慢性丛集性头痛的疗效均优于美西麦角,且起效快,多在给药 48 小时内见效,但长时间应用可能出现激素类药物的多种副作用,故最好用于短期发作者(1～2 个月或更短);也可与其他药物联用,维持疼痛缓解直至长期预防药物剂量增加并起效,尤其适用于发作频率很高者。

(3)锂制剂:用于预防慢性丛集性头痛,对阵发丛集性头痛效果不佳。预防效果可在用药后 1～2 周出现,并可通过长期用药维持。但锂制剂治疗窗窄,常用药物碳酸锂(lithium carbonate)的有效血药浓度为 0.6～1.2mmol/L。长期应用锂制剂可能出现神经、泌尿、心血管、内分泌等多系统损害,出现如手颤、肾病综合征、T 波改变、甲状腺功能减退等,需密切监测血药浓度、心电图、甲状腺及肾功能。因此建议其仅用于其他药物无效或有禁忌证者。

(4)麦角碱类药物:包括麦角胺和美西麦角。麦角胺主要用于可预测型头痛发作,如夜间发作,一般来说,在睡前或所预测头痛发作的 30 分钟前给药可有效预防此次发作。美西麦角是麦角新碱的一种,对约 70% 的阵发丛集性头痛患者有效,对慢性丛集性头痛基本无效。起效慢,可能 2 周后方可见效;长期应用可引起相当程度的纤维化并发症,因其不良反应较严重,目前已较少使用;且不能与曲普坦类合用,可能影响丛集性头痛的治疗,故不推荐常规应用。

(5)其他药物:已有研究表明褪黑素(melatonin)9～15mg 对丛集性头痛的预防有效,托吡酯、丙戊酸钠、吲哚美辛(indomethacin)和苯噻啶(pizotifen)等尚缺乏充分的证据支持。

五、药物过度使用性头痛治疗策略

MOH 的治疗目标是减轻头痛程度、减少发作频率和急性对症药物的用量、提高急性对症药物及预防性药物的疗效、减轻残疾和改善生活治疗。MOH 的复发率较高,尤其是 1 年之内。对 MOH 的治疗应包括药物治疗和非药物治疗。

（一）药物治疗

包括撤药治疗、预防性治疗和对症治疗。

1. 撤药治疗　目前,撤去过度使用的药物仍是治疗 MOH 最主要的治疗手段。撤药治疗不仅能终止或缓解患者现有的 MOH,还可能改善患者对急性或预防性镇痛药物的反应。根据过度使用的药物不同,撤药方式可分为立即撤药和逐步撤药两种。对于大多数药物,如 NSAID(对乙酰氨基酚、阿司匹林等)、曲普坦类和麦角碱类,均可采用立即撤药方式;而对于阿片类、巴比妥类,尤其是苯二氮䓬类药物过度使用的患者则建议逐步撤药,因这些药物的突然停用可能出现较严重的戒断症状。撤药治疗可根据患者意愿、过度使用药物种类、有无伴随精神障碍等选择门诊或住院治疗。对于过度使用药物为阿片类、巴比妥类或苯二氮䓬类、有心理障碍、出现严重的撤药反应(如严重呕吐或头痛持续状态)或之前撤药治疗失败者建议住院治疗;对于自律性高、具有强烈撤药动机、非上述 3 种药物过度使用、过度使用单种药物,并且不伴有精神障碍(如抑郁、焦虑等)的患者可选择门诊治疗。

2. 预防性治疗　有助于减少头痛发作,从而缓解患者的焦虑和恐惧,以减少急性对症药物的应用。建议尽早给予,以其尽快达到有效血药浓度,缓解患者撤药所致的头痛。目前尚缺乏针对预防性治疗 MOH 药物的大型随机、对照临床试验,因此可选择药物比较有限,疗效比较确切的是托吡酯和肉毒素 A。

托吡酯在美国和欧洲的各一项多中心、随机、双盲、安慰剂对照试验中被证实能有效降低 MOH 患者头痛的天数;而一项为期 12 周的双盲、平行、安慰剂对照研究也显示肉毒素 A 预防 MOH 的有效性,其在 12 周内平均急性镇痛药物使用量上优于安慰剂组,尤其适用于伴有颅周肌紧张的 MOH。此外,也可考虑丙戊酸、加巴喷丁、左乙拉西坦、氯硝西泮(clonazepam)等。

3. 对症治疗　主要目的是治疗撤药所致的戒断症状,包括戒断性头痛、恶心、呕吐、焦虑、睡眠障碍、低血压等。戒断症状一般持续 2~10 天,平均 3.5 天,也可持续达 4 周。不同药物戒断性头痛持续时间不同,曲普坦类最短,平均持续 4.1 天,麦角碱类为 6.7 天,非甾体抗炎药为 9.5 天。改善戒断性头痛可选用患者未过度使用的急性镇痛药,并尽量选择长效制剂。最新研究表明,泼尼松 100mg 每天 1 次,连续 5 天,能显著减少患者在撤药最初 72~120 小时内的中或重度头痛的发作频率。其余戒断症状对症治疗,恶心、呕吐者可选用甲氧氯普胺,呕吐严重者需及时补液避免脱水;焦虑、睡眠障碍者可选用苯二氮䓬类药物镇静等。

（二）非药物治疗

非药物治疗包括生物反馈、松弛训练、压力管理和认知行为治疗等。它有助于患者认识头痛,并学会应对躯体及心理上的不适。研究表明:行为治疗与药物联合治疗比单用撤药治疗更能改善头痛,提高患者的生活质量。非药物治疗应成为 MOH 一线治疗的一部分。

六、药学监护与服务

据统计，我国约有 25% 的人群患有头痛，为解除痛苦，各类镇痛药非处方或经医师处方被广泛应用，成为镇痛药不合理应用的潜在危险；而其不合理应用可能导致患者产生药物依赖或药物过量使用性头痛，使药物治疗无效、患者头痛痛苦加剧。为此，临床药师应围绕头痛的合理用药对患者开展个体化的药学监护与服务，以有效控制头痛症状、减轻患者负担及降低社会间接成本。

（一）用药方案评估与药学监护计划制订

1. 用药方案评估　目的是为患者制订个体化的给药方案。

对首次就诊患者，应在明确诊断的基础上，评估医师所选用药物的适宜性。评估应从药物的安全性、有效性、经济性和适宜性 4 方面内容进行。

（1）安全性评价

1）有无药物禁忌证：需结合患者既往病史，如患者既往有哮喘病史，则不可选择普萘洛尔做预防用药。

2）不良反应（adverse drug reaction，ADR）发生情况：应详细追问患者既往用药史及是否发生 ADR，若患者曾应用某药物出现严重不良反应，则应避免再次选用该药物。

3）药物相互作用：需详细询问患者近期或正在服用的药物，避免发生药物相互作用，如患者因上呼吸道感染正在口服阿奇霉素，则不宜选择经 CYP3A4 代谢的曲普坦类药（利扎曲普坦、佐米曲普坦）。

（2）有效性评价：需结合患者头痛类型、发作频率、疼痛程度、既往用药史以及个体其他因素（月经期、妊娠期等），初步评估医师所选用药物对于缓解该患者头痛的有效性。

（3）经济性评价：需结合患者头痛类型、发作特点、可选择药物、预期治疗周期以及患者经济能力等，在可选择的药物中选择相对安全且经济的药物。

（4）适宜性评价：包括所选药物剂型、给药途径及半衰期长短等是否适宜的评价，如对于呕吐严重者，应选择非口服剂型（如注射剂、鼻喷剂），经胃肠外给药（如皮下注射、喷鼻）。

对于复诊的患者，治疗方案的评估应包括前次方案的有效性评价和本次方案调整评估。前次方案的有效性评价主要依赖于患者的主诉，应详细询问患者以下内容：①两次就诊期间头痛发作情况，包括发作次数、疼痛程度、有无性质变化、每次持续时间、有无缓解以及缓解方式等。②控制头痛药物的应用情况，包括药物种类、用药次数、单次剂量、总用药天数、联合用药情况以及患者对药物的效果评价等。③两次就诊期间头痛可能的诱发或加重因素，如饮食、压力、情绪、饮酒、镇痛药过量或戒断等，帮助患者寻找诱发或加重因素，以减少头痛发作次数。对于前次方案治疗无效者可进行方案调整，调整后的方案评估仍需从安全性、有效性、经济性和适宜性 4 方面予以评估，内容同首诊方案评估。

2. 药学监护计划制订　药学监护是以改善患者生活质量为目的，直接的、负责的与药物有关的监护，其作用是预防、发现并解决潜在或实际存在的用药问题，以保证患者的用药安全。我们需要制订严密、切实可行的药学监护计划，并通过药师与患者、医师和护士等其他专业人员的合作来实现药学监护目的。一份合理的药学监护计划是综合考虑患者个体因素、药物因素与疾病因素的结果，需充分体现"个体化"。一般来说，药学监护计划应基本包括如下内容：

（1）对患者

1）ADR 提示：应提示所服用药物常见的和不常见但较严重的 ADR 的表现，并告知其简易的处理方式，以帮助患者准确认识药物、及时识别 ADR、正确处理并解除焦虑等。如佐米曲普坦最常见的不良反应是偶有恶心、头晕、嗜睡、口干等，多于用药后 4 小时出现，但一般不需特殊处理可自行缓解，如不能耐受或症状持续不缓解，需咨询药师或医师。

2）药物与食物的相互作用：提示患者在用药期间应避免可能对服用药物有影响的食物，以保证药效与用药安全。如服用阿司匹林期间因和乙醇可产生累加效应，增加对胃十二指肠黏膜的损害，并延长出血时间，故需告知患者不宜饮酒。

3）药物与药物的相互作用：为规避潜在的用药风险，应告知患者在服药期间不宜同时应用的药物。

（2）对护士：应提示给药过程中需注意的事项，如皮下注射舒马普坦时，因其出现注射部位疼痛或充血较常见，故建议缓慢推注，若再次注射可更换部位。

（3）对医师：根据其需要提供所需药学专业知识，参与药物治疗方案的制订，对可能潜在的不合理药物方案提出干预，提示医师所用药物需要监测的实验室指标等，为患者用药安全和医疗安全把关。

（二）患者药学服务

药师应时刻"以患者为中心"，为患者提供细致的药学专业服务，从而提高患者的生活质量。患者药学服务应至少包括以下 3 方面的内容：

1. 生活方式指导　首先，应鼓励患者建立良好的生活习惯，减少饮食、作息不规律可能导致的头痛发作；其次，应教会患者查找可能诱发或加重头痛的原因，并尽量避免；最后，鼓励患者记头痛日记，以帮助进一步的诊断与治疗。

2. 用药指导　应告知患者的内容包括：①所服用药物的作用，是用于缓解急性头痛还是预防头痛；②正确的服药方式，包括服药时间（空腹、与餐同服还是餐后、睡前）、单次剂量、服药频率、特殊剂型服药方式等；③服药疗程；④避免或禁食的食物，如饮酒或咖啡等；⑤禁用的药物；⑥禁止从事的活动，如服用美托洛尔对驾驶汽车有影响，因而应建议服药期间避免开车等。具体内容应视具体药物而定。

3. 用药依从性教育　首先，应对患者进行头痛基本知识的普及，让其认识到头痛，尤其是原发性头痛虽然多是无法根治的，但可以通过药物进行控制，减少头痛的发作次数，减轻头痛程度，使患者恢复从事日常活动的能力，帮助其建立防治头痛的信心；其次，应告知患者急性期的对症治疗药物虽然可缓解头痛，但如果滥用此类药物（结合患者所用药物阐述）有可能导致耐药、药物依赖和 MOH 的发生，使头痛进一步恶化，因而要遵医嘱或药师指导正确服药；最后，应告知患者不可擅自变更药物治疗方案，在药物治疗无效以及头痛性质改变时及时就诊。

第四节　临床案例分析

病案 1

患者基本情况：李某，女性，27 岁，身高 160cm，体重 50kg。

主诉：左侧头部反复疼痛 3 个月，加重 2 天。

现病史：患者于 3 个月前开始出现头痛，每次头痛发作前先无明显诱因出现眼花，视物模糊，自感眼前有多条亮线波动，持续 10～15 分钟，偶伴有口唇及舌尖麻木感，数分钟后出现头痛，以左侧额颞部"跳痛"为主，偶为双侧头痛，伴有畏光、恶心、呕吐，活动后头痛加重，难以从事正常工作，睡眠后头痛症状可缓解或减轻。头痛症状 3 个月内发作 9 次，发作过程相似，每次发作持续 4～5 小时，近 3 次发作时，睡眠受影响，自行口服复方氨酚烷胺片（每片含对乙酰氨基酚 250mg，咖啡因 15mg）1 片或布洛芬缓释胶囊（每粒含布洛芬 300mg）1 粒后可缓解，就诊前 2 日，头痛再次发作，服用上述药物头痛略减轻，但不缓解，为求进一步诊治就诊。系统体格检查无阳性体征，临床医师诊断为：先兆偏头痛。

既往史：既往体健，无吸烟、饮酒等不良嗜好，无食物、药物过敏史，母亲有偏头痛病史。

1. 李某诊断为先兆偏头痛的依据是什么？

分析：先兆偏头痛的诊断主要依靠患者基本特征、家族史、既往病史和临床表现来确定。

流行病学调查显示偏头痛多在中青年期达到发病高峰，且女性较男性更多见。李某为年轻女性，符合偏头痛发作的性别与年龄特征；同时偏头痛具有遗传易感性，60% 的偏头痛患者有家族史，其亲属出现偏头痛的风险是一般人群的 3～6 倍，李某母亲具有偏头痛病史，使其更容易出现偏头痛发作。从既往病史看，李某除头痛外否认其他系统疾病，继发性头痛的可能性较小。

头痛的临床表现是判断患者头痛类型的重要依据。准确的评估应从头痛的部位、性质、程度、持续时间、先兆、伴随症状以及诱发或加重因素等几方面考虑。偏头痛的部位常常位于额部或颞部，头痛可以在一侧也可以为双侧，与儿童和青少年相比，成人单侧头痛更常见，但数据显示 50% 单侧头痛的患者有过双侧偏头痛发作的经历；从性质上而言，偏头痛多表现为搏动性头痛，可随脉搏搏动而产生"跳痛"；从程度上看，偏头痛发作时一般疼痛较为剧烈，常影响日常生活，但如能入睡则可有所缓解或减轻；持续时间一般为 4～72 小时，如持续时间超过 72 小时则为偏头痛持续状态。

先兆为一组可逆的局灶性神经系统症状，多发生于头痛之前，也有部分患者与头痛同时发生，表现为视觉、感觉、言语和运动的缺损或刺激症状，最常见为视觉先兆，如视物模糊、盲点（视觉缺失）、闪光、亮点亮线或视物变形等；其次为感觉先兆（如感觉异常），言语和运动先兆少见，这些不同性质的先兆常一个接一个地发生。根据偏头痛先兆的有无，临床将偏头痛大致分为先兆偏头痛和无先兆偏头痛，先兆偏头痛发作前数小时至数日尚可有疲倦、打哈欠等前驱症状，症状消退后也常有疲劳、无力、食欲差等，1～2 日后可好转。

90% 的偏头痛患者在发作时可伴有恶心、呕吐等症状，这些症状一般可随偏头痛的缓解而消退，当然，症状严重时的对症治疗也是必要的；偏头痛的诱发和加重因素很多，如压力、情绪、运动、月经、饮食、药物等，多数情况下患者无法发现明确的因素，即使是能够确定诱因的患者，一般也无法通过单纯祛除诱因而达到偏头痛的完全缓解。

对李某而言，其性别（女）、年龄（27）、家族史阳性、头痛部位（额颞部单侧，偶为双侧）、性质（反复发作的搏动性痛/"跳痛"）、程度（影响工作）、持续时间（4～5 小时）、先兆（眼花、视物模糊、舌尖麻）、伴随症状（恶心、呕吐、畏光）以及睡眠可缓解等特点，均支持其先兆偏头痛的诊断。

2. 应从哪些方面帮助李某寻找偏头痛诱发或加重的因素？

分析：偏头痛可能的诱发和加重因素有很多，如表 6-9 所示。如有明确的诱因，则在祛除诱因后,头痛症状可获得部分缓解,同时也提示患者日后因避免该诱因,以减少头痛的发作。

表 6-9 偏头痛可能的诱发或加重因素

不同因素	具体内容
心理因素	压力大、焦虑、抑郁、应激释放(周末或假期)
饮食因素	饮酒,过量摄入咖啡、味精、红酒、奶酪、熏肉制品、巧克力等
环境因素	气候变化、强光刺激、噪声刺激、海拔高度变化、空气污染、气味刺激、长时间电磁辐射
睡眠模式改变	睡眠过多或过少
药物因素	口服血管扩张药(如硝酸甘油),不合理使用阿片类药、麦角胺、曲普坦类药物等
内分泌因素	月经期、使用口服避孕药等
其他	创伤、过度疲劳等

在询问病史时要帮助患者回忆头痛是否与劳累、紧张、饮食、气候、月经等因素有关,对于李某,作为年轻女性,应注意询问其内分泌因素。

内分泌因素是女性偏头痛相对独立的一个因素,主要是与体内激素水平变化相关。研究表明雌激素参与调节一系列神经递质水平而引起头痛,这些递质包括:5-HT、去甲肾上腺素、多巴胺和内啡肽等,另外雌激素水平变化还能影响 5-HT 神经元及脑内受体对其敏感性的改变。雌激素水平与外周血 5-HT 及疼痛阈值均呈正相关,月经期时,体内雌激素水平下降,继而容易引发偏头痛,ICHD-3 beta 在附录中将此类偏头痛列为单纯月经性偏头痛和月经相关性偏头痛;口服避孕药主要成分为雌孕激素,停用后也可在易感者引起偏头痛。若补充雌激素可以控制和预防此类偏头痛的发生。

经询问,李某的偏头痛发作与内分泌因素无关,但在偏头痛发作前曾一口气吃掉约 500g 巧克力,其余各项因素均未伴随发生,因此推断其此次偏头痛发作的诱因可能为过量食用巧克力。巧克力中含有一种名为酪胺的成分,其可产生收缩血管的作用,从而诱发偏头痛。应告知李某巧克力可能为其此次偏头痛发作的诱因,今后应避免大量食用。同时,应告知李某口服避孕药常有头痛的副作用。

3. 应对李某做哪些辅助检查?

分析:对于偏头痛,目前尚无特异性诊断手段,详细的病史和细致的体格检查是其诊断的主要依据,辅助检查的目的是为了排除继发性头痛。如血液检查主要用于排除颅内或系统性感染、结缔组织疾病等引起的头痛;经颅多普勒超声虽然在偏头痛发作时可以观察到血流速度变化,但对偏头痛诊断无实际意义;CT 和 MRI 检查是为了了解头痛是否源于颅内器质性病变;腰椎穿刺主要用于排除蛛网膜下腔出血、颅内感染和脑膜癌病及异常颅内压引起的头痛。因此应为有继发性头痛倾向的患者进行相应的检查,而非无差别地运用各种检查手段。

本例中的李某既往体健,且头痛具有典型的先兆偏头痛发作特点,先兆发作完全可逆,未遗留神经功能缺损表现,病史中也未提示头痛继发于其他疾病的征象,故不需要做这些检查。

4. 应为李某推荐何种药物治疗其头痛急性发作?

分析:目前,偏头痛急性期的治疗药物主要包括非特异性镇痛药(NSAID 和阿片类镇痛药)与特异性药物(曲普坦类药物和麦角碱类药物),针对患者的药物选择应根据头痛程度、伴随症状及既往用药情况等综合考虑,采用分层选用法进行个体化给药。

首先应判断李某的头痛程度,李某头痛发作时影响日常生活(难以从事工作),其头痛程度应为中至重度,选药原则为:首选药物应为特异性治疗药物,如果既往发作时应用NSAID反应良好,则仍可选择NSAID;虽然李某最初头痛发作时应用布洛芬(300mg)和对乙酰氨基酚(250mg)与咖啡因(15mg)可缓解,但此次发作应用上述药物只能减轻疼痛而不能完全缓解,考虑其进一步加重,对这两种药物治疗反应不佳,而其他NSAID尚有阿司匹林、萘普生、双氯芬酸等,虽然都对偏头痛有明确疗效,但不同的NASID之间在偏头痛治疗方面的差异尚无定论,故此时其他的NSAID也不应列为首选药物;综合考虑,对李某的药物选择应首先考虑特异性治疗药物,即曲普坦类药物和麦角碱类药物。

从疗效上考虑,研究表明曲普坦类药物对头痛的2小时缓解率要明显高于麦角碱类药物,且曲普坦类药物能使头痛伴随的恶心、呕吐、畏光、畏声等症状得到改善,而麦角碱类对这些伴随症状的缓解不佳;从安全性上考虑,麦角碱类药物不良反应较多,严重者可导致急性心肌缺血、腹膜后纤维化及周围血管剧烈收缩甚至发生坏疽,即使小剂量也可以迅速导致MOH,严重限制了其应用,故虽然其与曲普坦类相比具有头痛复发率低的优势,但不推荐常规应用;而曲普坦类药物的耐受性一般良好,不良反应较轻(如恶心、呕吐、疲倦等),缺点是半衰期短,偏头痛复发率较高,但这一缺点可通过再次用药解决,重复应用一种曲普坦类药物对首次有效的偏头痛仍然可缓解。综合考虑,对李某应推荐其服用曲普坦类药物。

曲普坦类药物有多种剂型,如口服剂型、注射剂、喷鼻剂等,如果呕吐出现较早,应首选非胃肠道给药(如皮下注射、喷鼻等),如果呕吐伴随头痛在先兆症状后逐渐加重,则可考虑口服给药。经询问,李某的呕吐多于偏头痛进展时发生,且口服给药便捷,易于患者接受,故推荐其口服曲普坦类药物,经与李某沟通,为其选择了苯甲酸利扎曲普坦片对症治疗。

5. 为减少偏头痛发作,应对李某做哪些指导?

分析:总的来说,偏头痛的治疗应包括患者教育、非药物手段干预和药物治疗三方面。药物治疗的目的是缓解发作期的痛苦,而患者教育和非药物手段干预是预防偏头痛发作及缓解疼痛的必要方式。为减少李某偏头痛发作,应从以下三方面对其进行具体指导。

(1)患者教育:应做如下阐述①偏头痛虽然可引起诸多不适,但其是一个良性疾病,可以通过药物、非药物等各种方式减少其发作、减轻其疼痛;②考虑到此次偏头痛的发作及其加剧可能与食用巧克力有关,建议今后尽量避免食用巧克力;③规律生活、适当运动可在一定程度上减少偏头痛发作频率;④建议建立头痛日记,可帮助寻找偏头痛发作的其他诱因、发作特点等,以利于使偏头痛更好地得到控制(提供头痛日记样表,见附表)。

(2)非药物手段干预:头痛发作时可通过冷敷、轻揉等方式使头痛减轻,也可通过中医治疗(针灸、推拿)、生物反馈治疗和认知行为治疗等方式,但建议到正规医疗机构进行,其效果也因人而异。

(3)药物治疗:利扎曲普坦为第二代曲普坦类药物,对5-HT$_{1B}$和5-HT$_{1D}$具有高度的亲和力,对其他5-HT$_1$和5-HT$_7$受体亲和力较低,对5-HT$_2$、5-HT$_3$、肾上腺素、DA、组胺、胆碱或苯二氮䓬受体无明显活性,因此一般耐受性较好。苯甲酸利扎曲普坦片口服吸收完全,生物利用度约为45%,血药浓度达峰时间1~1.5小时,食物对其生物利用度没有明显的影响,但可使达峰时间延迟1小时,血浆半衰期($t_{1/2}$)为2~3小时,女性平均达峰浓度比男性约高11%。多剂量给药不发生蓄积效应。应用利扎曲普坦2小时头痛缓解率为60%~

77％,24～48 小时内头痛复发率为 35％～47％。应就该药告知李某如下事项:

1)推荐 5mg(1 片)口服,应于偏头痛发作期越早服用越好。

2)进食可能推迟药物发挥最大药效的时间,不建议服药同时进食。

3)如果首次用药后 2 小时内偏头痛无缓解,请咨询医师或药师进行药物调整。

4)如果首次用药后偏头痛缓解,但再次复发,则可再次应用该药,但每次用药的时间间隔至少为 2 小时,一日最高剂量不得超过 30mg。

5)如用药后立即出现呕吐,则影响药物疗效发挥,应咨询医师或药师考虑更换给药方式。

6)如用药后出现口干、乏力、倦怠等,一般可自行缓解;如出现其他不适,可咨询医师或药师。

7)在用药 24 小时内不可同时服用含有麦角胺或麦角胺类药物(如双氢麦角胺、美西麦角)。

8)每个月应用该药缓解偏头痛发作不应超过 10 天,如每个月需用药＞10 天,或头痛无法有效缓解时应再次就诊。

9)因利扎曲普坦可与多种药物发生相互作用,如就诊,请详细告知经治医师或药师当前服药情况。

6. 李某于 3 个月后复诊,自述首次服用苯甲酸利扎曲普坦后有效,并且没有发生不良反应,未食用巧克力,3 个月来偏头痛仍发作 6 次,最初服用苯甲酸利扎曲普坦 1 片(5mg)可缓解,但最近 2 次发作服用 1 片不能完全缓解,2 小时后再服用 1 片可缓解,李某此次就诊咨询是否会发生耐药,需不需要进行药物调整。

分析:曲普坦类药物一般耐受性良好,且具有反复应用仍有效的特点,故其耐药性发生的可能性较小,应将这一特点告诉李某,让其放心服用。至于药物调整方面,虽然近 2 次发作服用 5mg 药物未能缓解,但加服 1 次后能有效缓解,说明该药对李某仍有效,不需要调整药物种类;但缓解偏头痛所需要剂量有所增加,可建议李某在偏头痛发作时直接服用 2 片(10mg),同时也需要向李某交代药物不良反应发生率可能有所上升,如有必要可再次做细致的指导。

7. 李某于 10 个月后再次复诊,自述在过去的 10 个月里,偏头痛仍每个月发作 1～3 次,初期用药后可缓解,于用药 6 个月后偏头痛常需 2 次用药才能缓解,最近 2 个月利扎曲普坦已无法完全缓解偏头痛,李某自行购买了磷酸可待因片辅助镇痛,每次发作在服用利扎曲普坦的基础上再服用磷酸可待因片 1 片(15mg)。听说可待因可导致成瘾,但不服用又无法完全缓解偏头痛,常常因为偏头痛而被迫休息,严重影响了工作和生活。李某此次就诊咨询是否有更好的方式控制偏头痛。

分析:从李某目前的情况看,其对症用药不能满足偏头痛缓解需要,在应用药物的基础上偏头痛仍反复发作,且给李某的日常生活造成了极大不便,因此可以考虑进行预防用药,以减少偏头痛的发作频率、减轻头痛程度。实际上,对于何时应该开始预防性治疗目前尚没有定论,但一般应根据患者主观需求(意愿、影响生活等),而不是根据偏头痛严重程度的客观估计来决定是否开始预防性治疗。

经与李某沟通,她欣然接受了预防性治疗的建议。偏头痛预防性治疗的一线药物包括普萘洛尔、阿米替林和丙戊酸。因为李某无相关禁忌证,故三者原则上都可选用,但普萘洛尔为预防药物中的首选。从疗效上而言,普萘洛尔使 50％～80％的患者完全或部分缓解,阿米替林预防偏头痛疗效有限,更适于合并有紧张型头痛或抑郁状态的患者,丙戊酸总体疗效不及普萘洛尔;从安全性上而言,普萘洛尔安全性相对较高,阿米替林不良反应较多见,丙戊酸对女性而言有严重的潜在危险(多囊卵巢综合征、停经或月经不规律);因此,从疗效与安全性综合考虑,推荐李某应用普萘洛尔。

应向李某说明,普萘洛尔有效剂量范围较大,需进行个体化用药滴定,初始可选择普通片,从 10mg 每日 2 次开始口服,然后根据耐受性逐渐增加剂量,能耐受的情况下(以心率不低于 60 次/min 为限),可每周增加 1 次剂量,最大量为 320mg/d,同时观察疗效和副作用。一旦寻找到最佳剂量,则可改为长效制剂以增加用药依从性。通常用药 4~6 周后症状可有所缓解,但也可能需要更长时间。一般预防用药需持续 6 个月后停药,且普萘洛尔撤药须逐渐递减剂量,建议经过 2 周逐渐停药。关于普萘洛尔其他的用药监护内容也应逐一向李某说明。

 病案 2

患者基本情况:林某,女性,42 岁,身高 158cm,体重 56kg。

主诉:反复头痛 25 年,加重 1 年。

现病史:患者于 25 年前无明显诱因开始出现头痛,多呈钝痛,有闷胀感,多位于枕部,每年发作 2~3 次,以春夏季发作为主,每次发作持续 1 小时至 2 天,不影响正常生活,卧床休息一般可缓解,必要时服用对乙酰氨基酚片 1~2 片(0.5~1.0g)或布洛芬缓释胶囊 1~2 粒(0.3~0.6g)可有效缓解,5 年前头痛发作频率开始增加,几乎每个月均有发作,持续 1~3 天,发作时偶伴对光敏感,每日需服布洛芬缓释胶囊 2~4 粒(0.6~1.2g)可缓解。近 1 年头痛明显加重,自觉几乎每日均有头痛,头痛位置不固定,多为胀痛、轻至中度,严重时服用布洛芬缓释胶囊、复方对乙酰氨基酚片(Ⅱ)(每片含对乙酰氨基酚 0.25g、异丙安替比林 0.15g、无水咖啡因 50mg),每个月服药 15~20 天。今因头部持续疼痛,服用上述两种药物各 2 片后,持续不缓解达 2 日就诊,病程中伴有颈部疼痛,呕吐 1 次。查体和实验室检查未见明显异常。临床拟诊断为 MOH。

既往史:无特殊。

1. 林某诊断为 MOH 的依据是什么?

分析:MOH 的临床表现多种多样,在同一患者或患者间差异很大,头痛发作频率、严重程度、部位、性质和相关特征均可不同,同时可有颈部疼痛、焦虑、抑郁等伴随情况,所有这些症状在停止使用过量药物后均可改善,对 MOH 诊断最为重要的是头痛时间(每个月头痛 15 天以上)和镇痛药的应用(种类与天数),因此 MOH 的诊断主要依靠既往病史和既往用药史。

ICHD-3 beta 推荐的 MOH 诊断标准为:①原有头痛疾病的患者每个月头痛发作≥15 天;②规律过度使用 1 种或多种用于头痛急性治疗和/或对症治疗的药物超过 3 个月;③无法用其他疾病解释。其中,规律过度使用的评价标准是:根据药物不同,每个月应用≥10 天或 15 天,一般是指:①每个月应用曲普坦类、麦角碱类、阿片类、复合制剂或联合用药≥10 天;②每个月应用单一成分镇痛药≥15 天。

林某有头痛病史长达 25 年,且近 1 年"几乎每日均有头痛";服用布洛芬缓释胶囊和复方对乙酰氨基酚片(Ⅱ)每个月 15~20 天(≥15 天)持续长达 1 年;同时其查体和实验室检查均未见明显异常,可排除其他疾病继发头痛。这些因素为考虑其诊断为 MOH 的依据。

同时根据其应用两种镇痛药,但每种药物在次数、数量上均不固定,考虑其MOH亚型应为未经证实的多种药物过度使用所致的头痛。

2. 应给予林某何种治疗为宜?

分析:目前对于MOH的治疗尚无统一的标准,大致应包括患者教育、非药物手段干预和药物治疗三大方面。

(1)患者教育:研究表明有效的患者教育是提高MOH治疗效果的有效且必要的手段。①首先需要明确告诉林某其目前的头痛是其过度应用镇痛药的结果,林某所有两种药物过度使用的评定标准是每个月应用≥15天,并超过3个月;②如果不加控制,林某很可能陷入"头痛发作越重→镇痛药加量且效果差→头痛进一步加重"的怪圈,必将带来更多的痛苦,但需注意只是事实的阐述而非"指责";③目前的治疗需要采取"撤药"的方式,但在撤药初期可能出现不适,如头痛的加重、恶心、呕吐等,将视情况对症处理,不需过度担心;④建议建立头痛日记,为调整治疗方案和今后的长期防治提供参考;⑤可建议林某在治疗中如有不适即电话随诊,减少其焦虑等情况,以保证治疗的顺利进行。

(2)非药物手段干预:如中医治疗(针灸、按摩)、生物反馈治疗等,可根据自己情况酌情选择。

(3)药物治疗:MOH一旦发生,治疗的关键在于打破患者过量用药循环,完全停用过量药物,即撤药治疗;同时建立合理的预防和急性药物治疗方案。常用的撤药方式可分为立即撤药和逐步撤药两种,对于阿片类、巴比妥类药物建议采用逐步撤药方式,其他类药物可采取立即撤药。为提高撤药的成功率,在撤药同时往往需给予预防性用药及必要的对症药物。

采取逐步撤药者,可每周逐渐减量,在4~6周内完成停药,期间用预防性药物。在撤药期间可加用预防药物,如托吡酯,采用逐渐加量方式,第1周25mg睡前口服,第2周50mg,直至100mg维持预防;也有应用去甲替林、肉毒素A进行预防者。只有在头痛严重时才能给予曲普坦类或双氢麦角胺缓解头痛,但每周不得超过2次,每个月不得超过10天。

采取立即撤药者,可在评估后立即终止过量药物;预防用药及对症药物的选择目前尚无公认的标准,可参考的方式有:

1)在撤药期间先给予过渡性药物5~7天,或直至头痛缓解24小时,以缓解撤药所致头痛;再迅速给予预防药物。过渡性药物可选择糖皮质激素或非甾体抗炎药、曲普坦类或双氢麦角胺,预防性药物可选择去甲替林或普萘洛尔。

2)在撤药1~7天内,对症镇痛药的选择是强制性的,根据患者个体情况,镇痛药选择为:按需给予对乙酰氨基酚1 000mg,口服、直肠给药或静脉给药,每天最多给药3次;或萘普生500mg口服,最大剂量1 000mg,第一周内给药不得超过3天;预防用药可根据需要选择β受体拮抗药(如普萘洛尔80~240mg/d,阿替洛尔75~200mg/d,美托洛尔100~200mg/d)或其他药物,如丙戊酸500~1 500mg/d,托吡酯50~200mg/d;氟桂利嗪5~10mg/d、阿米替林20~100mg/d、坎地沙坦8~16mg/d;第8天开始可根据患者原有头痛类型、个体差异进行对症药物选择,每周用药不得多于2次。最新的研究表明,此种方式可使2/3的患者解除药物过量使用,其中46.5%的患者可恢复至原有的头痛发作模式。

其他对症治疗药物可根据需要给予,如呕吐可给予甲氧氯普胺10mg肌内注射或口服,或20mg直肠给药每天1~3次;或多潘立酮10mg口服等。

林某所过量服用的药物为对乙酰氨基酚及其与咖啡因的复方制剂,可以选择立即撤药;在撤药期预防用药的选择上,上述两种方式并无原则上的区别,在充分考虑用药依从性和林某意愿后,采取第 2 种方式进行。在撤药第 1～7 天的对症药物选择上,因林某对乙酰氨基酚过量使用,选择萘普生 500mg 口服,最大剂量不得超过 1 000mg,本周内应用不能超过 3 天,此用法用量需叮嘱林某必须严格执行,以保证撤药顺利,虽然两种药物均为NSAID,但尚无其治疗头痛出现交叉耐药的现象;预防用药结合目前文献报道较为一致的结果,选择托吡酯,第一周 25mg 睡前口服,每周加 25mg,直至 100mg/d 维持,目前林某没有严重呕吐,暂时可不考虑服用止吐药,在之后的随诊中观察,并对林某所用药物做细致的药学监护。考虑到 MOH 的治疗在门诊与住院进行的效果并无显著差异,而林某并无必须住院指征,建议其可门诊治疗,认真记录头痛日记,如能耐受则 1 周后复诊,不能耐受则立即就诊。

3. 林某于一周后复诊,诉规律服用托吡酯,一周内仍每天感觉头痛,前 3 天更明显,应用萘普生 1 000mg 后减轻,后 4 天虽未用药,但头痛持续时间较长(4～6 小时),病程中有恶心无呕吐,自觉乏力、易出汗,颈部疼痛有所缓解,复诊咨询此后应如何用药。

分析:患者撤药后按要求应用托吡酯预防和萘普生对症治疗,从目前疗效上看,虽然头痛仍然存在,但既可能为原有头痛发作,也可能为撤药性头痛,患者在一周中可有 4 天坚持不用药,同时颈部疼痛明显缓解,考虑其治疗仍为见效的;从安全上来说,撤药中仅出现恶心、乏力及易出汗,患者可耐受,考虑治疗也是安全的。因此初步评估目前的治疗方式是可行的,但患者头痛病史长,过度使用镇痛药也长达 1 年之久,并不能在 1 周内完全缓解。

对于林某对症治疗药物,因萘普生可有效减轻头痛,且其对导致 MOH 最常见的原发性头痛——紧张型头痛和偏头痛均有效,推荐其仍继续应用,发作时予 500mg,但每周不得超过 2 次;预防用药应长期应用以发挥作用,托吡酯改为 25mg 每日 2 次口服。

同时应对林某进行必要的教育:①目前治疗方式是有效的,应继续坚持按方案用药(以确立患者继续治疗的信心);②鉴于头痛病史较长,结合过度使用药物,其头痛的缓解并不能一蹴而就,可能需要 2 个月甚至更长的时间;③需坚持记头痛日记,以观察 MOH 治疗效果及原发性头痛类型。

4. 林某于 6 个月后复诊,诉头痛明显减轻,近 2 个月每个月发作 8～10 天,发作时多为头部闷胀感,轻至中度,偶有畏光,萘普生每周用量未超过 2 次,复诊咨询之后如何用药。

分析:部分 MOH 患者治疗有效后,头痛可重新恢复至原发性头痛类型,因此应对其进行重新诊断和评估,以利于进一步控制头痛发作。

根据林某目前头痛部位(全头)、性质(闷胀感)、程度(轻至中度)、伴随症状(畏光)、发作频率(每个月 8～10 天)及观察时间(2 个月),除发作时间<3 个月外,均符合频繁阵发性紧张型头痛的诊断标准,因此目前可诊断为很可能的频繁阵发性紧张型头痛,如要进一步诊断,需继续观察。

对林某的对症用药,因其对紧张型头痛有效,且目前未观察到明显不良反应,可继续应用;预防用药托吡酯已应用 6 个月,可以考虑停药,停药方式为每周减量 25mg,直至完全停药。在此期间密切观察头痛是否发生变化,既可以进一步明确诊断,又可以判断其是否需要采取相应的预防用药。

同时,需指导林某 MOH 的复发率较高,尤其是 1 年内,因此应加强头痛发作的管理,如萘普生用药每个月超过 15 次,则应就诊以调整药物治疗计划。

附表

头痛日记样表

日期					
头痛时间					
先兆					
头痛部位					
头痛性质					
头痛程度/分					
伴随症状	恶心				
	呕吐				
	畏光				
	怕吵				
	其他				
日常活动加重头痛					
日常活动能力受损					
需要躺下休息					
药物名称					
用法用量					
服药后2小时情况	头痛情况				
	日常活动能力				
服药后不适					
可能诱因					

填表说明：

1. 尽量在头痛当天或头痛后一天记录头痛日记，务必详细填写，避免缺漏。

2. 头痛时间应写明开始与结束时间。如果是前一天入睡时仍觉头痛，而第二天晨醒时头痛已消失，则头痛结束时间记为第二天睡醒起床的时间。

3. 先兆是指头痛前或伴随头痛的不适感，比如视物模糊、眼前闪光、肢体麻木无力等情况，不包括头痛。

4. 头痛性质为主观感受，可参考应用"搏动性""胀痛""紧缩感"或"压迫感"等描述。

5. 头痛程度　假设0分为不痛，10分为能想象到的世上最剧烈的疼痛，估计此次头痛的分值。

6. 伴随症状　填写症状程度"无""轻""中"或"重"。

7. 日常活动加重头痛、日常活动能力受损、需要躺下休息三项填写"是"或"否"；日常活动能力：即日常生活能力，如走路或爬楼梯等活动。

8. 药物名称和用法用量应详细注明，以判断病情及评估药效。

9. 服药后2小时情况　头痛情况：根据自己感受，填写"消失""缓解"或"无变化"；日常活动能力：根据实际情况填写"未恢复"或"基本恢复"。

10. 服药后不适可填写任何发生于服药之后的感受，如恶心、呕吐、腹痛、腹泻等，或原有症状加重。

11. 可能诱因指与本次头痛可能相关的因素，如心理因素（紧张、压力大等）、环境改变、气候改变、劳累、过度劳累后放松、特殊饮食、月经来潮等各种生活事件。

12. 到医院复诊时，请携带此头痛日记。

（张　婧　易湛苗）

参 考 文 献

[1] 贾建平,陈生弟.神经病学[M].7版.北京:人民卫生出版社,2013.

[2] YU S,LIN R,ZHAO G,et al.The prevalence and burden of primary headaches in China:A population based door-to-door survey [J].Headache,2012,52(4):582-591.

[3] Headache Classification Committee of the International Headache Society.The international classification of headache disorders,3rd edition (beta version) [J].Cephalalgia,2013,33(9):629-808.

[4] 中华医学会疼痛学分会头面痛学组.中国偏头痛诊断治疗指南[J].中国疼痛医学杂志,2011,17(2):65-86.

[5] 紧张型头痛诊疗专家共识组.紧张型头痛诊疗专家共识[J].中华神经科杂志,2007,40(7):496-497.

[6] BENDTSEN L,EVERS S,LINDE M,et al.EFNS guideline on the treatment of tension-type headache - Report of an EFNS task force [J],Eur J Neurol,2010,17(11):1318.

[7] TEPPER S J,TEPPER D E.Breaking the cycle of medication overuse headache [J].Cleve Clin J Med,2010,77(4):236-242.

[8] TASSORELLI C,JENSEN R,ALLENA M,et al.A consensus protocol for the management of medication-overuse headache:Evaluation in a multicentric,multinational study [J].Cephalalgia,2014,34(9):645-655.

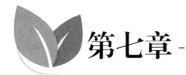

第七章

癫痫的药物治疗

第一节 概　　述

一、癫痫的定义

癫痫(epilepsy,EP)是一种脑部疾患,其特点是持续存在的能产生痫性发作的易感性,并出现相应的神经生物、认知、心理以及社会等方面的后果。诊断癫痫至少需要一次癫痫发作。这就是 2005 年国际抗癫痫联盟(ILAE)和国际癫痫病友会(IBE)联合颁布的癫痫定义。该定义的核心就是抓住了癫痫的本质特征,即反复发作的易感性。

一名 4 岁男孩,体重 12kg(发育迟缓),以发作性肢体抽搐 2 年余入院。入院前 2 年余,无明显诱因发热达 39.2℃,出现肢体抽搐,表现为意识不清,双眼上翻,牙关紧闭,四肢屈曲、抖动,否认口唇发绀,口吐白沫,持续约 1 分钟,自行缓解,缓解后患儿哭闹明显,约半小时完全缓解,于儿童医院住院治疗 1 周后出院。此后发作频率为每日 2～13 次,应用多种药物治疗效果欠佳。目前每日仍有发作 10 余次。表现为发作性头眼左转,口中发声,1 秒钟左右迅速恢复,患儿还有一种发作,表现为突然意识丧失,双眼上翻,牙关紧闭,双上肢屈曲抖动,右下肢强直屈曲,持续 3～5 分钟,抽动幅度、频率逐渐减轻,减慢,持续 15 分钟左右完全缓解,发作后常有吞咽,长叹息,偶尔会发笑,发作频次无明显规律,从一日发作 3 次至 10 天不发作。发病来,患儿精神、发育、体格发育较同龄幼儿差,不能自己抬头,饮食欠佳,仅能吞咽糊状食物,小便如常,大便秘结。该患儿有痫性发作,有反复发作的易感性,此时可以诊断为癫痫。但是该患儿在就诊儿童医院前,我们能诊断该男孩患有癫痫吗?

2014 年 4 月,国际抗癫痫联盟基于临床的实际需要,发布了癫痫的实用性定义,为了与 2005 年发布的定义加以区别,将 2005 年发布的癫痫定义成为癫痫的概念性定义。2014 年发布的癫痫实用性定义指出,癫痫是一种脑部疾病,诊断癫痫应符合以下条件:①至少两次非诱发(或反射性)发作,两次发作相隔 24 小时以上;②在未来的 10 年,一次非诱发(或反射性)发作和未来发作的可能性与两次非诱发发作后再发的风险相当(至少 60%);③癫痫综合征(epileptic syndrome)的诊断。下列患者可以为癫痫已不再发,包括年龄依赖性癫痫综合征,但现在已经过了癫痫发作的年龄或停用抗癫痫药至少 5 年,过去 10 年仍无发作者。

在上述案例中,因该患儿 2 年来在非诱因情况下有数次癫痫发作(大于 2 次),表现相似,发作时间短暂,按照 2014 年癫痫实用性定义可以诊断为癫痫。但是患儿在儿童医院治疗前,由于发作可能是高热引起,也就是不能排除当时的发作有诱发因素,因此当时不能对患儿是否患有癫痫给予明确诊断。

2014 年的癫痫实用性定义首先确定了癫痫是一种疾病(disease),而不是一种疾患(disorder)。一字之差,意味深长。根据《麦克米伦高阶英汉双解词典》的解释,疾患(disorder)是指身体某部位的失调、紊乱,常引发长期疾病。疾病(disease)表达的是正常功能更为持久的紊乱。

其次,2014 年的癫痫实用性定义明确了"诱发发作"和"非诱发发作"的区别。诱发发作经常出现在一些疾病的急性期,如儿童某次高热性后的发作。但是需要注意的是诱发发作是反应性发作和急性症状性发作的同义词,它不同于反射性发作。反射性发作指即时、短暂的刺激所诱发的发作,如果某患儿每当体温升至 39℃ 以上都会出现发作,可以认为 39℃ 发热是患儿出现癫痫的反射性诱因,可以诊断是癫痫。

再有,2005 年癫痫定义中强调一次癫痫发作就考虑诊断癫痫的可能,它强调癫痫的易感性,但是在临床实践中,如何把握癫痫发作的易感性却存在问题。2014 年的癫痫实用性定义基于流行病学的调查,对一次非诱发发作后的再发风险进行预测,认为两次非诱发发作后癫痫再发的风险是 60%～90%,一次非诱发发作后,如果存在较高的再发风险,如病毒性脑炎、脑血管疾病急性期、脑外伤等,可以认同有癫痫再发,也就是"在未来的 10 年,一次非诱发(或反射性)发作和未来发作的可能性与两次非诱发发作后再发的风险相当(至少 60%)"可诊断为癫痫。例如某病毒性脑炎患者在患病 2 个月后,在家中无诱因的情况下出现了一次四肢强直阵挛发作,因患者患有病毒性脑炎病史,出现癫痫再发的风险较大,为此可以诊断为癫痫,给予抗癫痫治疗。

2014 年的癫痫实用性定义还提出了"癫痫不再发(epilepsy resolve)"的概念。在医学术语中,我们用"缓解"表示疾病暂时终止,用"治愈"表示疾病消失。但是在癫痫实用性定义中只是使用了"癫痫不再发",其含义是患者目前已经没有癫痫,但不能保证未来不再发。例如某人在 5 岁和 11 岁曾经有 2 次非诱发性痫性发作,被诊断为癫痫。此后给予卡马西平治疗 10 年,由于此后没有出现癫痫发作,于是逐渐减药,此人自 26 岁停用卡马西平。停药至今该人没有出现癫痫发作,目前此人已经 50 岁,因诊断为癫痫,不能参与许多工作,如驾车等。如果按照 2014 年的癫痫实用性定义,该人可以认为是癫痫不再发,这样可以改善该人因为患有癫痫的羞耻感,回归社会,提高其生活质量。

二、癫痫的特征

癫痫是多种原因导致的脑部神经元同步异常放电的临床综合征。对于一名癫痫患者,其生活中一定会发生过癫痫发作,而且其癫痫发作一定具有发作性、短暂性、重复性和刻板性的特点,这就是癫痫发作的特征。

发作性是指癫痫一般是突然发生,持续一段时间后迅速恢复,间歇期正常。短暂性是指患者发作持续时间都非常短,数秒或数分钟。重复性是指癫痫都有反复发作的特征。刻板性是指就某患者而言,每次发作的临床表现几乎一致。

患者男性,6 岁。于 5 个月大时发热,睡眠中突发意识不清伴肢体抽搐,表现为双上肢屈曲,无二便失禁、牙关紧咬、双眼上翻等,数秒钟缓解,之前无明显咂嘴、摸索等先兆症状,就诊于当地医院,查患儿体温 38.3℃,考虑扁桃体炎发热引起,予对症抗炎好转。7 个月时患儿再次出现上述症状,仍在睡眠中发作,伴双眼向一侧凝视(具体哪一侧不详),双下肢伸直。就诊于当地医院,行头 CT 示:右额叶发育不饱满,脑电图无异常。当时体温大于38℃,诊断为扁桃体炎,予对症抗炎后好转。患儿 9 个月时再次出现发作,症状与前次相同,曾予口服苯巴比妥 10mg,每日 3 次,症状控制。患儿 11 个月时自行停用苯巴比妥;14~15个月时症状复发,形式相同,表现为左侧肢体抽搐,然后意识不清,继而出现上、下肢屈曲,数秒缓解,仍无先兆,自服苯巴比妥治疗(剂量不详),症状仍 3~4 个月发作一次,多于上呼吸道感染、发热、精神紧张、兴奋时发作,发作前伴精神差,不爱理人,多于睡眠中发作。患儿 3岁 6 个月开始,症状频繁出现,每个月最多 9 次,换用拉莫三嗪治疗半年,效果不佳,并出现皮疹。于是停药,每个月发作 3~12 次。近 3 个月发作进一步频繁,发作间期不能行走,不能言语,智能下降。

该患儿自出生 5 个月发热后出现发作,发作时突然起病,反复出现多次,最多每个月发作 3~12 次。每次发作数秒缓解,具有癫痫发作的突发性、重复性和短暂性特点。由于每次发作都表现为突发意识不清伴左侧肢体抽搐,然后双侧肢体屈曲,且多于上呼吸道感染、发热时发作。也就是说患者的发作具有刻板性。由于该患儿的发作具有癫痫发作的 4 个特性,即发作性、短暂性、重复性和刻板性,如果发作时再监测到脑电图的变化,则可以诊断该患儿为癫痫。

三、癫痫的流行病学

癫痫是一种伴随人类产生就存在的古老疾病。对癫痫的记载可以追溯到 4 000 年以前的《汉谟拉比法典》。它是仅次于脑血管疾病的神经科第二类疾病。据 WHO 报道,发达国家癫痫的患病率大约为 5‰,发展中国家癫痫的患病率为 7‰,对于不发达国家癫痫的发病率达到 11.2‰,可见癫痫的发病率与经济发展水平有关。经济发展相对好的地区人们的卫生条件和文化素质相对较高,发现疾病后会及时救治,救治过程中医患间的沟通相对容易,患者的依从性相对较好,因此患病率较低。对于经济欠发达的国家,人们的卫生条件和文化素质相对较低,对疾病的认识不足,发病后救治可能出现不够及时的现象,另外,由于治疗过程长,患者由于各种原因不易长期坚持服药,为此患者依从性差,发病率相对较高。

在我国,癫痫的患病率大约为 7‰,活动性癫痫的患病率约为 4.6‰。目前全国有癫痫患者 900 万,其中有 600 万患者每年仍有发作。在我国的癫痫患者中,大约 65% 的患者没有得到正规治疗,并且随着社会老龄化的加快,脑血管疾病及各种中枢神经系统感染引起的癫痫发作仍以每年(5~7)/万人的比率增加,即每年我国有 35 万左右新发现的癫痫患者。在癫痫患者中一般男性多于女性。

由于癫痫发作性的特性,即便控制良好的癫痫患者,其死亡的危险也会显著高于非癫痫的普通人群。每年由于癫痫发作直接导致死亡的患者占癫痫死亡患者的 6%~19%,由于癫痫发作引发意外事故导致死亡者占癫痫死亡患者的 10%~20%。国外报道,由于社会歧视,导致癫痫患者自杀轻生是普通人群的 2~10 倍。在我国的报道中,癫痫的死亡率为(2.4~7.8)/万人。其中因癫痫直接导致死亡占癫痫死亡患者的 20%,因癫痫导致意外事故死亡占癫痫死亡患者的 40%,自杀患者占癫痫死亡患者的 5%。

目前大量流行病学调查显示,癫痫的发病率男性高于女性,这可能与男性外伤多于女性,引起外伤后癫痫的比率相对较高有关。但是我国 2002 年五省农村地区调查资料显示:

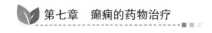

女性患者略高于男性。

在癫痫患者的发病年龄方面,大多数流行病学资料显示:儿童与老人是癫痫的高发人群。通过观察人们发现:16岁以前发病的患者占整个癫痫人群的50%～60%,在儿童中,随着年龄的增长,其发病率也随之降低,原因可能是随着年龄增长,儿童的脑发育逐渐完善有关。但是当人们步入老年,由于脑血管疾病的增加,脑血管疾病引起的脑组织损伤,引起的癫痫发作会增加,于是癫痫的患病率又进入一个高发期,而且随着年龄增长而上升。

四、癫痫的病因

引起癫痫的病因繁多并且复杂,其中不仅有遗传方面的因素,也有环境方面的因素。我们把由于遗传因素引起的癫痫称之为特发性癫痫,对于有某种明确的中枢神经系统结构损害或功能异常引起的癫痫称为症状性癫痫。如果患者的病史、发作类型提示为症状性癫痫,但具体的发病原因没有发现,这种癫痫可以称为隐源性癫痫。

症状性癫痫是最常见的癫痫。引起症状性癫痫的病因有许多,包括脑部疾病和其他系统疾病引发的症状性癫痫。脑部疾病引发的癫痫包括:

1. 先天性疾病 结节性硬化、Sturge-Weber综合征、脑穿通畸形、小头畸形等。
2. 颅脑肿瘤 原发性或转移性肿瘤。
3. 颅脑外伤 产伤、颅内血肿、脑挫裂伤及各种颅脑复合伤等。
4. 颅内感染 各种细菌性、病毒性、真菌性及寄生虫性感染所引起的颅内炎症,如各种脑炎、脑膜炎、脑膜脑炎、脑脓肿、蛛网膜炎、脑囊虫病、脑弓形体病、脑艾滋病等。
5. 脑血管疾病 脑出血、脑蛛网膜下腔出血,脑梗死、脑动脉瘤、脑动静脉畸形及脑动脉粥样硬化等。
6. 变性疾病 多发性硬化、阿尔茨海默病、皮克(Pick)病等。

其他系统性疾病也可以引起癫痫发作。如窒息、缺氧及一氧化碳中毒等可以引起组织缺氧坏死,引发癫痫。低血糖、低血钙、苯丙酮尿症、尿毒症、碱中毒、水潴留等代谢性疾病也可引发癫痫。内分泌疾病(甲状旁腺功能减退、糖尿病、胰岛素瘤)、心血管病(阿-斯综合征、二尖瓣脱垂、高血压脑病等)及中毒性疾病(有机磷、酰肼类药物、中枢兴奋剂及某些重金属中毒等)也可引起癫痫发作。

引起特发性癫痫的病因主要是遗传因素。有的是单基因遗传,有的是双基因遗传。父母某一方患有癫痫,其后代的癫痫发生率为6%,母亲有癫痫病史,对下一代发病的影响较大,父母双方都有癫痫病史,其后代的癫痫发生率上升到10%左右。

不同年龄阶段的癫痫患者引起癫痫的病因有所不同。0～2岁的幼儿引发癫痫的主要原因是围生期损伤、先天性疾病、代谢性疾病;2～12岁的患儿发生癫痫的主要原因是中枢神经系统感染、特发性癫痫和围生期损伤;12～18岁的青少年发生癫痫的主要原因是特发性癫痫、颅脑外伤、血管畸形、围生期损伤;18～35岁的中青年患者发生癫痫的主要原因是颅脑外伤、脑肿瘤、特发性癫痫;35～65岁的中老年患者发生癫痫的主要原因是脑肿瘤、颅脑外伤、脑血管疾病、代谢障碍;大于65岁的老年患者发生癫痫的主要原因是脑血管疾病、脑肿瘤。临床在制订癫痫治疗方案时,应充分考虑可能引起癫痫发作的原因。

五、癫痫的发病机制

癫痫的发病机制十分复杂，目前尚未完全认识清楚。癫痫发作的本质是神经元过度同步放电的结果，其发病主要包括以下几个环节。

（一）神经元病性放电的发生

我们知道癫痫发作是由于神经元异常放电的结果，也就是说在正常情况下，每个神经元都会产生有节律性的自发放电，但放电频率一般较低。但是在癫痫病灶的周围部分，由于各种病因导致离子通道蛋白、神经递质或调质异常，出现离子通道结构和功能改变，神经元的膜电位与正常神经元有所不同，在每次动作电位发生之后都会出现持续性去极化，并产生高幅、高频的棘波放电。在历时数十至数百毫秒之后转入超极化状态。

（二）癫痫性放电的传播

神经元的高频放电可以通过突触联系和强直后的易化，使周边及远处的神经元同步放电，引起痫性放电的连续传播。当异常放电仅局限于大脑皮质的某一区域时，表现为部分性发作。若在此局部的反馈回路中长期传导，则会产生部分性发作持续状态。当异常放电在波及同侧半球的同时，也扩散至对侧大脑半球，则表现为继发性全面性发作。当异常放电的起始部分在丘脑和上部脑干时，则表现为失神发作；而广泛投射至两侧大脑皮质和网状脊髓束受到抑制时则表现为全面强直-阵挛性发作。

（三）癫痫性放电的终止

在癫痫发作过程中，癫痫灶内巨大突触后电位通过负反馈的作用，激活抑制机制，使细胞膜长时间处于过度去极化状态，抑制放电过程的扩散，并减少癫痫灶的传入性冲动，促使发作放电的终止。此外，在癫痫发作过程中，抑制发作的代谢产物的积聚，神经胶质细胞对钾及已经释放的神经介质的摄取也对癫痫放电的终止发挥着重要作用。

影响癫痫性放电的发生、传播和终止与患者的遗传因素，患者体内的生化、电解质、免疫和微量元素变化有关。具有癫痫遗传素质的患者的膜电位稳定性差，容易受外界因素的影响而引起癫痫发作。在正常的情况下，人体内的兴奋性神经介质与抑制性神经介质保持平衡状态，从而导致神经元的细胞膜相对稳定。当兴奋性神经介质过多或抑制性介质过少时，由于兴奋与抑制间失衡，使神经元细胞膜不稳定并产生癫痫性放电。细胞内外钠离子、钾离子的分布也会影响神经元细胞膜的稳定性。血清钙、镁离子减少，可使神经元兴奋性增强，在癫痫发作中也可以发挥作用。再有各种原因引起的血脑屏障破坏，可以在血液循环中产生抗脑抗体，抗脑抗体作用于神经突触，减少抑制性冲动的发生，亦可促成癫痫性放电。

六、癫痫的分类

目前世界上癫痫的分类普遍按照国际抗癫痫联盟（ILAE）在1981年提出的分类方案进行分类，在我们国家也已经普及并应用至今。近年来随着对癫痫基础和临床研究的不断深入，对癫痫发作和癫痫的认识有了很大提高。2001年ILAE提出了最新的"癫痫发作和癫痫诊断方案的建议"，新方案对癫痫发作进行了重新分类和补充。

1981年，ILAE关于癫痫发作的分类主要是根据发作的临床表现及脑电图改变。发作起始症状及脑电图改变提示为大脑半球某部分神经元首先被激活的发作称为部分性发作；如果放电起始于双侧大脑半球则称为全面性发作。

全面性发作（generalized seizure）包括强直阵挛发作、失神发作、强直发作、阵挛发作、肌阵挛发作、痉挛、失张力发作等。其中全面性强直阵挛发作（generalized tonic-clonic seizure，GTCS）就是过去提到的"大发作"，表现为意识丧失，双侧肢体强直后继而出现阵挛发作。失神发作包括典型失神发作和不典型失神发作。肌阵挛发作包括生理性肌阵挛和病理性肌阵挛，但不是所有的肌阵挛发作都是癫痫，因为有时肌阵挛发作并不存在脑部神经元放电。

部分性发作（partial seizure）又根据是否出现意识障碍分为简单部分性发作（simple partial seizure，SPS）和复杂部分性发作（complex partial seizure，CPS）。简单部分性发作包括运动性、感觉性、自主神经性和精神症状性发作。运动性发作包括偏转性发作、姿势性发作、发音性发作、失语性发作等；感觉性发作包括躯体感觉性发作、视觉性发作、听觉性发作和嗅觉性发作；自主神经性发作的临床表现多种多样，可以表现为口角流涎、"气往上涌"的感觉、肠鸣、呕吐、尿失禁、面色苍白、出汗等。单纯的自主神经性发作极少见，自主神经性发作多是复杂部分性发作的一部分，自主神经性发作的放电起源于岛叶、间脑和边缘系统。简单部分性发作可转化为复杂部分性发作，简单部分性发作和复杂部分性发作都可以继发全面发作（SGTS）。

在癫痫发作中，还有一些不能分类或按照目前分类标准无法归类的发作。如某些新生儿发作，如节律性眼动、咀嚼动作、反射性发作等。

2001年国际抗癫痫联盟（ILAE）又提出了一些癫痫发作的类型，如：肌阵挛失神（失神发作的同时伴有肢体节律性的肌阵挛抽动）、负性肌阵挛（眼睑肌阵挛和痴笑发作等）。

七、癫痫综合征

癫痫综合征（epileptic syndrome）是由一组特定症状和体征组成的特定的癫痫现象，它具备特有的临床特征、病因及预后。在癫痫综合征的治疗中，主要是根据诊断选择相应的治疗方案进行救治，为此，认识癫痫综合征的特征对其合理用药有重要意义。

目前，国内外对癫痫综合征的分类主要采用2001年国际抗癫痫联盟（ILAE）提出的"癫痫发作和癫痫诊断方案的诊断方案建议"进行分类。

癫痫综合征一般分为8组，主要包括婴儿和儿童特发性同灶性癫痫、家族性局灶性癫痫、特发性全面性癫痫、癫痫性脑病、症状性局灶性癫痫、反射性癫痫、进行性肌阵挛癫痫和可不诊断为癫痫的发作等。其中每个分组都有自己特有的具体综合征。比如：典型的婴儿和儿童特发性同灶性癫痫包括良性非家族性癫痫、伴中央颞区棘波的良性儿童癫痫；家族性局灶性癫痫常见于良性家族性新生儿惊厥、良性家族性婴儿惊厥、家族性颞叶癫痫；特发性全面性癫痫包括儿童失神癫痫、青少年失神癫痫、青少年肌阵挛癫痫、良性婴儿肌阵挛癫痫；癫痫性脑病（指癫痫性异常本身造成的进行性脑功能障碍）主要指婴儿早期肌阵挛脑病、大田原综合征、West综合征、Dravet综合征、Lennox-Gastaut综合征、Landau-Kleffner综合征；症状性局灶性癫痫主要指边缘性癫痫；反射性癫痫主要指特发性光感性枕叶癫痫、其他视觉敏感性癫痫、惊吓性癫痫等；进行性肌阵挛癫痫主要包括Lafora病、蜡样褐脂质沉积症和肌阵挛性癫痫伴破碎红纤维综合征（myoclonus epilepsy associated with ragged-red fibers，MERRF）等；可不诊断为癫痫的发作有良性新生儿惊厥、热性惊厥、反射性发作等。

由于这些病具有单一的，独特的，病因明确等病理状态，而癫痫发作时这些疾病的本质和固有的表现形式,所以也称为癫痫病。

在临床工作中,有一些专业术语需要规范。良性癫痫综合征指易于治疗或无须治疗也能缓解,不留后遗症状的综合征。反射性癫痫综合征是指患者全部的癫痫发作都是有一定的感觉刺激所诱发,但不包括既有自发性又有反射性的癫痫。单一的反射性发作也见于不需要诊断为癫痫的情况。发热诱发的发作不属于反射性发作。特发性癫痫综合征可能与遗传有关,除了癫痫,找不到大脑结构性损伤和其他神经系统症状与体征的综合征。症状性癫痫综合征是由已知或可疑的中枢神经系统病变引起。

在癫痫综合征中,有一些癫痫综合征有特定的年龄范围,如良性家族性新生儿惊厥在出生后 2～3 天为发病高峰;良性新生儿惊厥多在出生后 4～6 天起病;早发性肌阵挛脑病多发病于出生后第 1 天或数天内;大田原综合征多于出生后数日至 3 个月内发病,最常见的病因是大脑严重发育不良,临床表现是强直痉挛,预后差。良性婴儿肌阵挛癫痫多在 1～2 岁发病,且有惊厥史或癫痫家族史。婴儿痉挛(West 综合征)多在 3 个月～1 岁发病,且一半多有明确的脑损伤因素,如围生期损伤等,以频繁的痉挛发作为特征。Lennox-Gastaut 综合征多发于 3～8 岁儿童,患儿智能发育迟滞,发作形式频繁多样。肌阵挛-站立不能性癫痫(Doose 综合征)易与 Lennox-Gastaut 综合征混淆,其临床表现以肌阵挛-站立不能为特征,强直发作和不典型失神发作比 Lennox-Gastaut 综合征少。失神癫痫也常发生于儿童时期。获得性癫痫性失语(Landau-Kleffner 综合征)在儿童期发病,主要表现为获得性言语功能衰退失语,多有行为和心理障碍,发作形式包括部分性发作和全面性发作。Rasmussen 综合征多发于 1～15 岁,其发作难以控制,多为简单部分性发作,发作频繁,甚至出现癫痫持续状态。Rasmussen 综合征随着病情的进展,可出现认知下降,大脑进行性萎缩难以控制。青少年肌阵挛癫痫在青少年时期起病,在觉醒后有肌阵挛发作,偶有全面性强直阵挛发作,预后良好。

无论是何种癫痫综合征,除了各自的临床表现和发作时间不同,每种类型的癫痫综合征都有各自的脑电图特征。脑电图特征也是我们认识癫痫综合征的又一个手段。另外,还有一些癫痫综合征以起源部位命名,如颞叶癫痫、额叶癫痫、枕叶癫痫、顶叶癫痫等。他们虽然以放电起源命名,但各自有独特的临床表现和脑电图特征,属于难治性癫痫。

在临床工作中,对于明确诊断为癫痫的患者,对其发作类型进行分类后,应结合发病年龄、发作类型、发作的时间规律和诱发因素、脑电图特征、影像学结果、家族史、既往史、对药物的反应及转归等资料,尽可能作出癫痫综合征类型的诊断,对于选择治疗、判断预后等方面具有重要意义。

八、全面性发作

为了进一步确定某位癫痫患者具体的药物治疗方案,临床在为患者确定癫痫诊断的同时,还要对患者的具体发作类型进行描述。

如果某位患者在癫痫发作初期,发作的临床表现是双侧的运动型症状并伴有意识障碍,发作的同时监测到的视频脑电图显示双侧大脑半球广泛的异常放电,也就是说,放电起始于双侧大脑半球,我们称这样的发作为全面性发作。

病例 1:一名男性患者,13 岁,出生 6 个月时无明显诱因出现双上肢抽动,约半小时后出现四肢强直-阵挛,持续 30～60 分钟后缓解,后以上症状于出生 7 个半月再次出现,于当地医院诊为"癫痫"并予苯巴比妥及"中药"治疗,疗效不佳,每个月发作 10 余次,患儿 1 岁时调整用药为丙戊酸钠及氯硝西泮后,发作减少至每个月 5～6 次。5 岁时患者无明显诱因癫痫发作频率增加至每天均有发作,试用多种抗癫痫药效果不佳。发作形式有 2 种,其一是双上肢、躯干发作性肌强直,每天发作多次,每次持续 1～2 秒;其二是以上症状出现后继有四肢强直阵挛发作,头向左转,伴有发声,呼之不应,持续 5～15 秒后自行缓解。以上两种发作形式均多于睡眠中发作。本次入院后脑电图示:前额部为主导联可见阵发性高幅棘波节律。全部导联显示中度节律失调,两侧无波幅差。患者的头颅 MRI 平扫结果示:两侧海马萎缩伴左侧海马硬化改变;两侧额、顶叶局限性萎缩。

病例 2:另一名男性患者,5 岁。4 岁半时无诱因出现发作性两眼上翻,双上肢屈曲,双下肢伸直,伴意识丧失,持续 10 秒左右缓解,发作前无明显先兆,均于白天发作,每个月发作 7～8 次。同时尚有发作性愣神,自言自语,无目的走动,伴意识朦胧,持续 10 秒左右缓解,每个月发作 4～5 次,此种症状持续 2 个月后消失。取而代之的发作形式是发作性双眼左右扫视,嬉笑,双上肢屈曲,双下肢伸直,跌倒伴意识丧失,持续 10～15 秒,每个月发作 3～4 次,均于白天发作。患者在发作前无明确诱因及先兆。患者的头颅 MRI 显示:左侧脑室前角旁额深白质腔隙性变性灶改变及小脑延髓池增大;脑电图示:弥漫性慢波,发作时左额部棘慢波。

以上 2 名患者起病时的发作表现都有无明显诱因的双上肢抽搐,伴意识丧失,13 岁患者的发作期脑电图显示全部导联示中度节律失调,两侧无波幅差,也就是双侧大脑半球放电,为此其癫痫发作为全面性发作;5 岁患儿发作期脑电图显示左额部棘慢波,因此虽然其发病初期的临床表现有双侧运动症状,仍无法确认其发作形式为全面性发作。

全面性发作以全面性强直阵挛发作最为常见。

全面性强直阵挛发作是以意识丧失、跌倒,之后出现双侧肢体强直,继而有阵挛等临床表现的发作,它分为强直期、阵挛期和发作后期。强直期的主要临床表现是全身骨骼肌持续收缩;眼球上翻或凝视;牙关紧闭有舌咬伤的可能;颈部和躯干先屈曲,后反张;双上肢内收前旋,双下肢先屈曲后强直,随后转入阵挛期。阵挛期的主要临床表现是四肢由强直转为阵挛,同时还有呼吸停止、血压升高、分泌物增多等症状。发作后期是指阵挛期后呼吸逐渐恢复,血压、心率逐渐恢复正常,肌张力逐渐松弛,意识逐渐恢复。全面性强直阵挛发作后,患者通常会出现头痛、全身酸痛、嗜睡等症状。

失神发作包括典型失神发作和不典型失神发作。典型失神发作是指患者发作起病突然,而且在发作时除动作终止、凝视和呼之不应等症状外,较少伴有运动症状。不典型失神发作的起病较典型失神发作慢,且常伴有运动症状。

强直发作的临床表现是发作性四肢肌肉持续收缩,肌强直。阵挛发作的临床表现是肢体有节律地抽动。

肌阵挛发作的临床表现是快速、短暂、触电式的肌肉收缩,常成簇发作。但不是所有的肌阵挛都是癫痫发作,只有同时伴有癫痫样放电的肌阵挛才是癫痫发作。

痉挛常见于婴儿痉挛,临床表现为突然且短暂的发作性点头。失张力发作主要的临床表现是由于双侧部分或全身肌肉张力的突然丧失,导致突然跌倒或肢体下坠。

失神发作、强直发作、肌阵挛发作、痉挛和失张力发作多见于癫痫综合征,如儿童失神癫痫、青少年失神癫痫、青少年肌阵挛癫痫、良性婴儿肌阵挛癫痫;婴儿早期肌阵挛脑病、

Doose 综合征、West 综合征、Lennox-Gastaut 综合征等,而全面性强直阵挛发作是过去常说的癫痫大发作。

九、部分性发作

部分性发作(partial seizure)一般是指发作表现和脑电图的异常放电起源于一侧大脑半球的某个部位的发作。其中伴有意识障碍的部分性发作称为复杂部分性发作(complex partial seizure,CPS),不伴有意识障碍的部分性发作称为简单部分性发作(simple partial seizure,SPS)或单纯部分性发作。

国外相关资料显示,大约 60% 的癫痫发作为部分性发作或部分性发作继发全面性发作。在 40 岁以下起病的癫痫患者中,大约有 50% 患者的癫痫发作以部分性发作起病,另外 50% 的癫痫患者以全面性发作起病;在 40 岁以后起病的癫痫患者中,部分性发作的比例随年龄增长而增加,在 75 岁的癫痫患者中,部分性发作的癫痫患者约占所有 75 岁癫痫患者的 75%。

某 42 岁女性患者,24 年前头部外伤后出现发作性左侧颜面、肢体抽搐,偶有意识丧失,每次发作持续 10~30 秒,其后自行缓解。发作前患者有左侧肢体麻木感觉。发作后意识转清,无特殊不适,不能回忆发作时情景。此后平均 2~3 个月发作 1 次。患者曾行脑电图检查,诊断为"癫痫"。目前服用丙戊酸钠缓释片 0.5g 每日 2 次,卡马西平 200mg 每日 2 次,苯巴比妥早 60mg/晚 90mg,患者仍有间断发作。14 小时前患者无明显诱因出现意识丧失、双眼向左侧凝视,头向左转,左侧颜面部、左上肢抽搐,持续 10~20 秒,每 5~10 分钟发作 1 次。发作前有左侧肢体麻木。给予苯巴比妥 0.1g 每 8 小时 1 次,肌内注射,地西泮 10mg,静脉推注治疗,症状较前有所缓解。为进一步诊治收入院。入院后脑电图监测示:全导广泛 8~10Hz 中幅 α 波背景,叠加较多药物性快波,右侧波幅较左侧低 30~40μV,左顶导联可见少量散在尖波。

该患者发作的临床表现是无明显诱因出现的双眼向左侧凝视,头向左转,左侧颜面部、左上肢抽搐,持续 10~20 秒,每 5~10 分钟发作 1 次,具有发作性、短暂性、重复性和刻板性的特点。发作从左侧不对称开始,脑电图提示全导广泛 8~10Hz 中幅 α 波背景,右侧波幅较左侧低 30~40μV,左顶导联可见少量散在尖波,发作类型是部分性发作。因发作时有意识丧失,为此该患者是复杂部分性发作。

根据癫痫放电起源和累积的部位,对于癫痫发作时没有意识障碍的简单部分性发作主要表现为运动性、感觉性、自主神经性和精神性发作 4 类。其中自主神经性发作和精神性发作较少单独出现,经常发展为有意识障碍的复杂部分性发作。

运动性发作一般累及身体的某一部分,可以是阳性症状,如强直性、痉挛性等,也可以是阴性症状,如语言中断等。运动性发作包括仅为局灶性运动发作、杰克逊发作、偏转性发作、姿势性发作、发音性发作、抑制性运动发作、失语性发作。其中部分性发作后出现的累及中枢部位支配的局灶性瘫痪,称为 Todd 瘫痪,可持续数分钟至数小时。

感觉性发作包括躯体感觉性发作和特殊感觉性发作。特殊感觉性发作包括视觉性、听觉性、嗅觉性、味觉性和眩晕性发作。

复杂部分性发作多起源于颞叶内侧或边缘系统,也可起源于额叶。根据放电起源不同,扩散途径和速度不同,复杂部分性发作主要有仅表现为意识障碍的复杂部分性发作和表现为意识障碍和自动症的复杂部分性发作。所谓自动症是指在癫痫发作过程中或发作后,在意识障碍的情况下出现的无意识的不自主动作。自动症在复杂部分性发作中经常出现。

简单或复杂部分性发作都有可能继发出现全面性发作,其中以全面性强直阵挛发作最为常见。简单或复杂部分性发作继发全面性强直阵挛发作是由于部分性发作的局灶异常放电可以迅速泛化为双侧大脑半球的全面放电所致。全面性强直阵挛发作与简单或复杂部分性发作继发全面性强直阵挛发作的区别在于部分性发作继发全面性强直阵挛发作多有发作前的先兆,且发作有不对称性,脑电波异常由局灶放电开始。这里的发作前先兆是指患者在发作前主观感觉到的即将发作的迹象。

第二节 癫痫的临床表现与辅助检查

一、临床表现

癫痫的临床表现各不相同,让我们观察几个病例:

病例 3:某男性患儿,10 岁。10 年前(出生 1 个月)无明显诱因出现高热惊厥,四肢抽搐持续约 1 小时,经当地医院治疗后好转,以"癫痫"口服"丙戊酸钠溶液剂",效果不佳,表现形式为两种,有时表现为眼睛向右上方凝视,意识丧失,流涎,面色发绀,同时强直阵挛,每次发作持续 1~2 分钟,2~3 个月发作 1 次。过去 10 年曾口服多种抗癫痫药,症状未有改善。目前发作形式为:发作前主诉头痛,发作时意识丧失,双眼向右上方凝视,摔倒,四肢强直阵挛,嘴唇发绀,牙关紧闭,有时发作前会有惊叫一声,持续 1~2 分钟。随后缓解,过几十秒后再次四肢抽搐十几秒,发作后熟睡。患者发作时多出现于下午,发热能诱发发作。诊断为:难治性癫痫,全面性强直阵挛发作。

病例 4:某男性患者,61 岁。患者入院前 1 个月无明显诱因突然出现头晕,空白感,持续 1~2 秒即缓解,上述症状反复发作,发作时情况相同,每天发作 10 余次,发作前均无明显诱因,白天夜间均有发作,与体位无关,每次发作无意识丧失,无眼球上吊凝视,无牙关紧闭,无肢体抽搐及二便失禁。入院前半个月患者发作较之前频繁,但仍持续 1~2 秒可缓解,并伴有左侧口角抽搐,左面部紧缩感,同时有左侧上下肢抽搐,左上肢平伸,左下肢抽动,持续 2~3 秒即缓解,每天发作 2~3 次,发作时无意识障碍,无二便失禁,无肢体麻木无力,发作期间正常生活不受限。脑电图示清醒期偶发右中后额叶可见丛集性棘波,未见明显慢波。诊断为癫痫,单纯部分性发作。

病例 5:某男性患者,21 岁。患者 8 个月时出现高热惊厥,共发作 2 次,第 2 次长达 30 分钟,后出现昏迷,住院 5 天后清醒,1~10 岁出现愣神发作,每次持续约 1 分钟,10 岁起患者发作形式表现为头、眼向右斜,偶尔出现头部从右向左移动,有时伴有谵妄、咀嚼和吞咽动作,右胳膊晃动、内收、手握拳,发作后右腿踢动,有时发作前自感眼前视物旋转,有不规则晃动,右侧先出现,有时眼前无任何晃动感觉即出现意识丧失,每次发作 1 分钟左右,白天多,夜间少,丛集性发作,每 7~10 天发作一阵,一天 5~8 次。17 岁时,行头颅 MRI 检查示:双侧顶叶异常信号,考虑软化灶可能,脑电图提示双侧顶枕区放电明显。诊断为:难治性癫痫,复杂部分性发作。

病例 6:某男性患者,33 岁。7 年前患者无明显诱因出现发作性愣神或四肢强直,抽搐伴意识丧失。愣神主要表现为突然停止原来的动作,眼神发呆,呼之不应,有时有手中物体掉落,持续 10～20 秒后恢复正常,发作频率为每天 3～4 次至 1 周左右一次。四肢强直、抽搐表现为突发头左转,随即四肢强直、抖动,持续 1 分钟左右抽搐停止,意识仍模糊,多伴咂嘴及站立游走表现,持续 2 分钟左右后意识转清,感困乏,肢体疼痛或头痛不适,休息后恢复正常,发作前无视觉、听觉、心慌、胃气上升等先兆不适,1～2 个月发作一次,多数于清醒状态下发作,偶有睡眠中发作。5 年前予以丙戊酸钠和氯硝西泮治疗后,愣神发作无明显变化,四肢抽搐情况仅于 1 年余前及 1 个月前自行停药或漏服药物时有 2 次发作。诊断为癫痫,复杂部分性发作继发全面性强直阵挛发作。

病例 7:某男性患儿,3 岁。患者 32 个月前(出生 5 个月时)于夜间腹泻后次日出现发热,最高 39.2℃,予输液不详,无缓解,第 3 日出现惊厥,表现为愣神,双眼向后偏斜,头向右后仰,呼之不应,发作 2～3 分钟缓解,发作数次,后持续数小时无缓解,经治疗(具体不详),3 日后意识正常,但双眼追随迟钝。28 个月前(出生 9 个月时)患者玩耍中突然愣神,双眼向右偏斜,呼之不应,伴咂嘴、吞咽动作,口唇发绀,无肢体强直、痉挛抽搐及摸索,无口吐白沫,持续 3 分钟后好转,给予卡马西平 0.1g 每 12 小时 1 次,每日仍发作,2～4 次/d,每次约 1 分钟,发作形式相同,但无发绀;26 天前患者发作形式表现为愣神,头向下倾,点头,伴向前倾倒,站立时可双膝跪地,常有头面部及肢体擦伤,摔伤,多于睡眠后发作,清晨及中午为著,持续数秒,清醒后可自行站起,成簇发作,可连续发作 10～50 余次。行头 MRI 示:双侧顶枕叶发育不全,并软化灶,脑电结果异常,具体不详。患儿自发病以来,饮食、睡眠、精神尚可,智力及语言发育缓慢。诊断为婴儿痉挛。

病例 8:某女性患者,15 岁。8 年前(7 岁时)于夜间 12 点到凌晨 2 点突发意识丧失,四肢僵硬、抽搐,伴有双眼上吊、口吐白沫,持续 1～2 分钟发作停止,意识朦胧入睡,发作时无头眼偏转,发作前无腹部不适,听觉、视觉异常等先兆,发作后未诉不适,醒后不能回忆。一般每个月发作 1～2 次。发作症状相同。患者曾口服卡马西平、氯硝西泮、丙戊酸钠等药物治疗,效果欠佳,患者出现四肢抖动,运动时出现,静止或入睡后消失。患者于 1 年前服中药(具体不详)治疗 2 个月,治疗期间无四肢抽搐发作,但肢体抖动无变化。停药后再次出现上述发作,频率同前。患者自发病以来智力发育差,认知功能减退,饮食、睡眠尚可,二便正常。诊断为进行性肌阵挛癫痫。

在以上的 6 个病例中,患者的临床表现各不相同,但每名患者都被诊断为癫痫,其原因是所有患者的临床表现都具有发作性、短暂性、重复性、刻板性的共性特征。另外,由于每名患者的临床表现又有各自特点,所以每位患者的发作类型各不相同,继而每位患者的治疗方案也有差别。

通常认为,癫痫的临床表现有两大特征,也就是共性特征和个性特征。任何一种癫痫的临床表现都具有癫痫的共性特征,即发作性、短暂性、重复性、刻板性。但是任何一种癫痫的临床表现都具有不同类型癫痫的特征,也就是各自的个性特征,它是我们区分不同癫痫类型的主要依据。

我们知道全面性发作包括失神发作、肌阵挛发作、阵挛发作、强直发作、强直阵挛发作及失张力发作等。失神发作的临床表现是愣神、持物坠落、持续数秒,通常不超过 30 秒,发作前无先兆,发作后可继续活动,但是对发作不能回忆。肌阵挛发作的临床表现是颜面或肢体肌肉突然快速有力的短暂收缩,发作时脑电图为多棘慢波或棘慢、尖慢综合波。阵挛发作的临床表现是全身重复性节律性反复抽动。强直发作的临床表现是睡眠中多见,全身肌肉强烈的收缩,身体固定为某个特殊体位,伴颜面发绀、呼吸暂停和瞳孔散大等。全面性强直阵挛发作的临床表现是意识丧失,四肢抽动。如发作时突然意识丧失,尖叫一声突然跌倒、面色发绀、双眼上斜、四肢躯干强直,甚至出现角弓反张;持续数秒至数十秒钟后,出现全身节律性抽动,口吐白沫,数分钟后逐渐停止。失张力发作的临床表现是部分或全身肌肉张力突然降低,出现头下垂、张口、双肩下垂、屈髋、屈膝等,持续 1~3 秒。

我们知道简单部分性发作包括运动性发作、感觉性发作、自主神经症状发作和精神症状性发作。运动性发作的临床表现为一侧肢体、手、足、指、趾、口角、眼睑等处的抽动。自主神经症状发作的临床表现是癫痫发作时出现的各种自主神经症状,如上腹不适、呕吐、肠鸣、全身出汗、面色苍白或潮红、竖毛、瞳孔散大、尿失禁等。精神症状性发作的临床表现为患者癫痫发作时出现幻觉、错觉、记忆障碍、认知障碍、情感障碍或语言障碍等。颞叶癫痫和部分额叶癫痫是常见的复杂部分性发作。颞叶癫痫和部分额叶癫痫临床表现的个性特征是反复刻板的自动症,如咀嚼、舔唇、吞咽、拍手、摸索、自言自语等。部分性发作继发全面性发作的临床表现首先表现为简单部分性发作或复杂部分性发作的临床表现,继而出现全面性发作的临床表现。

二、脑电图常识及其作用

由于癫痫发作的病理生理基础是大脑神经元的异常放电,因此,脑电图是诊断癫痫不可缺少的检查方法。

脑电图(electroencephalogram,EEG)的检查原理是通过在脑部放置电极,借助电子放大技术,将脑部神经元发放的生物电放大,将脉冲直流电转变为交流电,记录其活动。应用脑电图检查可以发现有无癫痫放电,明确癫痫的诊断。由于脑电图能很好地发现放电的起源部位,可以为癫痫的发作类型确定提供依据。由于每种癫痫综合征有各自特征的脑电图,为此,脑电图是临床判断癫痫和综合征的重要手段,脑电图检查结果也是临床为癫痫患者实施手术病灶定位、术后减药、术后停药的最主要依据。

目前的脑电图监测包括动态脑电图、视频脑电图、多导睡眠图和定量脑电图,其中最常用的监测方法是视频脑电图。视频脑电图是通过对患者同时进行脑电图记录和录像,根据监测患者的个体需要,监测时间可以从数小时至数天,视频脑电图可以在获得发作表现的同时,监测到发作时的脑电图变化,从而协助诊断。

安置在头部的,用于导出脑电活动的导体称为电极。临床上除了常用的头皮电极外,还有蝶骨电极、颅内电极等。电极的命名是按照国际统一标准进行的。其中,头皮电极的代表数码是国际通用的阿拉伯数字,左半球为奇数,右半球为偶数。A1 和 A2 代表左、右耳垂,电极位置是分布在头颅的各部位,用英文名字的第一个字母大写命名,如额叶、颞叶、顶叶和枕叶的电极名称分别为 F、T、P、O。

由于脑电图记录的是不同电极之间的电位差,于是在临床的脑电图监测中出现了单极导联和双极导联。安放在头皮上的电极称为探测电极,参考电极为零电位。探测电极与参考电极之间的电位差反映的是探测电极的绝对值,实际上身体表面不存在绝对的零电位,为此临床选择耳垂或鼻尖等对脑电图影响小的部位作为参考电极。单极导联是指以同侧耳电极作为参考电极,反映左、右侧头皮各自记录的探测电极与同侧耳电极之间的电位差。双极导联是将两个探测电极之间的电位差记录下来。双极导联的特点是不易受其他生物电的影响。但是双极导联并不适宜监测准确的电位变化。在癫痫患者的脑电图监测中,单极导联是用来分析脑电图的基础,而双极导联必须和单极导联合并使用,具体分析,综合判断才能找到正确的结论。

对于脑电图的分析一般需要从脑电波的频率、波幅大小、波形、异常波出现的方式、分布的广度以及对各种刺激的反应性进行分析。

脑电图的频率通常用"波/秒"表示。脑电图的频率通常有 4 个频率带。频率为每秒 2.5 个波的节律为 δ 节律,频率为每秒 6~7 个波的节律为 θ 节律,频率为每秒 10 个波的节律为 α 节律,频率为每秒 14~16 个波的节律为 β 节律。正常人的脑电图频率为 α 节律。

脑电图的波幅是指每个脑电波的高度。脑电图波幅的单位是微伏(μV)。当脑电图的波幅<25μV,称为低波幅;当脑电图波幅>75μV,称为高波幅;当脑电图的波幅在 25~75μV 则称为中波幅。

脑电图的波形在癫痫的诊断方面是非常重要的,其可分为正弦波、棘波、尖波、棘或尖慢波、多棘波和多棘慢波。正弦波是指形状类似于正弦形的脑电波;棘波是指脑电波的形状是棘形,所占时间小于 20 毫秒;尖波是指一个尖波所占的时间在 70~200 毫秒;棘或尖慢波是指一个棘波或尖波和一个慢波组成的脑电波形;多棘波是指 2 个以上的棘波连续出现;多棘慢波是指由 2 个以上的棘波和 1 个慢波组成。对于不同的癫痫和癫痫发作而言,其发作的脑电波形是有区别的。另外,在双极导联脑电波的位相描述中还会出现位相倒置的描述(图 7-1),它对于异常脑波的起源区域具有定位意义。

图 7-1　位相倒置示意图

癫痫患者进行脑电图监测时,一般先要进行发作间期的脑电图监测,掌握患者没有脑部异常放电时的脑电图情况。然后再捕捉发作期脑电图的变化情况,将患者的发作期脑电图与发作间期的脑电图进行比较,确定该患者的癫痫发作情况和发作类型。

再有,在脑电图的监测过程中,由于肌肉收缩等原因也会出现放电,我们称之为伪差。这种放电是非脑源性电活动,伪差可以对脑电图的分析产生干扰,为此在脑电图监测过程中要注意正确判断和识别,必要时需要复查脑电图。

三、癫痫的诊断

和一般疾病的诊断不同,癫痫的诊断一般要回答 3 个问题,首先要明确是否是癫痫,其次要判断是哪种发作类型的癫痫,最后要考虑引起癫痫的病因是什么。

在明确是否为癫痫的问题上,我们主要考虑患者的临床表现和脑电图的变化。当某个患者发作的临床表现具有突发性、重复性、短暂性和刻板性 4 个特点,发作的同时其脑电图上显示有痫样放电,我们可以明确该患者患有癫痫。如果患者的发作仅有脑电图上的痫样放电,没有癫痫发作的临床表现,不能诊断为癫痫。而仅有癫痫发作的临床表现,缺乏脑电图的支持,也不能轻易诊断为癫痫。

在判断癫痫是哪种发作类型方面,首先要根据发作时的具体临床表现,考虑患者的发作是对称出现的,还是非对称出现的,有什么显著特点。然后结合患者的脑电图,明确患者脑部的异常放电是来自大脑半球的一侧,还是双侧同时起源。另外患者在出现癫痫发作时是否出现意识障碍也是必须关注的。我们可以根据这些情况判断患者的发作类型是全面性发作、部分性发作,还是某种特定的癫痫综合征。

在考虑引起癫痫发作的病因时,我们要了解患者的遗传史、出生史以及包括外伤史在内的疾病史等,还要结合影像学证据,判断患者的癫痫是症状性癫痫还是特发性癫痫。

需要强调的是:在癫痫诊断过程中,问诊是相当重要的。在问诊过程中,应首先询问发作的主要表现,首次发作的具体时间,诱发因素,发作是否与睡眠不足、饮食、情绪和月经有关;发作是否有闪光、心慌、闻到异味的先兆;发作前后有无自动症;每次发作的部位在哪;发作形式属于全面性抽搐,部分性抽搐,或是由局部扩展的全身抽搐;发作时有无意识丧失,口吐白沫,二便失禁,摔伤和咬伤;发作后有无嗜睡、头痛;还要询问发作的持续时间、发作频率,既往诊断和治疗情况,既往有无脑外伤;有无高热惊厥;有无脑炎和产伤史;有无遗传史等。

由于癫痫发作具有突发性的特点,患者在就医时经常没有癫痫发作,所以要仔细询问病史。如果患者回答不清,可以向家属和其他知情人询问,保证病史采集的正确性是癫痫诊断的基础。

四、假性癫痫

病例9:患者,女,17岁,于10个月前出现精神行为异常、多疑、有幻觉,表现为总感觉被人跟踪,手机和电视内有监视器。患者有时胡言乱语,有时喊叫,说全家都是坏人,有人要陷害她,曾拿刀恐吓家人。其就诊于某医院,按照精神疾病给予阿立哌唑、舍曲林、劳拉西泮治疗。患者多疑、幻觉症状好转,但出现眼神呆滞、面部表情少,视物不清,言语欠流利,走路易摔跤,自诉有头部爆裂感,考虑为药物副作用,停用舍曲林、劳拉西泮,阿立哌唑逐渐减量。2个月前与家人生气突然出现四肢强直、牙关紧闭、颜面发绀、口吐白沫、呼之不应,当时无舌咬伤、尿失禁,持续5~30分钟,每周1~2次,另外出现发作性强直站立,弯腰颔首,伴双手搐动,双目无光,呼之不应,无明确诱因,持续1~2小时自行缓解,停用阿立哌唑,口服丙戊酸钠0.2g每日2次,仍有发作性症状出现。入院后查体:体温37.6℃,心率94次/min,呼吸20次/min,血压110/70mmHg。血常规:RBC 3.72×10^{12}/L,Hb 118g/L,WBC 7.61×10^9/L,PLT 306×10^9/L,NEUT%54.3%;尿、便常规基本正常;血生化:BUN 2.25mmol/L,Cr 51μmol/L,胆固醇3.76mmol/L,甘油三酯1.36mmol/L,GLU 4.35mmol/L,GOT 22U/L,GPT 21U/L,TBIL 10.20μmol/L,DBIL 4.00μmol/L,K$^+$ 4.3mmol/L,Na$^+$ 145mmol/L,Ca^{2+} 2.23mmol/L,总蛋白69.97g/L,白蛋白39.67g/L,球蛋白30.30g/L。胸片未见异常。心电图:窦性心动过速,大致正常心电图。脑电图监测结果未见明确异常放电。头MRI结果未见明显异常。脑脊液生化和常规检查正常。入院第2天,患者出现1次发作,表现为坐位时突然出现头向右转、双眼右凝视,呼之不应,口中发声伴四肢强直,呼吸浅快,瞳孔等大等圆,光反应迟钝。医生认为患者主要的临床表现为精神行为异常,无明确定位,高度怀疑精神异常,假性癫痫发作的可能性大。

假性癫痫发作(pseudoseizure,PS)是一种与心理功能障碍有关的非癫痫发作,严格意义上属于精神病学范畴。假性癫痫发病率及误诊率高。国外的研究资料表明:顽固性癫痫的患者中有20%～30%为假性癫痫发作。随着近年来视频脑电监护的广泛应用,为假性癫痫的诊断带来了突破性进展,视频脑电监护被认为是假性癫痫发作诊断的"金标准"。假性癫痫发作是由多种因素(包括精神心理、环境及生物因素)共同作用的结果,常有较为明确的促发因素(如冲突、压力或变故等),年龄在3岁以后,临床表现复杂多变,有运动症状、行为异常、自主神经功能改变等,其中运动症状最常见,运动症状以类强直阵挛发作最常见,与癫痫发作的鉴别点主要在于癫痫发作的特点刻板性、短暂性、重复性。癫痫发作与假性癫痫发作的区别见表7-1。

表 7-1 癫痫发作与假性癫痫发作的区别

特点	癫痫发作	假性癫痫发作
发作场合和特点	任何情况下,突然及刻板式发作	有精神诱因及有人在场时形式多样
眼位	上眼睑抬起,眼球上窜或转向一侧	眼睑紧闭,眼球乱动
面色	发绀	苍白或发红
瞳孔	散大,对光反射消失	正常,对光反射存在
摔伤,舌咬伤,尿失禁	可有	无
Babinski 征	常为阳性	阴性
对抗被动运动	无	有
持续时间及终止方式	1～2分钟,自行停止	可长达数小时,需安慰及暗示治疗

本患者17岁,临床表现为突发四肢强直,意识丧失,瞳孔等大等圆,无舌咬伤,每次持续5～30分钟,有时1～2小时。查体无明显神经系统定位体征,患者各项实验室检查结果基本正常。虽然患者发作具有刻板性、短暂性、重复性,持续时间较长,但是脑电图未见明确异常放电,临床考虑假性癫痫的可能性大。

第三节 癫痫的药物治疗

一、癫痫治疗的原则和目标

到目前为止,癫痫的治疗仍然以药物治疗为主。药物治疗的目标是在无明显药物不良反应的情况下,尽可能控制癫痫发作,使患者保持或恢复其原有的生理、心理状态和生活工作能力。

在应用抗癫痫药控制癫痫的所有患者中,有80%的癫痫患者可以通过药物治疗控制癫痫发作,有20%的癫痫患者应用抗癫痫药治疗发作仍未控制。使用抗癫痫药不能很好地控制癫痫发作的原因可能是患者患有难治性癫痫,也可能是抗癫痫药治疗中存在误区。

第一,没有明确癫痫患者的发作类型,盲目选择药物并调整药物。在癫痫诊断的同时,需要对癫痫的发作类型给予描述,其目的就是要合理选择抗癫痫药,因为抗癫痫药的选择是根据不同的发作类型完成的。一些患者不了解癫痫的治疗原则,频繁到不同医院就医,频繁调整药物,不按照癫痫的发作类型选择药物,使癫痫发作不能完全控制。

第二,没有注意到患者用药的依从性。有些患者认为癫痫是发作性疾病,只要发作时服药就可以。患者不坚持服药,造成抗癫痫药的血药浓度在体内产生波动,使癫痫发作出现波动。

第三,没有注意到患者的用药剂量。许多患者误以为只要服药就可以控制癫痫发作,忽略了用药剂量的个体化。因为多数抗癫痫药的代谢需要经过细胞色素 P450 酶,而每个患者体内细胞色素 P450 酶的数量和活性都存在个体差异,药物血药浓度在体内也会出现个体差异,所以抗癫痫药的剂量应随之进行调整。有的患者应用抗癫痫药已经出现药物不良反应,却没有及时就医调整剂量或药物,而是认为药物治疗效果不佳而自行停药,造成癫痫反复发作甚至加重。需要明确的是,抗癫痫药使用的最适宜剂量应该是在保证癫痫患者无明显药物不良反应的情况下,控制癫痫发作的最小剂量。

第四,癫痫患者的服药时间出现问题。抗癫痫药是用来控制癫痫发作的,因此服用抗癫痫药期间应尽可能保持其血药浓度在体内恒定,尽量减少药物的血药浓度在体内波动,用药时间上应尽量等间隔服用抗癫痫药。由于许多癫痫患者白天用药频次较多,夜间用药频次较少,使抗癫痫药的血药浓度出现波动,影响抗癫痫药的治疗效果。

第五,过早停药。不同类型的癫痫,停药时间也有所不同。在准备停药之前,需要定期监测脑电图和血药浓度,如果脑电图仍然存在异常波型,虽然服用抗癫痫药期间没有出现癫痫发作,但是突然停药,其复发率将明显升高,影响癫痫控制疗效。为此停药的先决条件是规范用药、定期复查,在医生的指导下合理停药。

二、综合治疗安排

癫痫的治疗包括药物治疗、外科手术治疗、生酮饮食疗法、迷走神经刺激术和经颅磁刺激等,其中最常见的治疗方法是药物治疗。外科手术治疗往往用于规范药物治疗后效果欠佳的难治性癫痫患者,而且术后患者也需要应用一段时间的抗癫痫药。2014 年,美国神经病学大会提出癫痫患者致痫灶切除术后,只有少部分患者逐渐停用抗癫痫药,多数患者还是需要长期服用抗癫痫药。迷走神经刺激术也是用于难治性癫痫的一种简便、有效的手术方法。手术时将一个程控系统埋于皮肤下,通过脉冲式电刺激迷走神经,控制癫痫发作。经颅磁刺激是一种无痛、无创的方法,通过磁刺激透过颅骨,刺激大脑神经,控制癫痫发作。生酮饮食是一个高脂、低碳水化合物和适当蛋白质的饮食。这一疗法用于治疗儿童难治性癫痫已有数十年的历史,虽然其抗癫痫的机制目前还不清楚,但是其有效性和安全性已得到了公认。生酮饮食由于特殊的食物比例配置,开始较难坚持,但如果癫痫发作控制后,患者多能良好耐受。无论外科手术还是生酮饮食疗法,都是药物治疗效果欠佳时的选择,而且在各种治疗过程中,都需要继续服用抗癫痫药治疗。药物治疗是癫痫治疗中最重要、最常见的方法,在药物治疗中需要注意以下治疗原则:

1. 起始用药 大多数患者一旦明确诊断,就应该选择合适的药物治疗。对首次发作或 1 年发作 1 次以上者,在告之患者及家属抗癫痫药的不良反应和不治疗可能的后果情况下,酌情选择用药。

2. 合理选药 选择抗癫痫药应依据发病类型和癫痫综合征,并根据患者的年龄、性别及药物不良反应大小、药物来源、价格等进行个体化选药。其中最主要的依据是癫痫发作类型,可选用传统药物,也可选用新的抗癫痫药,选药不当不仅治疗无效,而且可能加重癫痫的发作。由于抗癫痫治疗需要较长时间用药,因此药物治疗应取得患者或家属的配合。

3. 合理调整药物剂量 从小剂量开始,逐渐加量,达到既能有效控制癫痫发作又没有明显不良反应为止。

4. 单药和合理的多药治疗 单一药物治疗是应遵守的基本原则,如治疗无效,可换用另一种单药,但换药期间应有一定的过渡期。在单药治疗无效的患者,必要时也可考虑联合用药。

5. 注意根据药物的性质将日剂量单次或分次服用,半衰期长的药物可 1～2 次/d,如丙戊酸镁缓释片、苯巴比妥等,半衰期短的药物可 3 次/d,如丙戊酸镁普通制剂、卡马西平等。联合用药应尽量避免将药理作用相同的药物合用,尽量避免有相同不良反应的药物合用。

6. 正确观察和处理药物不良反应 多数抗癫痫药都有不同程度的不良反应,因此除定期随访,常规体检,用药前查肝、肾功能、血、尿常规外,用药后还需每个月复查血常规,每季度复查肝、肾功能,至少持续半年。例如苯妥英钠用药后引起的恶心、呕吐、畏食、牙龈和毛发增生、体重减少,对疗效无明显影响可以不处理,眼震、言语不利、共济失调往往是药物过量的表现,减量可好转。如出现严重的皮疹或肝肾功能、血液系统损伤,则需停药,用其他药物进行治疗。

7. 合理决定终止治疗的时间 全面性强直阵挛发作完全控制 3～5 年后,失神发作停止 1～2 年后可考虑停药。但决定停药后应有一个缓慢减量的过程,一般不应少于 1～1.5 年。复杂部分性发作可能需要长期服药。

8. 取得患者及其家属的合作 让癫痫患者及其家属了解用药的必要性、长期性,需规律服药以及药物可能产生的不良反应是治疗成功的前提。

总之,癫痫的综合治疗中首先应选择规范的药物治疗。在药物治疗效果欠佳时,在药物治疗的同时辅以其他治疗方法。在整个治疗过程中,还应注意调整患者的不良生活习惯,养成按时睡觉,不饮用刺激性饮料的好习惯。

三、发作类型与药物选择

临床医生为癫痫患者选择抗癫痫药需要考虑患者的癫痫发作类型、药物不良反应(ADR)、年龄、用药史、价格等,其中最主要的是癫痫发作类型。

2015 年版的临床诊疗指南(癫痫病分册)中提到:丙戊酸是新诊断的全面强直阵挛发作患者的一线用药。如果丙戊酸不适用则使用拉莫三嗪、左乙拉西坦或苯巴比妥。如果患者也有肌阵挛发作或疑诊青少年肌阵挛癫痫,拉莫三嗪可能会加重肌阵挛发作。卡马西平和奥卡西平可用于仅有全面强直阵挛发作的患者。当一线药物治疗无效或不能耐受时,拉莫三嗪、氯巴占、左乙拉西坦、丙戊酸、托吡酯或苯巴比妥可作为添加治疗。卡马西平、拉莫三嗪或左乙拉西坦作为一线用药用于新诊断局灶性发作的患者。奥卡西平也可作为一线用药用于儿童新诊断局灶性发作的治疗。如果卡马西平、奥卡西平、拉莫三嗪或左乙拉西坦不合适或不耐受,可考虑丙戊酸。

随着癫痫诊疗技术的发展,各国的癫痫指南相继有所更新。如 2013 年,国际抗癫痫联盟(ILAE)对指南进行了更新。提出:应用于成人全面性强直阵挛发作的 C 级证据药物有丙戊酸钠、卡马西平、拉莫三嗪、奥卡西平、苯巴比妥、苯妥英钠、托吡酯，D级证据的药物有加巴喷丁、左乙拉西坦、氨己烯酸（vigabatrin，VGB）。儿童全面性强直阵挛发作的C级证据药物有丙戊酸钠、卡马西平、苯巴比妥、苯妥英钠、托吡酯，D级证据的药物有奥卡西平。儿童失神发作的A级证据药物有丙戊酸钠、乙琥胺（ethosuximide，ESM），C级证据药物有拉莫三嗪。成人部分起源癫痫的A级证据药物有卡马西平、左乙拉西坦、苯妥英钠、唑尼沙胺，B级证据药物有丙戊酸钠，C级证据药物有加巴喷丁、拉莫三嗪、奥卡西平、苯巴比妥、托吡酯、氨己烯酸，D级证据药物有氯硝西泮（clonazepam，CZP）、扑米酮（primidone，PRM）。儿童部分起源癫痫的A级证据药物有奥卡西平，C级证据药物有卡马西平、苯巴比妥、苯妥英钠、托吡酯、丙戊酸钠、氨己烯酸，D级证据药物有氯硝西泮、拉莫三嗪、唑尼沙胺。老人部分起源癫痫的A级证据药物有加巴喷丁、拉莫三嗪，C级证据药物有卡马西平，D级证据药物有丙戊酸钠、托吡酯。儿童良性中央回-颞叶棘波癫痫（BECTS）的C级证据药物有丙戊酸钠、卡马西平，D级证据的药物有加巴喷丁、左乙拉西坦、奥卡西平。青少年肌阵挛癫痫（JME）的D级证据的药物有丙戊酸钠、托吡酯。

2012年英国在英国国家卫生与临床优化研究所（National Institute for Health and Clinical Excellence，NICE）指南中提出：不同癫痫发作类型的全面性强直阵挛发作的一线药物推荐丙戊酸钠、拉莫三嗪、加巴喷丁、奥卡西平；强直或阵挛发作的一线药物推荐丙戊酸钠；失神发作的一线药物推荐丙戊酸钠、拉莫三嗪、乙琥胺；肌阵挛发作的一线药物推荐丙戊酸钠、左乙拉西坦、托吡酯；部分起源癫痫发作的一线药物推荐丙戊酸钠、拉莫三嗪、加巴喷丁、奥卡西平、左乙拉西坦。NICE 2012癫痫综合征的BECTS和Gastaut型一线药物推荐丙戊酸钠、卡马西平、拉莫三嗪、左乙拉西坦、奥卡西平；特发性全面性癫痫一线药物推荐丙戊酸钠、拉莫三嗪、托吡酯；Dravet综合征的一线药物推荐丙戊酸钠、托吡酯；Lennox-Gastaut综合征的一线药物推荐丙戊酸钠；JME的一线药物推荐丙戊酸钠、拉莫三嗪、托吡酯、左乙拉西坦。

2013年ILAE指南的特点是：严格按照循证医学的原则对临床研究结果进行评估，客观公正，具有极强的治疗指导价值。丙戊酸钠和乙琥胺成为儿童失神发作的A级推荐药物，左乙拉西坦和唑尼沙胺成为成人部分起源癫痫的A级推荐药物。老人部分起源癫痫、儿童全面性强直阵挛发作、JME、BECTS没有高质量的证据更新。传统药物如丙戊酸钠、卡马西平在不同类型癫痫中的作用仍不可取代。现有的临床证据尚不能说明新型抗癫痫药的安全性、耐受性比传统药物更具优势。2012年NICE指南的特点是：建议药物治疗选择药物时，需个体化选药，应根据癫痫类型、癫痫综合征类型、合并用药、合并症、患者的生活方式、患者及其家属与看护者的意愿综合考虑，癫痫治疗应是由患者、家属、医师共同参与的，以药物治疗为基础，综合考虑疗效、安全性、生活质量的过程。

在任何一部指南中，根据癫痫发作类型和癫痫综合征的分类选择抗癫痫药是药物治疗癫痫的基本原则之一。

四、药物的剂量与ADR

由于抗癫痫药对中枢神经系统的影响在用药之初较为明显，为此抗癫痫药的使用一般从小剂量开始，逐渐增加剂量至可控制癫痫发作或可耐受的最大剂量。常见抗癫痫药的剂量调整见表7-2。

表 7-2 常见抗癫痫药的剂量调整

药名	剂量调整
卡马西平	成人开始每次 0.1g，一日 2～3 次；第 2 日后每日增加 0.1g，直到出现疗效为止；维持量根据调整至最低有效量，分次服用；一般最高量每日不超过 1.2g。
丙戊酸钠	成人开始时按 5～10mg/kg，1 周后递增，直至能控制发作为止。当每日用量超过 250mg 时应分次服用，以减少胃肠刺激。一般最大量不超过 30mg/(kg·d) 或 1.8～2.4g/d。 小儿常用量：按体重计与成人相同，也可每日 20～30mg/kg，分 2～3 次服用或每日 15mg/kg，按需每隔一周增加 5～10mg/kg，至有效或不能耐受为止
苯巴比妥	成人每日 90～180mg，可在晚上一次顿服，或每次 30～60mg，每日 3 次；极量一次 250mg，一日 500mg。 1 个月～12 岁儿童初始口服剂量是 1～1.5mg/kg，每日 2 次；若需要每日增加 2mg/kg，直到常规维持剂量 2.5～4mg/kg，每日 1 次或 2 次
苯妥英钠	成人开始时 100mg，每日 2 次，1～3 周内增加至 250～300mg，分 3 次口服，极量 1 次 300mg，一日 500mg。小儿开始每日 5mg/kg，分 2～3 次服用，按需调整，每日不超过 250mg
氯硝西泮	成人常用量：开始用每次 0.5mg，每日 3 次，每 3 天增加 0.5～1mg，直到发作被控制或出现了不良反应为止；用量应个体化，成人最大量每日不要超过 20mg。 小儿常用量：10 岁或体重 30kg 以下的儿童开始每日 0.01～0.03mg/kg，分 2～3 次服用，以后每 3 日增加 0.25～0.5mg，至达到每日 0.1～0.2mg/kg 或出现了不良反应为止。氯硝西泮的疗程应不超过 3～6 个月
奥卡西平	成人起始剂量为 600mg/d[8～10mg/(kg·d)]，分 2 次给药。为了获得理想的效果，可以每隔 1 周增加每天的剂量，每次增加剂量不要超过 600mg。维持剂量范围在 600～2 400mg/d。 5 岁和 5 岁以上的儿童：起始的治疗剂量为 8～10mg/(kg·d)，分为 2 次给药。每隔 1 周增加每天的剂量，每次增量不要超过 10mg/(kg·d)，最大剂量为 46mg/(kg·d)。 有肾功能损害的患者（肌酐清除率＜30ml/min），本品起始剂量应该是常规剂量的一半（300mg/d），并且增加剂量时间间隔不得少于 1 周
拉莫三嗪	成人及 12 岁以上儿童：单药治疗的初始剂量是 25mg，每日 1 次，连服 2 周；随后用 50mg，每日 1 次，连服 2 周。此后，每隔 1～2 周增加剂量，最大增加量为 50～100mg，直至达到最佳疗效。每日 100～200mg，每日 2 次。服用丙戊酸钠加用拉莫三嗪的患者初始剂量应更小
托吡酯	成人早晚用量第 1 周 50mg，第 2 周 50mg、50mg，第 3 周 50mg、100mg，第 4 周 100mg、100mg，第 5 周 100mg、150mg，第 6 周 150mg、150mg，第 7 周 150mg、200mg，第 8 周 200mg、200mg；2～16 岁儿童患者作为加用治疗，推荐总量为 5～9mg/(kg·d)，分 2 次服用。剂量调整应在第 1 周从 25mg 开始[或更少，根据剂量范围 1～3mg/(kg·d)]，在晚间服用。然后每间隔 1 或 2 周加量 1～3mg/(kg·d)（分 2 次给药）直到达到最佳的临床效果。一般情况下应缓慢撤药，建议每 2 周约减掉 1/3 的药量。成人托吡酯单药治疗，推荐日总量为 100mg，最高为 500mg。部分难治型癫痫患者可以耐受每日 1 000mg 剂量。2～16 岁儿童患者剂量调整应从每晚 0.5～1mg/kg 给药开始，服用 1 周后，每间隔 1～2 周递增 0.5～1mg/(kg·d)（分 2 次服用）。单药治疗，推荐日总量为 3～6mg/(kg·d)
左乙拉西坦	成人（＞18 岁）和青少年（12～17 岁）（体重≥50kg 者）：起始治疗剂量为每次 500mg，每日 2 次；每日剂量可增加至每次 1 500mg，每日 2 次。剂量的变化应每 2～4 周增加或减少 500mg/次，每日 2 次。 4～11 岁的儿童和青少年（12～17 岁）（体重≤50kg 者）：起始治疗剂量是 10mg/kg，每日 2 次；可以增加至 30mg/kg，每日 2 次。剂量变化应以每 2 周增加或减少 10mg/kg，每日 2 次。 儿童和青少年体重≥50kg 者，剂量和成人一致

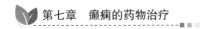

续表

药名	剂量调整
普瑞巴林	成人初始剂量 150mg/d,根据患者的反应 1 周后增加到 300mg/d,第 2 周后增加到 600mg/d。每日分 2~3 次口服
加巴喷丁	第一次睡前服 300mg。以后每天增加 300mg,用量可以高达每天 3 600mg,上述剂量需分 3 次服用
唑尼沙胺	成人最初每日 100~200mg,分 1~3 次服。在 1~2 周内增至每日 200~400mg,分 1~3 次服。1 日最大剂量为 600mg。 小儿最初 1 日剂量为 2~4mg/kg,分 1~3 次服,在 1~2 周内增至每日 4~8mg/kg,分 1~3 次服。1 日最大剂量为 12mg/kg
卡非氨酯	成年及青少年剂量为 1 200mg/d,分 2~3 次服用,两天后,剂量可增加至 2 400mg/d,根据临床反应剂量最大可增至 3 600mg/d,分 3~4 次服用。 2 岁以上儿童,起始剂量为每天 15mg/kg,分次服用,2 天后可增至每天 30mg/kg,儿童最大推荐剂量为每天 45mg/kg(不能超过 3 600mg/d)
替加宾	成人以及 12 周岁以上的儿童:第 1 次服用 5mg,1 日 2 次,持续 1 周。接下来 1 周每日服用 10~15mg。一般持续剂量为 15~30mg/d。如果患者同时服用酶抑制剂药品,则维持剂量为 30~45mg/d 并分次服用。每日服用剂量在 30mg 以上者,应该分为 3 次服用
氨己烯酸	成人及 6 周岁以上儿童,开始剂量 500mg/d,以后每 4~7 天增加 250mg/d,直至达到最佳疗效。最高剂量 1.5g/d。 3~6 岁儿童,开始剂量 250mg/d,以后每 4~7 天增加 250mg/d,直至达到最佳疗效

药物不良反应(ADR)是导致癫痫治疗失败和癫痫患者依从性差的原因之一。从抗癫痫药的角度出发,所有抗癫痫药都可能产生药物不良反应,但是就某一个癫痫患者,应用抗癫痫药出现 ADR 的概率不是 100%,ADR 的严重程度存在个体差异。抗癫痫药的 ADR 可能与剂量相关,也可能是特异性的。如果应用抗癫痫药出现特异性的 ADR,应立即停用,同时换用其他抗癫痫药。换药期间如果出现频繁的癫痫发作,可采用注射抗癫痫药的方式临时给予处理。对于剂量相关性的 ADR,可以从小剂量开始给药,以控制癫痫发作的最小剂量或可以耐受的最大剂量为调整剂量的终点。

五、药物的用法与剂型

药物治疗是控制癫痫发作最常用的方法。只有合理使用抗癫痫药,才有可能控制癫痫发作,合理用药,既包括药物的选择、剂量的调整,还有正确的用法和正确的药品。

在正确的药品中,剂型的合理选择是极其重要的。抗癫痫药的剂型具有多样性,其中以丙戊酸钠的剂型种类最多、最全。

丙戊酸钠不仅有普通口服片剂,还有缓释片、口服液和静脉用药。丙戊酸钠普通片剂可以研碎用于鼻饲患者。丙戊酸钠缓释片不能研碎使用,是目前抗癫痫药中唯一的缓释剂型。因为丙戊酸钠缓释片具有服药次数少的特点,给患者应用带来便利,提高了患者的用药依从性。丙戊酸钠口服液便于剂量的调整,且不含蔗糖,适用于儿童。丙戊酸钠注射剂可以静脉推注,也可以静脉滴注,可用于癫痫持续状态的治疗和颅脑手术患者癫痫的预防。

卡马西平有 2 种剂型。原研厂家生产的卡马西平,其商品名为得理多,规格为 0.2g/片;

仿制厂家生产的卡马西平的规格多数为0.1g/片。虽然两种规格的药品都是普通片,但是由于各厂家的制作工艺和赋形剂的差异,造成药物在体内的崩解度等方面有所不同,起效速度和治疗效果等方面稍有差异。所以更换不同厂家的药品时需特别引起注意。

为方便剂量的调整,苯妥英钠和托吡酯的制剂分别有2种规格,苯妥英钠片的规格是50mg/片和100mg/片,托吡酯片的规格是25mg/片和100mg/片,临床药师在向患者询问病史时,应特别注意患者所服药品的规格。

奥卡西平片剂有2个规格,即150mg/片和300mg/片。为方便儿童使用,还研制有奥卡西平混悬液。对于服用奥卡西平混悬液的患儿,临床药师应嘱其家属在应用奥卡西平混悬液前要将药液充分摇匀,以避免服用剂量的误差。

拉莫三嗪和托吡酯都是薄膜衣片,包衣的目的主要是用于矫味。对于意识清楚,吞咽正常的患者最好整片吞服,但是如果遇到吞咽困难的患者,研碎服用也是可以的。如果患者对药品研碎后的味道不能耐受,可以将药粉混入食物或添加糖粉加以解决。

苯巴比妥是传统的抗癫痫药,该药的剂型相对较多,有片剂(30mg/片)、水针剂(100mg/ml)和粉针剂(100mg/支)。由于水针剂的规格为1ml:100mg,更适用于频繁发作时的肌内注射。粉针剂虽然也是100mg/支,但应用时需将其溶于10ml注射用水,为此适用于癫痫持续状态时的静脉推注。因溶液量过多,不适于肌内注射。苯巴比妥片剂可用于注射后的序贯治疗,也可用于一般癫痫患者。

地西泮和氯硝西泮既有口服片剂,也有注射剂。片剂可供任何有适应证的患者使用,注射剂因含有丙二醇,在水溶液中的溶解度较低,一般可直接静脉推注。如需静脉滴注,要考虑药物的稳定性。

合理安排抗癫痫药的服药次数对有效治疗,提高患者的依从性是十分重要的。一般来说,为了保证抗癫痫药在体内的血药浓度尽可能平稳,多采用等间隔的服药方法。在等间隔给药,保证平稳血药浓度的前提下,如果癫痫患者的癫痫发作多发生在服药前后,则提示患者服用的剂量有可能不足,增加剂量或换用其他剂型可能对控制癫痫发作有效。如果抗癫痫药的ADR多出现在服药后,则提示患者的服药剂量有可能偏大,可考虑减少抗癫痫药的剂量或增加给药频次而不改变日剂量,以降低抗癫痫药的峰浓度,减少ADR。

调整癫痫患者的服药时间需要考虑患者的生活习惯。按照患者的生活习惯,指导个体化给药时间,可以提高患者的用药依从性。定期随访患者,及时解答患者用药的疑问,可以促使患者按医嘱用药,保证治疗效果。

如果癫痫患者按时、合理地应用抗癫痫药而效果欠佳,可以重新评估患者的临床表现和脑电图,选择另一种抗癫痫药,从小剂量开始,逐渐加量到维持剂量。如果癫痫患者发作频繁,换用另一种抗癫痫药后5个发作间期没有发作,可以缓慢撤出原来的抗癫痫药。对于发作不频繁的癫痫患者,换用另一种抗癫痫药3个月没有发作,可以逐渐撤出原来的抗癫痫药。如果换用另一种抗癫痫药治疗效果仍然欠佳,则需要考虑联合用药。

有的患者发病多年,治疗不规范,应用多种抗癫痫药治疗效果欠佳。这些癫痫患者在调整抗癫痫药方案时,首先要评估患者的发作类型,详细询问患者的用药史,全面了解患者应用各种抗癫痫药的方法、剂量、与癫痫发作的关系,出现ADR的情况等,寻找对该患者治疗相对有效的药物。在制订新的治疗方案时,保留对该患者癫痫控制相对有效的药物,逐渐调整用药剂量和用药时间,如果有效,再逐渐减少对该患者癫痫控制无效的抗癫痫药。每次只能撤换一种抗癫痫药。如果撤换抗癫痫药期间再次出现发作,则需要停止撤除抗癫痫药。撤换 2 种抗癫痫药应间隔 1～2 个月,密切观察癫痫发作的情况,如果没有发作,再撤除另一种抗癫痫药。

六、发作频率与疗程

抗癫痫药是用来控制癫痫发作的,为此,癫痫的发作频率是描述癫痫病情的主要指标之一。在癫痫临床表现的描述中,不仅要描述癫痫的发作先兆,还要描述患者每次的发作时间、发作频率。癫痫发作频率是开始药物治疗的最主要指标。

在判断某种抗癫痫药对癫痫的控制程度时,癫痫发作频率的变化是主要的观察指标。发作频繁的癫痫患者发作频率减少 5 倍以上(如原来每周发作 2 次,用药后每个月发作 1～2 次),就可以认为抗癫痫药治疗有效。在调整抗癫痫药时,只有当调整的抗癫痫药达到治疗剂量,癫痫的发作频率明显减少,才可逐渐减少原来的抗癫痫药。

如果需要调整某种抗癫痫药的剂量,癫痫的发作频率变化也是需要特别重视的指标。当抗癫痫药的血药浓度处于谷浓度时,癫痫的发作频率增加,则提示可以通过观察发作频率变化,增加药物剂量来控制癫痫发作。如果需要观察患者服用多种抗癫痫药的治疗效果,调整治疗方案,也可以通过观察服用各种抗癫痫药后癫痫发作频率的变化,并对其进行分析,找出有效的抗癫痫药,以制订新的治疗方案。如果某患者每天给予托吡酯 50mg,7am 和 7pm,每天 7am、3pm 和 10pm 服用卡马西平 0.2g,患者的发作频率由 10 次/d 减少为 3～4 次/d,且发作总集中在 6pm～8pm,则认为目前的治疗方案基本有效,但托吡酯的剂量可能偏小。可以尝试将 7am 的托吡酯剂量调整为 75mg,使 7pm 的托吡酯血药浓度提高,观察癫痫发作频率的减少程度。

癫痫发作频率也是停用抗癫痫药的主要指标,对于发作频繁的癫痫患者,癫痫发作频率减少 5 倍以上,是减药的指标之一。对于癫痫发作不频繁的癫痫患者,3 个月以上无发作是减药的指标之一。

停用抗癫痫药的时间是需要慎重回答的问题。目前研究数据显示:70%～80%的癫痫患者经药物治疗后癫痫发作可以控制。其中大于 60%的癫痫患者逐渐停用抗癫痫药后没有再次出现癫痫发作。但是在开始减药的 2 年中,有 30%的癫痫患者可能再次出现癫痫发作,需要重新开始应用抗癫痫药。在癫痫再次复发的患者中,大部分癫痫发作出现在开始减药的 9 个月内,造成减药和停药计划的失败。为此,需要规范减少和停用抗癫痫药的过程。

首先,要注意抗癫痫药应用的疗程,不同类型的癫痫,应用抗癫痫药治疗的疗程不同。如一些复杂部分性发作的癫痫患者需要终身服药。

其次,抗癫痫药的治疗疗程因人而异。关键要注意患者服用抗癫痫药后癫痫症状的控制情况及服用抗癫痫药后患者脑电图的变化情况。服用抗癫痫药的患者需要定期到医院复查脑电图。如果癫痫患者应用抗癫痫药后 2～5 年没有出现癫痫发作,多次脑电图的复查结果提示颅内异常放电逐渐减少,直至无异常脑电图出现,可以认为癫痫发作被控制,可考虑逐渐减少和停用抗癫痫药。如果癫痫患者长时间服用抗癫痫药没有出现癫痫发作,但是脑电图复查结果始终提示颅内有异常放电,那么癫痫复发的可能性较高,仍需继续应用抗癫痫药。

不同癫痫综合征的预后不同,抗癫痫药使用的疗程也不同。如儿童良性癫痫综合征应用抗癫痫药治疗 1～2 年,没有癫痫发作就可以停药;青少年肌阵挛癫痫使用抗癫痫药的治疗疗程在 5 年以上,仍有发作的可能。Lennox-Gastaut 综合征(LGs)抗癫痫药的治疗疗程会更长,甚至终身服药。

抗癫痫药的停药过程是一个缓慢的过程,从患者进入停药程序到最终停药,一般要经过 1 年的时间。如果服用的药物是苯二氮䓬类或苯巴比妥,撤药的时间有可能更长。如果在停药过程中再次出现癫痫发作,应立即停止撤药,并恢复原来的用药剂量。

七、作用机制与联合用药

药物的相互作用主要包括药效学方面的相互作用和药动学方面的相互作用。

我们知道,抗癫痫药的作用机制主要包括离子通道调节作用、中枢神经系统抑制性递质 γ-氨基丁酸调节作用以及兴奋性氨基酸受体拮抗和兴奋性氨基酸释放的调节作用。不同作用机制的抗癫痫药联合应用,可以作用于癫痫发作的不同位点,从药效学角度出发,对控制癫痫有协同作用。但是在选择联合应用抗癫痫药时,应注意抗癫痫药各自适合的癫痫发作类型,不要选择对发作类型有禁忌的抗癫痫药联合应用。比如,对一名进行性肌阵挛癫痫患者,可以选择丙戊酸钠和左乙拉西坦联合应用,但是不能选择丙戊酸钠与卡马西平联合应用,因为虽然丙戊酸钠和卡马西平的作用机制不同,但卡马西平可以加重肌阵挛发作。又比如,对于线粒体脑肌病引起的症状性癫痫,我们可以选择奥卡西平与左乙拉西坦或氯硝西泮等抗癫痫药联合应用,但不能选择奥卡西平与丙戊酸钠联合应用,因为线粒体脑肌病患者禁用丙戊酸钠。需要提出的注意事项是,由于左乙拉西坦的作用机制是特异性地结合于突触小泡蛋白 SV2A 而发挥作用,与其他抗癫痫药的作用机制不同,为此与其他抗癫痫药联合应用的概率相对较高。

除了不同作用机制的抗癫痫药之间的相互作用外,蛋白结合率的不同也会引起抗癫痫药的相互作用。高蛋白结合率的抗癫痫药可以将低蛋白结合率的药物置换出来,使低蛋白结合率药物游离,从而升高低蛋白结合率药物的血药浓度,提高低蛋白结合率药物的治疗效果,甚至导致毒性反应。

抗癫痫药的治疗一般是一个长期过程。在治疗期间,癫痫患者有可能患有其他疾病,因此除了抗癫痫药之间有可能联合使用外,还要考虑抗癫痫药与其他药物之间的联合使用。

大剂量青霉素类可以引起青霉素脑病,出现惊厥、抽搐,甚至导致死亡。由于癫痫患者本身就有抽搐等症状,选用抗感染药物时,最好避免青霉素类药物。氟喹诺酮类药物可抑制中枢神经系统抑制性递质 GABA,引起癫痫发作,为此,许多氟喹诺酮类药物说明书中提到癫痫患者禁用。

多数治疗感冒的 OTC 药物中含有解热镇痛药(对乙酰氨基酚),加入对乙酰氨基酚的目的就是为了缓解感冒引起的全身酸痛或发热症状。对乙酰氨基酚可以使卡马西平、苯巴比妥和苯妥英钠等药物的抗癫痫作用减低,卡马西平等抗癫痫药可以使对乙酰氨基酚的毒性增大,为此服用卡马西平、苯巴比妥和苯妥英钠等药物的癫痫患者不宜服用含有对乙酰氨基酚的抗感冒药和各种制剂,可以使用的解热镇痛药物是阿司匹林或布洛芬。对于服用丙戊酸钠的癫痫患者,由于丙戊酸钠与对乙酰氨基酚合用不存在上述相互作用,所以服用丙戊酸钠的癫痫患者可以给予含有对乙酰氨基酚的制剂。但是由于阿司匹林与丙戊酸钠合用有引起出血的风险,为此阿司匹林不宜用于服用丙戊酸钠的癫痫患者。

另外,由于避孕药与许多抗癫痫药之间存在代谢性相互作用,避孕药与抗癫痫药合用可以导致药物代谢加快,避孕作用减低而出现避孕失败。

八、血药浓度监测

由于抗癫痫药在不同患者体内的代谢存在个体差异,导致抗癫痫药的剂量也存在个体差异。评估患者服用抗癫痫药的剂量,需要了解抗癫痫药在患者体内的药物浓度,为此,服用抗癫痫药的患者需要定期监测血药浓度。实施抗癫痫药血药浓度监测是保证癫痫患者个体化给药,提高治疗效果,减少 ADR 发生的重要手段之一。

传统的抗癫痫药一般都需要监测血药浓度。比如,苯妥英钠具有零级药动学特点,且药物治疗窗较窄,安全范围小。当给予某位癫痫患者一定剂量的苯妥英钠时,其血药浓度在有效治疗范围内,增加很小的剂量,苯妥英钠的血药浓度就会有一个很大的变化,甚至出现中毒反应,使苯妥英钠的用药安全失去保证。监测抗癫痫药的血药浓度,可以真实了解患者体内的苯妥英钠血药浓度,为调整苯妥英钠的剂量提供依据。

如果患者应用抗癫痫药的剂量已达到维持剂量,但仍有癫痫发作,为帮助患者确定下一步的治疗方案,需要监测抗癫痫药的血药浓度,再根据患者的病情,决定进一步调整抗癫痫药剂量,还是换用其他抗癫痫药。

如果癫痫患者在应用抗癫痫药期间出现 ADR,此时监测抗癫痫药的血药浓度,可以帮助临床明确患者的 ADR 是否与剂量过大有关。

癫痫患儿和妊娠期的女性癫痫患者在应用抗癫痫药期间,也需要定期监测血药浓度。因为随着儿童的成长和妊娠月份的增加,抗癫痫药在体内的药物浓度有降低的趋势。为了更好地控制癫痫发作,需要定期了解患者体内的血药浓度情况,为调整抗癫痫药的剂量提供参考。

患者出现癫痫持续状态时,监测血药浓度,可以对出现癫痫持续状态患者体内抗癫痫药的具体情况有一个全面的了解,为发现引起癫痫持续状态的原因,确定控制癫痫持续状态的治疗方案提供依据。另外,血药浓度监测也是了解癫痫患者用药依从性的良好手段。

如果癫痫患者服用多种抗癫痫药或抗癫痫中药,可以通过监测血药浓度,了解多种抗癫痫药中在有效治疗浓度范围内的药物品种,中药中所含的西药成分及服用抗癫痫中药中西药成分的血药浓度,以便进行抗癫痫药治疗方案的调整和剂量调整。

监测血药浓度一定要注意取血的时间。如果因为抗癫痫药的治疗效果欠佳而需要监测血药浓度,一般应在早晨服药前抽血,要监测抗癫痫药的谷浓度,也就是每天最低的血药浓度。还要注意抽血监测血药浓度前一定要坚持服药,最好在血药浓度达稳态后取血(5 个半衰期后)。如果考虑患者出现 ADR 或怀疑存在抗癫痫药中毒,可以随时抽血监测。

在解读血药浓度监测数据时,首先应对患者的服药时间,服药剂量,服用的药物名称和方法,治疗效果,肝、肾功能等问题进行全面掌握。其次对所监测的抗癫痫药的有效浓度范围和药动学参数有全面的理解。然后,才能对监测到的血药浓度结果进行比较分析。

癫痫患者实际测出的血药浓度是否在有效治疗浓度范围内,都需要根据患者的临床表现决定治疗方案的调整。血药浓度监测只是调整治疗方案的参考。如果监测的血药浓度在有效治疗浓度范围内,临床没有癫痫发作,说明抗癫痫药的治疗有效,可以维持原有的治疗方案。如果监测的血药浓度在有效治疗浓度范围内,但临床治疗无效,仍然有癫痫发作,可以调整剂量,并密切观察病情变化。如果所监测的血药浓度低于该药的有效治疗浓度范围,患者却没有癫痫发作,则可以继续维持原有治疗方案。如果监测的血药浓度低于该药的有效治疗浓度范围,患者却有癫痫发作,则需要增加抗癫痫药的剂量。如果所监测的血药浓度超出有效治疗浓度范围,患者没有出现明显的 ADR 和毒性反应,而患者没有发作,则可以维持原有剂量,暂时不调整治疗方案,密切观察病情变化。如果所监测的血药浓度超出有效治疗浓度范围,而且患者出现了 ADR,则需要停药或适当减少药物剂量。重新调整剂量的患者,最好在调整剂量 5 个半衰期后再次检测血药浓度。我国开展血药浓度监测的抗癫痫药血药浓度参考值,见表 7-3。

表 7-3　抗癫痫药血药浓度参考值

药物名称	血浆蛋白结合率/%	消除半衰期/h	主要消除途经	有效血药浓度范围/(mg/L)
丙戊酸钠	90～95	成人:10～20 儿童:18～22	肝脏转化	50～100
卡马西平	65～85	成人:10～30 儿童:8～19	99%肝脏转化	4～12
苯妥英钠	88～92	成人:18～30 儿童:18～22	>95%肝脏转化, 1～5%肾脏排泄	10～20
苯巴比妥	45～50	成人:96 儿童:62 新生儿:103	80%肝脏转化, 20%肾脏排泄	15～40

九、基因多态性

抗癫痫药之间药动学方面的相互作用主要与抗癫痫药的代谢过长有关。抗癫痫药的代谢多数需要经过细胞色素 P450 酶系(CYP)参与,另外由于许多抗癫痫药本身是细胞色素 P450 酶的诱导剂或抑制剂,这些因素使抗癫痫药之间的药动学相互作用出现多种变化。

早在 20 世纪 70 年代,人们通过研究发现异喹啉的代谢呈多态性,而且异喹啉的代谢差异是由于 CYP2D6 基因多态性引发的。根据人们对药物反应的个体差异,研究人员将人群分为超快代谢型(UM)、正常代谢型(EM)和慢代谢型(PM)。在超快代谢型人群中,由于酶蛋白的高表达,导致酶的活性明显升高,使药物代谢加快。在正常代谢型人群中,纯合子正常等位基因产生酶的数量和活性正常,药物在体内的代谢速度也是正常的。在慢代谢型人群中,由于酶蛋白的功能存在缺陷,导致酶的活性丧失或减弱,药物在体内的代谢减慢。

与 CYP2D6 的基因多态性一样,在 CYP2C 家族中,由于人种的不同,也存在基因多态性。在 CYP2C19 的基因表达中,只有 2%～5% 的白种人表现出代谢缺陷,但在亚洲人群中,99% 的亚洲人群为慢代谢型。CYP2C9 的代谢也存在基因多态性,白种人的基因突变率为 10%,而中国人 CYP2C9 的基因突变率为 2%,主要表现为酶的活性降低。由于抗癫痫药中许多品种的代谢需要 CYP2C9 和 CYP2C19 的参与,由于代谢酶的基因多态性变化,也使得抗癫痫药在体内呈现出不同的药理活性。

我们知道,参与药物代谢的细胞色素 P450 酶的亚型主要有 CYP3A4、CYP2C9、CYP2C19 和 CYP2D6。在抗癫痫药中需要通过 CYP3A4 代谢的药物有卡马西平、苯巴比妥和丙戊酸钠,需要通过 CYP2C9 代谢的药物有苯巴比妥和丙戊酸钠,需要通过 CYP2C19 代谢的药物有苯巴比妥、苯妥英钠、丙戊酸钠、地西泮和托吡酯等。还有卡马西平是 CYP3A4 的自身诱导剂,可以使自身在体内的代谢加快,同时也会使卡马西平与苯巴比妥和丙戊酸钠等药物之间的相互作用产生变化。对于服用苯巴比妥和丙戊酸钠的癫痫患者而言,由于苯巴比妥对 CYP2C9 的诱导作用,导致丙戊酸钠在体内的代谢加快,使丙戊酸钠的血药浓度上升缓慢,丙戊酸钠不能很快发挥抗癫痫作用。再有,对于需要通过同一个细胞色素 P450 酶亚型代谢的药物来说,由于每个患者体内细胞色素 P450 酶的数量、活性的个体差异,药物之间的相互作用也会出现个体差异。

除了抗癫痫药之间的代谢受到代谢酶基因多态性的影响外,一些癫痫患者除癫痫以外的基础病治疗药物的代谢也会因代谢酶基因多态性的突变产生影响。奥美拉唑为 CYP2C19 的底物。癫痫患者在服用苯妥英钠、卡马西平等药物时,如果服用奥美拉唑,有可能使卡马西平和苯妥英钠等药物的血药浓度发生变化,应密切监测药物的血药浓度。服用卡马西平或苯妥英钠的癫痫患者,如果服用红霉素,由于红霉素对 CYP3A4 的抑制作用,也可使卡马西平和苯妥英钠的代谢减慢,抗癫痫的作用增强。

服用卡马西平的癫痫患者服用辛伐他汀,由于卡马西平对 CYP3A4 的诱导作用,使辛伐他汀的代谢加快,半衰期缩短,使辛伐他汀的降胆固醇作用受影响,因此,服用卡马西平的癫痫患者应避免服用辛伐他汀。

由于葡萄柚汁对肠道 CYP3A4 的抑制作用,可以使卡马西平等药物的生物利用度升高,血药浓度升高,因此服用卡马西平的癫痫患者应避免食用葡萄柚及葡萄柚汁。

在考虑基因多态性对抗癫痫药的影响时,无论是抗癫痫药之间的相互影响,还是抗癫痫药与其他药物之间的相互影响,监测抗癫痫药的血药浓度是发现和解决问题的较好方法。

十、有效性监护

在癫痫的治疗过程中,临床药师应配合医生完成对患者应用抗癫痫药有效性的全面监护。对抗癫痫药的有效性监护包括:①入院癫痫患者抗癫痫药用药史情况调查;②癫痫患者视频脑电图监测期间应用抗癫痫药的有效性监护;③调整抗癫痫药期间的有效性药学监护;④癫痫围手术期抗癫痫药的有效性监护。

由于癫痫是一种神经系统的慢性病,用药时间相对较长。有的患者经过多年治疗,应用抗癫痫药的品种多,了解每种抗癫痫药的治疗效果,对患者抗癫痫药治疗方案的确立有非常重要的意义。

患者入院后,临床药师需要对患者的抗癫痫用药史进行全面了解,应用药学知识对获得的用药信息加以分析,并与医生沟通。全面了解抗癫痫药用药史,主要需要关注患者服用几种抗癫痫药;每种抗癫痫药的剂量和用法;每种抗癫痫药是从什么时间开始服用的;服药前后的癫痫发作频率;主要发作时间范围;用药后有什么不适;用药后发作形式有何变化;具体变化是什么;是否停药;停药后有没有癫痫发作。了解癫痫患者的用药史后,需要分析每种抗癫痫药的应用情况,主要明确患者抗癫痫药的应用是否具有合理的剂量、用法、时间、治疗效果、ADR 情况,从中找到适合该患者的有效抗癫痫药。

对于许多癫痫患者,住院治疗的目标是明确诊断或明确病灶部位,为手术治疗提供依据。为了完成住院治疗目标,患者入院后要完成脑电图监测,重点是监测发作期脑电图。为此入院后应首先进行血药浓度监测,了解各种抗癫痫药在患者体内的血药浓度,结合患者用药后发作情况,寻找适宜该患者最有效的抗癫痫药,为患者调整药物,捕捉发作期脑电图提供依据。监测发作期脑电图和调整抗癫痫药治疗方案时,不仅要特别注意刚开始调整药物剂量时的癫痫发作情况,还要注意调整剂量 5 个半衰期后,也就是药物的药理作用基本消失后癫痫的发作情况。监测发作期脑电图时,调整抗癫痫药治疗方案的目的是尽快捕捉发作期脑电图,也就是让患者尽快发作。所以,调整药物剂量应选择对患者有效的药物。调整剂量的抗癫痫药半衰期最好较短,药物的血药浓度能很快出现变化。当然,对于效果欠佳的抗癫痫药也可以停用。

对于以明确诊断为治疗目标的癫痫患者,在进行治疗剂量和治疗方案的调整时,临床药师要协助医生监测剂量调整后癫痫患者的癫痫发作情况。特别需要关注患者服药后发作频率的变化,出现发作的时间段。合理、全面地分析用药与发作频率和发作时间的关系,从而决定下一步治疗方案的调整。

癫痫患者围手术期用药有效性监护应重点关注手术当天以及手术后 2～7 天抗癫痫药的使用、手术后抗癫痫药的长期使用。手术当天还应协助临床监测患者的生命体征,特别是患者在应用抗癫痫药注射剂后意识的变化,癫痫发作情况的变化。注意患者吞咽功能的情况,为开始口服抗癫痫药提供依据。如果患者意识不清或发作次数多,可以临时给予鼻饲喂养,以便合理安排服用抗癫痫药。另外,适当降颅内压和监测围手术期抗感染药的应用、保证围手术期患者大便通畅和营养供给也是临床药师需要监护的内容。

十一、安全性监护

和抗癫痫药有效性监护一样,抗癫痫药安全性监护包括:①入院癫痫患者抗癫痫药用药史中用药安全性情况调查;②癫痫患者视频脑电图监测期间应用抗癫痫药安全性监护;③调整抗癫痫药期间的安全性药学监护;④癫痫围手术期抗癫痫药的安全性监护。

在对入院患者进行抗癫痫药用药史的情况调查中,不仅要关注服用各种抗癫痫药的剂量、用法和发作频率,还要关注应用每种抗癫痫药后出现的不适感觉。比如,服用卡马西平后出现头晕的情况,服用托吡酯后体温、食欲的变化。其目的是了解癫痫患者对抗癫痫药可能出现的 ADR 的耐受性。

在癫痫患者进行视频脑电图监测前,不仅要关注患者的血药浓度,还要关注患者应用抗癫痫药后实验室检查结果的变化。如长期服用卡马西平患者的血常规检查中白细胞计数的降低;服用奥卡西平的患者血生化检查结果中低血钠现象的出现;服用丙戊酸钠的患者出现纤维蛋白原的变化,血氨的变化;服用苯巴比妥患者肝酶的变化。对于服用苯妥英钠的患者,除了密切观察患者牙龈的变化,最好定期行 MR 检查,以便及时发现患者小脑萎缩的情况。对于发现的严重 ADR,应及时与护士沟通,做好护理。另外,在调整抗癫痫药方案时,如果可能,应尽量选择 ADR 小的抗癫痫药。

除了监护可能出现的 ADR,还要特别关注在监测发作期脑电图的撤药过程中,患者可能随时出现发作引起的安全隐患。要教育患者和家属,为了捕获发作期脑电图,已经开始减少药物剂量，患者随时有发作的可能，为此不要外出，尽量在病房的床上活动，以免引起跌倒和摔伤。

对于明确诊断，进入调整抗癫痫药时期的患者，药师不仅要注意新用抗癫痫药可能出现的 ADR，还应注意原有抗癫痫药因增加剂量可能出现的 ADR。对抗癫痫药安全性的监护不仅要求临床药师密切关注，还要告诉医生和护士，特别需要告诉患者及其家属注意 ADR 的防护，发现问题及时告知医务人员。临床药师要注意教育患者做好抗癫痫药 ADR 的预防与处理。比如，要告诉患者服用托吡酯时需要多饮水，以减少肾结石的可能；服用卡马西平时要密切观察有无皮疹出现；服用奥卡西平时应注意饮食中钠的摄入。

由于长期应用卡马西平可以引起白细胞计数降低，甚至患者免疫力下降，手术后易引起感染；长期应用丙戊酸钠可以导致纤维蛋白原降低，引起术中出血风险增加。所以，在癫痫围手术期的用药安全性监护中，应特别关注抗癫痫药对血液系统的影响，如凝血功能的改变、白细胞减少等，也就是手术前后需要注意监测患者的血常规，特别是服用卡马西平或丙戊酸钠的患者。如果出现服用卡马西平引起的轻度白细胞计数降低，可以先服用升白细胞的药物，然后复查血常规，待白细胞计数恢复正常再行手术治疗。如果出现服用丙戊酸钠引起的纤维蛋白原降低，最好停用丙戊酸钠 3 天，然后复查凝血功能，待患者的凝血功能指标正常后，再考虑手术。另外，在癫痫围手术期的用药安全性监护中，还要注意服用托吡酯的患者，因为托吡酯有可能因抑制汗腺分泌，造成患者基础体温升高。手术前应密切观察患者的体温，为手术后分析患者的体温变化提供依据。

十二、经济性监护

应用抗癫痫药只是用于控制症状，为此需要长期服用。在为患者制订癫痫治疗方案，选择抗癫痫药时，要注意患者的经济承受能力和药品的易获得性。如果癫痫患者来自不发达的偏远地区，医生最好不为患者选择新上市的、价格昂贵的抗癫痫药，因为新药的销售渠道欠完善，会给患者及时获得抗癫痫药带来困难，造成患者用药依从性低，经济负担重，影响癫痫发作的控制。因此，临床药师应对各种抗癫痫药的价格有清晰的认识。

0.2g 丙戊酸钠片剂的价格是 0.093 元，0.5g 丙戊酸钠缓释片的价格是 2.59 元。对于偏远地区，经济承受能力弱的患者，如果选用丙戊酸钠普通片剂，以 0.4g 每日 4 次的方法用药，一天的丙戊酸钠药费为 0.56 元（0.093×6）；如果选用丙戊酸钠缓释片，以 0.5g 每日 2 次的方法用药，一天的丙戊酸钠药费为 5.18 元（2.59×2），价格相差 9 倍以上。如果患者的经济承受能力强，丙戊酸钠缓释片易获得，使用丙戊酸钠缓释片既可以减少每天的服药次数，保证丙戊酸钠的血药浓度更加恒定，又可以提高患者的生活质量，对于癫痫患者自然是最佳选择。但是丙戊酸钠缓释片不能研碎服用，即使癫痫患者的经济承受能力强，对于鼻饲患者也是不能应用的。所以虽然经济性是选择抗癫痫药的重要方面，但有效性和安全性更是首要考虑的。丙戊酸钠口服液每 5ml（0.2g）的价格为 1.45 元。该剂型的价格虽然高于丙戊酸钠普通片剂，但由于调整剂量简单易行，有甜味而不含糖，更适用于儿童给药。但是如果癫痫患儿的家庭经济承受能力弱，患儿又可以吞咽普通片剂，也可以选择丙戊酸钠普通片剂。

与丙戊酸钠一样，卡马西平仿制药品的价格为每片（0.1g）0.09 元，而原研厂家的卡马西平（得理多）的价格为每片（0.2g）1.05 元。国产奥卡西平（仁澳）的价格为每片（0.3g）

2.08 元,进口奥卡西平(曲莱)的价格为每片(0.3g)4.00 元,可以根据患者经济承受能力选择药物。

托吡酯有 2 种规格,25mg/片的托吡酯价格为 1.64 元,4 片 25mg/片的托吡酯的总剂量为 100mg,价格为 6.56 元;而 100mg/片的托吡酯价格为 4.73 元。如果患者以每次 100mg,或 100mg 的整倍数服药,选择 100mg/片的托吡酯更经济。但是如果患者需要进行剂量调整,100mg/片的托吡酯存在分剂量不够准确的缺点,即便 100mg/片的托吡酯较为经济,此时也最好选择 25mg/片的托吡酯,以保证患者用药剂量的准确性。

十三、依从性监护

患者的用药依从性不仅对癫痫患者长期用药起着重要作用,对于患者捕捉发作期脑电图,以及致痫灶切除术前后抗癫痫药的应用也发挥着重要作用。

在捕捉发作期脑电图时,如果患者在没有告知医生的情况下,自行停药或减少用药剂量,虽然可能很快捕捉到发作期脑电图,但是由于突然减药或停药,导致血药浓度产生波动或降低,有可能造成癫痫的频繁发作,甚至出现癫痫持续状态。而医生由于不了解癫痫患者的真实服药情况,误认为患者仍然按照原来的规律服用抗癫痫药,从而对正确制订终止癫痫发作的治疗方案带来困难。为此临床药师要协助临床做好患者的教育,嘱咐患者坚持用药,即使希望调整治疗方案,尽快捕捉到癫痫发作,也要与医生沟通,在医生认可的情况下停药或减少用药剂量。

当患者预行致痫灶切除术时,应教育患者坚持按时服药。因为如果患者自行停药,出现癫痫频繁发作,会给手术麻醉用药带来困难。患者出现频繁发作后,给予大量的抗癫痫药,则有可能导致患者出现意识不清,容易引起麻醉后意识程度判断的失误。为此,临床药师要嘱患者术前按时服药,术后保持情绪稳定。为了预防癫痫发作,术后通常给予注射用苯巴比妥钠或注射用丙戊酸钠,待病情好转后,再逐渐将注射用抗癫痫药替换成口服抗癫痫药。为了让患者配合医生完成治疗,要告诉准备行致痫灶切除术的患者:术后应配合医生尽快开始规范服用抗癫痫药。

临床药师对患者进行用药依从性监护,还包括教会患者如何正确用药。

首先,要告诉患者:抗癫痫药是用来控制症状的,不是根治癫痫发作的。所以,要每天坚持服药才有可能控制癫痫发作。

其次,要告诉患者规范就医,个体化就医。由于癫痫是一种慢性疾病,要控制癫痫发作,医生不仅要明确诊断患者的疾病,了解患者的各种实验室指标,还要对癫痫患者的发作规律有清晰的掌控。只有这样,才能为癫痫患者制订个体化治疗方案。因为癫痫是发作性疾病,患者在就诊时可能没有出现癫痫发作,这给医生了解患者病情带来一定困难。为了尽快让医生全面掌控患者的病情,患者在就医时最好携带其日常发作的录像,并把患者用药和发作的详细记录交给医生,这样可以帮助医生判断患者的发作情况,制订个体化治疗方案。

再有,临床药师要告诉患者所服抗癫痫药的常见不良反应具体表现及相应处理方法。因为许多癫痫患者过分夸大抗癫痫药的 ADR,害怕长期应用抗癫痫药。教会患者预防和监测 ADR 的方法,可以提高患者的用药依从性。

对患者的生活指导也是非常重要的。应嘱咐患者不要接触刺激性的食物和饮料,不要长时间接触光、电刺激;注意休息,保持睡眠;不要做带有危险的活动;记录每次的发作时间、发作表现,做好服药日记,养成定期复诊的好习惯。

十四、老年癫痫患者的药物治疗与监护

人口老龄化也使老年人癫痫的患病率不断增加,使癫痫成为继脑血管疾病、痴呆后的第三大神经系统疾病。老年癫痫患者包括癫痫发作从青少年延续到老年的患者,也包括青少年无癫痫发作,只是在老年期首次发病的老年性癫痫。

老年性癫痫大多是症状性癫痫。其病因可能是脑血管疾病,也可以是脑肿瘤、痴呆、炎症、外伤或代谢中毒性脑病。老年性癫痫的发作形式以部分性发作为主,大部分为复杂部分性发作,另外还有全面性强直阵挛发作和简单部分性发作。

老年性癫痫的治疗包括两方面,一方面是针对原发病的治疗,另一方面是针对癫痫的治疗。治疗应结合老年人的生理特点。

老年人的生理变化导致了老年患者的药效学和药动学发生变化。随着年龄的增长,人体的组织更新与修复能力下降,器官生理功能减退,机体代谢缓慢,免疫功能下降,应激能力减弱。表现为细胞数量减少,出现脂褐素(老年素);肌肉组织减少,脂肪占体重比率增加;酶及生物活性物质含量减少,酶的活性下降(胃酶等);免疫功能下降,抗感染能力下降;抗氧化能力减弱,超氧化物歧化酶减少,过氧化脂质增加。这些改变导致各系统的功能发生变化,具体变化是心脏及心输出量每年减少 1‰,动脉硬化,收缩压升高,脉压增大;脑萎缩,运动协调性差,行动缓慢,记忆差;黏膜萎缩,肺体积变小、换气功能弱,易低氧;胃肠蠕动下降,便秘增加,肠壁血流下降,影响吸收;胃酸分泌下降,pH 升高,肝脏血流量减少,导致肝代谢减少;内分泌系统功能减弱;肾功能、抗利尿激素作用、血钠调节作用减退;肌肉组织减少,出现骨关节退行性病变。老年人的生理变化引起药物的吸收减少,代谢、排泄减慢,以及药物的作用性质、作用强度和作用时间的改变。

老年人的药效学和药动学变化导致老年人对药物 ADR 非常敏感。选择药物及用药剂量时应注意老年人的耐受性,老年人抗癫痫药的剂量从小剂量开始,以控制癫痫、ADR 最小为治疗目标剂量。

在老年人抗癫痫药的选择上,不仅要考虑发作类型,还要考虑患者的原发病,如老年人常患有心脏疾病,虽然卡马西平为部分性癫痫发作的首选药物,但由于卡马西平的心脏毒性作用,即使老年癫痫患者的发作形式为部分性发作,也应避免选择卡马西平。虽然托吡酯有找词困难等 ADR,但对于老年人,如果这种 ADR 可以耐受,也可以选为其抗癫痫药。总之,老年性癫痫的抗癫痫药选择有自己的特点。

另外,由于老年患者生理功能的改变,使患者的记忆力、认知功能下降,用药依从性差。为了提高老年癫痫患者应用抗癫痫药的依从性,最好选择半衰期长的药物,以达到减少每天用药次数的目的。对于吞咽困难的老年癫痫患者,为了按时服药,可以采取鼻饲喂养的方法,选择普通制剂或口服液。

十五、女性癫痫患者的药物治疗与监护

女性的特殊生理周期,导致了女性癫痫患者在特殊生理周期的治疗需要格外关注。

青春期是女性癫痫的高发期之一。已确认的女性癫痫患者进入青春期,其发作类型和发作频率都有可能变化,为此要认真结合患者的发作类型和依从性,合理选择抗癫痫药。由

于丙戊酸钠可引起多囊卵巢,导致月经失调,所以青春期女性尽量避免服用丙戊酸钠。另外,丙戊酸钠可以导致食欲增加,引起肥胖,这也是青春期女性癫痫患者不愿意接受的。

保证女性癫痫患者的生育权利是帮助癫痫患者走出生活阴影,回归社会的主要责任之一。对于育龄期女性癫痫患者,在控制癫痫发作的基础上,要尽量避免选择可能影响生育的药物,并在医生的指导下计划妊娠。女性癫痫患者在妊娠过程中,癫痫发作可能会增加,各种并发症和后代畸形的可能性也高于正常女性。为此,女性癫痫患者孕前教育非常重要。要告诉女性癫痫患者,绝大多数癫痫女性是可以正常妊娠和分娩的。癫痫发作本身与服用抗癫痫药都有可能给胎儿带来风险,所以应权衡利弊,计划妊娠是女性癫痫患者特别需要注意的。对于孕妇,尤其是患有癫痫的孕妇,补充维生素 C、维生素 K 和叶酸是极其有益的。

15%～30%的女性癫痫患者在怀孕期间发作增加,癫痫发作可以导致妊娠并发症的出现概率增加,也可以增加新生儿畸形的发生率,因此,妊娠期间癫痫发作控制欠佳的危害是不仅影响孕妇自身,而且对胎儿发育带来不利影响。一般认为,正常人群胎儿出现畸形的比率是 2%～3%,服用一种抗癫痫药妇女的胎儿畸形率为 10%。所以女性癫痫患者计划生育应在受孕前尽可能控制癫痫,尽可能减少癫痫发作。如果怀孕期间需要应用抗癫痫药,应在受孕前选择适合患者发作类型、对胎儿影响小的抗癫痫药,小剂量治疗,并要告知畸形的风险,让患者及家属正确认识癫痫对妊娠的影响,既不要谈虎色变,又不可掉以轻心。

对于妊娠期的癫痫患者需要做好相关知识的用药教育。

(1)服用抗癫痫药的女性患者,胎儿发生神经管畸形的比率比一般人群高,原因与叶酸代谢相关。为此,女性癫痫患者从孕前 3 个月开始,每天需要补充叶酸 5mg,而不是正常人群的 0.4mg。

(2)服用抗癫痫药的患者分娩的新生儿在出生后应肌内注射维生素 K 1mg。

(3)女性癫痫患者在孕期不仅要定期做产科检查,还要定期到癫痫专科就诊。

(4)根据患者癫痫发作情况,结合患者的血药浓度,及时调整抗癫痫药的给药剂量,尽量避免癫痫发作。因为癫痫发作对胎儿的影响大于抗癫痫药对胎儿的影响,尤其是全面性强直阵挛发作。

(5)如果女性癫痫患者妊娠期间癫痫发作控制欠佳,在考虑引起癫痫发作的常见影响因素外,应特别关注患者的用药依从性、孕吐等与妊娠相关的影响因素。

(6)妊娠 4 个月应对胎儿进行超声波检查,发现问题及时终止妊娠。

(7)当女性癫痫患者临产时,最好在有癫痫诊疗经验和设备的医院分娩。

(8)分娩过程中和分娩过程后要坚持服用抗癫痫药,如果不能及时口服,也应通过其他途径给予足量抗癫痫药。如果在分娩过程中出现癫痫发作,可选用静脉推注地西泮加以控制。如果癫痫发作没有缓解,可按照癫痫持续状态进行处理,同时尽快加速分娩,并做好新生儿的抢救。

(9)如果在妊娠后期出现频繁发作,发作时间延长,应通过剖宫产的方式提前终止妊娠。

(10)产后的女性癫痫患者应注意调整抗癫痫药的剂量,继续抗癫痫治疗。为保证母子安全,应制订照顾孩子的计划。

(11)许多抗癫痫药可以通过乳汁分泌,但多数乳汁中的抗癫痫药浓度相对较低。在哺乳过程中,抗癫痫药的服药剂量应为常规用药剂量。服用卡马西平的癫痫患者应停止哺乳。

服用抗癫痫药的哺乳期妇女在哺乳期间要注意婴儿的表现,如果出现易激惹、睡眠不良、体重减轻、镇静、肌张力下降、吸吮无力、进食困难等临床表现时应停止哺乳。

(12)虽然服用许多抗癫痫药对哺乳是相对安全的,但要注意女性癫痫患者在哺乳过程中如果出现癫痫发作,可能会由于自身意识不清,压伤或摔伤婴儿。为此,在女性癫痫患者哺乳时最好有家属在场,注意观察,出现癫痫发作及时给予适当的保护和救治。

(13)因为卡马西平、奥卡西平、苯巴比妥、托吡酯等抗癫痫药与口服避孕药之间有相互作用,容易造成避孕失败。女性癫痫患者在分娩后要做好避孕计划。最好采用避孕套等方式避孕,不建议采用口服避孕药避孕。

(14)由于没有足够的证据,到目前为止,无法对加巴喷丁、左乙拉西坦、噻加宾等药物的致畸性进行评估,所以有妊娠计划的女性癫痫患者最好不要选择以上药物控制癫痫发作。丙戊酸钠、托吡酯和苯妥英钠等药物有导致胎儿畸形的作用,应避免使用。对于有妊娠计划的女性癫痫患者,可以推荐拉莫三嗪等药物控制癫痫发作。

十六、儿童癫痫患者的药物治疗与监护

癫痫是小儿神经科最常见的疾病之一。我国关于癫痫发病率的调查结果显示:在调查人群中,癫痫的年发病率为 35 人/10 万,其中,儿童的年发病率为 151 人/10 万,所以在癫痫的发病人群中,儿童多于成人。由于儿童处于生长发育阶段,引起癫痫的病因、临床表现和治疗方案等与成人有所区别。

癫痫的发病与年龄有关,婴幼儿是癫痫发病的第一高峰期。许多癫痫综合征是年龄依赖性的。小儿癫痫大多数发生于学龄前期,起病年龄在 15 岁以下的接近 50%。

不同年龄儿童的发病原因有所不同。新生儿期起病的癫痫主要与产伤、出生时脑缺氧、颅内出血、先天性脑发育畸形、先天性代谢异常(如高氨血症)等有关。3 岁至学龄前起病的癫痫则主要考虑颅内感染、特发性癫痫、脑肿瘤和脑变性病。

我们知道成人癫痫的发作类型以部分性发作为主,而对于儿童,脑的发育程度对癫痫的发作类型有一定的影响,特别是新生儿期和婴幼儿期的影响。比如在新生儿和婴幼儿时期,很少见到全面性强直阵挛发作,典型失神发作也极少发现,主要的发作类型是阵挛性发作。另外,由于婴幼儿缺乏表达和沟通能力,对于发作的先兆和感觉性发作缺乏主诉,因此很难确定患儿是复杂部分性发作,还是简单部分性发作。儿童癫痫的发作类型只能通过发作录像和脑电图检查确定。学龄前和青少年期的发作也有特点,典型失神发作、光敏反应性发作常见于学龄前到青少年期的癫痫。再有,儿童时期出现的癫痫综合征较成人多见,且多数具有年龄依赖性。婴儿期常见的癫痫综合征有 Lennox Gastaut 综合征、Doose 综合征、Landau Kleffner 综合征、Rasmussen 综合征、儿童失神癫痫等,青少年时期常见的癫痫综合征有青少年失神癫痫、少年肌阵挛癫痫等。

儿童癫痫的脑电图也随着年龄的增长有所变化。有 2% 健康儿童的脑电图也可监测到癫痫样放电,但并没有癫痫发作。部分患有婴儿孤独症的儿童在监测脑电图时也可能监测到癫痫样放电。为此,对于儿童癫痫,不能仅根据脑电图异常进行癫痫的诊断,一定要参考患儿的临床表现。对于仅有脑电图异常的儿童,应密切观察患儿的病情,不要急于抗癫痫治疗。

儿童癫痫的抗癫痫药选药原则与成人癫痫基本相同,但有以下特点:

（1）由于儿童的生长发育快，尤其是当今社会发展迅速，儿童营养过剩现象较为多见，对于标准体重范围内的儿童，服药剂量应按照体重计算；体重不够标准（过轻或超重）的儿童，在剂量选择时应参照标准体重计算，必要时可结合治疗效果和血药浓度给予调整。

（2）由于婴幼儿的肝、肾功能发育不完全，药物代谢和排泄缓慢，药物在体内的半衰期长。婴幼儿至学龄前儿童药物代谢快，为此应定期监测血药浓度，根据血药浓度和发作情况调整剂量。

（3）注意监测药物不良反应，定期复查肝功能、血常规，对于年龄小于 2 岁服用丙戊酸钠的婴幼儿，在定期复查肝功能的同时，还要注意复查血氨，防止肝损害和高氨血症。

（4）由于儿童处于学习的重要阶段，在选择抗癫痫药时，应比较抗癫痫药对儿童认知功能的影响，选择对智商影响相对较小的抗癫痫药，如奥卡西平；在病情允许的情况下，尽量避免选择对智商有一定影响的抗癫痫药，如托吡酯。在抗癫痫药的应用过程中要注意观察患儿的病情变化，权衡利弊，调整治疗方案。

（5）癫痫患儿如果存在多种发作，尤其是肌阵挛发作、肌张力发作、不典型失神发作，服药时间应相对较长，某些青少年特发性癫痫则需要长期，甚至终身服药。

（6）对于一些难治性癫痫或特殊的癫痫性脑病，如婴儿痉挛、Lennox Gastaut 综合征等，在应用抗癫痫药治疗的同时，还可以应用生酮饮食疗法。

（7）为癫痫患儿选择抗癫痫药时，也要考虑儿童在生长过程中剂量调整的准确性，尽量选择儿童易于接受、剂量容易调整的口服液。如果需要应用丙戊酸钠，可以选择丙戊酸钠口服液。由于丙戊酸钠缓释片不能随意掰开和研碎，剂量不易调整，学龄前儿童应尽量避免应用。对于应用丙戊酸钠的癫痫患儿，在添加拉莫三嗪时需要从小剂量开始应用。临床药师要教会患儿家属较为精确地剂量分割方法（等量递加法），即将拉莫三嗪片研碎，掺入等体积的食用淀粉，混匀后，分剂量包装后待用。

（8）为学龄期儿童选择抗癫痫药时，考虑到抗癫痫药需要等间隔服用，为保证癫痫患儿的睡眠，提高癫痫患儿的用药依从性，最好选择半衰期长，只需每天服用 1～2 次的抗癫痫药。

总之，在为癫痫患儿选择抗癫痫药时，要充分考虑儿童的生理特点，注意药物选择的个体化，药物剂量、用法、剂型和疗程的个体化，达到控制癫痫发作的目的。

第四节　癫痫持续状态及治疗

一、癫痫持续状态的定义

癫痫持续状态（status epilepticus，SE）是癫痫发作的一种特殊形式，是癫痫患者失去自行终止其发作状态的内在能力的表现，是以反复持续的癫痫发作为特征的病理状态，是病死率和致残率极高的神经科常见急症之一。据国外文献报道，癫痫持续状态的病死率为3%～33%。当患者出现癫痫持续状态时需要紧急处理。

癫痫持续状态的首次提出要追溯到 20 世纪初。1903 年，Clark 和 Prout 首先提出癫痫持续状态是指癫痫的严重程度，一次发作后短时间内另一次发作，两次发作间持续昏迷及衰竭状态。1964 年，国际抗癫痫联盟（ILAE）建议将癫痫持续状态定义为：发作持续足够长的时间或频繁的发作形成固定的、长时间的癫痫状态。这一定义不能与连续性癫痫发作进行区别,因此,1981 年国际抗癫痫联盟分类和术语委员会将癫痫持续状态定义为"一次抽搐发作持续足够长或反复抽搐发作而发作间期意识不能恢复"。它与连续性癫痫发作(serial seizures)的区别是:连续性癫痫发作的发作频繁,但发作间期意识恢复,生命体征正常。由于 1981 年癫痫持续状态的定义没有对抽搐发作持续时间给予界定,1993 年美国癫痫基金会推荐将癫痫持续状态定义为癫痫持续状态是两次或两次以上的癫痫发作,在发作间期意识状态没有恢复或一次发作超过 30 分钟。这也是我国沿用的癫痫持续状态的定义。1999 年,Lowenstein 及其他学者认为理论层面上癫痫持续状态是持续性全身癫痫发作时,患者缺乏自行终止这种状态的内在能力;在临床实际中惊厥持续 5 分钟以上,则有 50% 以上可能持续 30 分钟以上。因而 2001 年国际抗癫痫联盟分类和术语委员会再次修订了癫痫持续状态的定义,提出发作时间超过该类型大多数患者的发作持续时间或反复发作,在发作间期中枢神经系统功能未恢复到正常基线。由于该定义没有对发作持续时间进行具体规定,随着对癫痫持续状态研究的深入,出于对癫痫持续状态的临床控制和对脑的保护,对癫痫发作持续时间的规定不断发生变化。目前提出的适合临床操作的癫痫持续状态的定义是每次癫痫发作持续时间大于 5 分钟或两次及两次以上的癫痫发作间期意识状态不能恢复到基线水平,也可能一次发作没有停止,持续时间超过具有该类型癫痫的大多数患者的发作时间。

新的 SE 定义一方面强调了长时间的癫痫发作将伴随着并发症增加的危险性;另一方面,对于临床治疗是一个更加切实可行的定义。癫痫持续状态是神经科的急症,迅速明确诊断是控制发作的前提。

二、癫痫持续状态的分类

癫痫持续状态的分类始于 1945 年。Lennox 首次报道失神癫痫持续状态(AES)。1956 年,由 Gastaut 首先报道了复杂部分性发作持续状态(CPSE)。1962 年,国际癫痫会议将癫痫持续状态分为非惊厥性癫痫持续状态与惊厥性癫痫持续状态两种类型。

1985 年,中华医学会第一届全国癫痫学术会议根据 1981 年 ILAE 建议的发作分类所拟定的癫痫发作的分类,把临床癫痫持续状态分为:全身性强直阵挛发作癫痫持续状态;失神发作癫痫持续状态;复杂部分性发作癫痫持续状态;部分性发作癫痫持续状态。

临床对癫痫持续状态的分类方法有许多种。最简单的癫痫持续状态分类方法将癫痫持续状态分为惊厥性癫痫持续状态(convulsive status epilepticus)、非惊厥性癫痫持续状态(nonconvulsive status epilepticus)和癫痫性电持续状态(electrical status epilepticus)。①惊厥性癫痫持续状态:以全身或局部肌肉抽搐为主要表现,包括全身性癫痫持续状态(大发作持续状态)和部分性癫痫持续状态(癫痫部分持续发作)。②非惊厥性癫痫持续状态:以意识障碍/精神行为异常为主要表现,有意识障碍或反应性障碍而无惊厥,持续至少 30 分钟,脑电图监测可见持续性癫痫样活动;对静脉应用抗癫痫药(AED)有可见的临床效果及脑电图效果,主要包括全身性癫痫持续状态(失神持续状态)和部分性癫痫持续状态(复杂部分持续状态)。③癫痫性电持续状态:是指脑电图持续性棘慢波发放 30 分钟以上,无临床发作。其中临床最多见的是惊厥持续状态中的全身强直阵挛性癫痫持续状态和非惊厥持续状态中的失神持续状态(ASE)以及复杂部分性持续状态(CPSE)。

复杂部分性持续状态是指反复复杂部分性发作(CPS),发作间意识不恢复,或持续朦胧状态,周期性无反应或反应不完整(>30分钟),脑电图显示有反复出现的似CPS单次发作的表现;静脉应用抗癫痫药后临床及脑电图均迅速好转。失神持续状态的主要症状为意识障碍,从淡漠、反应慢到消失,但无昏迷(>30分钟);脑电图显示失神样改变;静脉用抗癫痫药后临床及脑电图均迅速好转。

目前倾向于按照2001年国际抗癫痫联盟推荐的,以发作类型进行分类,将癫痫持续状态分为全面性癫痫持续状态和局灶性癫痫持续状态。其中全面性癫痫持续状态包括全面性强直阵挛性癫痫持续状态、阵挛性癫痫持续状态、失神性癫痫持续状态、强直性癫痫持续状态、肌阵挛性癫痫持续状态。局灶性癫痫持续状态包括Kojevnikov部分性持续性癫痫、持续性先兆、边缘性癫痫持续状态、伴偏侧轻瘫的抽搐状态。

癫痫持续状态是神经科的急症和重症,无论是惊厥性癫痫持续状态还是非惊厥性癫痫持续状态,均可以导致严重脑损伤。

三、癫痫持续状态的病因

癫痫持续状态的病因对控制癫痫持续状态的发作极为重要,为此应对患者的癫痫发作病史及用药史、其他病史、发作表现有清楚的了解。

癫痫持续状态主要由以下3方面因素引起,即隐源性癫痫、症状性癫痫和诱发因素。任何个体受到强大的刺激,都可以引发惊厥。由于癫痫患者的惊厥阈值较正常人群偏低,因此容易出现癫痫发作,甚至由此导致癫痫持续状态。

隐源性癫痫是不明原因的癫痫发作,由于发作原因不明,无法采取对因的有效治疗,仅靠服用抗癫痫药等方法控制症状,如果出现用药不当,难免会出现癫痫的频繁发作或癫痫持续状态。

症状性癫痫也是引起癫痫持续状态的原因之一。局部或脑部疾病,如包括先天的脑畸形和结节性硬化的先天性异常、产伤、不同年龄的脑外伤和颅内出血、中枢神经系统感染、脑肿瘤、脑血管疾病、低血糖脑病等都可引起中毒性脑病,也可导致癫痫持续状态。许多儿童期起病的癫痫也易导致癫痫持续状态。

引起癫痫持续状态的主要诱因是用药不当或因患有其他疾病引起。

我们知道:抗癫痫药是用来控制癫痫发作的。无论是什么类型的癫痫发作,在药物治疗过程中,不适宜的减药或突然停药,都有可能引起癫痫发作,导致癫痫持续状态的发生。有文献报道,在发生癫痫持续状态的患者中,有1/4的患者起病原因之一是由于突然中断药物治疗或随便更换抗癫痫药。

对于许多感染,特别是中枢神经系统感染,其首发症状可能是癫痫。如果对癫痫发作的认识不足,则有可能会引起癫痫持续状态,特别是病毒性脑炎和细菌性脑炎。其他部位的感染,如肺炎、败血症、痢疾、泌尿系感染、高热惊厥等,如果感染控制欠佳,可引起感染中毒性脑病,感染中毒性脑病可导致癫痫持续状态。还有一些疾病,如脑外伤引起的颅内血肿、脑挫裂伤、脑囊虫和一氧化碳中毒等也有引起癫痫持续状态的可能。

另外,对于癫痫患者,不良的生活习惯和饮食习惯也可能引起癫痫持续状态。癫痫患者在生活中应避免饮用刺激性的食物,如酒精、咖啡等。如果癫痫患者在生活中不注意饮食方面的禁忌,就有可能出现癫痫的连续发作,甚至导致癫痫持续状态。再有,服用卡马西平的患者不宜食用葡萄柚,如果服用卡马西平的患者食用大量的葡萄柚,由于葡萄柚对卡马西平代谢的影响,造成卡马西平在体内的血药浓度产生波动,也有可能引起癫痫的频繁发作,控制不佳可引起癫痫持续状态。癫痫患者在生活中要注意劳逸结合,对于患有反射性癫痫的患者应尽量避免闪光刺激。如果癫痫患者劳累过度、缺乏睡眠或长时间强光刺激(包括长时间操作计算机等电子产品),都可能造成癫痫持续状态。

四、药物治疗的目标与方案

癫痫持续状态的治疗目标就是尽快终止发作(最好在 30 分钟内)、保护神经元、查询病因、祛除促发因素。为此,癫痫持续状态的治疗原则是控制惊厥、一般治疗、对症治疗、病因治疗、长期抗癫痫治疗。治疗的方法主要是终止发作、防止复发、处理促发因素和积极治疗并发症等 4 方面。其中,终止发作就是当惊厥持续 5 分钟以上,立即给予镇静,控制惊厥;防止复发就是在癫痫持续状态得到控制后,考虑长期服用抗癫痫药,并注意随访临床症状和脑电图情况;处理促发因素就是积极寻找和控制病因及诱因,针对病因进行治疗;积极治疗包括一般治疗、对症治疗,也就是维持生命体征,保持气道通畅,纠正代谢紊乱。监测血糖、电解质、肾功能、AED 浓度,对脑水肿、酸中毒、高热、低血糖、呼吸循环衰竭等并发症给予对症治疗。

在终止癫痫持续状态发作中,需要应用抗癫痫持续状态的药物。理想的抗癫痫持续状态药物需要具备 3 个特点:

(1)静脉给药首选。临床出现惊厥持续 5 分钟以上,则需要立即终止发作,而肌内注射吸收、起效慢,因此考虑直接入血、起效快的静脉给药。

(2)必须快速入脑。抗癫痫持续状态药物必须快速进入脑内,才能阻止癫痫发作。而且抗癫痫持续状态药物在脑内存在时间需要足够长,以防止癫痫再次发作。

(3)不引起难以接受的不良反应,尤其是对呼吸和心脏的抑制作用。

国际抗癫痫联盟提出的可以用于癫痫持续状态的静脉用抗癫痫药主要有劳拉西泮、地西泮、苯妥英钠、硫喷妥钠、丙戊酸钠、苯巴比妥、氯硝西泮、咪达唑仑、丙泊酚、左乙拉西坦等;但在我国由于药品供应问题,临床可以使用的静脉用抗癫痫药主要有地西泮、丙戊酸钠、苯巴比妥、氯硝西泮、咪达唑仑和丙泊酚。

地西泮(diazepam)注射液是终止癫痫持续状态发作的一线药物。其静脉推注的剂量为每次 10mg,速度为 $2\sim5$mg/min,如仍有发作,观察 $10\sim15$ 分钟后,可再次静脉推注 10mg。治疗有效需要维持持续静脉滴注时,起始 0.003mg/(kg·min),调整:每 30 分钟酌增 $0.001\sim0.003$mg/(kg·min),最大剂量:$0.04\sim0.05$mg/(kg·min)。观察 4 小时,每次最大剂量 30mg,每天最大剂量 100mg。

注射用丙戊酸钠是终止癫痫持续状态发作的二线药物。其负荷剂量为 15mg/kg,大于 5 分钟静脉推注,观察 20 分钟,如有发作,可再次静脉推注 15mg/kg。也可以将第一次的负荷剂量调整为 30mg/kg,观察 20 分钟。治疗有效需要维持持续静脉滴注时,维持剂量以 $0.5\sim2$mg/(kg·h)静脉泵入,持续 $6\sim24$ 小时。

苯巴比妥是终止癫痫持续状态发作的二线药物。美国和欧洲指南规定以每次 $10\sim20$mg/kg 的剂量将注射用苯巴比妥溶于 10ml 注射用水,以 $50\sim100$mg/min 的速度静脉推注,观察 20 分钟后再以 10mg/kg 的剂量,$50\sim100$mg/min 的速度重复给药一次,注射用苯巴比妥说明书指出以 0.2g 注射用苯巴比妥加入 10ml 注射用水,以 10 分钟的速度静脉推注,观察6小时,如有发作,可重复给药1次;如果治疗有效,可给予维持剂量,即苯巴比妥100mg每6小时1次,静脉推注或肌内注射。

咪达唑仑(midazolam)是终止癫痫持续状态发作的三线药物。在治疗癫痫持续状态的一线药和二线药治疗效果欠佳时,方可考虑选用咪达唑仑。以一次0.05～0.2mg/kg的负荷剂量静脉推注,如果有效可给予维持剂量,具体是咪达唑仑0.05～0.3mg/(kg·h),静脉泵入,极量为2mg/kg。

丙泊酚(propofol)也是终止癫痫持续状态发作的三线药物。在治疗癫痫持续状态的一线药和二线药治疗效果欠佳时,才可考虑选用丙泊酚。其负荷剂量是2mg/kg静脉推注,速度为20mg/min。如果治疗有效,可以给予维持剂量,即每小时4～10mg/kg,静脉泵入。维持剂量的疗程一般是脑电图监测的痫样放电消失或形成爆发抑制模式后继续药物维持24～72小时。

氯硝西泮注射液也可以用于癫痫持续状态的治疗,但主要用于局灶性发作,剂量为1～4mg,速度大于2分钟静脉推注,观察20分钟后如癫痫发作控制欠佳,可重复静脉推注1～2次,极量小于20mg/d。

左乙拉西坦可以特异性地结合于突触小泡蛋白SV2A,从而抑制突触前递质的释放,影响兴奋性突触后电位。癫痫发作可以刺激左乙拉西坦进入突触小泡,而低频神经活动加速了左乙拉西坦抑制神经传递的作用。正是左乙拉西坦的药理作用特点,决定了其可与其他抗癫痫药联合用于终止癫痫发作的治疗,也可以用于癫痫持续状态的治疗。在澳大利亚已经将左乙拉西坦注射液的适应证扩大到控制癫痫持续状态。在我国虽然没有左乙拉西坦注射剂,但因为口服左乙拉西坦的半衰期比较短,起效快,也可用于癫痫持续状态的辅助治疗。

在终止发作的治疗同时,还要重视并发症的处理,并要注意患者内环境的变化。癫痫持续状态的一般治疗包括:

(1)保证呼吸道通畅,减少因脑缺氧加重癫痫发作。

(2)监测呼吸、脉搏、血压、心率和血氧,保证生命体征的平稳。

(3)对于癫痫持续状态持续时间较长的患者,为防治颅内压升高,可给予脱水降颅内压治疗。

(4)监测血尿常规、生化全项、血气分析和凝血情况,了解患者的生理状态,如果发现误吸引起的感染和高热,及时给予抗感染治疗。

(5)由于意识不清、营养差、吞咽困难,当出现低蛋白和水电紊乱时,需要及时给予纠正,保证内环境的稳定。另外,由于患者频繁发作,消耗的能量比较大,此时患者的能量供应应该大于一般人群的能量供应。

(6)监测抗癫痫药的血药浓度,寻找引起癫痫持续状态的原因。

在患者的癫痫持续状态被终止后,可给予苯巴比妥0.1～0.2g,每8小时1次肌内注射。维持治疗的同时,要根据发作类型选用口服抗癫痫药。如果患者意识不清,可以首先给予暂时鼻饲喂养。待患者意识转清再给予口服用药,待口服抗癫痫药达到稳态血药浓度后,逐渐停用肌内注射苯巴比妥。

对于癫痫持续状态的控制,临床常用的癫痫持续状态的处理流程是:①诊疗者在最短时间内观察发作情况,询问病史、查体,注意呼吸道是否通畅,呼吸和循环是否稳定。吸氧,必要时气管插管,并开放静脉。②发作超过2分钟,血液检查:血常规、生化(快速血糖、尿素氮、肝功能)、血气分析,根据病史决定是否做毒物检测、抗癫痫药的血药浓度,怀疑低血糖则给予50%葡萄糖静脉推注。③利用抗癫痫持续状态的一、二线药物,尽快控制发作。④如果发作依然持续就进入难治性癫痫状态,应复查实验室检查结果并纠正任何异常情况。监测血氧饱和度、血压、心率,准备气管插管并进行 EEG 监测,可采用二、三线药物控制癫痫发作。⑤仍不能控制则全麻,在发作停止 12~24 小时后可停用静脉用抗癫痫药。⑥确定和治疗可能存在的病因,如神经系统疾病。注意并发症的处理。

中华医学会编著的《癫痫诊疗指南》中推荐的临床处理癫痫持续状态的流程图见图 7-2。

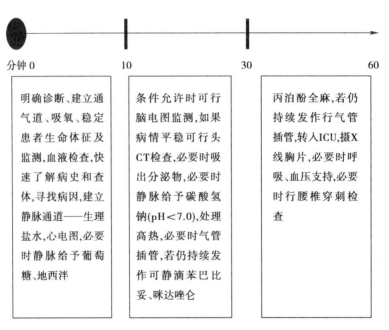

图 7-2 癫痫持续状态抢救流程

非惊厥性癫痫持续状态的药物治疗:非惊厥性癫痫持续状态一般不危及生命,但可致不可逆性脑损伤,所以一旦诊断明确,应及时控制发作。

复杂部分性癫痫持续状态可静脉用苯二氮䓬类药物治疗。失神癫痫持续状态可静脉用苯二氮䓬类药物、丙戊酸钠治疗。若发病前已有口服抗癫痫药,应注意调整原有口服抗癫痫药的剂量、用法。

五、药学监护

癫痫持续状态是神经内科的急症之一。一旦发生,需要紧急处理。作为临床药师应注意对癫痫持续状态的治疗进行药物监护。癫痫持续状态的药学监护应涉及癫痫持续状态治疗的全过程,药学监护内容应包括用药的有效性、安全性和经济性。

在终止发作的药学监护中,临床药师应特别注意用药的剂量、溶媒、方法和用药后的症状控制情况和意识恢复情况。

终止癫痫持续状态的首选药物仍然是地西泮。如果静脉推注地西泮有效,应在静脉推注后,持续静脉滴注地西泮注射液。由于地西泮以丙二醇为溶媒,如果以 100mg/L 或

125mg/L 的浓度,以玻璃容器中的 5％葡萄糖注射液为溶媒,24 小时虽无沉淀,但效价降低少于 10％;以 200mg/L 的浓度,应用 PVC 注射器,2 小时效价降低 55％～60％。如果以 100mg/L 的浓度,以玻璃容器中的 0.9％氯化钠注射液为溶媒,24 小时效价降低少于 6％;以 100mg/L 的浓度,应用 PVC 注射器,24 小时效价降低 80％。因此,对于需要静脉滴注地西泮的癫痫持续状态患者应选择 0.9％氯化钠注射液为溶媒,浓度为 100mg/L,注射过程不要接触 PVC。配制过程中应嘱咐护士溶药时需边加边摇,使地西泮迅速分散以助溶。

在选择苯巴比妥静脉注射控制癫痫持续状态时,应选择注射用苯巴比妥钠,尽量避免选择苯巴比妥注射液。因为苯巴比妥注射液的规格为 100mg/ml,静脉注射的速度是 50mg/min,操作时不易控制。

因为终止发作的治疗中,有时需要反复静脉注射或连续静脉滴注,而用于控制癫痫持续状态的药物都有呼吸抑制和中枢神经系统抑制作用,易出现血压降低、呼吸抑制等问题,所以临床药师不仅要密切观察患者的生命体征变化,还应做好可能需要应用的中毒解救药的供应准备。如地西泮的解毒剂氟马西尼,苯巴比妥的解毒剂贝美格。

由于在终止发作的治疗中,许多患者处于药物镇静状态。此时监测患者的血药浓度,对于判断患者的意识状况,分析患者规范使用抗癫痫药的情况以及发现引起癫痫持续状态的原因是非常必要的。因此临床药师应提示医生对癫痫持续状态患者进行血药浓度监测。

在终止癫痫发作的药学监护中,临床药师除了对抗癫痫药的有效性进行监护外,还要注意抗癫痫药使用过程的安全性。如患者应用苯巴比妥后易出现肝损害,需要定期监测肝酶变化。应用地西泮易出现呼吸抑制和血压降低,应用地西泮的患者应密切关注生命体征的变化。应用丙戊酸钠的患者应注意监测血氨、肝功能和凝血情况,因为丙戊酸钠可引起血氨升高,导致高氨血症而影响患者意识。丙戊酸钠还可引起肝酶升高和纤维蛋白原降低,导致患者出现消化道出血等。

癫痫持续状态的诱因主要是抗癫痫药应用不当。在了解患者日常应用的抗癫痫药后,也要对日常应用的抗癫痫药的安全性给予监护。如果患者日常应用卡马西平和奥卡西平,应注意监测血钠情况,因为卡马西平和奥卡西平易引起血钠下降。如果患者日常应用托吡酯,此时应特别关注患者的体温,应向家属了解患者日常体温情况,因为托吡酯有使体温升高的 ADR,可以使患者的基础体温上升。如果以正常人群的体温为基础,评估服用托吡酯患者的体温,则会对患者的病情分析出现偏差,影响治疗方案的确定。

感染是癫痫持续状态常见的并发症。由于患者在出现癫痫持续状态时,有可能因分泌物过多出现误吸,产生肺部感染。癫痫持续状态引起的二便失禁,如果处理不及时或不当,也容易引起泌尿系感染。感染引起的高热又可诱发癫痫发作。在控制癫痫持续状态引发的感染并发症时,临床药师应注意抗感染药品种的选择及剂量用法的确定。对于癫痫患者不宜选择青霉素类和喹诺酮类药物。在碳青霉烯类药物的选择中,不宜选择亚胺培南,可以选择美罗培南。对于给予丙戊酸钠治疗的患者,由于美罗培南易引起丙戊酸钠血药浓度明显降低,不宜选用。在选择时间依赖性抗生素时,应注意给药时间应为每日 3 次以上,如果选择浓度依赖性的氨基糖苷类药物最好每日 1 次给药。

因为癫痫持续状态患者出现意识不清,不能自行咳痰,所以一旦出现感染则不易控制。应用抗感染药物时间过长,易出现抗生素相关性腹泻。临床药师应注意观察患者排便情况,定期复查并关注细菌培养结果和血常规等感染相关指标。如果感染好转,立即提醒临床停药或降阶梯治疗,如果感染未控制且出现抗生素相关性腹泻,可在继续抗感染治疗的同时,给予微生态制剂等治疗。

癫痫持续状态患者往往由于意识障碍,引起营养不良、水电失衡等内环境的问题。癫痫持续状态有可能引起脑水肿,脱水降颅内压治疗有可能加重水电失衡。持续的癫痫发作使患者的能量需求更大,营养不良造成患者能量供给不足,由此引起的低蛋白血症又会加重水肿,为此临床药师应注意监护患者的营养情况和水电平衡,必要时可提醒临床给予患者鼻饲营养。鼻饲喂养不仅能保证患者的营养摄入和水的摄入,对按时鼻饲抗癫痫药也是非常必要的。对于鼻饲喂养的癫痫持续状态患者,临床药师要关注患者的胃残留情况,注意鼻饲药物的选择,鼻饲药物之间的相互作用,鼻饲药物所用溶媒与鼻饲药物的相互作用,鼻饲药物的规范操作。

对于使用咪达唑仑的癫痫持续状态患者,因为 1mg 咪达唑仑含有 0.14mEq 的钠,相当于 8.2mg 的氯化钠。如果以 0.4mg/(kg·h) 静脉泵入,体重为 60kg 的患者泵入一天咪达唑仑就可摄入氯化钠 4.24g,由于泵入咪达唑仑是以氯化钠注射液为溶媒的,所以氯化钠的摄入远远大于 4.24g。对于伴有高钠血症的癫痫持续状态患者,应用咪达唑仑泵入治疗时更需要注意。如果以咪达唑仑原液泵入,因 5mg/ml 规格的咪达唑仑的渗透压为 385mOsm/kg,为高渗溶液,尽量选择大血管实施静脉泵入,可以使药液迅速分散,以减少咪达唑仑对血管的刺激。由于 1ml 丙泊酚注射液含有 1kcal 的能量,应用丙泊酚静脉泵入的癫痫持续状态患者需要把静脉泵入丙泊酚摄取的能量计算入患者一天摄入的总能量中,同时还需要监测患者的脂代谢有无异常。

第五节 临床案例分析

一、学习目标

1. 掌握各种癫痫患者用药分析的方法和相关药物治疗知识。
2. 熟悉各种癫痫患者用药监护计划的撰写思路和具体实施方案的制订。
3. 了解各种癫痫及发作形式的诊断要点。

二、案例介绍

病例 1:患者男性,11 岁,身高 165cm,体重 75kg。

主诉:发作性意识丧失伴肢体抽动 1 年余。

现病史:患者家属述其 1 年前发热后出现抽搐,于某医院治疗,诊断为"继发性癫痫伴肌阵挛发作",予以口服拉莫三嗪抗癫痫治疗,因患者出现皮疹停用,后换用氯硝西泮,有一定疗效,发作频率由 5~8 次/d 减少至 2~3 次/d。目前患者发作形式为突发意识丧失,后有双眼右斜,头后仰,后出现有上肢屈曲上抬,后有四肢强直,抖动,持续 1~2 分钟缓解,发作前无明显先兆,发作后有困乏感,述其多于受刺激时发作,为进一步诊疗来医院。

既往史:出生后 40 天有"维生素 K_1 缺乏症(颅内出血)",行外科引流术。

个人史:生于河北,久居此地。

家族史:父母均无此类疾病。

药物史:曾应用拉莫三嗪、氯硝西泮效果欠佳。

过敏史:无。

体征:T 36.5℃,P 74 次/min,R 18 次/min,BP 90/60mmHg。

查体:神清语利,步入病房,查体合作,双侧瞳孔等大等圆,2.5mm,对光反射灵敏,心、肺、腹无明显异常,右侧肢体活动欠灵活,四肢肌张力正常,左侧肢体肌力 5 级,右侧肢体肌力 4 级,腱反射(＋＋),阵挛(一),巴氏征(一)。

实验室检查:头 MRI 示,左大脑半球发育不良。

临床诊断:症状性癫痫;复杂部分性发作继发全面性强直阵挛发作;左侧大脑半球发育不良。

主要治疗药物:

(1)托吡酯 75mg q12h. p. o. (D1~D10)。

(2)氯硝西泮 1mg q12h. p. o. (D1~D10),1.5mg q12h. p. o. (术后D2~D12)。

(3)0.9％氯化钠注射液 100ml＋注射用头孢曲松钠 2g q. d. ivdrop(手术当天~术后 D7)。

(4)氨甲环酸氯化钠注射液 1g q. d. ivdrop(手术当天~术后 D2)。

(5)5％葡萄糖注射液 250ml＋单唾液酸四己糖神经节苷脂钠注射液 100mg q. d. ivdrop(术后 D2~术后 D7)。

(6)羟乙基淀粉注射液 500ml q. d. ivdrop(术后 D1~术后 D7)。

(7)20％甘露醇注射液 125ml q8h. ivdrop(术后 D2~术后 D7)。

(8)0.9％氯化钠注射液 100ml＋注射用甲泼尼龙琥珀酸钠 40mg q. d. ivdrop(手术当天~术后 D4)。

(9)注射用法莫替丁 20mg＋灭菌注射用水 2ml b. i. d. 入小壶(手术当天~术后 D2)。

(10)苯巴比妥钠注射液 0.1g q8h. i. m. (术后 D1~术后 D4)。

(11)注射用苯巴比妥钠 0.1g q8h. i. v. (术后 D4~术后 D7);0.1g q12h. i. v. (术后 D7~术后 D9);0.1g q. d. i. v. (术后 D9~术后 D12)。

(12)苯巴比妥片 30mg t. i. d. p. o. (术后 D7~术后 D9);60mg t. i. d. p. o. (术后 D9~术后 D12);90mg t. i. d. p. o. (术后 D12~出院)。

(13)5％葡萄糖氯化钠注射液 1 000ml＋氯化钾注射液 3g q. d. ivdrop(术后 D1~术后 D7)。

(14)左乙拉西坦 750mg q12h. p. o. (术后 D2~术后 D4);1 250mg q12h. p. o. (术后 D4~出院)。

治疗过程中的实验室检查:

血常规:

术后第 1 天:WBC 13.19×10⁹/L,RBC 4.36×10¹²/L,Hb 113g/L,PLT 479×10⁹/L,NEUT％ 72.5％,L％ 22.1％。

术后第 2 天:WBC 8.56×10⁹/L,RBC 4.12×10¹²/L,Hb 107g/L,PLT 450×10⁹/L,NEUT％ 61.4％,L％ 31.5％。

术后第 12 天:WBC 7.33×10⁹/L,RBC 4.35×10¹²/L,Hb 108g/L,PLT 399×10⁹/L,

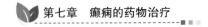

NEUT% 50.1%,L% 38.7%。

血生化：

术后第 1 天：GPT 9U/L,GOT 16U/L,GLU 5.35mmol/L,CR 44μmol/L,BUN 5.88mmol/L,K⁺ 4.6mmol/L,Na⁺ 137mmol/L,Ca²⁺ 2.35mmol/L。

术后第 12 天：GPT 31U/L,GOT 29U/L,GLU 5.02mmol/L,CR 36μmol/L,BUN 5.05mmol/L,K⁺ 4.53mmol/L,Na⁺ 139mmol/L,Ca²⁺ 2.56mmol/L。

血药浓度：

术后第 2 天：苯巴比妥 12.17μg/ml。

术后第 4 天：苯巴比妥 24.48μg/ml。

术后第 7 天：苯巴比妥 36.62μg/ml。

术后第 12 天：苯巴比妥 33.77μg/ml。

治疗经过：

入院第 1 天

主诉：发作性意识丧失伴肢体抽搐 1 年余。

体征：T 36.5℃,P 76 次/min,R 18 次/min,BP 90/60mmHg。

查体：神清语利,步入病房,查体合作,双侧瞳孔等大等圆,2.5mm,对光反射灵敏,心、肺、腹无明显异常,右侧肢体活动欠灵活,四肢肌张力正常,左侧肢体肌力 5 级,右侧肢体肌力 4 级,腱反射(＋＋),阵挛(－),巴氏征(±)。

予以完成术前相关检查,择期可行手术治疗。目前给予托吡酯、氯硝西泮抗癫痫治疗。

入院第 9 天

主诉：有 2 次发作,不出汗,低热。

体征：T 37.2℃,P 86 次/min,R 18 次/min,BP 90/60mmHg。

查体：神清语利,步入病房,查体合作,双侧瞳孔等大等圆,2.5mm,对光反射灵敏,心、肺、腹无明显异常,右侧肢体活动欠灵活,四肢肌张力正常,左侧肢体肌力 5 级,右侧肢体肌力 4 级,腱反射(＋＋),阵挛(－),巴氏征(±)。癫痫会诊中心意见：行左侧解剖半球手术。

主任医师查房后示：行术前相关检查及准备,择期可行手术治疗。

入院第 11 天,手术当天

患者在全麻下行"左侧大脑半球切除术",术前 0.5 小时给予头孢曲松预防感染。术中将左侧异常放电脑组织切除,并将切除致痫灶送病理检查。术中出血约 300ml,自体血回输约 137ml,予以输溶解冷冻血浆 200ml,输入后未有发热、皮疹等过敏反应,术后安返监护室,术后继续头孢曲松抗炎并给予补液、营养神经等治疗,给予苯巴比妥 0.1g q8h. i.m. 抗癫痫治疗,密切关注患者生命体征变化及硬膜外引流管引流情况。

入院第 12 天,术后第 1 天

主诉：发作频繁,间隔 2～3 分钟发作 1 次。

体征：T 37℃,P 85 次/min,R 18 次/min,BP 120/60mmHg。

查体：右侧肢体肌力 3 级,活动欠灵活。

10:20 患者频繁发作,表现为双眼向右侧凝视,伴或不伴右上肢抖动,每 2～3 分钟发作一次,每次约 10 秒缓解,间期意识不清。

副主任医师查房后,给予患者地西泮 10mg 静脉注射,15 分钟后发作停止。

22:30 患者再次出现频繁发作,发作形式与上午相同,再次给予地西泮 10mg 静脉注射,20 分钟后发作未缓解,给予水合氯醛 20ml 口服,约 30 分钟发作停止,患者入睡。

入院第 13 天,术后第 2 天

主诉:发作频繁,间隔 2～3 分钟发作 1 次。

体征:T 37.2℃,P 88 次/min,R 18 次/min,BP 120/60mmHg。

13:15 患者再次出现频繁发作,表现为双眼向右侧凝视,伴或不伴右上肢抖动,每 2～3 分钟发作一次,每次约 10 秒缓解,间期意识不清。

副主任医师查房后示:患者为症状性癫痫,术后仍有发作,目前发作频繁,3～5 分钟一次,发作间期意识不完全清醒,请药剂科临床药师会诊。

药剂科会诊建议:

(1)立即静脉推注苯巴比妥 0.2g,滴速不超过 60mg/min。

(2)给予 20％甘露醇 125ml q8h. ivdrop。

(3)复查血生化、血常规、血药浓度。

(4)密切观察病情变化,如果苯巴比妥有效,可给予苯巴比妥 0.1g q8h. i.m. 。

患者静脉推注苯巴比妥 1.5 小时后发作停止,意识转清。

入院第 14 天,术后第 3 天

主诉:昨夜睡前有 3 次发作。

体征:T 36.9℃,P 74 次/min,R 18 次/min,BP 95/60mmHg。

患者昨日下午静脉推注苯巴比妥后,癫痫持续状态得到控制。发作表现仍为双眼向右凝视,伴或不伴右上肢抖动。

副主任医师查房后示:患者仍有癫痫发作,给予苯巴比妥 0.1g q8h. i.m.,同时口服左乙拉西坦 750mg q12h.,氯硝西泮 1.5mg q12h.,采纳临床药师意见,给予甘露醇 125ml q8h.,监测苯巴比妥血药浓度。因有异物植入,延长抗菌药物使用时间。明日停用氨甲环酸。

入院第 15 天,术后第 4 天

主诉:发作频繁,2～3 分钟发作 1 次,低热。

体征:T 37.2℃,P 72 次/min,R 18 次/min,BP 110/60mmHg。

14:45 患者再次出现癫痫发作,表现为双眼向右凝视,伴或不伴右上肢抖动,每 2～3 分钟发作 1 次,每次持续约 10 秒缓解,发作间期意识不清。

主任医师与药师联合查房示:再次给予苯巴比妥 200mg 静脉推注,观察,仍未控制,18:00 再次静脉推注苯巴比妥 200mg,若仍发作改用氯硝西泮 1mg 静脉推注,时间大于 5 分钟。

15:20 给予患者苯巴比妥 200mg i.v.,1.5 小时后,癫痫发作停止,意识转清。

入院第 16 天,术后第 5 天

主诉:今日有 8 次发作。

体征:T 37.5℃,P 85 次/min,R 18 次/min,BP 110/60mmHg。

患者 15:00 后发作 2 次,23:00 后发作 5 次,发作表现为双眼向右凝视。

主任医师查房后示:将左乙拉西坦加量为 1 250mg q12h.,将苯巴比妥钠注射液肌内注射改为注射用苯巴比妥钠 0.1g q8h. i.v. 。

入院第 19 天,术后第 8 天

主诉：近几日每日有5～6次发作，发作表现为双眼向右凝视。

体征：T 36.6℃，P 80 次/min，R 18 次/min，BP 110/60mmHg。

主任医师查房示：患者发作较前明显减少，未再出现癫痫持续状态，采纳临床药师建议，将苯巴比妥静脉给药剂量调整为 0.1g q12h.，加口服苯巴比妥片 30mg t.i.d.，保证每日苯巴比妥总量不变，逐渐将静脉改为口服。患者伤口愈合好，无发热，今日停用头孢曲松。

入院第 21 天，术后第 10 天

主诉：近日无癫痫发作。

体征：T 36.3℃，P 86 次/min，R 18 次/min，BP 110/60mmHg。

主任医师查房示：患者近日未发作，采纳临床药师建议将苯巴比妥静脉给药剂量调整为 0.1g q.d.，口服剂量加至 60mg t.i.d.。

入院第 24 天，术后第 13 天

主诉：近日无癫痫发作。

体征：T 36.7℃，P 83 次/min，R 18 次/min，BP 110/60mmHg。

查体：神清语利，双侧瞳孔等大等圆，2.5mm，对光反射灵敏，心、肺、腹无明显异常，左侧肢体肌力 5 级，右侧肢体肌力 3 级，右侧肢体活动欠灵活，四肢肌张力正常，腱反射（＋＋），阵挛（－），巴氏征（±）。

主任医师查房后示：患者病情平稳，今日停苯巴比妥静脉给药，口服剂量加至 90mg t.i.d.，转入康复科继续肢体康复治疗。

思考题

(1)该患者术后是否出现癫痫持续状态？如何判断？

(2)癫痫持续状态的治疗原则是什么？该患者应用了哪几条？

(3)终止癫痫持续状态的一、二、三线药物有哪些？该患者应用了什么药物？

(4)注射用苯巴比妥钠应用过程中，应向护士做哪些指导？

(5)为什么将肌内注射苯巴比妥改为静脉注射苯巴比妥？

(6)根据该患者的具体情况，分析甘露醇的应用是否合理。

(7)患者为什么应用左乙拉西坦？

病例 2：患儿男性，3 岁，体重12kg（发育迟缓）。

主诉：发作性肢体抽搐 2 年余。

现病史：入院前 2 年余，无明显诱因出现肢体抽搐，表现为意识不清，双眼上翻，牙关紧闭，四肢屈曲、抖动，无口唇发绀，口吐白沫，持续约 1 分钟，自行缓解，缓解后患儿哭闹明显，约半小时完全缓解，每日发作 2 次。就诊于儿童医院诊断为"症状性癫痫，脑发育畸形，支气管炎，先天性喉软骨软化"，住院期间发作频率为 2～13 次/d，口服硝西泮片 0.625mg q.n.，口服丙戊酸钠口服液早2ml，晚1.5ml，效果欠佳。目前为发作性头眼左转，口中发声，1 秒钟左右迅速恢复，每日发作 10 余次。还有一种表现为突然意识丧失，双眼上翻，牙关紧闭，双上肢屈曲抖动，右下肢强直屈曲，持续 3～5 分钟，抽动幅度、频率逐渐减轻、减慢，持续 15 分钟左右完全缓解，发作后常有吞咽，长叹息，偶尔会发笑，发作频次无明显规律，从一日发作 3 次至 10 天未见发作不等，为求进一步治疗来医院就诊，门诊以"难治性癫痫"收入院。

发病来，患儿精神、体格发育较同龄幼儿差，不能自己抬头，饮食欠佳，仅能吞咽糊状食物，小便如常，大便秘结。

既往史：否认特殊病史。否认肝炎、结核病史。否认其他传染病病史，否认疫区和疫水接触史。

个人史：生于原籍，无异地居住史。

家族史：姨姥姥为癫痫患者。

既往用药史：既往有硝西泮片 0.625mg q.n.，丙戊酸钠口服液 2ml（早），1.5ml（晚）服药史，后自行停用硝西泮片，目前服药情况为丙戊酸钠口服液早晚各 4.5ml，具体时间不详。

过敏史：无。

体征：T 36.5℃，P 100 次/min，R 20 次/min，BP 80/50mmHg。

查体：神清，对声音、图像刺激无反应，左上睑下垂，右眼球内收位，右眼球可见各方向活动到位。双侧瞳孔等大等圆，对光反射灵敏，面纹对称，咽反射存在，颈软，脑膜刺激征（－），四肢可见自主运动。右下肢巴氏征（＋），左下肢疑似阳性。四肢肌张力稍低。双肱二头肌、肱三头肌，膝腱、跟腱反射存在、对称。心、肺、腹检查未见明显异常。

实验室检查：

血常规：WBC 6.00×10^9/L，NEUT% 56.4%，L% 62.3%，RBC 3.46×10^{12}/L，Hb 91g/L，PLT 144×10^9/L。

血生化：GOT 30U/L，GPT 18U/L，BUN 2.70mmol/L，Cr 17μmol/ L，总胆固醇 3.85mmol/L，甘油三酯 1.23mmol/L，总蛋白 68.39g/L，白蛋白 9.30g/L，球蛋白 9.09g/L，前蛋白 240g/L，TBIL 3.50μmol/L，DBIL 1.93μmol/L，葡萄糖 4.82mmol/L，K^+ 4.2mmol/L，Na^+ 143mmol/L，Ca^{2+} 2.53mmol/L。

二氧化碳结合力：28vol%。

血氨：109μg/dl。

血药浓度：丙戊酸钠 52.60μg/ml。

尿常规：正常。

抗体三项-乙肝五项：正常。

心电图：窦性心律，大致正常心电图。肝、胆、胰、脾、双肾未见明显异常。

耳鼻咽喉内镜检查：先天性喉软骨软化。

头部 MRI：双侧额颞顶白质纤维髓鞘化延缓，胼胝体发育不全。

视频脑电图：脑电图不正常，清醒及睡眠期右侧枕后颞导联可见较多中高波幅棘波；睡眠期两侧前额、额、前额导联可见散在中高波幅尖波，3～3.5Hz 尖慢波，左右不同步；左侧中央、顶导联偶见中高波幅棘波、尖波。

临床诊断：难治性癫痫；全面性强直阵挛发作；部分性发作。

主要治疗药物：

（1）左卡尼汀口服液 10ml b.i.d. p.o.（D1～D14）。

（2）维生素 C 片 0.1g t.i.d. p.o.（D1～D14）。

（3）维生素 B_1 片 10mg t.i.d. p.o.（D1～D14）。

（4）维生素 B_2 片 10mg t.i.d. p.o.（D1～D14）。

（5）维生素 AD 滴丸 700U q.d. p.o.（D1～D14）。

（6）丙戊酸钠口服液 4.5ml q12h. p.o.（D1～D8）；3ml q12h. p.o.（D9）；1.5ml

q12h. p. o. (D10～D14)。

(7)奥卡西平口服液 0.5ml q12h. p. o. (D10～D14)。

(8)头孢地尼分散片 0.05g t. i. d. p. o. (D7～D14)。

治疗过程中实验室检查：

血常规：

入院第 6 天：WBC 11.58×10^9/L，NEUT% 50.3%，L% 62.3%，RBC 3.66×10^{12}/L，Hb 117g/L，PLT 189×10^9/L。

入院第 9 天：WBC 14.40×10^9/L，NEUT% 50.2%，L% 68.7%，RBC 3.88×10^{12}/L，Hb 120g/L，PLT 195×10^9/L。

入院第 13 天：WBC 12.02×10^9/L，NEUT% 52.4%，L% 62.1%，RBC 3.90×10^{12}/L，Hb 118g/L，PLT 174×10^9/L。

血生化：

入院第 6 天：GOT 73U/L，GPT 36U/L，BUN 4.3mmol/L，Cr 17μmol/L，总胆固醇 3.53mmol/L，甘油三酯 2.17mmol/L，总蛋白 65.40g/L，白蛋白 37.72g/L，球蛋白 27.68g/L，前蛋白 211g/L，TBIL 3.05μmol/L，DBIL 1.61μmol/L，葡萄糖 3.44mmol/L，K^+ 4.2mmol/L，Na^+ 139mmol/L，Ca^{2+} 2.43mmol/L。

入院第 9 天：GOT 51U/L，GPT 37U/L，BUN 2.94mmol/L，Cr 15μmol/L，总胆固醇 3.96mmol/L，甘油三酯 0.85mmol/L，总蛋白 65.62g/L，白蛋白 39.51g/L，球蛋白 26.11g/L，前蛋白 213g/L，TBIL 4.25μmol/L，DBIL 2.29μmol/L，葡萄糖 3.91mmol/L，K^+ 3.8mmol/L，Na^+ 139mmol/L，Ca^{2+} 2.51mmol/L。

入院第 13 天：GOT 25U/L，GPT 17U/L，BUN 3.78mmol/L，Cr 17μmol/L，总胆固醇 3.8mmol/L，甘油三酯 1.1mmol/L，总蛋白 59.49g/L，白蛋白 36.47g/L，球蛋白 23.02g/L，前蛋白 231g/L，TBIL 2.98μmol/L，DBIL 1.72μmol/L，葡萄糖 3.91mmol/L，K^+ 4.4mmol/L，Na^+ 142mmol/L，Ca^{2+} 2.43mmol/L。

二氧化碳结合力：

入院第 6 天：44vol%。

血氨：

入院第 6 天：108μg/dl。

入院第 9 天：162μg/dl。

入院第 13 天：116μg/dl。

诊治过程：

入院第 1 天

主诉：无癫痫发作，无恶心、呕吐。

诊治经过：患儿无癫痫发作，考虑患儿为难治性癫痫（全面性强直阵挛发作，部分性发作），拟给患儿行生酮饮食治疗。在生酮饮食治疗期间，给予患儿补充各种维生素和促进脂代谢药物，同时继续服用抗癫痫药丙戊酸钠口服液 4.5ml q12h.。

入院第 2 天

主诉：无癫痫发作，无恶心、呕吐。

诊治经过：主治医师查房，主因发作性肢体抽搐 2 年余入院，起病年龄为 4 个月，发作无明显诱因,发作形式为全面性强直阵挛发作。头部 MRI 示脑发育不良。根据起病年龄,药物效果控制不佳,首先考虑患儿婴儿期起病,但患儿发作形式不符合典型婴儿痉挛发作形式,结合该患儿脑发育不全,考虑为继发性癫痫可能性大,目前药物控制欠佳,拟行生酮饮食,明日开始应用。药师提醒医生,患儿血氨偏高,考虑与服用丙戊酸钠有关,建议监测。

入院第 3 天(生酮饮食第 1 天)

主诉:未发作性四肢抽搐

诊治经过:主任医师查房,考虑患儿 3 岁,从 4 个月龄起病,发作无明显诱因,发作形式为全面性强直阵挛发作,头部 MRI 示脑发育不良,胼胝体缺如,脑白质发育不良。该患儿起病年龄小,药物控制效果欠佳,考虑癫痫发作与脑发育不良相关,该患儿预后欠佳,可试给予生酮饮食,监测血糖、尿酮体情况,观察病情变化。

入院第 6 天(生酮饮食第 4 天)

主诉:家属诉患儿睡眠较入院前长,夜间有早睡,入院来无全面性强直阵挛发作。

诊治经过:继续生酮饮食治疗。今日复查血氨及血常规、生化。血氨结果与入院时相比无升高变化,继续监测血氨。

入院第 7 天(生酮饮食第 5 天)

主诉:今晨 7:30 左右,无明显诱因突发双眼向左上方凝视,四肢有不自主活动,持续 10 分钟左右。

诊治经过:患儿今晨有发作,给予吸氧后症状缓解,未再发作。T 36.3℃,WBC 11.58×10^9/L,咽部发红,经小儿科会诊诊断为小儿扁桃体炎,给予头孢地尼分散片治疗。

入院第 9 天(生酮饮食第 7 天)

主诉:病情无明显变化,饮食、大小便正常。

诊治经过:今日患儿有一次强直痉挛发作,今天早上 9 点钟左右出现发作性四肢抽搐,表现为四肢屈曲强直,发作 1~2 秒,随后右侧肢体强直,左侧肢体可见不自主活动,长约 3 分钟,四肢强直、屈曲幅度、频率逐渐减低减少,大约持续 8 分钟未缓解,遂肛门给予 10% 水合氯醛 5ml,约 1 分钟后症状缓解,患儿入睡。血氨回报 162μg/dl。药师与医生一起制订降低血氨的方案,医生接纳药师建议。将丙戊酸钠改为 3ml q12h.。拟明日加用奥卡西平口服液 30mg(0.5ml)q12h.。药师向家属交代减药原因,嘱家属注意陪护,在减药期间,由于血药浓度达到稳态需要一段时间,患儿发作频率可能会增加,家属表示理解。

入院第 10 天(生酮饮食第 8 天)

主诉:昨日至今晨未发现发作性四肢抽搐,但有多次小发作。

诊疗经过:主任医师查房示,该患儿目前血氨高,考虑与丙戊酸钠相关,同意逐渐将丙戊酸钠减量,改用奥卡西平,3 日后复查血氨。

入院第 13 天(生酮饮食第 11 天)

主诉:未诉癫痫发作,无恶心、呕吐。

诊疗经过:患儿病情稳定,神经系统查体同前。血氨 116μg/dl。

入院第 14 天(生酮饮食等 12 天)

主诉:未诉癫痫发作,无恶心、呕吐。

患儿出院。

出院带药：

(1)丙戊酸钠口服液 1.5ml b. i. d.　p. o. ；

(2)奥卡西平口服液 0.8ml b. i. d.　p. o. ；

(3)左卡尼汀口服液 10ml b. i. d.　p. o. ；

(4)维生素 C 0.1g、维生素 B_1 10mg 、维生素 B_2 10mg t. i. d.　p. o. ；

(5)维生素 AD 滴丸 700U q. d.　p. o. 。

思考题

(1)该患儿诊断为部分性癫痫发作的依据是什么？

(2)该患儿血氨升高是丙戊酸钠的不良反应，依据是什么？

(3)该患儿为什么后来改用奥卡西平口服液？

(4)采用生酮饮食治疗癫痫患儿，选择药物时应注意哪些问题？

(5)血氨升高后如何处理？该患儿应如何处理？

(6)针对服用奥卡西平的患者，药师需要注意哪些事项？

(7)药师对该患儿进行出院教育时，应告诉患儿家长出现呕吐、腹泻时怎么做？

病例 3：患者男性，27 岁，体重 51kg。

主诉：发作性肢体抽搐 13 年。

现病史：13 年前患者在吃饭时，家属发现其双上肢及双侧肩部不自主抽动，持续 2 秒钟左右，就诊于当地医院，给予"氟哌啶醇片、盐酸苯海索片"口服，效果不佳，仍时有发作。2 个月后当地医院确诊为"癫痫"，改为丙戊酸钠(用法不详)，在换药时患者出现大发作，表现为突发全身抽搐、摔倒，持续几秒钟，可自行缓解，无意识丧失，发作前无先兆。现患者每天有小发作 3～4 次，每次持续 2 秒左右，主要表现为双上肢及双肩部或足部的不自主抽动，大发作每年 3～4 次，主要表现为突发的全身抽搐，跌倒，大多数情况下向前摔倒，偶有向后摔倒，每次持续数秒钟，无意识丧失，每次发作前均无特殊感觉，对声音特别是光刺激较为敏感，疲劳、情绪激动易诱发。患者病程中曾服用过"卡马西平、丙戊酸钠、氯硝西泮、左乙拉西坦"治疗效果均不佳。为求进一步治疗，以"肌阵挛"收入院。

发病以来，患者记忆力、计算力有所下降，饮食、睡眠可，二便正常，体重未见明显变化。

既往史：否认肝炎、结核病史。否认其他传染病病史，否认疫区和疫水接触史。

个人史：生于原籍，无异地居住史。

家族史：无。

药物史：曾服用卡马西平、丙戊酸钠、氯硝西泮、左乙拉西坦，用法不详。

过敏史：无。

体征：T 36.6℃，P 76 次/min，R 20 次/min，BP 110/70mmHg。

查体：神清语利，记忆力、计算力高级皮质功能下降，脑神经查体阴性，四肢肌力、肌张力正常，双侧掌颏、Hoffmann 征阳性，双下肢膝腱、跟腱反射亢进，双下肢病理征阳性，双侧指鼻试验、跟膝胫试验、轮替试验欠稳准，闭目难立征可疑阳性。

实验室检查：

血常规：WBC $7.77×10^9$/L，NEUT% 48.8%，RBC $4.77×10^{12}$/L，Hb143g/L，PLT $305×10^9$/L。

血生化：谷丙转氨酶 16U/L，谷草转氨酶 17U/L，肌酐 67μmol/L，总胆固醇 3.41mmol/L，

甘油三酯 1.23mmol/L,总蛋白 68.39g/L,白蛋白 43.05g/L,高密度脂蛋白 1.19mmol/L,低密度脂蛋白 1.92mmol/L,葡萄糖 4.08mmol/L,K$^+$ 4.15mmol/L,Na$^+$ 140.4mmol/L。

头颅 MRI(平扫＋海马像＋DWI):未见明显异常改变。

CR:X 线胸片未见明确病变。

临床诊断:进行性肌阵挛癫痫。

主要治疗药物:

(1)氯硝西泮 0.5mg q12h. p. o.(D1～D10)。

(2)左乙拉西坦片 500mg q12h. p. o.(D1～D2);750mg q12h. p. o.(D3～D10)。

(3)复合辅酶 400U ＋ 0.9%氯化钠注射液 250ml q. d. iv. gtt(D3～D10)。

(4)叶酸片 5mg q. d. p. o.(D4～D10)。

(5)吡拉西坦氯化钠注射液 24g q. d. iv. gtt(D5～D10)。

治疗过程中实验室检查:

D10

血常规:WBC 6.2×10⁹/L,NEUT%70.3%, RBC 4.35×10¹²/L,Hb133g/L,PLT 210×10⁹/L。

D3

智力测试:智力中下,低于平常。

D4

叶酸 2.94mg/ml。

诊治过程:

入院第 2 天(D2)

主诉:未有癫痫发作,无明显不适。

体征:T 36.6℃,P 76 次/min,R 20 次/min,BP 110/70mmHg。

查体:神清语利,记忆力、计算力高级皮质功能下降,脑神经查体阴性,四肢肌力、肌张力正常,双侧掌颌、Hoffmann 征阳性,双下肢膝腱、跟腱反射亢进,双下肢病理征阳性,双侧指鼻试验、跟膝胫试验、轮替试验欠稳准,闭目难立征可疑阳性。

主治医师查房:患者目前主要表现①频繁的肌阵挛发作,表现为双上肢及肩部或双脚的抽动,每次持续 2 秒,一天发作 3～4 次。②伴有全面性强直阵挛发作:表现为突发的全身抽搐,跌倒,常伴有摔伤,一年发作 3～4 次,每次持续数秒,可自行缓解。全面性强直阵挛发作结束后的 2 天内患者肌阵挛发作比较频繁,每天发作数十次,发作期间均无意识丧失。发作前无特殊感觉,对声音特别是光刺激较为敏感,疲劳、情绪激动易诱发发作。考虑进行性肌阵挛可能性大,但具体分型尚不明确,可行肌肉、皮肤活检,查智力,进行脑电检测,请眼科查眼底,协助明确诊断。

入院第 3 天(D3)

主诉:夜间有肌阵挛发作,持续 2 秒自行缓解。

体征:T 37.3℃,P 80 次/min,R 20 次/min,BP 120/70mmHg。

主任医师查房:由于该患者发作仍较频繁,给予左乙拉西坦加量至 750mg q12h.,给予复合辅酶改善能量代谢,观察病情。

入院第 4 天(D4)

体征:T 37.4℃,P 84 次/min,R 20 次/min,BP 120/70mmHg。

医师查房:今日患者叶酸水平较低,治疗上予以叶酸片补充叶酸,其余治疗同前。

入院第 5 天(D5)

主诉:夜间闪光刺激下小发作频繁。

体征:T 36.8℃,P 70 次/min,R 20 次/min,BP 110/70mmHg。

主任医师查房:患者以肌阵挛发作起病,有高级皮质功能下降如记忆力、计算力减退等。双侧指鼻试验、跟膝胫试验、轮替试验欠稳准,一字行走不能。智力测试结果显示智能有所下降。目前考虑进行性肌阵挛癫痫可能性大,治疗上给予吡拉西坦氯化钠注射液 24g q. d.,观察病情。

入院第 8 天(D8)

主诉:发作较前减少。

体征:T 38℃,P 80 次/min,R 20 次/min,BP 110/70mmHg。

医师查房:患者体温升高,暂给予冰袋物理降温,复测血常规,观察病情。

入院第 10 天(D10)

主诉:前天发热导致发作稍有增加。

体征:T 37.3℃,P 90 次/min,R 20 次/min,BP 120/70mmHg。

主任医师查房:患者有肌阵挛发作,智力下降,查体有共济失调表现,肌肉活检结果提示线粒体代谢障碍,皮肤活检未找到 Lafora 小体,眼底检查示:屈光不正,患者目前诊断为进行性肌阵挛癫痫,属于其中的肌阵挛癫痫伴破碎红纤维,诊断较为明确,治疗上给予吡拉西坦静脉滴注。患者目前肌阵挛发作由每天的十余次降至每天两三次,病情平稳,可予以出院。

出院带药:

(1)氯硝西泮 0.5mg q12h. 。

(2)左乙拉西坦片 750mg q12h. 。

思考题

(1)该患者诊断为进行性肌阵挛癫痫的依据是什么?属于哪种发作类型?

(2)请分析该患者抗癫痫药选择是否合理。

(3)为什么吡拉西坦可用于进行性肌阵挛癫痫?该患者应用时需注意监护什么?

(4)奥拉西坦可以替代吡拉西坦吗?

(5)请撰写该患者出院教育材料。

(齐晓涟　戴海斌)

参 考 文 献

[1] KODA-KIMBLE M A,YOUNG L Y,KRADJAN W A,等.临床药物治疗学[M].8 版.王秀兰,贾继东,张淑文,译.北京:人民卫生出版社,2007.

[2] 中国抗癫痫协会.临床诊疗指南癫痫病分册(2015 修订版)[M].北京:人民卫生出版社,2015.

[3] GOLAN D E,TASHJIAN A H,ARMSTRONG E J,等.药理学原理:药物治疗学的病理生理基础[M].2 版.杜冠华,译.北京:人民卫生出版社,2009.

[4] 贾建平,陈生弟.神经病学[M].7 版.北京:人民卫生出版社,2013.

［5］杨莉,齐晓涟.抗癫痫药物治疗临床药师指导手册［M］.北京:人民卫生出版社,2011.

［6］中华医学会神经病学分会神经重症协作组.惊厥性癫痫持续状态监护与治疗(成人)中国专家共识［J］.
　　中国现代神经疾病杂志,2015,15(11):661-666.

［7］中华医学会神经病学分会脑电图与癫痫学组.非惊厥性癫痫持续状态的治疗专家共识［J］.中华神经科
　　杂志,2013,46(2):133-137.

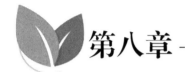

第八章

周围神经疾病的药物治疗

第一节 急性炎性脱髓鞘性多发性神经根神经炎

一、概述

（一）定义

急性炎性脱髓鞘性多发性神经根神经炎（acute inflammatory demyelinating polyradiculo-neuritis，AIDP），又称急性感染性多发性神经病（acute inflammatory polyneuropathy）或急性炎性脱髓鞘性多发性神经根神经病（acute inflammatory demyelinating polyneuropathy），即吉兰-巴雷综合征（Guillain-Barré syndrome，GBS），主要损害多数脊神经根和周围神经，也常累及脑神经，病理改变是周围神经组织中小血管周围淋巴细胞浸润与巨噬细胞浸润以及神经纤维的脱髓鞘，严重病例可出现继发轴突变性。

（二）流行病学

本病可发生于任何年龄，我国北方以儿童较多见。男女发病率相似。全年均可发病，年发病率为（0.6～1.9）/10万。发病无季节差异，但国内有报道夏秋季节为多。

（三）病因

本病病因尚未充分阐明。目前认为本病是一种自身免疫性疾病，由于病原体（病毒、细菌）的某些组分与周围神经髓鞘的某些组分相似，机体免疫系统发生了错误识别，产生自身免疫性T淋巴细胞和自身抗体，并针对周围神经组分发生免疫应答，引起周围神经髓鞘脱失。

（四）发病机制

1. 细胞免疫起主要作用

（1）细胞免疫介导：GBS病理特点与实验性变态反应性神经炎相仿，血管周围单核细胞浸润、节段性髓鞘脱失，神经根周围有巨噬细胞浸润髓鞘的基底膜，提示AIDP是一种细胞介导的自身免疫性疾病。

（2）细胞免疫起主要作用

1）细胞免疫异常。急性期患者血液和脑脊液中激活T淋巴细胞数增多；血中可溶性白血病介素（sIL）-2受体水平增高，提示T淋巴细胞增殖活跃。

2）实验性变态反应性神经炎可用免疫活性细胞作被动转移，提示AIDP由细胞免疫介导。

3)有针对周围神经髓鞘成分的细胞免疫异常,且具髓鞘毒性。①以周围神经髓鞘的不同成分为抗原,作淋巴细胞转化试验,以正常人刺激指数的均值加 2 倍 SD 为正常上限,来测定患者细胞免疫情况。结果发现:AIDP 患者组高于正常组,患者组中急性期高于恢复期。有人用巨噬细胞移动抑制因子试验或白细胞移动抑制因子试验,也取得相似结果。提示 AIDP 患者有针对周围神经髓鞘成分的异常细胞免疫应答。②Arnason 等把 AIDP 患者的周围血淋巴细胞和巨噬细胞,加入鼠节后神经节和外植的三叉神经节中培养,发现脱髓鞘,即这些免疫活性细胞有髓鞘毒性。

(3)细胞免疫攻击的是髓鞘成分:髓磷脂(myelin)。

1)周围神经髓鞘的 70% 成分由髓鞘素组成,按其分子量大小主要可分为 P0、P1 和 P2 三种。P1 为周围和中枢神经系统共有,而 P0 和 P2 为周围神经系统特有。

2)主动免疫动物模型:1955 年,Waksman 等首先报道用周围神经组织匀浆,即主动免疫,能成功导致细胞免疫介导性实验性变态反应性神经炎。

2. 体液免疫起重要作用

(1)血浆置换治疗有效,提示体液免疫起作用。

(2)有体液免疫指标异常:①患者鞘内 IgG 合成率增高,且脑脊液中有寡克隆区带。②AIDP 患者血中神经节苷脂 IgG 和 IgM 型抗体增高。纵向随访发现,随着疾病好转,其抗体水平也相应下降。③AIDP 患者血中抗 GM_1 的 IgA 型抗体滴度很高。④AIDP 患者血清中 P0、P2 和髓鞘素相关糖蛋白也有相似结果。

(3)免疫病理学所见:于神经活检标本中可见免疫球蛋白和补体激活的产物。

(4)抗体:于许多患者血中可测出抗周围神经髓鞘、脊髓和神经母细胞的抗体。AIDP 患者血中髓鞘相关糖蛋白抗体水平高低与疾病轻重呈正相关。

(5)培养:把 AIDP 患者血清行神经内注射或加入组织培养,可致周围神经脱髓鞘。

3. 主动免疫　有实验室自牛腰骶部硬膜囊内取神经根,经分离、提取、纯化、鉴定 P2 蛋白。用此 P2 蛋白于日本大耳白兔作主动免疫,经临床、电生理、免疫学和病理学证明,制成了实验性变态反应性多神经炎动物模型。

4. 被动转移　把患者血清输入实验动物,可致 AIDP 的被动转移并引起脱髓鞘。

5. 补体参与　AIDP 患者血清中补体 C1q 和免疫复合物增高。

二、临床表现与诊断

(一) 临床表现

多数患者起病前 1～3 周有呼吸道或胃肠道感染的症状。首发症状常为四肢远端对称性无力,很快加重并向近端发展,可累及躯干和脑神经,严重病例可累及肋间肌和膈肌导致呼吸麻痹。瘫痪为弛缓性,腱反射减弱或消失,病理反射阴性。初期肌肉萎缩可不明显,后期肢体远端有肌萎缩。

感觉障碍一般比运动障碍为轻,表现为肢体远端感觉异常和手套、袜套样感觉减退,也可无感觉障碍。某些患者疼痛很明显,肌肉可有压痛,尤其是腓肠肌的压痛。脑神经损害以双侧面神经麻痹最常见,其次为舌咽和迷走神经麻痹,表现为面瘫、声音嘶哑、吞咽困难。动眼、外展、舌下、三叉神经的损害较为少见;偶可见视盘水肿。自主神经功能损害有出汗、皮肤潮红、手足肿胀、营养障碍、心动过速等症状。罕见括约肌功能障碍和血压降低。本病常见的并发症是肺部感染、肺不张；少见的是心肌炎和心力衰竭。

AIDP 只是一种综合征，除自身免疫之外，尚可由其他疾病引起，常见的有：

1. 钩端螺旋体病　国内报道有钩端螺旋体感染而致 AIDP 者，患者可无脑炎、脑膜炎、精神病等钩端螺旋体病的急性期症状，临床上仅有典型 AIDP 的表现并伴脑脊液细胞蛋白分离。钩端螺旋体血清试验阳性，经青霉素治疗后 AIDP 的临床表现也可明显好转。故对来自钩端螺旋体病区的 AIDP 患者，应详细询问病史，并作有关血清学检查，以利诊疗。

2. 白血病　有些患者临床以典型的 AIDP 发病，有典型的脑脊液细胞蛋白分离；但用肾上腺糖皮质激素治疗无效，经骨髓穿刺才能证实为急性淋巴细胞白血病，按白血病治疗可以收效。

3. 获得性自身免疫缺陷综合征

（1）人类免疫缺陷病毒中枢神经系统感染早期表现为 AIDP。因为：①2 例 AIDP 患者脑脊液均分离出逆转录病毒，说明疾病早期人类免疫缺陷病毒可播散到神经系统引起 AIDP。②组织相容性抗原致免疫缺陷机体，对已知可能与 AIDP 有关病毒的易感染性，如：单纯疱疹病毒、巨细胞病毒、非洲淋巴细胞瘤病毒等。

（2）于 1 例 AIDP 患者的血和脑脊液中测出人类嗜 T 细胞病毒Ⅲ型抗体。

4. 乙型肝炎表面抗原可能致 AIDP

（1）乙型肝炎与 AIDP 相关：据资料表明，AIDP 患者组的血清乙型肝炎表面抗原阳性率(17/100)明显高于($P<0.005$)普通人群(24 476/277 186)。AIDP 的发生率，乙型肝炎患者组(6/500)明显高于($P<0.005$)普通人群(1/100 000)。

此两组资料提示：AIDP 与乙型肝炎表面抗原相关，既非由于一般的神经系统疾病，也非由于肝炎，而是突出 AIDP 与乙型肝炎相关。

（2）脑脊液中的乙型肝炎表面抗原与 AIDP 相关：脑脊液中乙型肝炎表面抗原阳性率，AIDP 患者组(10/59)明显高于($P<0.05$)普通人群(1/35)。而且 10 例脑脊液乙型肝炎表面抗原阳性 AIDP 患者血中 7 例乙型肝炎表面抗原阴性，提示脑脊液中乙型肝炎表面抗原与 AIDP 相关。

（3）乙型肝炎表面抗原可致 AIDP：上述资料结合分子模拟学说(乙型肝炎表面抗原和周围神经髓鞘成分的氨基酸序列中有一段完全一样)，认为某些患者感染了乙型肝炎表面抗原，机体对其共同的一段多肽产生免疫应答，则可启动对周围神经髓鞘的自身免疫攻击而致 AIDP。

5. 约 20％患者在空肠弯曲菌(*Campylobacter jejuni*，CJ)或肺炎支原体感染之后发病。

6. 据报道，13 例患者在使用 5-羟色胺再摄取抑制药齐美定(zimeldine)后发生此病。

症状和体征：①临床上一般以急性或亚急性发病，以进行性、对称性无力为特征，自轻度无力到肢体完全瘫痪，可有感觉受累，甚至可累及脑神经。自主神经系统受累可表现为：腹胀、出汗障碍、血压异常，甚至可有致命性心律不齐。症状可于 48 小时内达高峰。50％～60％患者于喉咙痛、感冒或腹泻等细菌或病毒感染后几天或几周发病。外科手术、分娩或疫苗接种也可诱发此综合征。②多数(包括很严重)患者呈自限性病程，可能完全恢复，也可有复发或遗留不同程度的后遗症。③背和肢体疼痛。④多数反射消失，如膝反射。⑤下肢无力和刺痛,可扩展到上半身和上肢。⑥呼吸、吞咽和咳嗽无力。⑦严重病例出现麻痹。并非每一位患者均出现上述所有表现。

在病理上,AIDP以周围神经系统淋巴细胞和巨噬细胞浸润以及髓鞘破坏为特征。其死亡率为$1\%\sim2\%$。

(二) 诊断

1. 诊断标准

(1)常有前驱感染史,呈急性起病,进行性加重,多在2周左右达高峰。

(2)对称性肢体和延髓支配肌肉、面部肌肉无力,重症者可有呼吸肌无力,四肢腱反射减低或消失。

(3)可伴轻度感觉异常和自主神经功能障碍。

(4)脑脊液出现蛋白-细胞分离现象。

(5)电生理检查提示远端运动神经传导潜伏期延长、传导速度减慢、F波异常、传导阻滞、异常波形离散等。

(6)病程有自限性。

2. 辅助检查

(1)脑脊液检查:①脑脊液蛋白-细胞分离是GBS的特征之一,多数患者在发病几天内蛋白含量正常,2~4周内脑脊液蛋白不同程度升高,但较少超过$1.0g/L$;糖和氯化物正常;白细胞计数一般$<10\times10^6/L$。②部分患者脑脊液出现寡克隆区带(oligoclonal bands,OCB)。③部分患者脑脊液抗神经节苷脂抗体阳性。

(2)血清学检查:①少数患者出现肌酸激酶(CK)轻度升高,肝功能轻度异常。②部分患者血清抗神经节苷脂抗体阳性。③部分患者血清可检测到抗空肠弯曲菌抗体,抗巨细胞病毒抗体等。

(3)部分患者粪便中可分离和培养出空肠弯曲菌。

(4)神经电生理:主要根据运动神经传导测定,提示周围神经存在脱髓鞘性病变,在非嵌压部位出现传导阻滞或异常波形离散对诊断脱髓鞘病变更有价值。通常选择一侧正中神经、尺神经、胫神经和腓总神经进行测定。神经电生理检测结果必须与临床相结合进行解释。电生理改变的程度与疾病严重程度相关,在疾病的不同阶段,电生理改变特点也会有所不同。

神经电生理诊断标准

1)运动神经传导

至少有2根运动神经存在下述参数中的至少1项异常①远端潜伏期较正常值延长25%以上;②运动神经传导速度较正常值减慢20%以上;③F波潜伏期较正常值延长20%以上和/或出现率下降等;④运动神经部分传导阻滞:周围神经近端与远端比较,复合肌肉动作电位(compound muscle action potential,CMAP)负相波波幅下降20%以上,时限增宽$<15\%$;⑤异常波形离散:周围神经近端与远端比较,CMAP负相波时限增宽15%以上。当CMAP负相波波幅不足正常值下限的20%时,检测传导阻滞的可靠性下降。远端刺激无法引出CMAP波形时,难以鉴别脱髓鞘和轴索损害。

2)感觉神经传导:一般正常,但异常时不能排除诊断。

3)针电极肌电图:单纯脱髓鞘病变肌电图通常正常,如果继发轴索损害,在发病10~14

天后肌电图可出现异常自发电位。随着神经再生则出现运动单位电位时限增宽、高波幅、多相波增多及运动单位丢失。

(5)神经活体组织检查:不需要神经活体组织检查确定诊断。腓肠神经活体组织检查可见有髓纤维脱髓鞘现象,部分出现吞噬细胞浸润,小血管周围可有炎症细胞浸润。剥离单纤维可见节段性脱髓鞘。

三、治疗

(一) 一般治疗

1. 心电监护　有明显的自主神经功能障碍者,应给予心电监护;如果出现直立性低血压、高血压、心动过速、心动过缓、严重心脏传导阻滞、窦性停搏时,须及时采取相应措施处理。

2. 呼吸道管理　有呼吸困难和延髓支配肌肉麻痹的患者应注意保持呼吸道通畅,尤其注意加强吸痰及防止误吸。对病情进展快,伴有呼吸肌受累者,应该严密观察病情,若有明显呼吸困难,肺活量明显降低,血氧分压明显降低时,应尽早进行气管插管或气管切开,机械辅助通气。

3. 营养支持　延髓支配肌肉麻痹者有吞咽困难和饮水呛咳,需给予鼻饲营养,以保证每日足够热量、维生素,防止电解质紊乱。合并有消化道出血或胃肠麻痹者,则给予静脉营养支持。

4. 其他对症处理　患者如出现尿潴留,则留置尿管以帮助排尿;对有神经性疼痛的患者,适当应用药物缓解疼痛;如出现肺部感染、泌尿系感染、压疮、下肢深静脉血栓形成,注意给予相应的积极处理,以防止病情加重。因语言交流困难和肢体肌无力严重而出现抑郁时,应给予心理治疗,必要时给予抗抑郁药物治疗。

(二) 免疫治疗

1. 静脉注射免疫球蛋白(intravenous immunoglobulin,IVIg)　临床证明治疗 AIDP 有效。成人剂量 0.4g/(kg·d),连用 5 天。

2. 血浆置换(plasma exchange,PE)　直接去除血浆中致病因子如抗体,推荐有条件者尽早应用。1983 年北美和 1987 年法国各有用血浆置换治疗 200 多例 AIDP 患者纳入协作研究,结果认为对 AIDP 治疗有效,虽其确切机制未明,但有力地提示患者的血浆成分在其发病机制中有致病作用。

(1)方法

1)置换液:新鲜冷冻血浆与人工血浆均有效,疗效无明显差别。

2)置换量和频度:一般建议 2 周内置换 6 次,每次置换 3~3.5L。

3)与大剂量糖皮质激素合用:于进行血浆置换间期,宜用大剂量糖皮质激素,以防新的抗体产生及疾病复发。

(2)疗效

1)北美 145 例、法国 220 例和瑞典 38 例均有效,能延缓病情恶化,越早积极治疗,病情越轻,效果越好。

2)北美和法国研究指出:血浆置换能把自开始治疗到独立行走间所需的时间,使用人工呼吸机的时间,以及疾病分级量表好转一级所需时间缩短,且 1 个月和 2 个月时患者好转的百分数增多。

3)儿童:1989年Epstein等用回顾性对照组与前瞻性血浆置换治疗组相比,能达到独立行走的时间,血浆置换组为(24±25)天,而对照组(60±43)天。

4)6个月时,血浆置换组患者神经系统后遗症的发生率明显低于对照组。有些因素会明显影响患者预后,含这些因素的患者用血浆置换效果较好。

5)曾有一例报道,44岁女性患者,脑脊液蛋白3.6g/L,细胞数$8×10^6$/L,经地塞米松等治疗1个月无效,经血浆置换5次治疗后病情明显好转,双下肢肌力,近端由2级增加到4级,远端由1级增加到3级。

(3)安全性:北美研究组患者中,40% AIDP患者有瘫痪,并需用人工呼吸机,很安全。

(4)不足

1)仍有部分患者无效。

2)价格昂贵:血浆置换机和血浆置换时所用的消耗品价格昂贵。

3)费时:每次血浆置换约花费半天时间。

(5)PE的禁忌证:主要是严重感染、心律失常、心功能不全、凝血系统疾病等;其副作用为血流动力学改变可能造成血压变化、心律失常,使用中心导管引发气胸和出血以及可能合并败血症。

3. 糖皮质激素　国外的多项临床试验结果均显示单独应用糖皮质激素治疗GBS无明确疗效,糖皮质激素和IVIg联合治疗与单独应用IVIg治疗的效果也无显著差异。因此,国外的GBS指南均不推荐应用糖皮质激素治疗GBS。但在我国,由于经济条件或医疗条件限制,有些患者无法接受IVIg或PE治疗,目前许多医院仍在应用糖皮质激素治疗GBS,尤其在早期或重症患者中使用。对于糖皮质激素治疗GBS的疗效以及对不同类型GBS的疗效还有待进一步探讨。

(三)神经营养

始终应用B族维生素治疗,包括维生素B_1、维生素B_{12}(氰钴胺、甲钴胺)、维生素B_6等。

(四)红霉素

若粪培养有空肠弯曲菌,则应考虑用红霉素。

(五)康复治疗

病情稳定后,早期进行正规的神经功能康复锻炼,以预防失用性肌萎缩和关节挛缩。

四、临床案例分析

(一)学习目标

急性炎性脱髓鞘性多发性神经根神经炎的临床表现、诊断方法和治疗方案。

(二)案例介绍

患者女性,66岁。

主诉:四肢麻木、乏力10天伴复视5天。

现病史:患者10天前无明显诱因出现发热,体温最高为39.5℃,傍晚时分体温升高明显,无咳嗽、咳痰,无咽痛,无腹痛、腹泻,在当地医院治疗,予消炎药物治疗后体温渐退,后出现四肢麻木、乏力等不适,双上肢不能持物,双下肢站立不稳,需他人搀扶方能站立,5天前出现视物成双,无进食呛咳,无头痛、头晕,无恶心、呕吐,偶有咳嗽,咳少量白色黏痰,在当地医院住院治疗,行腰椎穿刺检查示脑脊液压力85mmH$_2$O,细胞数正常,脑脊液蛋白正常。

行"免疫球蛋白"治疗,四肢麻木、乏力无明显好转。

既往史:既往体健,否认心脏病等疾病史,有血糖升高史多年,未服药治疗,否认肝炎、结核等传染病病史,否认重大外伤史,否认手术史,否认中毒、输血史;否认明显的食物、药物过敏史,否认长期药物使用史,否认药物成瘾;预防接种史不详。

家族史:兄弟姐妹体健,家族中无类似疾病患者;否认传染性、遗传性、家族性疾病。

伴发疾病与用药情况:有高血压史 10 余年,服用苯磺酸氨氯地平片 2.5mg,口服,每日1 次,血压控制尚可。

过敏史:有"头孢西丁"过敏史,静脉滴注后有全身皮疹。

查体:体温 36.7℃;脉搏 72 次/min;呼吸 19 次/min;血压 136/76mmHg。神志清,精神状态不佳,言语清晰,双侧瞳孔等大等圆,直径 3mm,对光反射灵敏,双侧眼球外展受限,双侧额纹对称,双侧鼻唇沟对称,伸舌居中,口角无明显歪斜,双肺呼吸音清,未闻及干湿啰音,心率齐,双上肢肌力 5^- 级,双下肢肌力 2^+ 级,双侧巴氏征阴性,双侧膝反射、踝反射减退。左侧 T_6 以下针刺觉减退。

实验室检查:

糖化血红蛋白(HbA1c)6.7%(↑),血常规:血小板计数 $356×10^9$/L(↑),血小板压积 0.283%(↑),余无特殊;维生素 B_{12} 叶酸铁蛋白:血清叶酸 25.33nmol/L(正常),维生素 B_{12} >1478pmol/L(↑),铁蛋白 348.8ng/ml(↑);T_3T_4 全套:甲状腺球蛋白抗体(TGAb)216.60U/ml(↑),甲状腺过氧化物酶抗体(TPOAb)76.91U/ml(↑),余无特殊;免疫球蛋白+补体+风湿病系列:免疫球蛋白 G 45.30g/L(↑),免疫球蛋白 M 7.15g/L(↑),抗链球菌溶血素"O" 187.6U/ml(↑);血沉:红细胞沉降率 73.00mm/h(↑);糖脂肝肾生化+同型+电解质全套:总蛋白 93.7g/L(↑),白蛋白 32.8g/L(↓),球蛋白 60.9g/L(↑),白蛋白/球蛋白 0.54(↓),钠 134.3mmol/L(↓),葡萄糖 6.71mmol/L(↑),LDL-胆固醇 3.36 mmol/L(↑);病房尿常规:尿蛋白 +(0.2)g/L(↑)。

辅助检查:肌电图检查示右正中、胫、腓总运动神经传导速度减慢,右正中、尺、腓总神经运动传导诱发电位波幅降低,右正中浅支、腓浅感觉神经传导速度减慢。右正中浅支、尺浅支、腓浅神经感觉传导诱发电位波幅降低。右胫骨前肌检肌有部分神经源性损害表现,右第一骨间背侧肌检肌轻收缩时多相波增多,右正中神经 F 波出现率减少,右胫后神经 F 波未测出,右胫神经 H 波潜伏期延长,H-M 波波间潜伏期延长,手掌部交感皮肤反应,右左侧潜伏期延长,右左侧波幅降低,足掌部交感皮肤反应,右左侧波幅降低。

(三) 思考题

1. 患者符合 AIDP 的诊断要点有哪些?

(1)患者急性起病,并进行性加重。

(2)患者双上肢肌力 5^- 级,双下肢肌力 2^+ 级,双侧巴氏征阴性,双侧膝反射,踝反射减退。左侧 T_6 以下针刺觉减退。

(3)肌电图示神经传导速度,波幅下降,诊断为吉兰-巴雷综合征明确。

2. 患者入院后应如何治疗?

患者在当地医院行免疫球蛋白治疗 3 天,入院后继续予免疫球蛋白 25mg 治疗 2 天后停用,甲钴胺注射液 500μg q. d. i. m.,呋喃硫胺片 50mg t. i. d. p. o. 营养神经治疗。但患者仍然有肢体麻木及乏力不适,出现双下肢酸痛,神经痛,给予加巴喷丁 0.1g t. i. d. p. o.

及阿米替林 12.5mg t.i.d. p.o. 镇痛。

3. 患者的药学监护点有哪些?

(1)观察患者用药后,临床症状有无改善,判断药物疗效。

(2)免疫球蛋白滴注过程中,注意控制滴速。开始给药时滴速放慢,如无不良反应,逐渐加快滴速,最快滴速不得超过 3.0ml/min(约 60 滴/min)。并注意给药过程中有无过敏反应及输液反应,警惕潜在的血栓栓塞事件。

(3)注意对镇痛药物的疗效监护和不良反应监护。

(四) 自学任务

AIDP 应与哪些疾病鉴别?

五、指南与专家共识

中国吉兰-巴雷综合征诊治指南

[中华神经科杂志,2010,43(8):583-586]

吉兰-巴雷综合征(Guillain-Barre syndrome,GBS)是一类免疫介导的急性炎性周围神经病。临床特征为急性起病,临床症状多在 2 周左右达到高峰,表现为多发神经根及周围神经损害,常有脑脊液蛋白-细胞分离现象,多呈单时相自限性病程,静脉注射免疫球蛋白(IVIg)和血浆置换(PE)治疗有效。该病包括急性炎性脱髓鞘性多发性神经根神经炎(AIDP)、急性运动轴索性神经病(acute motor axonal neuropathy,AMAN)、急性运动感觉轴索性神经病(acute motor-sensory axonal neuropathy,AMSAN)、Miller Fisher 综合征(Miller Fisher syndrome,MFS)、急性泛自主神经病(acute pan-autonomic neuropathy)和急性感觉神经病(acute sensory neuropathy,ASN)等亚型。

(一) 诊断

1. AIDP　AIDP 是 GBS 中最常见的类型,也称经典型 GBS,主要病变为多发神经根和周围神经节段性脱髓鞘。

(1)临床特点:①任何年龄、任何季节均可发病。②前驱事件:常见有腹泻和上呼吸道感染,包括空肠弯曲菌、巨细胞病毒、肺炎支原体或其他病原菌感染,疫苗接种,手术,器官移植等。③急性起病,病情多在 2 周左右达到高峰。④弛缓性肢体肌肉无力是 AIDP 的核心症状。多数患者肌无力从双下肢向上肢发展,数日内逐渐加重,少数患者病初呈非对称性;肌张力可正常或降低,腱反射减低或消失,而且经常在肌力仍保留较好的情况下,腱反射已明显减低或消失,无病理反射。部分患者可有不同程度的脑神经运动功能障碍,以面部或延髓部肌肉无力常见,且可能作为首发症状就诊;极少数患者有张口困难,伸舌不充分和力弱以及眼外肌麻痹。严重者可出现颈肌和呼吸肌无力,导致呼吸困难。部分患者有四肢远端感觉障碍,下肢疼痛或酸痛,神经干压痛和牵拉痛。部分患者有自主神经功能障碍。

(2)实验室检查

1)脑脊液检查:①脑脊液蛋白细胞分离是 GBS 的特征之一,多数患者在发病几天内蛋白含量正常,2～4 周内脑脊液蛋白不同程度升高,但较少超过 1.0g/L;糖和氯化物正常;白细胞计数一般<$10×10^6$/L。②部分患者脑脊液出现寡克隆区带。③部分患者脑脊液抗神经节苷脂抗体阳性。

2)血清学检查:①少数患者出现肌酸激酶(CK)轻度升高,肝功能轻度异常。②部分患者血清抗神经节苷脂抗体阳性。③部分患者血清可检测到抗空肠弯曲菌抗体,抗巨细胞病毒抗体等。

3)部分患者粪便中可分离和培养出空肠弯曲菌。

4)神经电生理:主要根据运动神经传导测定,提示周围神经存在脱髓鞘性病变,在非嵌压部位出现传导阻滞或异常波形离散对诊断脱髓鞘病变更有价值。通常选择一侧正中神经、尺神经、胫神经和腓总神经进行测定。神经电生理检测结果必须与临床相结合进行解释。电生理改变的程度与疾病严重程度相关,在病程的不同阶段,电生理改变特点也会有所不同。神经电生理诊断标准①运动神经传导:至少有 2 根运动神经存在下述参数中的至少 1 项异常。A. 远端潜伏期较正常值延长 25% 以上。B. 运动神经传导速度较正常值减慢 20% 以上。C. F 波潜伏期较正常值延长 20% 以上和/或出现率下降等。D. 运动神经部分传导阻滞。周围神经近端与远端比较,复合肌肉动作电位(CMAP)负相波波幅下降 20% 以上,时限增宽<15%。E. 异常波形离散。周围神经近端与远端比较,CMAP 负相波时限增宽 15% 以上。当 CMAP 负相波波幅不足正常值下限的 20% 时,检测传导阻滞的可靠性下降。远端刺激无法引出 CMAP 波形时,难以鉴别脱髓鞘和轴索损害。②感觉神经传导:一般正常,但异常时不能排除诊断。③针电极肌电图:单纯脱髓鞘病变肌电图通常正常,如果继发轴索损害,在发病 10～14 天后肌电图可出现异常自发电位。随着神经再生则出现运动单位电位时限增宽、高波幅、多相波增多及运动单位丢失。

5)神经活体组织检查:不需要神经活体组织检查确定诊断。腓肠神经活体组织检查可见有髓纤维脱髓鞘现象,部分出现吞噬细胞浸润,小血管周围可有炎症细胞浸润。剥离单纤维可见节段性脱髓鞘。

(3)诊断标准:①常有前驱感染史,呈急性起病,进行性加重,多在 2 周左右达高峰。②对称性肢体和延髓支配肌肉、面部肌肉无力,重症者可有呼吸肌无力,四肢腱反射减低或消失。③可伴轻度感觉异常和自主神经功能障碍。④脑脊液出现蛋白-细胞分离现象。⑤电生理检查提示远端运动神经传导潜伏期延长、传导速度减慢、F 波异常、传导阻滞、异常波形离散等。⑥病程有自限性。

(4)鉴别诊断:如果出现以下表现,则一般不支持 GBS 的诊断①显著、持久的不对称性肢体肌无力。②以膀胱或直肠功能障碍为首发症状或持久的膀胱和直肠功能障碍。③脑脊液单核细胞数超过 50×10^6/L。④脑脊液出现分叶核白细胞。⑤存在明确的感觉平面。需要鉴别的疾病包括:脊髓炎、周期性瘫痪、多发性肌炎、脊髓灰质炎、重症肌无力、急性横纹肌溶解症、白喉神经病、莱姆病、卟啉病性周围神经病、癔症性瘫痪以及中毒性周围神经病,如重金属、药物、肉毒毒素中毒等。

2. AMAN　AMAN 以广泛的运动脑神经纤维和脊神经前根及运动纤维轴索病变为主。

(1)临床特点:①可发生在任何年龄,儿童更常见,男女患病率相似,国内患者在夏秋发病较多。②前驱事件为多有腹泻和上呼吸道感染等,以空肠弯曲菌感染多见。③急性起病,平均在 6～12 天达到高峰,少数患者在 24～48 小时内即可达到高峰。④对称性肢体无力,部分患者有脑神经运动功能受损,重症者可出现呼吸肌无力。腱反射减低或消失与肌力减退程度较一致。无明显感觉异常,无或仅有轻微自主神经功能障碍。

(2)实验室检查

1)脑脊液检查:同 AIDP。

2)血清免疫学检查:部分患者血清中可检测到抗神经节苷脂 GM_1、GD_{1a} 抗体,部分患者血清空肠弯曲菌抗体阳性。

3)电生理检查:电生理检查内容与 AIDP 相同,诊断标准如下①运动神经传导。A. 远端刺激时 CMAP 波幅较正常值下限下降 20% 以上,严重时引不出 CMAP 波形,2～4 周后重复测定 CMAP 波幅无改善。B. 除嵌压性周围神经病常见受累部位的异常外,所有测定神经均不符合 AIDP 标准中脱髓鞘的电生理改变(至少测定 3 条神经)。②感觉神经传导测定通常正常。③针电极肌电图早期即可见运动单位募集减少,发病 1～2 周后,肌电图可见大量异常自发电位,此后随神经再生则出现运动单位的时限增宽、波幅增高、多相波增多。

(3)诊断标准:参考 AIDP 诊断标准,突出特点是神经电生理检查提示近乎纯运动神经受累,并以运动神经轴索损害明显。

3. AMSAN　AMSAN 以广泛神经根和周围神经的运动与感觉纤维的轴索变性为主。

(1)临床特点:①急性起病,平均在 6～12 天达到高峰,少数患者在 24～48 小时内达到高峰。②对称性肢体无力,多有脑神经运动功能受累,重症者可有呼吸肌无力,呼吸衰竭。患者同时有感觉障碍,甚至部分出现感觉性共济失调。常有自主神经功能障碍。

(2)实验室检查:①脑脊液检查同 AIDP。②血清免疫学检查,部分患者血清中可检测到抗神经节苷脂抗体。③电生理检查,除感觉神经传导测定可见感觉神经动作电位波幅下降或无法引出波形外,其他同 AMAN。④腓肠神经活体组织检查,腓肠神经活体组织病理检查不作为确诊的必要条件,检查可见轴索变性和神经纤维丢失。

(3)诊断标准:参照 AIDP 诊断标准,突出特点是神经电生理检查提示感觉和运动神经轴索损害明显。

4. MFS　与经典 GBS 不同,以眼肌麻痹、共济失调和腱反射消失为主要临床特点。

(1)临床特点:①任何年龄和季节均可发病。②前驱症状,可有腹泻和呼吸道感染等,以空肠弯曲菌感染常见。③急性起病,病情在数天至数周内达到高峰。④多以复视起病,也可以肌痛、四肢麻木、眩晕和共济失调起病。相继出现对称或不对称性眼外肌麻痹,部分患者有上睑下垂,少数出现瞳孔散大,但瞳孔对光反应多数正常。可有躯干或肢体共济失调,腱反射减低或消失,肌力正常或轻度减退,部分有延髓部肌肉和面部肌肉无力,四肢远端和面部麻木、感觉减退,膀胱功能障碍。

(2)实验室检查:①脑脊液检查同 AIDP。②血清免疫学检查,部分患者血清中可检测到空肠弯曲菌抗体。大多数 MFS 患者血清 CQ_{1b} 抗体阳性。③神经电生理检查,感觉神经传导测定可见动作电位波幅下降,传导速度减慢;脑神经受累者可出现面神经 CMAP 波幅下降;瞬目反射可见 R_1、R_2 潜伏期延长或波形消失。运动神经传导和肌电图一般无异常。电生理检查非诊断 MFS 的必需条件。

(3)诊断标准:①急性起病,病情在数天或数周内达到高峰。②临床上以眼外肌瘫痪、共济失调和腱反射减低为主要症状,肢体肌力正常或轻度减退。③脑脊液出现蛋白-细胞分离。④病程呈自限性。

(4)鉴别诊断:需要鉴别的疾病包括与 CQ_{1b} 抗体相关的 Bickerstaff 脑干脑炎、急性眼外肌麻痹、脑干梗死、脑干出血、视神经脊髓炎、多发性硬化、重症肌无力等。

5. 急性泛自主神经病　较少见,以自主神经受累为主。

(1)临床特点:①前驱事件为患者多有上呼吸道感染及消化道症状。②急性发病,快速进展,多在1~2周内达高峰,少数呈亚急性发病。③临床表现为视物模糊、畏光、瞳孔散大、对光反应减弱或消失,头晕,直立性低血压,恶心呕吐,腹泻,腹胀,重症者可有肠麻痹、便秘、尿潴留、阳痿、热不耐受、出汗少、眼干和口干等。自主神经功能检查可发现多种功能异常。④肌力正常,部分患者有远端感觉减退和腱反射消失。

(2)实验室检查:①脑脊液出现蛋白-细胞分离。②电生理检查,神经传导和针电极肌电图一般正常。皮肤交感反应、R-R变异率等自主神经检查可见异常。电生理检查不是诊断的必需条件。

(3)诊断标准:①急性发病,快速进展,多在2周左右达高峰。②广泛的交感神经和副交感神经功能障碍,不伴或伴有轻微肢体无力和感觉异常。③可出现脑脊液蛋白-细胞分离现象。④病程呈自限性。⑤排除其他病因。

(4)鉴别诊断:其他病因导致的自主神经病,如中毒、药物相关、血卟啉病、糖尿病、急性感觉神经元神经病、交感神经干炎等。

6. ASN　少见,以感觉神经受累为主。

(1)临床特点:①急性起病,在数天至数周内达到高峰。②广泛对称性四肢疼痛和麻木,感觉性共济失调,明显的四肢和躯干深、浅感觉障碍。绝大多数患者腱反射减低或消失。③自主神经受累轻,肌力正常或有轻度无力。④病程为自限性。

(2)实验室检查:①脑脊液出现蛋白-细胞分离。②电生理检查:感觉神经传导可见传导速度轻度减慢,感觉神经动作电位波幅明显下降或消失。运动神经传导测定可有脱髓鞘的表现。针电极肌电图通常正常。

(3)诊断标准:①急性起病,快速进展,多在2周左右达高峰。②对称性肢体感觉异常。③可有脑脊液蛋白-细胞分离现象。④神经电生理检查提示感觉神经损害。⑤病程有自限性。⑥排除其他病因。

(4)鉴别诊断:其他导致急性感觉神经病的病因,如糖尿病痛性神经病,中毒性神经病,急性感觉自主神经元神经病,干燥综合征合并神经病,副肿瘤综合征等。

(二) 治疗

1. 一般治疗

(1)心电监护:有明显的自主神经功能障碍者,应给予心电监护;如果出现直立性低血压、高血压、心动过速、心动过缓、严重心脏传导阻滞、窦性停搏时,须及时采取相应措施处理。

(2)呼吸道管理:有呼吸困难和延髓支配肌肉麻痹的患者应注意保持呼吸道通畅,尤其注意加强吸痰及防止误吸。对病情进展快,伴有呼吸肌受累者,应该严密观察病情,若有明显呼吸困难,肺活量和血氧分压明显降低时,应尽早进行气管插管或气管切开,机械辅助通气。

(3)营养支持:延髓支配肌肉麻痹者有吞咽困难和饮水呛咳,需给予鼻饲营养,以保证每日足够热量、维生素,防止电解质紊乱。合并有消化道出血或胃肠麻痹者,则给予静脉营养支持。

(4)其他对症处理:患者如出现尿潴留,则留置尿管以帮助排尿;对有神经性疼痛的患者,适当应用药物缓解疼痛;如出现肺部感染、泌尿系感染、压疮、下肢深静脉血栓形成,注意给予相应的积极处理,以防止病情加重。因语言交流困难和肢体肌无力严重而出现抑郁时,应给予心理治疗,必要时给予抗抑郁药物治疗。

2. 免疫治疗

(1)IVIg:推荐有条件者尽早应用。方法:人血免疫球蛋白,400mg/(kg·d),1 次/d,静脉滴注,连续 3～5 日。

(2)PE:推荐有条件者尽早应用。方法:每次血浆置换量为 30～50ml/kg,在 1～2 周内进行 3～5 次。PE 的禁忌证主要是严重感染、心律失常、心功能不全、凝血系统疾病等;其副作用为血流动力学改变可能造成血压变化、心律失常,使用中心导管引发气胸和出血以及可能合并败血症。

(3)糖皮质激素:国外的多项临床试验结果均显示单独应用糖皮质激素治疗 GBS 无明确疗效,糖皮质激素和 IVIg 联合治疗与单独应用 IVIg 治疗的效果也无显著差异。因此,国外的 GBS 指南均不推荐应用糖皮质激素治疗 GBS。但在我国,由于经济条件或医疗条件限制,有些患者无法接受 IVIg 或 PE 治疗,目前许多医院仍在应用糖皮质激素治疗 GBS,尤其在早期或重症患者中使用。对于糖皮质激素治疗 GBS 的疗效以及对不同类型 GBS 的疗效还有待进一步探讨。

一般不推荐 PE 和 IVIg 联合应用。少数患者在 1 个疗程的 PE 或 IVIg 治疗后,病情仍然无好转或仍在进展,或恢复过程中再次加重者,可以延长治疗时间或增加 1 个疗程。

各种类型的 GBS 均可以用 PE 或 IVIg 治疗,并且有临床有效的报道,但因发病率低,且疾病本身有自愈性倾向,MFS、泛自主神经功能不全和急性感觉型 GBS 的疗效尚缺少足够的双盲、对照的循证医学证据。

3. 神经营养　始终应用 B 族维生素治疗,包括维生素 B_1、维生素 B_{12}(氰钴胺、甲钴胺)、维生素 B_6 等。

4. 康复治疗　病情稳定后,早期进行正规的神经功能康复锻炼,以预防失用性肌萎缩和关节挛缩。

(三)预后

病情一般在 2 周左右达到高峰,继而持续数天至数周后开始恢复,少数患者在病情恢复过程中出现波动。多数患者神经功能在数周至数个月内基本恢复,少数遗留持久的神经功能障碍。GBS 病死率约 3%,主要死于呼吸衰竭、感染、低血压、严重心律失常等并发症。

第二节　慢性炎性脱髓鞘性多发性神经根神经病

一、概述

(一)定义

慢性炎性脱髓鞘性多发性神经根神经病(chronic inflammatory demyelinating polyradiculoneuropathy,CIDP)是一类由免疫介导的运动感觉周围神经病,累及运动和感觉,可不对称或对称,近端及远端均可受累的病情进展超过 2 个月的脱髓鞘性多发性神经病。

其病程呈慢性进展(4 周以上)或缓解复发(3～6 个月),多伴有脑脊液蛋白-细胞分离,电生理表现为周围神经传导速度减慢、传导阻滞及异常波形离散;病理显示有髓纤维多灶性脱髓鞘、神经内膜水肿、炎症细胞浸润等特点。CIDP 属于慢性获得性脱髓鞘性多发性神经病（chronic acquired demyelinating poly neuropathy，CADP），是 CADP 中最常见的一种类型，大部分患者对免疫治疗反应良好。

（二）流行病学

发病率低，儿童中发病率约 0.48/10 万，成人发病率为（1.9～7.7）/10 万。CIDP 最常见于成人，高峰发病年龄为 40～60 岁，男性发病率稍高。与慢性进展型相比，复发型发病较早，常为 20 多岁。复发常与妊娠相伴。

地区分布无特异性。不同的人群和地理环境中 CIDP 患病率相似，可能不受基因及地理环境差异的影响。与感染相伴的研究，CIDP 不如 AIDP 充分。但在 CIDP 复发或加重前，20%～30%患者有感染。

（三）病因

病因不明，自身免疫异常为其主要的发病机制。患者血清中可有多种髓鞘成分抗体升高，多数患者血清和脑脊液中糖脂和神经节苷脂抗体升高。周围神经的供应血管周围可见单核细胞浸润，神经纤维水肿，有明显的节段性髓鞘脱失和髓鞘再生。慢性患者可见神经膜和髓鞘增生呈洋葱皮样，部分有轴索变性。

二、临床表现与诊断

（一）临床表现

CIDP 包括经典型和变异型，后者少见，如纯运动型、纯感觉型、远端获得性脱髓鞘性对称性神经病（distal acquired demyelinating symmetric neuropathy，DADS）、多灶性获得性脱髓鞘性感觉运动神经病（multifocal acquired demyelinating sensory and motor neuropathy，MADSAM，或称 Lewis-Sumner 综合征）等。

1. 经典型 CIDP

（1）见于各年龄段，40～60 岁多见，男女发病比率相近。

（2）前驱感染史：较少有明确的前驱感染史。

（3）类型：分为慢性进展型和缓解复发型。年龄较轻者，缓解复发型多见，预后较好；年龄较大者，慢性进展型多见，预后较差。

（4）临床表现：慢性起病，症状进展在 8 周以上；但有 16%的患者呈亚急性起病，症状进展较快，在 4～8 周内即达高峰，且对糖皮质激素反应敏感，这部分患者目前仍倾向归类于 CIDP 而非急性炎性脱髓鞘性多发性神经根神经炎（AIDP）。CIDP 症状局限于周围神经系统，主要表现为①脑神经异常：不到 10%的患者会出现面瘫或眼肌麻痹，支配延髓肌的脑神经偶可累及，少数有视盘水肿。②肌无力：大部分患者出现肌无力，可累及四肢的近端和远端，但以近端肌无力为突出特点。③感觉障碍：大部分患者表现为四肢麻木，部分伴疼痛。可有手套、袜套样针刺觉减退，还可有深感觉减退，严重者出现感觉性共济失调。④腱反射异常：腱反射减弱或消失，甚至正常肌力者的腱反射减弱或消失。⑤自主神经功能障碍：可表现为直立性低血压、括约肌功能障碍及心律失常等。

2. 变异型 CIDP

（1）纯运动型：占 10%～11%，仅表现为肢体无力而无感觉症状。

（2）纯感觉型：占 8%～17%，仅表现为感觉症状，如感觉性共济失调、麻木、疼痛等。但随着病程的延长可出现运动受累症状。

（3）DADS：肢体的无力和/或感觉障碍局限在肢体远端。DADS 比经典型 CIDP 进展慢，部分伴 IgM 单克隆 γ 球蛋白血症，属单克隆丙种球蛋白病（monoclonal gammopathy of unknown significance，MGUS）伴周围神经病范畴，激素治疗无效，而不伴单克隆 γ 球蛋白血症的属 CIDP 变异型，对免疫治疗敏感。

（4）MADSAM：主要表现为四肢不对称的感觉运动周围神经，临床类似多灶性运动神经病（multifocal motor neuropathy，MMN），但存在感觉损害的证据，且未发现抗神经节苷脂 GM_1 抗体滴度升高。

3. CIDP 合并症　约 10％的 CIDP 患者合并系统性疾病，CIDP 患者可以合并糖尿病、非恶性的 IgG 或 IgA 单克隆丙种球蛋白病，也可以合并恶性肿瘤（如淋巴瘤、黑色素瘤）、结缔组织病（如系统性红斑狼疮）、乙型/丙型肝炎、炎症性肠病、人类免疫缺陷病毒感染、甲状腺功能亢进及其他一些疾病。虽然这些疾病和 CIDP 的关系目前尚不清楚，但是患有这些疾病时，患者发生 CIDP 的易感性增高，另外这些疾病可能与 CIDP 发病存在某种共同的免疫机制。

（二）诊断

1. 诊断　CIDP 目前无统一的诊断标准，临床有进行性或复发性运动和感觉功能障碍的周围神经病，病程进展 8 周以上，体格检查可见四肢乏力，末梢型痛觉减退，腱反射减弱或消失等。

诊断主要依据临床特点和神经电生理检查，同时辅以脑脊液（CSF）检查和神经活检。根据典型的临床表现、脑脊液蛋白增高及节段性脱髓鞘性电生理改变，一般可作出诊断。下列临床表现为主要特征：

（1）类型：运动和/或感觉功能障碍累及 1 个以上肢体。

（2）病期：至少 2 个月。

（3）反射：反射消失或减弱。

2. 辅助检查

（1）脑脊液检查：脑脊液呈细胞-蛋白分离现象。其细胞数通常正常，约 10％患者淋巴细胞可多于 5 个$/mm^3$。但 80％～90％患者脑脊液蛋白含量明显增高，常为 $0.8～2.5g/L$，升高程度常与疾病的严重程度呈正相关，少部分患者蛋白无明显波动。蛋白升高可能与病情反复发作导致髓鞘的反复脱失与修复、蛋白多次沉积有关。CSF IgG 寡克隆区带（OCB）对炎症性疾病诊断的阳性率达 30％～50％，是 IgG 鞘内合成的定性指标，提示中枢神经系统免疫功能异常，但相关循证医学证据较少，不能作为 CIDP 的必需诊断标准。

（2）血液检查：血浆 γ-球蛋白可增高。25％CIDP 或 CIDP 样神经病患者有 IgA、IgG 或 IgM 单克隆 γ 病。

（3）电生理检查：神经电生理检查对早期 CIDP 的诊断意义不明确，结果多显示为感觉传导速度下降及 H 反射消失。病程早期，可能仅有 F 波和 H 反射延迟或消失，F 波异常可提示近端神经根的脱髓鞘改变，其中 F 波的出现率下降及波形的一过性离散被视为近端神经脱髓鞘的敏感指标。病程晚期，肌电图提示轴索损害高达 94.4％。CIDP 神经电生理损伤可以表现为单纯脱髓鞘损害、脱髓鞘合并轴索损害及单纯轴索损害，其中以单纯脱髓鞘损害者居多，较少数为单纯轴索损害。

（4）影像学：CIDP 患者周围神经 MRI 检查通常表现为脊神经根及臂丛、腰丛肥大，T_2

高信号,伴或不伴对比增强。欧洲神经病学联合会/周围神经病学会(EFNS/PNS)诊断标准将 MRI 上马尾、腰骶神经根或颈神经根或颈丛或腰骶丛的肥大可被增强,作为支持诊断的依据。

(5)腓肠神经活体组织检查:怀疑本病但电生理检查结果与临床不符时,需要行神经活体组织检查。主要病理改变为有髓神经纤维出现节段性脱髓鞘,轴索变性,施万细胞增生并形成洋葱皮样结构,单核细胞浸润等;神经活体组织检查还可以除外血管炎性周围神经病和遗传性周围神经病。神经活检对 CIDP 诊断具备一定的辅助作用,尤其对非典型 CIDP 患者具有特殊的诊断价值。

三、治疗

(一) 一般治疗

1. 神经营养　可应用 B 族维生素治疗,包括维生素 B_1、维生素 B_{12}(甲钴胺、腺苷钴胺)、维生素 B_6 等。

2. 对症治疗　有神经痛者,可应用卡马西平、阿米替林、曲马多、加巴喷丁、普瑞巴林等。

(二) 免疫治疗

免疫治疗是本病的主要治疗方法。治疗的目的在于抑制异常的免疫反应,降低炎症反应和脱髓鞘,预防继发性轴突变性。早期治疗效果好,维持治疗应个体化。

1. 静脉注射免疫球蛋白(IVIg)　IVIg 的作用机制尚未完全明确,涉及免疫系统的各水平和炎症反应的各部分。$0.4g/(kg \cdot d)$,静脉滴注,连续 3～5 日为 1 个疗程。每个月重复 1 次,连续 3 个月,有条件或病情需要者可延长应用数个月。从远期疗效看,早期大剂量 IVIg 较糖皮质激素安全性更高,预后更好。已报道的 IVIg 副作用,轻度包括寒战、头痛、肌痛等,严重者很少见,包括过敏、血栓栓塞性事件、肾衰竭等。当前指南建议应把 IVIg 列为 CIDP 患者的首选治疗,且应该长期应用以维持疗效。

2. 血浆置换　作用机制为去除经免疫应答产生的有形成分、代谢产物及自身抗体。有条件者可选用。每个疗程 3～5 次,间隔 2～3 日,每次置换量为 30ml/kg,每个月进行 1 个疗程。需要注意的是,在应用 IVIg 后 3 周内,不能进行血浆置换治疗。远期疗效观察发现,血浆置换和 IVIg 疗效相当,副作用更大,但该效果仍得到肯定。PE 和 IVIg 联合应用可迅速缓解难治性 CIDP 的四肢瘫痪。副作用包括低血压、水负荷、电解质紊乱、感染、出血或血栓形成、心肌梗死等。

3. 糖皮质激素　应用激素治疗 CIDP 可以追溯到 50 年前,作用机制包括抑制 T 细胞增殖,减少炎症因子、趋化因子以及黏附分子产生,以及诱导抗炎症细胞因子和 T 细胞凋亡。目前较为公认的泼尼松推荐剂量为:甲泼尼龙 500～1 000mg/d,静脉滴注,连续 3～5 日,然后逐渐减量或直接改口服泼尼松 $1mg/(kg \cdot d)$,清晨顿服,维持 1～2 个月后逐渐减量。地塞米松的推荐剂量为:地塞米松 10～20mg/d,静脉滴注,连续 7 日,然后改为泼尼松 $1mg/(kg \cdot d)$,清晨顿服,维持 1～2 个月后逐渐减量;也可以直接口服泼尼松 $1mg/(kg \cdot d)$,清晨顿服,维持 1～2 个月后逐渐减量。上述疗法口服泼尼松减量直至小剂量(5～10mg)均需维持半年以上,再酌情停药。糖皮质激素与 IVIg、PE 一样,均被 Cochrane 分析列为 CIDP 的一线治疗,但因缺乏 RCT 的支持,目前为 Ib 类证据。尽管如此,在临床工作中由于价格便宜、使用方便等优点,大多数医师仍将糖皮质激素作为 CIDP 的初始治疗措施。常见副作用包括高血糖、高血压、消化性溃疡、骨质疏松、股骨头坏死、向心性肥胖、易感染、电解质紊乱等。

4. **其他免疫抑制剂**　如上述治疗效果不理想,或产生激素依赖或激素无法耐受者,可选用或加用硫唑嘌呤、环磷酰胺(CTX)、环孢素、甲氨蝶呤等免疫抑制剂。临床较为常用的是硫唑嘌呤,使用方法为 $1\sim3mg/(kg\cdot d)$,分 $2\sim3$ 次口服,使用过程中需随访肝、肾功能及血常规等。由于以上药物均存在严重的不良反应,长期应用有提高恶性肿瘤发生概率的可能,故目前仅将其应用于经上述 3 种传统方案治疗后症状无改善的 CIDP 患者,或与上述 3 种治疗方案联合应用以减少激素用量或减少 IVIg 或 PE 的应用频率。

(三) 康复治疗

由于 CIDP 是一种慢性进行性疾病,更多的患者因为留有神经系统功能障碍,除了对患者进行治疗维持,适当的心理评估及给予相应的心理干预措施也是必不可少的。病情稳定后,早期进行正规的神经功能康复锻炼,以预防失用性肌萎缩和关节挛缩。运用支持疗法、适度的功能训练及辅助支持治疗,对于阻止瘫痪肢体的关节挛缩,延缓患肢功能进一步恶化可起到一定作用。同时积极配合肢体康复训练,如针灸,推拿和各种理疗等。部分患者因早期康复治疗不及时或不当,遗留下本可避免的残疾或并发症,如足下垂、肌肉萎缩、皮肤营养障碍等,严重影响生活质量。因此,康复治疗在 CIDP 早期就应引起重视,如对肌张力低下、肌肉萎缩患者,除加强推拿外,还可以进行肌肉生物反馈电刺激或低中频电刺激等理疗。

四、临床案例分析

(一) 学习目标
慢性炎性脱髓鞘性多发性神经根神经病的临床表现、诊断方法和治疗方案。

(二) 案例介绍
患者女性,52 岁。

主诉:双足麻木,双下肢无力半年,伴双手僵硬感 2 个月。

现病史:患者约半年前无明显诱因,自觉双足麻木,逐渐双下肢无力,走路后双小腿疼痛,手扶能上、下楼,能蹲下站起,无双下肢发凉及间歇性跛行。当时在当地医院肌电图示神经源性损害,给予维生素 B_{12}、甲钴胺等治疗后无明显好转,又到其他医院按脑梗死给予奥扎格雷、血塞通治疗 15 天亦无好转,4 个月前诊断为"慢性炎性脱髓鞘性多发性神经根神经病",给予地塞米松 10mg/d,连续 7 天,无好转,患者症状仍逐渐加重,现患者上、下楼不能,不能蹲下站起,走路需搀扶,2 个月前双手僵硬感,运动失灵活,为进一步诊治入院。

既往史:高血压病史 5 年,最高 180/100mmHg,不规律口服硝苯地平片半片。否认"糖尿病、心脏病"等疾病史,否认"肝炎、结核"等传染病病史,否认外伤、手术及输血史,预防接种史随当地进行。

家族史:父母已故,具体情况不详,兄弟姐妹健在,均体健,否认类似疾病史,否认家族中二系三代传染病、遗传病、精神病、家族性疾病及肿瘤性疾病史。

个人史:出生并生长于浙江省,文化程度初中,职业农民。否认异地长期居留史,否认疫区居留史,否认疫水、疫源接触史,否认其他特殊嗜好,否认不洁性交史,否认长期放射性物质、毒物接触史,否认粉尘吸入史。适龄结婚,育有1子1女,配偶及子女均体健,家庭关系和睦。平素月经规则,否认绝经后阴道异常流血、流液史。

过敏史:无食物、药物过敏史。

查体:体温36.7℃;脉搏74次/min;呼吸20次/min;血压150/110mmHg。神志清楚,语言流利,高级皮质功能正常,双下肢肌力4+级(近端),双上肢肌力5级,双下肢肌张力低,双下肢桡骨膜反射(++),肱二、三头肌反射,双膝腱反射未引出,病理征未引出,深浅感觉及共济正常,病侧髂前上棘以下部位振动感觉减退。

实验室检查:

血常规:RBC 4.91×10^{12}/L;Hb 120g/L;WBC 7.04×10^9/L;PLT 480×10^{12}/L;NEUT% 61%;L% 23.4%。尿常规:pH 5.5;PRO(-);GLU(-);KET(-)。血生化:BUN 4.51mmol/L;CRE 52μmol/L;TC 3.41mmol/L;TG 2.92mmol/L;GLU 5.70mmol/L;GOT 18 U/L;GPT 14U/L;TBIL 12.50μmol/L;DBIL 70.87μmol/L;K$^+$ 3.89mmol/L;Na$^+$ 136mmol/L;Ca^{2+} 2.25mmol/L;TP 70.87g/L;ALB 45.18g/L;GLB 25.69g/L。脑脊液检查:CSF常规无色透明,细胞总数0;CSF生化:蛋白196mmol/L。CSF免疫球蛋白:IgG 6.71mmol/L;IgA 3.11mmol/L;IgM 1.1mmol/L。维生素B$_{12}$ 1 223pg/ml;叶酸5.81ng/ml。

辅助检查:

肌电图检查报告单:神经源性损害(轴索+髓鞘);感觉:右正中神经传导速度减慢,F波潜伏期延长。脑脊液蛋白电泳回报:可见寡克隆区带。

(三) 思考题

1. 患者符合CIDP的诊断要点有哪些?

(1)患者双下肢近端肌力4+级,远端肌力1级,肌张力低,腱反射消失,病理征阳性,定位于周围神经受损。

(2)患者隐匿起病,缓慢进展,出现双下肢无力,症状对称,脑脊液出现蛋白-细胞分离现象。

(3)肌电图提示神经源性损害(轴索+髓鞘);感觉:右正中神经传导速度减慢,F波潜伏期延长。

(4)脑脊液蛋白电泳可见寡克隆区带。

2. 患者入院后应如何治疗?

患者外院已给予地塞米松10mg/d,连续7天治疗,效果不理想。入院后宜建议免疫球蛋白400mg/(kg·d)连续3～5天静脉滴注治疗。并可以适当加用B族维生素等营养神经药物。患者如有神经痛,可予卡马西平、阿米替林、曲马多、加巴喷丁等对症处理。

3. 患者的药学监护点有哪些?

(1)观察患者用药后,临床症状有无改善,判断药物疗效。

(2)免疫球蛋白滴注过程中注意控制滴速,开始给药时滴速放慢,如无不良反应,逐渐加快滴速,最快滴注速度不得超过3.0ml/min(约60滴/min),并注意给药过程中有无过敏反应及输液反应,警惕潜在的血栓栓塞事件。

(3)告知患者及家属,本病系慢性病,药物治疗需要维持一段时间,无论考虑继续使用静脉注射免疫球蛋白还是糖皮质激素治疗,应坚持用药,按医嘱定期复诊。

（四）自学任务

1. CIDP 的临床表现。

2. CIDP 应与哪些疾病鉴别？

五、指南与专家共识

中国慢性炎性脱髓鞘性多发性神经根神经病诊疗指南

［中华神经科杂志，2010，43（8）：586-588］

慢性炎性脱髓鞘性多发性神经根神经病（CIDP）是一类由免疫介导的运动感觉周围神经病，其病程呈慢性进展或缓解复发，多伴有脑脊液蛋白-细胞分离，电生理表现为周围神经传导速度减慢、传导阻滞及异常波形离散；病理显示有髓纤维多灶性脱髓鞘、神经内膜水肿、炎症细胞浸润等特点。CIDP 属于慢性获得性脱髓鞘性多发性神经病（CADP），是 CADP 中最常见的一种类型，大部分患者对免疫治疗反应良好。

CIDP 包括经典型和变异型，后者少见，如纯运动型、纯感觉型、远端获得性脱髓鞘性对称性神经病（DADS）、多灶性获得性脱髓鞘性感觉运动神经病（MADSAM，或称 Lewis-Sumner 综合征）等。

（一）临床表现与分类

1. 经典型 CIDP

（1）见于各年龄段，40～60 岁多见，男女发病比率相近。

（2）前驱感染史：较少有明确的前驱感染史。

（3）类型：分为慢性进展型和缓解复发型。年龄较轻者，缓解复发型多见，预后较好；年龄较大者，慢性进展型多见，预后较差。

（4）临床表现：慢性起病，症状进展在 8 周以上；但有 16% 的患者呈亚急性起病，症状进展较快，在 4～8 周内即达高峰，且对糖皮质激素反应敏感，这部分患者目前仍倾向归类于 CIDP 而非急性炎性脱髓鞘性多发性神经根神经炎（AIDP）。CIDP 症状局限于周围神经系统，主要表现为①脑神经异常：不到 10% 的患者会出现面瘫或眼肌麻痹，支配延髓肌的脑神经偶可累及，少数有视盘水肿。②肌无力：大部分患者出现肌无力，可累及四肢的近端和远端，但以近端肌无力为突出特点。③感觉障碍：大部分患者表现为四肢麻木，部分伴疼痛。可有手套、袜套样针刺觉减退，还可有深感觉减退，严重者出现感觉性共济失调。④腱反射异常：腱反射减弱或消失，甚至正常肌力者的腱反射减弱或消失。⑤自主神经功能障碍：可表现为直立性低血压、括约肌功能障碍及心律失常等。

2. 变异型

（1）纯运动型：占 10%～11%，仅表现为肢体无力而无感觉症状。

（2）纯感觉型：占 8%～17%，仅表现为感觉症状，如感觉性共济失调、麻木、疼痛等。但随着病程的延长可出现运动受累症状。

（3）DADS：肢体的无力和/或感觉障碍局限在肢体远端。DADS 比经典型 CIDP 进展慢，部分伴 IgM 单克隆 γ 球蛋白血症，属单克隆丙种球蛋白病（MGUS）伴周围神经病范畴，激素治疗无效，而不伴单克隆 γ 球蛋白血症的属 CIDP 变异型，对免疫治疗敏感。

（4）MADSAM：主要表现为四肢不对称的感觉运动周围神经病，临床类似多灶性运动神经病（MMN），但存在感觉损害的证据，且未发现抗神经节苷脂 GM_1 抗体滴度升高。

（二）辅助检查

1. 电生理检查 运动神经传导测定提示周围神经存在脱髓鞘性病变,在非嵌压部位出现传导阻滞或异常波形离散,对诊断脱髓鞘病变更有价值。通常选择一侧的正中神经、尺神经、胫神经和腓总神经进行测定。神经电生理检测结果必须与临床表现相一致。电生理诊断标准为:

(1)运动神经传导:至少要有2根神经均存在下述参数中的至少1项异常①远端潜伏期较正常值上限延长50%以上;②运动神经传导速度较正常值下限下降30%以上;③F波潜伏期较正常值上限延长20%以上[当远端复合肌肉动作电位(CMAP)负相波波幅较正常值下限下降20%以上时,则要求F波潜伏期延长50%以上]或无法引出F波;④运动神经部分传导阻滞:周围神经常规节段近端与远端比较,CMAP负相波波幅下降50%以上;⑤异常波形离散:周围神经常规节段近端与远端比较,CMAP负相波时限增宽30%以上。当CMAP负相波波幅不足正常值下限的20%时,检测传导阻滞的可靠性下降。

(2)感觉神经传导:可以有感觉神经传导速度减慢和/或波幅下降。

(3)针电极肌电图:通常正常,继发轴索损害时可出现异常自发电位、运动单位电位时限增宽和波幅增高,以及运动单位丢失。

2. 脑脊液检查 80%～90%的患者存在脑脊液蛋白-细胞分离现象,蛋白质通常在0.75～2.00g/L,偶可高达2.00g/L以上。

3. 腓肠神经活体组织检查 怀疑本病但电生理检查结果与临床不符时,需要行神经活体组织检查。主要病理改变为有髓神经纤维出现节段性脱髓鞘,轴索变性,施万细胞增生并形成洋葱皮样结构,单核细胞浸润等;神经活体组织检查还可以除外血管炎性周围神经病和遗传性周围神经病。

（三）诊断和鉴别诊断

1. 诊断 CIDP的诊断目前仍为排除性诊断。符合以下条件者可考虑本病:①症状进展超过8周,慢性进展或缓解复发;②临床表现为不同程度的肢体无力,多数呈对称性,少数为非对称性(如MADSAM),近端和远端均可累及,四肢腱反射减低或消失,伴有深、浅感觉异常;③脑脊液蛋白-细胞分离;④电生理检查提示周围神经传导速度减慢、传导阻滞或异常波形离散;⑤除外其他原因引起的周围神经病;⑥糖皮质激素治疗有效。

2. 鉴别诊断

(1)POEMS综合征:表现为多发性周围神经病(髓鞘脱失为主)、脏器肿大(如肝、脾、淋巴结肿大)、内分泌异常(糖尿病、甲状腺功能低下等)、M蛋白(通常为IgG型,λ轻链增多)和皮肤改变(肤色变深),需通过全身多系统检查,方可与CIDP鉴别。

(2)MMN:MMN是一种仅累及运动的不对称的CADP。成年男性多见,起病初期为不对称的上肢远端无力,逐渐累及上肢近端和下肢,也可下肢起病。受累肌肉分布呈现多数单神经病的特点。神经电生理检查提示为多灶分布的运动传导阻滞。MMN与典型的CIDP不难鉴别,但与MADSAM很相似,两者的鉴别点在于:前者无感觉症状,血清中可检出IgM型抗神经节苷脂GM_1抗体,静脉注射免疫球蛋白(IVIg)或环磷酰胺(CTX)治疗有效,而糖皮质激素治疗无效;后者伴感觉症状,血清中无抗神经节苷脂GM_1抗体,糖皮质激素治疗有效。

(3)癌性周围神经病(副肿瘤综合征):是由于癌症引起的非转移性周围神经损害。周围神经受损可先于癌症出现,也可同步或后继出现。多见于中老年人,病程呈进行性发展,免疫治疗效果差。主要通过对癌症的全面检查得以确诊和鉴别。

(4)MGUS 伴周围神经病:CADP 可见于原因不明的 MGUS,最多见的是 IgM 型 MGUS,与经典型 CIDP 不同的是,MGUS 伴发的周围神经病感觉症状重于运动症状,远端受累更明显,约 50% 患者抗髓鞘相关糖蛋白(MAG)抗体阳性。该病对免疫抑制剂或免疫调节剂治疗反应差,但可能对利妥昔单抗治疗有效。偶尔 IgG 型或 IgA 型 MGUS 亦可伴发 CADP,其临床和电生理特点与 CIDP 相似。免疫固定电泳发现 M 蛋白是诊断 MGUS 伴周围神经病的关键。

(5)Refsum 病:是因植烷酸氧化酶缺乏引起植烷酸沉积而导致的遗传性运动感觉性周围神经病,可发生在青少年或成人,主要表现为周围神经病、共济失调、耳聋、视网膜色素变性及鱼鳞皮肤等,脑脊液蛋白明显升高,易误诊为 CIDP。血浆植烷酸明显增高可诊断该病。CIDP 还需与各种原因引起的慢性多发性周围神经病,如代谢性、药物性、中毒性、结缔组织病等引起的周围神经病鉴别,在青少年发生者还需与各种遗传性脱髓鞘性周围神经病,如腓骨肌萎缩症(Charcot-Marie-Tooth disease,CMT)等鉴别。

(四) 治疗

1. 免疫治疗

(1)糖皮质激素:为 CIDP 首选治疗药物。甲泼尼龙 500~1 000mg/d,静脉滴注,连续 3~5 日,然后逐渐减量或直接改口服泼尼松 1mg/(kg·d),清晨顿服,维持 1~2 个月后逐渐减量;或地塞米松 10~20mg/d,静脉滴注,连续 7 日,然后改为泼尼松 1mg/(kg·d),清晨顿服,维持 1~2 个月后逐渐减量;也可以直接口服泼尼松 1mg/(kg·d),清晨顿服,维持 1~2 个月后逐渐减量。上述疗法口服泼尼松减量直至小剂量(5~10mg)均需维持半年以上,再酌情停药。在使用激素过程中注意补钙、补钾和保护胃黏膜。

(2)IVIg:400mg/(kg·d),静脉滴注,连续 3~5 日为 1 个疗程。每个月重复 1 次,连续 3 个月,有条件或病情需要者可延长应用数个月。

(3)血浆置换:有条件者可选用。每个疗程 3~5 次,间隔 2~3 日,每次置换量为 30mg/kg,每个月进行 1 个疗程。需要注意的是,在应用 IVIg 后 3 周内,不能进行血浆置换治疗。

(4)其他免疫抑制剂:如上述治疗效果不理想,或产生激素依赖或激素无法耐受者,可选用或加用硫唑嘌呤、环磷酰胺、环孢素、甲氨蝶呤等免疫抑制剂。临床较为常用的是硫唑嘌呤,使用方法为 1~3mg/(kg·d),分 2~3 次口服,使用过程中需随访肝、肾功能及血常规等。

2. 神经营养　可应用 B 族维生素治疗,包括维生素 B_1、维生素 B_{12}(甲钴胺、腺苷钴胺)、维生素 B_6 等。

3. 对症治疗　有神经痛者,可应用卡马西平、阿米替林、曲马多、加巴喷丁、普瑞巴林等。

4. 康复治疗　病情稳定后,早期进行正规的神经功能康复锻炼,以预防失用性肌萎缩和关节挛缩。

(五) 预后

缓解复发型患者比慢性进展型患者预后好。70%~90% 的患者对免疫治疗反应良好,少部分治疗无反应,或短期有效后产生依赖。

第三节　多发性周围神经病

一、概述

（一）定义

多发性周围神经病是指表现为肢体远端对称性的感觉、运动和自主神经功能障碍的综合征。也有以运动障碍为主的周围神经病，见于铅中毒、氨苯砜中毒、白喉性神经病等。以感觉障碍为主的周围神经病分成小纤维受累、大纤维受累和混合型，小纤维受累为主的周围神经病见于糖尿病、淀粉样变性、Fabry病和麻风。大纤维受累为主的见于铊中毒、Sjogren病、梅毒等。以自主神经功能障碍为主的见于急性或慢性自主神经病或淀粉样变性。

（二）病因

1. 感染性　流行性感冒、带状疱疹、白喉、麻风、结核、麻疹、水痘、钩端螺旋体病、梅毒、艾滋病、丙型肝炎等。

2. 异常自身免疫反应　GBS及其变异型、CIDP、MMN、抗髓鞘相关糖蛋白性神经病、血清注射或疫苗接种后周围神经病。

3. 营养与代谢障碍　如维生素B族缺乏、胃肠道手术后营养不良、慢性酒精中毒、糖尿病、低血糖、肝病、尿毒症、甲状腺疾病、痛风、淀粉样变性、血卟啉病等。

4. 毒物

（1）化学品：丙烯酰胺、氯丙烯、一氧化氮、二硫化碳、三氯乙烯、四氯化碳、五氯苯酚、有机磷农药、溴甲烷等。

（2）重金属：铅、砷、锰、铜、汞、铊、金、铂等。

（3）药物：氯霉素、甲硝唑、乙胺丁醇、胺碘酮、呋喃类药物、氨基糖苷类药物、异烟肼、铂类药物、长春新碱、氨苯砜、舒拉明钠、秋水仙碱、双硫仑、苯妥英钠、阿米替林、沙利度胺等。

（4）生物：鱼肉毒素、河豚毒素、弗朗鼠毒素等。

5. 结缔组织病　系统性红斑狼疮、原发性血管炎、结节病、干燥综合征、结节性多动脉炎、类风湿关节炎等。

6. 遗传性　遗传性运动感觉性神经病、遗传性攻击失调性周围神经病等。

7. 肿瘤性　肺癌、淋巴瘤、多发性骨髓瘤等。

二、临床表现与诊断

（一）临床表现

任何年龄都可发生，男女比例均等，由于病因不同，病程可有急性、亚急性、慢性、进展性、复发性。多发性周围神经病的共同症状为对称性分布的下运动神经元性的肢体远端肌肉乏力和萎缩，手套-袜子样感觉减退或异常，以及皮肤变化、多汗或少汗等自主神经功能障碍的表现。

1. 感觉障碍　肢体远端有感觉减退或异常，如麻木、蚁走感、灼热、疼痛等。体检有手套-袜子样的深、浅感觉障碍。

2. 运动障碍　表现为下运动神经元瘫痪。远端为主的肢体对称性乏力,可有垂腕、垂足的表现,肌张力减低。腱反射减弱或消失常为周围神经病的首发体征。病程长者可有肌肉萎缩和纤颤。

3. 自主神经功能障碍　肢体末端皮肤发凉、菲薄、干燥,少汗或多汗,指(趾)甲粗糙、脆性增大,性功能障碍,胃肠道功能紊乱,直立性低血压等。

(二) 诊断

1. 诊断　根据典型的临床表现,不难诊断。关键问题是明确病因、既往疾病史、营养状况、从事的工作、经常接触的物质、生活环境以及近来的感染史。部分患者始终无法明确病因。

2. 辅助检查

(1)血液检查:检测血常规、血糖、糖化血红蛋白、血维生素 B_{12} 浓度、肝功能、肾功能、甲状腺功能、红细胞沉降率、C 反应蛋白、类风湿因子、抗核抗体、抗磷脂抗体等。

(2)神经电生理检查:是诊断周围神经病的一项重要检查,并能区分是轴突变性为主,还是髓鞘脱失为主,或两者都有。如果仅有周围神经传导速度减慢,则提示髓鞘脱失;如以 CMAP 波幅变小为主,则提示轴突变性。

(3)脑脊液:正常或有蛋白质不同程度的增高。

(4)尿液检查:各种重金属。

(5)神经活检:能为某些病因者提供病理学依据。

三、治疗

(一) 一般治疗

1. 病因治疗

(1)药物引起者应立即停药,异烟肼需继续用药,可合用较大剂量维生素 B_6;重金属和化学品中毒应立即脱离中毒环境,急性中毒可通过大量补液,利尿、排汗和通便等排出毒物;砷可用二巯丙醇(BAL)3mg/kg 肌内注射,4～6 小时 1 次,2～3 日后改为每日 2 次,连用 10 日;铅中毒用二巯丁二钠 1g/d,加入 5% 葡萄糖液 500ml 静脉滴注,5～7 日为 1 个疗程,可重复 2～3 疗程;或用依地酸钙钠 1g/d,稀释后静脉滴注,3～4 日为 1 个疗程,停用 2～4 日重复应用,通常用 3～4 个疗程。

(2)营养缺乏及代谢障碍性多发性神经病应治疗原发病;糖尿病控制血糖,尿毒症采用血液透析和肾移植,黏液性水肿可用甲状腺素;麻风用砜类药;肿瘤行手术切除;胶原性疾病 SLE、硬皮病和类风湿关节炎,血清注射或疫苗接种后神经病可用皮质类固醇治疗。

2. 对症治疗　急性期应卧床休息,特别是维生素 B_1 缺乏和白喉性多发性神经病累及心肌者。应用大剂量 B 族维生素、甲钴胺、腺苷钴胺、地巴唑、ATP、辅酶 A、神经生长因子等;疼痛可用镇痛药、卡马西平、苯妥英钠、阿米替林、加巴喷丁、普瑞巴林、度洛西汀等。恢复期可用针灸、理疗及康复治疗等。重症患者护理、四肢瘫痪者定时翻身、保持肢体功能位,手足下垂者应用夹板和支架以防瘫痪肢体挛缩和畸形。

（二）中毒性周围神经病的治疗

在正常情况下，神经系统特别是中枢神经系统受到周围各种组织很好的保护，它们都起着防止细菌、病毒以及各种有害物质进入中枢神经系统的作用。但是这些防御性的结构与功能并非全面有效，在某些情况下，各种有害物质可以引起神经系统损害并产生相应的症状。毒素对神经系统所起的影响可以有几方面：①直接破坏神经结构及其正常功能，特别是通过对各种酶与辅酶的影响，阻碍正常的能量代谢；②通过对血管的影响，间接妨碍神经系统营养；③引起过敏反应或免疫系统的改变。

中毒性周围神经病（toxic peripheral neuropathy）包括药物、金属或类金属及其化合物、化学品等中毒引起的周围神经病。最常见的有：

1. 药物性周围神经病　易引起周围神经病的药物有抗生素和抗肿瘤药物。抗生素中，以呋喃西林和甲硝唑常见；抗肿瘤药物中，以长春新碱为最多见，其次还有抗麻风药氨苯砜，抗结核药物异烟肼和乙胺丁醇等。

（1）异烟肼中毒性周围神经病：发病机制是异烟肼影响体内维生素 B_6 的吸收，使体内维生素 B_6 含量不足，从而产生神经轴突变性，激发髓鞘脱失，使体内维生素 B_6 含量不足，从而产生神经轴突变性，激发髓鞘脱失。临床表现为肢体远端对称性的感觉及运动障碍。出现末梢型感觉减退，可有肌力减退，腱反射消失，肌肉压痛等表现。治疗措施为立即停药，并给予大剂量 B 族维生素。在长期或大剂量使用异烟肼患者，应一开始即合用维生素 B_6，以预防本病的发生。

（2）呋喃类药物中毒性周围神经病：此药目前很少应用，因此引起的周围神经病已少见。周围神经症状常在服药后数天至数周出现，早期表现为指（趾）感觉异常，如麻刺感，如不及时停药则出现肢体远端的疼痛，以致患者难以忍受。

（3）抗肿瘤药物性周围神经病

1）长春新碱：临床表现为应用该药数周后患者手足感觉异常，如果继续使用，会出现进展性对称性的周围神经病。脑神经也可受累，表现为上睑下垂，外展受限，面瘫和声带麻痹等；可伴有自主神经系统功能障碍，如便秘、性功能障碍和直立性低血压等。这种副作用是严格剂量相关性的，降低用药量会使症状缓慢好转。

2）顺铂：主要不良反应为肾功能损害、胃肠道反应和周围神经病。周围神经病是因为顺铂对后根神经节有毒性作用，表现为感觉性周围神经病，为手指尖和足尖的麻木和刺痛，深感觉减退。严重者有感觉性共济失调。周围神经病的发生率与该药的总量有关，停药后通常会逐渐改善。

3）奥沙利铂：依临床特点的不同神经毒性可分为两种类型，分别为急性神经毒性和慢性累积性神经毒性。急性神经毒性是在给药后 $24\sim48$ 小时发生的，主要表现为四肢周围神经感觉障碍，极少数患者有急性咽喉感觉障碍导致呼吸吞咽困难。急性毒性在低剂量时即可发生，通常可以恢复，不需中断治疗。另一种是慢性累积性神经毒性，主要为四肢远端感觉异常和感觉迟钝，感觉性共济失调。奥沙利铂的神经毒性为剂量限制性毒性，可用 B 族维生素减轻症状。

4）紫杉醇：以感觉损害为主的周围神经病是常见的不良反应，也有剂量相关性。病理表现为轴突变性，继发性脱髓鞘。

2. 金属或类金属中毒性周围神经病

(1)砷中毒性周围神经病:砷中毒性周围神经病较少见,见于工业中毒。常为慢性中毒,临床症状缓慢进展,感觉和运动都受累。表现为双下肢乏力疼痛及四肢远端感觉障碍,腱反射消失。治疗上应给予二巯丙醇(BAL)排砷,也可用青霉胺治疗。

(2)铅中毒性周围神经病:见于工业中毒。临床表现以运动障碍为主,上肢桡神经受损害症状尤为明显,表现为垂腕及伸指不能,之后其他神经也可受累,下肢可出现垂足。感觉障碍少见。

铅中毒的治疗:急性中毒者可按一般的急救原则处理,口服毒物可用催吐、洗胃和导泻。要注意水盐电解质平衡。一旦急性症状有所缓解,需立即给予驱铅治疗。脑病者可用大量B族维生素、腺苷三磷酸、细胞色素 C 等治疗。

慢性中毒患者,一般用中、西医综合治疗行对症处理和支持疗法,主要为驱铅疗法。常用药物有①依地酸钙钠($CaNa_2$-EDTA):是目前驱铅效果最好的药物。一般剂量为 $0.25\sim0.5g$ 加 2% 普鲁卡因 $1.0ml$ 肌内注射,每日 2 次,或每日 $1\sim2g$ 加入葡萄糖做静脉滴注,3 天为一疗程,间隔 $3\sim4$ 天后再重复使用,视治疗中尿铅排泄情况决定疗程数。②二巯丁二钠(Na-DMS):每日 $1g$,分两次肌内注射或一次静脉注射,疗程安排同 EDTA。③青霉胺:效果较差。$0.3g$ 口服,每日 $3\sim4$ 次,同时服用维生素 B_6,10 天为一疗程,间隔 1 周后可重复使用。④二乙烯三胺五乙酸三钠钙(Na_3Ca-DTPA):是一种比较新的络合剂。$0.5\sim1.0g/d$,分 2 次肌内注射,隔日治疗,总量可至 $3\sim15g$。

(3)铊中毒性周围神经病:铊中毒主要表现为神经系统和消化系统症状以及脱发。神经系统症状主要表现为类 GBS 周围神经病或痛性周围神经病,四肢针刺样,烧灼样疼痛,有时有蚁走感、肌无力、肌张力低、腱反射减弱。严重者有膈肌和呼吸肌的疼痛和麻痹,可致呼吸困难或停止。消化系统表现为腹痛、腹泻、呕吐等。治疗原则是立即停止接触毒物,并加快毒物排泄;应用解毒剂,如普鲁士蓝、氯化钾;持续性血液滤过和血液透析;给予络合剂等。

(三)代谢性周围神经病的治疗

糖尿病性周围神经病是糖尿病最常见的神经系统并发症,也是临床上最多见的代谢性周围神经病(metabolic peripheral neuropathy)。

1. 病因机制　糖尿病神经病变的病因和发病机制尚不清楚。高血糖是一个重要因素。根据近年来的研究有以下两种学说。

(1)缺血性学说:神经的营养血管,特别是小动脉和毛细血管的基底膜增厚,血管内皮细胞增生,血管壁内有脂肪和多糖类沉积,以致血管管腔狭窄。同时血液黏滞度增高,神经内滋养血管被纤维蛋白和血小板聚集而堵塞。以上因素促使发生神经营养障碍和变性。

(2)代谢学说:动物实验性糖尿病中发现神经组织内山梨醇、果糖含量增高。这与神经细胞外葡萄糖浓度增高有密切关系。当血糖增高、胰岛素不足时,葡萄糖在醛糖还原酶作用下转化为山梨醇和果糖,而神经组织内无果糖激酶,不能使果糖进一步分解,于是山梨醇和果糖大量沉积,细胞内渗透压增高,最后导致神经节段性脱髓鞘。

2. 主要临床分型及治疗

(1)对称性多发性神经病：见于四肢远端(特别是下肢)，以女性为多见，平均发病年龄为58.7岁。①感觉性周围神经病：最常见，见于大部分糖尿病患者。从感觉症状看分为麻木型、疼痛型和麻木-疼痛型。麻木型为肢体远端对称性麻木、蚁走感等异样感觉。疼痛型则为肢端自发性灼痛，闪电样疼痛，十分难以忍受。夜间、寒冷或抚摸等可促使疼痛加重。病程长久者常有皮肤发冷、色素沉着、干燥等营养障碍。严重者合并溃疡、缺血性坏疽及神经源性关节病。②感觉运动性神经病：少数患者感觉异常同时合并有肌力减退及肌肉萎缩(以四肢远端为明显)，腱反射消失或减退，这就成为感觉运动性多发性神经病。糖尿病性多发性神经病主要诊断依据是四肢远端(尤其下肢)的对称性感觉障碍，第一拇趾音叉振动觉低于正常(8度分度音叉觉低于5.5)；双踝反射消失，右腓总神经感觉传导速度低于正常值(51.32m/s)。

(2)局灶性和多发性神经病：①脑神经病变。多见于老年人，发病急骤。单侧动眼神经损害多见。其次为展神经、三叉神经、面神经等。舌咽、迷走、副神经障碍偶亦发生。少数为两侧性或多发性脑神经受累，甚至多次复发。②肢体或躯干的单神经病变。腕管综合征、肘管综合征多见。股神经、坐骨神经和腓总神经受损症状也可出现。腰骶神经根、胸腰神经根损害也可见。辅助检查：在糖尿病性周围神经病患者中脑脊液可有变化。脑脊液细胞数正常。脑脊液糖浓度增高。Servo等测定糖尿病患者脑脊液中山梨醇含量增加，而肌醇减少和脱水山梨醇减少。Bischoff、Naik等发现57%～66%的糖尿病周围神经病患者脑脊液蛋白质含量增高、球蛋白与白蛋白比例增高显著，其中以 α_2-球蛋白和 γ-球蛋白增高为主。这说明患者血脑屏障受损。脑脊液中脂类变化不大，但有人认为磷脂和游离胆固醇略高。治疗原则为积极控制糖尿病，并给予其他对症治疗，如大剂量B族维生素。有疼痛症状者可口服阿米替林、苯妥英钠或卡马西平。

(3)尿毒症性周围神经病：肾功能受损时，由于代谢产物排泄障碍以及肾脏对水、电解质和酸碱平衡调节功能障碍，引起体内毒素蓄积、酸中毒、电解质紊乱、渗透压改变、高血压以及贫血等，都可能导致神经系统病变。在尿毒症的患者，常继发甲状旁腺功能亢进，使血中的甲状旁腺素(PTH)水平升高。PTH为一种重要的尿毒素，可促使细胞内 Ca^{2+} 内流，使脑以及外周神经组织 Ca^{2+} 含量增高，改变细胞内外 Ca^{2+} 的比例，从而使这些组织的正常功能受到影响；PTH还可以直接抑制线粒体的氧化磷酸化过程，从而影响组织的能量代谢。总之，在肾功能不全时，有很多因素可引起神经系统病变。

神经症状通常在慢性肾衰竭数个月或数年后出现，最早期的症状是不宁腿综合征(restless leg syndrome，RLS)，即感到两下肢不舒服，夜间症状重。接着出现肢体远端感觉异常，如烧灼感、刺痛、麻痛等，对称性分布，下肢一般较上肢重，但无感觉障碍的体征。这时电生理检查已能发现神经传导速度减慢。病情继续进展时出现足趾麻木，深浅感觉消失，并出现运动障碍、肌力减退、腱反射减弱或消失，治疗主要是透析或肾移植。

(4)酒精中毒性周围神经病：早期以感觉障碍——疼痛和麻木为主，患者足部严重疼痛，对称触觉或痛觉刺激过敏。运动障碍主要表现为肢体远端的无力、肌肉萎缩、腱反射减弱或消失，严重病例有垂足、垂腕。脑神经也可受损，表现为眼震、对光反应迟钝、瞳孔缩小等。

治疗方面主要为戒酒和给予大剂量维生素 B_1,疼痛严重的患者可用镇痛药或卡马西平、苯妥英钠、加巴喷丁等。

(5)黏液水肿性神经病:与甲状腺功能减退引起的代谢障碍有关。临床表现以感觉障碍为主,大都先有双足麻木,肢端触觉、振动觉及位置觉减退,踝反射消失,下肢肌力减退,而后累及上肢,正中神经受累常见,表现为腕管综合征。电生理检查示周围神经传导速度降低。治疗可用甲状腺素、B族维生素等。用药初期可用少量激素。

(6)低血糖性神经病:胰岛细胞瘤患者有低血糖症状,可有周围神经受累症状。主要表现为四肢远端麻木、感觉异常、肌肉软弱无力,客观检查有感觉减退,甚至肌萎缩及垂足。

四、临床案例分析

(一)学习目标
多发性周围神经病的临床表现、诊断方法和治疗方案。

(二)案例介绍
患者,男性,65岁。

主诉:行走无力,四肢远端(前臂中端以远,小腿中端以远)感觉麻木。

现病史:患者3个月前无明显诱因下渐感到双手末梢麻木,双侧前臂中段以远部分明显,无疼痛,无出汗,无握力下降,患者至当地中医院就诊,服中药治疗,未见好转。1个月前患者渐感到双脚麻木,双侧小腿中段以远部分明显,同时逐渐感到双下肢无力,走路不稳。患者起病以来,无头晕、头痛,无恶心、呕吐,无呼吸困难,无四肢瘫痪,无大小便失禁。今患者为求进一步诊治入院,门诊拟"周围神经病?"收住入院。

既往史:40年前因左小腿"骨肿瘤"行手术治疗,恢复可,10年前因前列腺增生行手术治疗,后好转,4年前患者因椎间盘突出行手术治疗,恢复可。甲亢(4个月前发现);高血压20余年。

家族史:否认家族性遗传病史。

过敏史:无食物、药物过敏史。

查体:体温 36.8℃,脉搏 55 次/min,血压 126/68 mmHg。

行走无力,闭目难立征阳性,四肢远端(前臂中段以远,小腿中段以远)感觉麻木,双足趾位置觉减退,肱二头肌、肱三头肌、桡骨膜、膝、踝反射均未引出,腹壁反射未引出。

实验室检查:

总三碘甲状腺原氨酸(TT₃):1.56nmol/L(正常),游离 T_3(FT₃):3.38pmol/L(↑),总甲状腺素(TT₄):98.30nmol/L(正常),游离甲状腺素(FT₄):10.64pmol/L(正常),高敏促甲状腺素(h-TSH):9.45mU/L(↑);空腹血糖:4.5mmol/L(正常),直接胆红素:8.379μmol/L(↑),乳酸脱氢酶:768U/L(↑),甘油三酯:153mmol/L(↑),LDL-胆固醇:1.864 8mmol/L(↓↑);血清叶酸:16.84ng/ml(正常),维生素 B_{12}:183.00pg/ml(↓),铁蛋白:251.10ng/ml(正常);白细胞计数:4.6×10⁹/L(正常),红细胞计数:2.96×10¹²/L(↓),血红蛋白:105g/L(↓),血小板计数:53×10⁹/L(↓);TP-Ab:阳性(+)(↑);免疫球蛋白

G:12.21g/L(正常),免疫球蛋白A:1.17g/L(正常),免疫球蛋白M:0.87g/L(正常),C反应蛋白:5.9mg/L(正常),类风湿因子:7.70U/ml(正常);抗核因子测定(ANA):阴性(正常);尿胆原:弱阳性;正常菌群,未培养出真菌、嗜血杆菌;大便白细胞:阴性(正常),大便隐血:阴性(正常);糖化血红蛋白(HbA1c):6.0%(正常);肿瘤标志物全套阴性。

(三) 思考题

1. 患者符合多发性周围神经病的诊断要点有哪些?

根据患者的病史和体格检查,该患者为老年患者,急性起病,伴有四肢对称性感觉异常,运动障碍和腱反射改变,因此首先考虑周围神经炎。其病因包括遗传性、感染后或变态反应性、中毒性、营养缺乏性、代谢性等因素。另该患者服用甲巯咪唑 1 个月后出现双手末梢麻木,而后又出现双脚麻木,呈进行性加重,考虑是由药物因素引起的多发性周围神经病。

2. 患者入院后应如何治疗?

根据多发性周围神经病的治疗原则,首先祛除病因,然后尽早给予维生素 B 和营养神经治疗:维生素 B_1 片 10mg t. i. d. p. o. ,甲钴胺注射液 0.5mg q. d. i. m. 。

由于考虑到可能是药物甲巯咪唑引起的多发性神经病,因此改甲巯咪唑为丙硫氧嘧啶。

3. 患者的药学监护点有哪些?

(1)药师在患者入院时详细询问并了解患者的用药史和过敏史等,药师运用掌握的临床药学知识,及时发现药物的不良反应,对疾病的可能原因能作出正确的判断,判断出有可能是甲巯咪唑导致的多发性周围神经病。

(2)药师全程对血细胞、肝功能等进行监测,防止药物的不良反应出现。

(四) 自学任务

1. 多发性周围神经病的临床表现。

2. 多发性周围神经病应与哪些疾病鉴别?

(戴海斌 马春来)

参 考 文 献

[1] 匡培根.神经系统疾病药物治疗学[M].2 版.北京:人民卫生出版社,2008.

[2] VAN DEN BERG B,WALGAARD C,DRENTHEN J,et al.Guillain-Barré syndrome:pathogenesis,diagnosis,treatment and prognosis [J].Nat Rev Neurol,2014,10(8):469-482.

[3] WILLISON H J,JACOBS B C,VAN DOORN P A.Guillain-Barré syndrome [J].Lancet,2016,388(10045):717-727.

[4] NOBILE-ORAZIO E,GALLIA F.Update on the treatment of chronic inflammatory demyelinating polyradiculoneuropathy [J].Curr Opin Neurol,2015,28(5):480-485.

[5] LATOV N.Diagnosis and treatment of chronic acquired demyelinating polyneuropathies [J].Nat Rev Neurol,2014,10(8):435-446.

[6] VAN DEN BERGH P Y,HADDEN R D,BOUCHE P,et al.European Federation of Neurological Societies/Peripheral Nerve Society guideline on management of chronic inflammatory demyelinating polyra-

diculoneuropathy：report of a joint task force of the European Federation of Neurological Societies and the Peripheral Nerve Society - first revision［J］.Eur J Neurol,2010,17(3):356-363.

［7］中华医学会神经病学分会神经肌肉病学组,中华医学会神经病学分会肌电图及临床神经电生理学组,中华医学会神经病学分会神经免疫学组.中国吉兰-巴雷综合征诊治指南［J］.中华神经科杂志,2010,43(8):583-586.

［8］中华医学会神经病学分会神经肌肉病学组,中华医学会神经病学分会肌电图及临床神经电生理学组,中华医学会神经病学分会神经免疫学组.中国慢性炎性脱髓鞘性多发性神经根神经病诊疗指南［J］.中华神经科杂志,2010,43(8):586-588.

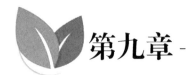

第九章

重症肌无力的药物治疗

第一节 概 述

一、定义

重症肌无力（myasthenia gravis，MG）是指乙酰胆碱受体（acetylcholine receptor，AChR）抗体介导、细胞免疫依赖、补体参与，主要累及神经肌肉接头突触后膜 AChR 的获得性自身免疫性疾病。临床主要表现为部分或全身骨骼肌无力和极易疲劳，活动后症状加重，经休息和胆碱酯酶抑制药治疗后症状减轻。

二、流行病学

MG 的平均发病率约为 7.40/100 万（女性 7.14/100 万，男性 7.66/100 万），患病率约为 1/5 000。我国南方发病率较高。

三、病因和发病机制

MG 的发病原因包括自身免疫、被动免疫（如暂时性新生儿 MG）、遗传性（如先天性肌无力综合征）及药源性（青霉胺等）因素。

四、病理

（一）肌肉组织

1. 肌纤维的变化 病程早期主要是在肌纤维间和小血管周围有淋巴细胞浸润，以小淋巴细胞为主，此现象称为淋巴漏；在急性重症病中，肌纤维有凝固性坏死，伴有多形核白细胞的巨噬细胞的渗出；晚期肌纤维可有不同程度的失神经性改变，肌纤维细小。

2. 神经肌肉接头处的改变 神经肌肉接头部的形态学改变是重症肌无力病理中最特征的改变，主要表现为突触后膜皱褶消失、平坦，甚至断裂，且数量减少，免疫电镜可见突触后膜崩解，其上可见 AChR 明显减少，且可见 IgG-C3-AChR 结合的免疫复合物沉积等。

（二）胸腺

重症肌无力患者常伴有胸腺异常，研究发现，重症肌无力患者中 65％～80％出现胸腺增生，重量增加，淋巴滤泡增生，生发中心增多；15％～30％伴发胸腺瘤。重症肌无力患者胸腺的病理改变包括胸腺增生、胸腺瘤和非增生性胸腺3种。

（1）胸腺增生：主要病理表现为髓质扩大，淋巴细胞增生，伴有生发中心形成和分枝状增生的毛细血管，内皮细胞肿胀。电镜下见淋巴细胞形成丰富的胞质突起并互相交叉呈交指状，毛细血管内皮细胞之间有缝隙结构形成。

（2）胸腺瘤：来源于上皮细胞，是前纵隔最常见的肿瘤，胸腺瘤常伴有副肿瘤综合征，其中以重症肌无力最为常见。其病理表现比较复杂，胸腺瘤的体积变化不一，颜色为深褐色或灰红色，外形多呈圆形、椭圆形或不规则形，表面常为结节状，良性者包膜完整，与周围无粘连；恶性者浸润性生长，包膜不完整，表面粗糙，可累及胸膜、心包、大血管。

（3）非增生性胸腺：病理表现为皮质和髓质萎缩，脂肪组织累及和替代，淋巴细胞呈散在分布，常伴角化囊性胸腺小体，未见生发中心形成。

第二节　重症肌无力的临床表现和辅助检查

一、临床表现

（一）发病年龄

MG在各个年龄阶段均可发病，小至数个月，大至70～80岁。发病年龄呈现双峰现象，在40岁之前女性发病高于男性（男：女为3：7），在40～50岁男女发病率相当，在50岁之后男性发病率略高于女性（男：女为3：2），多合并胸腺瘤。少数患者有家族史。

（二）诱因、起病方式及病程

MG的诱因有感染、手术、精神创伤、全身性疾病、过度疲劳、妊娠、分娩等，有时甚至可诱发重症肌无力危象。大多数为隐袭发病，眼外肌无力所致非对称性上睑下垂和/或双眼复视是重症肌无力最常见的首发症状。受累肌顺序大致依次为：眼外肌、头面部肌肉、咀嚼肌、颈肌、四肢近端肌、远端肌及全身。

MG的临床特征表现为主要受累及骨骼肌和眼外肌的波动性肌异常无力，其临床病程波动，从起病、加重、缓解、早期自然缓解，到急性恶化，甚至死亡，不同患者差异较大。少数发病后2～3年内自然缓解，大多数缓解和加重交替而迁延不愈，迁延数年至数十年，依靠药物维持。少数患者呈暴发起病。

（三）肌无力分布特点

MG患者全身骨骼肌均可受累，多以脑神经支配的肌肉最先受累。肌无力常从一组肌群开始，范围逐步扩大。其中半数的首发症状为一侧或双侧眼外肌无力，表现为上睑下垂、斜视和复视，病情严重者眼球运动明显受阻甚至眼球固定，90%最终会累及这些肌肉，但瞳孔括约肌并不受影响。80%有面部表情肌、咀嚼肌、咽喉肌受累，出现表情淡漠、苦笑面容、连续咀嚼无力、饮水呛咳、吞咽困难、说话带鼻音、发音障碍，5%～10%的患者为首发症状或仅有以上肌肉受累。颈肌和四肢肌早期受累少见，随着病情进展都可能出现。颈肌无力可表现为颈软、抬头困难、转颈、耸肩无力；四肢肌肉无力很少单独出现，以近端为主，表现为举臂、梳头、上楼梯、下蹲站起困难，腱反射通常不受影响，感觉正常。部分患者会出现呼吸肌无力，表现为咳嗽无力、呼吸困难，可出现严重通气功能障碍引起呼吸衰竭。

（四）肌无力特点

MG 的患者，其某些特定的横纹肌群表现出具有波动性和易疲劳性的肌无力症状，持续活动后加重，休息后可缓解。肌无力晨轻暮重，即下午或傍晚劳累后加重，晨起或休息后减轻。

眼外肌无力所致非对称性上睑下垂和双眼复视是 MG 最为常见的首发症状（见于 50％以上的 MG 患者），还可出现交替性或双侧上睑下垂、眼球活动障碍等，通常瞳孔大小正常。

面肌无力可致鼓腮漏气、眼睑闭合不全、鼻唇沟变浅、苦笑或面具样面容。

咀嚼肌无力可致咀嚼困难。

咽喉肌无力可致构音障碍、吞咽困难、鼻音、饮水呛咳及声音嘶哑。

颈部肌肉无力可致抬头困难。

呼吸肌无力可致呼吸困难、发绀。

肢体各组肌群均可出现肌无力症状，以近端为著。

重症肌无力患者受累肌肉不会出现肌萎缩，一般腱反射正常。平滑肌和心肌几乎不会被累及。眼肌、颈肌的疼痛也可出现，但并非重要特征。

（五）重症肌无力危象

重症肌无力危象（myasthenia gravis crisis，MGC）是指 MG 患者因病情加重或治疗不当引起呼吸肌无力导致的严重呼吸困难状态，其总发生率为 15％。MGC 是 MG 导致死亡的主要原因。

MGC 分为肌无力危象、胆碱能危象、反拗危象。

（1）肌无力危象：因 MG 本身发展或抗胆碱酯酶药物不足，导致安全系数降低，呼吸肌无力而致的呼吸困难。肌无力危象在重症肌无力危象中约占 95％。临床表现为吞咽、咳嗽不能，呼吸窘迫、困难乃至停止的危急状态；查体可见瞳孔扩大、浑身出汗、腹胀、肠鸣音正常，注射新斯的明后好转。

（2）胆碱能危象：是在 MG 治疗过程中，因胆碱酯酶抑制药用量过大而导致的呼吸肌无力状态，其机制是乙酰胆碱在神经-肌肉接头处积聚过多，持续作用于 AChR，使突触后膜持续过度去极化，复极化过程受阻而出现胆碱能阻滞。胆碱能危象在 MGC 中约占 4％，除肌无力外，尚有瞳孔缩小、浑身出汗、肌肉跳动、肠鸣音亢进等，肌内注射新斯的明后症状反而加重。

（3）反拗危象：这种现象对胆碱酯酶抑制药治疗无反应，发病机制不清，在 MGC 中约占 1％，多是由于感染、中毒和电解质紊乱引起，应用抗胆碱酯酶药物后可暂时减轻，但很快又会加重。

上述 3 种肌无力危象的鉴别见表 9-1。

表 9-1 三种肌无力危象的鉴别

临床症状	肌无力危象	胆碱能危象	反拗危象
瞳孔大小	大	小	正常或偏大
出汗	少	多	多少不定
流涎	无	多	少
腹痛腹泻	无	明显	无
肉跳或肌肉抽动	无	常见	无
抗胆碱酯酶药物反应	良好	加重	不定

二、辅助检查

（一）抗胆碱酯酶药物试验

成人皮下注射胆碱酯酶抑制药甲硫酸新斯的明 1.0～1.5mg，可同时皮下注射阿托品以消除其 M 胆碱样不良反应（瞳孔缩小、心动过速、流涎、多汗、腹痛、腹泻、呕吐等）；儿童可 0.02～0.03mg/kg 进行皮下注射，最大用药剂量不超过 1mg。注射前可参照 MG 临床绝对评分标准记录一次单项肌力情况，注射后每 10 分钟记录 1 次，持续记录 60 分钟。以改善最显著时的单项绝对分数，依照公式计算相对评分：相对评分＝（试验前该项记录评分－注射后每次记录评分）/试验前该项记录评分×100％。当相对评分<25％为阴性，25％～60％为可疑阳性，>60％为阳性。

（二）电生理检查

MG 的电生理检查主要有低频重复神经电刺激和单纤维肌电图检查。

（1）重复神经电刺激（repetitive nerve stimulation，RNS）：常规检查的神经包括面神经、副神经、腋神经和尺神经，持续时间为 3 秒，结果判断用第 4 或 5 波与第 1 波相比，当波幅衰竭 10％或 15％以上为异常，称为波幅递减。服用胆碱酯酶抑制药的患者需停药 8～12 小时后做此项检查，但要充分考虑病情。与突触前膜病变鉴别时需要进行高频 RNS 检测，刺激频率通常为 10～20Hz，结果判断主要依据波幅递增的程度，当递增大于 100％为异常，称为波幅递增，高频 RNS 通常用易化低频 RNS 取代。RNS 为常用的具有确诊价值的检查方法，90％以上重症肌无力患者低频刺激时为阳性，且与病情轻重相关。

（2）单纤维肌电图（single fiber electromyography，SFEMG）检查：使用特殊的单纤维针电极通过测定"颤抖"（Jitter）研究神经-肌肉传递功能，"颤抖"通常为 15～35 微秒；超过 55 微秒为"颤抖"增宽，一块肌肉记录 20 个"颤抖"中有 2 个大于 55 微秒则为异常。出现阻滞（block）也判断为异常，SFEMG 并非常规的检测手段，因其敏感性较高，主要用于 RNS 未见异常的眼肌型 MG 或临床怀疑 MG 患者。

（三）血清学检查

1. AChR 抗体　AChR 抗体滴度对重症肌无力的诊断具有特征性意义。30％～50％的单纯眼肌型 MG 患者可检测到 AChR 抗体，80％～90％的全身型 MG 患者可检测到 AChR 抗体。抗体检测阴性者不能排除 MG 的诊断。

2. 抗骨骼肌特异性受体酪氨酸激酶（抗 MuSK）抗体　部分 AChR 抗体阴性的全身型 MG 患者可检测到抗 MuSK 抗体，其余患者可能存在某些神经肌肉接头未知抗原的抗体或因抗体水平/亲和力过低，现有手段无法检测。

3. 抗横纹肌抗体　包括抗 Titin 抗体、抗 RyR 抗体等。伴有胸腺瘤或病情严重且对治疗不敏感的 MG 患者中，此类抗体阳性率较高。

（四）胸腺影像学检查

约 15％的 MG 患者同时伴有胸腺瘤，约 60％MG 患者同时伴有胸腺增生；20％～25％胸腺瘤患者出现 MG 症状，纵隔 CT 检查胸腺瘤检出率可达 94％。

（五）疲劳试验

正常人的肌肉持续性收缩时也会出现疲劳，但是 MG 患者常常过早出现疲劳，称为病态疲劳。以下几种疲劳试验有助于发现病态疲劳现象。

1. 上睑提肌疲劳试验 让上睑下垂的患者用力持续向上方注视,观察开始出现上睑下垂或加重的时间。

2. 眼轮匝肌疲劳试验 正常人用力闭眼后有埋睫征(即睫毛均可埋进上、下眼睑之间)存在。面肌受累的 MG 患者持续用力闭眼 60 秒后可出现埋睫征不全(睫毛大部分露在外面)、消失甚至闭目不全和露白现象。

3. 颈前屈肌肌群疲劳试验 患者去枕平卧,令其用力持续抬头,维持 45°。正常人可持续抬头 120 秒。颈前屈肌无力的 MG 患者,抬头试验持续时间明显缩短,最严重时甚至抬头不能。

4. 三角肌疲劳试验 令患者双上肢用力持续侧平举 90°,观察维持侧平举的时间。正常人应该超过 120 秒。MG 患者三角肌受累时侧平举时间明显缩短。

5. 髂腰肌疲劳试验 令患者仰卧后,一条腿直腿抬高离开床面 45°,正常人能维持 120秒以上。维持的时间越短,髂腰肌病态疲劳程度越重。

第三节 重症肌无力的诊断和鉴别诊断

一、诊断

1. 临床特征 某些特定的横纹肌群肌力表现出波动性和易疲劳性,通常以眼外肌最常受累,肌无力症状晨轻暮重,持续活动后加重,经休息后缓解。

2. 药理学特征 皮下注射胆碱酯酶抑制药甲硫酸新斯的明后,以改善最显著时的单项绝对分数计算相对评分,各单项相对评分中有一项阳性者,即定为新斯的明试验阳性。

3. 电生理学特征 低频 RNS 检查示波幅递减 10% 或 15% 以上,SFEMG 检测的"颤抖"增宽伴有或不伴有阻滞。

4. 血清学特征 可检测到 AChR 抗体。

二、临床分型

MG 按改良 Osserman 分型分为五型:

1. Ⅰ型 眼肌型,病变仅局限于眼外肌,无其他肌群受累和电生理检查的证据。

2. Ⅱ型 全身型,有一组以上肌群受累。包括ⅡA 型和ⅡB 型两种,ⅡA 型:轻度全身型,四肢肌群轻度受累,伴或不伴眼外肌受累,通常无咀嚼、吞咽和构音困难,生活能自理。ⅡB型:中度全身型,四肢肌群中度受累,伴或不伴眼外肌受累,通常有咀嚼、吞咽和构音困难,自理生活困难。

3. Ⅲ型 重度激进型,起病急、进展快,发病数周或数个月内累及咽喉肌,半年内累及呼吸肌,伴或不伴眼外肌受累,生活不能自理。

4. Ⅳ型 迟发重度型,隐袭起病,缓慢进展,两年内逐渐由Ⅰ、ⅡA、ⅡB 型累及呼吸肌。

5. Ⅴ型 肌萎缩型,起病半年内可出现骨骼肌萎缩。

三、鉴别诊断

1. 眼肌型 MG 的鉴别诊断 具体见表 9-2。

表 9-2　眼肌型 MG 的鉴别诊断

病名	临床症状	实验室检查			
		新斯的明试验	AChR 抗体检测	电生理检查	其他
Miller-Fisher 综合征	属于 Guillain-Barré 综合征变异型,表现为急性眼外肌麻痹,共济失调和腱反射消失	阴性	阴性	周围神经传导速度减慢	脑脊液蛋白-细胞分离现象
慢性进行性眼外肌麻痹(CPEO)	属于线粒体脑肌病,表现为双侧无波动性上睑下垂,伴近端肢体无力	阴性	阴性	肌源性损害,部分可伴周围神经传导速度减慢	血乳酸轻度增高,肌肉活检和基因检测有助于诊断
眼咽型肌营养不良(OPMD)	属于进行性肌营养不良症,表现为无波动性的上睑下垂,斜视明显但无复视	阴性	阴性	肌源性损害	肌酶轻度增高,肌肉活检和基因检测有助于诊断
眶内占位病变	眶内肿瘤、脓肿或炎性假瘤等所致,表现为眼外肌麻痹并伴有结膜充血、眼球突出、眼睑水肿	阴性	阴性	正常	眼眶 MRI、CT 或超声检查有助于诊断
脑干病变	眼外肌麻痹可伴有相应的中枢神经系统症状和体征	阴性	阴性	脑干诱发电位可有异常	头颅 MRI 检查有助于诊断
Graves 眼病	属于自身免疫性甲状腺病,表现为限制性眼外肌无力、眼睑退缩不伴上睑下垂	阴性	阴性	正常	眼眶 CT 显示眼外肌肿胀,甲状腺功能亢进或减退
Meige 综合征	属于锥体外系疾病,表现为单侧或双侧眼睑痉挛、眼裂缩小,伴有面、下颌和舌肌非节律性强直性痉挛	阴性	阴性	正常	服用多巴胺受体拮抗药和局部注射 A 型肉毒毒素治疗有效

2. 全身型 MG 的鉴别诊断　具体见表 9-3。

表 9-3　全身型 MG 的鉴别诊断

病名	临床症状	实验室检查			
		新斯的明试验	AChR 抗体检测	电生理检查	其他
Guillain-Barré 综合征	免疫介导的急性炎性周围神经病,表现为弛缓性肢体肌肉无力,腱反射减低或消失	阴性	阴性	运动神经传导潜伏期延长、速度减慢、传导阻滞、异常波形离散等	脑脊液蛋白-细胞分离现象

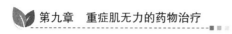

续表

病名	临床症状	实验室检查			
		新斯的明试验	AChR抗体检测	电生理检查	其他
慢性炎性脱髓鞘性多发性神经病（CIDP）	免疫介导的慢性感觉运动周围神经病,表现为弛缓性肢体肌肉无力,套式感觉减退,腱反射减低或消失	阴性	阴性	周围神经传导速度减慢、波幅降低和传导阻滞	脑脊液蛋白-细胞分离现象,周围神经活检有助于诊断
Lambert-Eaton综合征	免疫介导的累及神经肌肉接头突触前膜电压依赖性钙通道的疾病,表现为肢体近端无力、易疲劳,短暂用力后肌力增强,持续收缩后病态疲劳	部分有阳性反应	阴性	低频重复电刺激可见波幅递减,高频重复电刺激可见波幅递增	多继发于小细胞肺癌,也可并发于其他恶性肿瘤
进行性脊肌萎缩（PSMA）	属于运动神经元病的亚型,表现为弛缓性肢体肌肉无力和萎缩、肌束震颤、腱反射减低或消失	阴性	阴性	神经源性损害,可有明显的纤颤电位、运动单位减少和巨大电位	可有肌酶轻度增高,肌活检为神经源性损害
进行性肌营养不良症（PMD）	原发于肌肉组织的遗传病,表现为进行性加重的弛缓性肢体肌无力和疼痛	阴性	阴性	肌源性损害	肌酶升高,肌肉活检和基因检测有助于诊断
多发性肌炎	多种原因导致的骨骼肌间质性炎性病变,表现为进行性加重的弛缓性肢体肌肉无力和疼痛	阴性	阴性	肌源性损害	肌酶显著升高,肌肉活检有助于诊断
代谢性肌病	肌肉代谢酶、脂质代谢和线粒体受损所致肌肉疾病,表现为弛缓性肢体肌无力,不能耐受疲劳,腱反射减低或消失,伴有其他器官受损	阴性	阴性	肌源性损害	肌酶升高,肌肉活检和基因检测有助于诊断
肉毒中毒	肉毒杆菌毒素累及神经肌肉接头突触前膜所致,表现为眼外肌麻痹、瞳孔扩大和对光反射迟钝,吞咽、构音、咀嚼无力,肢体对称性弛缓性瘫痪,可累及呼吸肌	部分有阳性反应	阴性	低频重复电刺激无明显递减,高频重复电刺激可使波幅增高或无反应,取决于中毒程度	对食物进行肉毒杆菌分离及毒素鉴定
有机磷中毒（中间期肌无力综合征）	有机磷类化合物抑制乙酰胆碱酯酶所致,表现为胆碱能危象,吞咽、构音、咀嚼无力,肢体弛缓性瘫痪,可累及呼吸肌	部分有阳性反应	阴性	高频重复电刺激可出现类重症肌无力样波幅递减现象	多于有机磷类化合物急性中毒后1～7天出现

第四节　重症肌无力的治疗

一、药物治疗

（一）胆碱酯酶抑制药

胆碱酯酶抑制药（cholinesterase inhibitor，ChEI）通过抑制胆碱酯酶，抑制乙酰胆碱（acetylcholine，ACh）水解，增加突触间隔 ACh 浓度，改善神经-肌肉接头间的传递而增加肌力。胆碱酯酶抑制药应从小剂量开始服用，逐渐增加剂量，以能维持日常生活为宜。常用的胆碱酯酶抑制药有甲硫酸新斯的明、溴吡斯的明、溴新斯的明等。

甲硫酸新斯的明（neostigmine methylsulfate）：注射 30 分钟后见效，1 小时后效果最佳，一般用于急救或试验用药。

溴吡斯的明（pyridostigmine bromide）：是最常用的胆碱酯酶抑制药，用于改善临床症状，是所有类型 MG 的一线用药，其使用剂量应个体化，一般可配合免疫抑制剂联合治疗。成人一日 3～4 次，应在饭前 15～30 分钟服用，作用温和、平稳，持续时间长，不良反应小。

溴新斯的明（neostigmine bromide）：成人一日 3～4 次，可在饭前 15～30 分钟服用，不良反应为毒蕈碱样反应，可用阿托品拮抗。

安贝氯铵（ambestigmin）：抗胆碱酯酶作用强，作用时间长，可维持 6～8 小时。但不良反应较大，有瞳孔缩小、流涎、腹痛、腹泻、出汗、肌肉跳动等，也发现具有促进胰岛素分泌作用，可导致低钾血症。

氯化钾、麻黄碱可加强胆碱酯酶抑制药的作用。

治疗 MG 常用胆碱酯酶抑制药及用法见表 9-4。

表 9-4　治疗 MG 常用胆碱酯酶抑制药及用法

药名	常用量	用药持续时间	等效剂量/mg	用法
甲硫酸新斯的明	1.0～1.5mg/次	0.5～1h	1.0	注射
溴吡斯的明	90～720mg/d	2～8h	120.0	口服
溴新斯的明	22.5～180mg/d	3～6h	30.0	口服
安贝氯铵	60mg/d	4～6h	10.0	口服

（二）糖皮质激素

糖皮质激素（glucocorticoid，GC）可抑制自身免疫反应，减少 AChR 抗体的生成，增加突触前膜 ACh 的释放量及促使运动终板再生和修复，改善神经-肌肉接头的传递功能，适用于各种类型的 MG。口服糖皮质激素治疗 MG，可使 70%～80% 患者的症状得到缓解或显著改善。

作为一线选择药物的醋酸泼尼松使用方法为：从 0.5～1mg/（kg·d）晨顿服开始，视病情变化情况调整。如病情稳定并趋好转，可维持 4～16 周后逐渐减量，每 2～4 周减 5～10mg，至 20mg 后每 4～8 周减 5mg，直至隔日服用最低有效剂量长期维持。此法可避免用药初期病情加重。

如病情危重，在经过良好医患沟通并做好充分机械通气准备下，可使用糖皮质激素冲击治疗，期间须严密观察病情变化，因糖皮质激素治疗的 4～10 天内可导致肌无力症状一过性加重并有可能促发肌无力危象,应予以注意。其使用方法为:甲泼尼龙 1 000mg/d 静脉注射 3 天,然后改为 500mg/d 静脉注射 2 天;或地塞米松 10～20mg/d 静脉注射 1 周。冲击治疗后改为醋酸泼尼松 1mg/(kg·d)晨顿服。症状缓解后,维持 4～16 周后逐渐减量,每 2～4 周减 5～10mg,至 20mg 后每 4～8 周减 5mg,直至隔日服用最低有效剂量维持。

(三)硫唑嘌呤

硫唑嘌呤(azathioprine)单独使用虽有免疫抑制作用,但其作用程度不及糖皮质激素,与糖皮质激素联合较单用糖皮质激素效果好,多于使用后 3 个月左右起效。其使用方法为:儿童 1～3mg/(kg·d),成人 2～4mg/(kg·d),分 2～3 次口服,可长期使用。

(四)甲氨蝶呤

甲氨蝶呤(methotrexate,MTX)主要用于一线免疫抑制药物无效的患者,但目前缺乏在 MG 患者中使用的证据。其使用方法为:静脉滴注 10～15mg/周,连用 2～4 周。

(五)环磷酰胺

环磷酰胺(cyclophosphamide,CTX)主要用于糖皮质激素与硫唑嘌呤、甲氨蝶呤联合使用不能耐受或无效的患者。其使用方法为:成人静脉滴注 400～800mg/周,或口服 100mg/d,2 次/d,直至总量 10g;儿童 3～5mg/(kg·d)(不大于 100mg),分 2 次口服,好转后减量,维持剂量为 2mg/(kg·d)(不大于 50mg)。

(六)免疫球蛋白

免疫球蛋白(immunoglobulin)又名丙种球蛋白,主要用于病情急性进展的 MG 患者、胸腺切除术前准备以及作为辅助用药。免疫球蛋白与血浆置换的疗效相同,但不良反应更小。在稳定的中至重度 MG 患者中重复使用并不能增加疗效或减少糖皮质激素的使用量。其使用方法为:400mg/(kg·d)静脉注射 5 天,作用可持续约 2 个月。

(七)其他

目前国内外应用的免疫抑制药物还有环孢素(cyclosporin)、吗替麦考酚酯(霉酚酸酯,mycophenolate mofetil)、他克莫司(tacrolimus,FK506)和针对白细胞抗原的抗体治疗。

二、手术治疗

确诊的胸腺瘤患者应行胸腺摘除手术,可不考虑 MG 的严重程度,早期手术治疗可以降低肿瘤扩散的风险。胸腺摘除手术可去除患者自身免疫反应的始动抗原,减少参与自体免疫反应的 T 细胞、B 细胞和细胞因子。对于不伴有胸腺瘤的 MG 患者,轻型者(Osserman 分型Ⅰ-Ⅱ)不能从手术中获益,而相对较重患者(Osserman 分型ⅡB-Ⅳ)特别是全身型合并 AChR 抗体阳性的 MG 患者,临床症状则可能在手术后得到缓解;对于未成年 MG 患者是否需要胸腺摘除手术仍存在争议,一般选择手术的年龄为 18 周岁以上。

胸腺摘除手术适用于伴有胸腺肥大和高 AChR 抗体效价者、伴胸腺瘤的各型患者、年轻女性全身型患者、对抗胆碱酯酶药治疗反应不满意者。胸腺摘除手术后,约 70% 的患者症状缓解或治愈。

三、血浆置换

血浆置换的使用适应证与静脉注射免疫球蛋白相同,也用于难治性 MG。通过正常人血浆或血浆代用品置换患者血浆,能清除患者血浆中的 AChR 抗体、补体及免疫复合物。

但长期重复使用并不能增加远期疗效。血浆置换第 1 周隔日 1 次，共 3 次，其后每周 1 次。置换量为每次用健康人血浆 1 500ml 和羟乙基淀粉 40(706 代血浆)500ml，作用可持续 1～3 个月。需要注意的是，在免疫球蛋白使用后 3 周内不进行血浆置换。

四、其他

MG 患者进行呼吸肌训练，在轻型患者中同时进行力量锻炼，可以改善肌力。建议患者控制体重、限制日常活动、注射季节性流感疫苗等。

MG 患者应注意休息、保暖，避免劳累、受凉、感冒、情绪波动等情况。

MG 患者禁用肥皂水灌肠。

五、治疗方法的选择

不同类型 MG 患者的药物选择：

1. 单纯眼肌型 MG 病初可使用胆碱酯酶抑制剂治疗，剂量应个体化，如果疗效不佳，联合使用糖皮质激素预防向全身型 MG 转化。

2. 全身型 MG 通常在使用胆碱酯酶抑制药的基础上，联合使用免疫抑制药物治疗。部分全身型 MG 患者在糖皮质激素治疗过程中病情出现一过性加重，甚至需行气管插管或气管切开，在治疗过程中须严密观察病情变化。糖皮质激素疗效欠佳者，可使用大剂量免疫球蛋白治疗。

3. MG 危象 呼吸肌功能受累导致严重呼吸困难状态，危及生命者，应积极行人工辅助呼吸，包括正压呼吸、气管插管和气管切开，监测动脉血气分析中血氧饱和度和二氧化碳分压情况，并进一步判断 MG 危象的性质(表 9-5)。

表 9-5 肌无力危象和胆碱能危象的鉴别诊断

	心率	肌肉	瞳孔	皮肤	腺体分泌	新斯的明试验
肌无力危象	心动过速	肌肉无力	正常或变大	苍白,可伴发凉	正常	肌无力症状改善
胆碱能危象	心动过缓	肌肉无力和肌束震颤	缩小	潮红、温暖	增强	肌无力症状加重

如为肌无力危象，应酌情增加胆碱酯酶抑制药剂量，直至安全剂量范围内肌无力症状改善满意为止；如不能获得满意疗效时，考虑用甲泼尼龙冲击治疗；部分患者还可考虑同时应用血浆置换或大剂量免疫球蛋白冲击治疗。

如为胆碱能危象，应尽快减少或停用胆碱酯酶抑制药，一般 5～7 天后再次使用，从小剂量开始逐渐加量，并可酌情使用阿托品，人工辅助呼吸的 MG 患者需加强护理，定时进行雾化、拍背、吸痰等处理，防治肺部感染，通过辅助呼吸模式的逐步调整，尽早脱离呼吸机。

六、预期治疗结果

眼肌型 MG 患者中 10％～20％可以自愈，20％～30％始终局限于眼外肌，而在其余的 50％～70％中，绝大多数(>85％)可能在起病 3 年内逐渐累及延髓和肢体肌肉，发展成为全身型 MG。约 2/3 的患者在发病 1 年内疾病严重程度达到高峰，20％的患者在发病 1 年内出现 MG 危象。肌无力症状和体征在某些条件下会有所加重，如上呼吸道感染、甲状腺疾病、怀孕、体温升高、精神创伤和使用影响神经肌肉接头的药物等。

全身型 MG 患者一般经历 3 个阶段①活跃期:表现为肌无力症状交替的复发和缓解过程,持续约 7 年;②非活跃期:表现为肌无力症状少有波动,持续约 10 年;③终末期:肌无力症状对药物治疗不再敏感,并伴有肌肉萎缩。在广泛使用免疫抑制药物治疗之前,MG 的死亡率高达 30%,随着机械通气、重症监护技术以及免疫治疗的发展,目前死亡率已降至 5% 以下。

第五节　重症肌无力的药学监护

一、临床疗效观察

重症肌无力患者治疗效果的观察采用评分法,包括临床绝对评分法和相对计分法。该方法可重复性较好,且能敏感地反映出临床病情变化,是一种评价 MG 患者受累肌群肌肉无力情况及临床治疗效果的较为精确和稳定的量表化方法。

临床绝对评分法计分的高低反映 MG 患者受累肌群肌无力和疲劳的严重程度,相对计分法用于进行病情的比较和疗效的判定。

(一) 临床绝对评分法

临床绝对评分法是对 MG 患者的上睑无力(共 8 分)、上睑疲劳试验(共 8 分)、眼球水平活动受限(共 8 分)、上肢疲劳试验(共 8 分)、下肢疲劳试验(共 8 分)、面肌无力(共 4 分)、咀嚼及吞咽功能(共 8 分)、呼吸肌功能(共 8 分)按表 9-6 所示方法和标准进行计分或评分。临床绝对评分法总分为 60 分。

表 9-6　重症肌无力患者的临床绝对评分法

项目	方法	0 分	1 分	2 分	3 分	4 分	6 分	8 分
上睑无力计分	患者平视正前方,观察上睑遮挡角膜的水平,以时钟位记录,左、右眼分别计分,共 8 分	11~1 点	10~2 点	9~3 点	8~4 点	7~5 点		
上睑疲劳试验	患者持续睁眼向上方注视,记录诱发出上睑下垂的时间(s)。上睑下垂:以上睑遮挡角膜 9~3 点为标准,左、右眼分别计分,共 8 分	>60	31~60	16~30	6~15	≤15		
眼球水平活动受限计分	患者向左、右侧注视,记录外展、内收露白的毫米数,同侧眼外展露白毫米数与内收露白毫米数相加(mm),左、右眼分别计分,共 8 分	≤2	3~4	5~8	9~12	>12		

续表

项目	方法	0分	1分	2分	3分	4分	6分	8分
上肢疲劳试验	患者两臂侧平举,记录诱发出上肢疲劳的时间(s),左、右侧分别计分,共8分	>120	61~120	31~60	11~30	0~10		
下肢疲劳试验	取仰卧位,双下肢同时屈髋、屈膝各90次。记录诱发出下肢疲劳的时间(s),左、右侧分别计分,共8分	>120	61~120	31~60	11~30	0~10		
面肌无力计分		正常	闭目力稍差,埋睫征不全	闭目力差,能勉强合上眼睑,埋睫征消失	闭目不能,鼓腮漏气	噘嘴不能,面具样面容		
咀嚼及吞咽功能计分		能正常进食		进普食后疲劳,进食时间延长,但不影响每次进食量		进普食后疲劳,进食时间延长,已影响每次进食量	不能进普食,只能进半流质	鼻饲管进食
呼吸肌功能评分		正常		轻微活动时气短		平地行走时气短	静坐时气短	人工辅助呼吸

(二) 相对计分法

相对计分法是用治疗前后的绝对评分按下式进行计算后得出的疗效相对改善的百分数。

相对计分=(治疗前总分-治疗后总分)×100%/治疗前总分。

相对计分<25%为治疗无效,26%~50%为好转,51%~80%为显效,81%~95%为基本痊愈,≥为95%痊愈。

临床疗效的观察,也可用以下方法进行判断。

(1)临床治愈:症状、体征消失,恢复正常的生活、工作或学习,停药3年以上无复发。

(2)临床近期治愈:症状、体征消失,恢复正常的生活、工作或学习,停药或减量3/4以上,1个月以上无复发。

(3)显效:症状、体征明显好转,生活可以自理,能做轻微工作或学习,停药或减量1/2以上,1个月以上无复发。

（4）好转：症状、体征好转，生活自理能力有改善，药物减量 1/4 以上，1 个月以上无复发。

对于临床治愈或基本治愈的患者，维持治疗 2～5 年后考虑停药。

二、给药方法的适宜性

对于重症肌无力患者，药物治疗时选择适宜的给药方法有利于提高治疗效果和用药依从性，减少不良反应的发生。

胆碱酯酶抑制药中，甲硫酸新斯的明用于肌内注射或皮下注射，适用于急救或试验用；溴吡斯的明、溴新斯的明用于口服，适用于病情稳定的患者。

糖皮质激素中，一般选用泼尼松口服；对病情较重和出现危象者，宜选择甲泼尼龙或地塞米松进行冲击治疗，以快速缓解病情，之后改为泼尼松口服以维持治疗。

三、药物不良反应

1. 糖皮质激素　常见库欣综合征（又称皮质醇增多症），主要表现为向心性肥胖、满月脸、皮肤紫纹瘀斑、类固醇性糖尿病（或已有糖尿病加重）、骨质疏松、自发性骨折甚或骨坏死（如股骨头无菌性坏死）、女性多毛、月经紊乱或闭经不孕、男性阳痿、出血倾向等，其他有高血压、充血性心力衰竭和动脉粥样硬化、血栓形成、高脂血症（尤其是高甘油三酯血症）、肌无力、肌肉萎缩、伤口愈合迟缓、皮质类固醇性青光眼、激素性白内障、精神症状如焦虑、兴奋、欣快或抑郁、失眠、性格改变（严重时可诱发精神失常、癫痫发作），可诱发或加重细菌、病毒、真菌等各种感染，诱发或加剧胃十二指肠溃疡甚至造成消化道大出血或穿孔，儿童长期应用影响生长发育。给予氯化钾可改善膜电位，加强胆碱酯酶抑制药作用；给予质子泵抑制剂、H_2 受体拮抗药可抑制胃酸的产生，预防胃溃疡和胃出血；给予葡萄糖酸钙可促进 ACh 释放；给予苯丙酸诺龙可促进蛋白合成，抑制蛋白分解；给予维生素 D 和钙剂可预防骨质疏松和股骨头坏死。

2. 环磷酰胺　不良反应包括肝损害、消化道症状、骨髓抑制、脱发、生殖毒性、出血性膀胱炎、免疫抑制及继发恶性肿瘤等，通常具有剂量和时间依赖性，使用剂量越大，时间越长，不良反应出现得越早，程度越重。消化道症状有食欲缺乏、恶心、呕吐等，十分常见，静脉注射或口服均可发生，大剂量静脉注射后 3～4 小时即可出现，通常不严重，不会影响患者继续治疗，一般持续 3 天左右可恢复，严重者可持续 5 天。给予 5-羟色胺 3 受体拮抗剂可缓解呕吐。肝损害的发生率为 15%～30%，患者可无症状，或表现为食欲缺乏、乏力、腹胀、疲倦、恶心、呕吐、黄疸及皮肤瘙痒等，可导致肝酶甚至胆红素升高，可予以护肝治疗。骨髓抑制以白细胞减少（尤其是中性粒细胞减少）最为常见，淋巴细胞也可以明显减少，血红蛋白及血小板减少相对少见，发生的时间与程度与使用剂量有关，使用过程中需要密切监测血白细胞数的变化，如白细胞数 $< 3.0 \times 10^9$/L 时建议停药。一般停药后患者白细胞可恢复至正常水平，如严重骨髓抑制或白细胞 $< 2 \times 10^9$/L 可予以粒细胞集落刺激因子（G-CSF）。导致出血性膀胱炎的机制为其代谢产物丙烯醛排出时刺激膀胱，引起膀胱黏膜的充血溃疡及糜烂所致，多数发生在服药后未大量饮水的患者中。预防及治疗方法为：在心功能允许的情况下，给予患者补充水 3 000ml/（m^2 · d）以充分水化；使尿 pH 维持在 7～8，必要时可予以碳酸氢钠输注；口服或静脉使用美司钠

（400mg/d）；早晨用药，定时排尿。

3. 硫唑嘌呤　可致血液系统毒性、肝毒性、感染、消化道反应、肺毒性等。血液系统毒性临床表现为白细胞（WBC）、中性粒细胞、全血细胞减少等，其中白细胞减少的速度越快，表明骨髓抑制越严重，严重者可致命。该毒性可逆，应加强监测，出现时及时减量或停药，或给予升白治疗，可避免危象出现。肝毒性可见肝区隐痛、畏食、皮肤及巩膜黄染、转氨酶和胆红素升高等，避免方法为加强监测，及时调整给药剂量。消化道反应可见恶心、呕吐、腹泻等，多不严重，对症治疗可缓解。

4. 甲氨蝶呤　可致肝毒性、肾毒性、消化道症状、骨髓抑制，也可诱发肿瘤、感染，以及皮肤毒性、肺毒性等。肝毒性常为 GPT 升高，长期用药可见肝纤维化，应每隔 6～8 周监测一次肝功能，病情稳定的患者可 3～4 个月监测一次肝功能。骨髓抑制主要表现为白细胞和血小板降低，严重时可出现全血细胞水平下降，皮肤黏膜或内脏出血，这与所用剂量和给药方案有关，属于剂量限制性毒性，因此用药初始阶段应定期检查白细胞水平，必要时作骨髓涂片或活检；长期用药者，当白细胞数量<4×10^9/L 时应停药，待血细胞水平恢复正常后才能继续治疗。消化道症状主要表现为食欲缺乏、恶心、呕吐、腹泻、腹痛、消化不良和体重减轻等，多数症状比较轻，多在给药后短时间内即可出现，若出现消化道反应，可加服胃黏膜保护剂；若出现口腔溃疡，应注意口腔卫生，多漱口以保持口腔清洁，同时加服叶酸片。预防肾毒性，应定期检查尿常规和肾功能，开始服药时前 3 个月每个月监测一次，以后可延长至1～3 个月监测一次，可对尿液进行碱化和增加尿量，还应注意电解质及酸碱平衡。

5. 免疫球蛋白　不良反应：偶见头痛、双足水肿、无菌性脑膜炎、流感样症状和肾功能损害等。

四、患者用药依从性

重症肌无力患者用药的依从性影响到病情控制和进展，应嘱患者按时服药，可用闹钟、手机进行服药提醒，包括闹铃、震动、信息、语音提醒，也可进行服药情况和疗效记录。疗效不佳或出现不良反应时，应及时就诊，经医师评分并在其指导下调整剂量或调换药物，避免擅自增加剂量或更换药物，避免突然停用糖皮质激素。

五、用药教育

1. 胆碱酯酶抑制药　①溴吡斯的明片：本品吸收、代谢、排泄存在明显的个体差异，其用药剂量和时间应根据服药后效应而定，从小剂量开始，每 3～4 小时服用 1 次，逐渐增加每次剂量，以能维持日常生活为宜；服用过程中可见腹泻、恶心、呕吐、胃痉挛、汗液及唾液增多等，少数患者可见尿频、缩瞳等，接受大剂量治疗的患者常可出现精神异常，出现以上情况时应及时就诊。②溴新斯的明片：口服吸收差且不规则，剂量视病情而定；可致药疹，大剂量时可引起恶心、呕吐、腹痛、腹泻、流泪、流涎等，严重时可出现共济失调、惊厥、昏迷、语言不清、焦虑不安、恐惧甚至心脏停搏等，出现以上情况时应及时就诊；不宜与去极化型肌松药、β受体拮抗药、某些能干扰肌肉传递的药物（如奎尼丁）合用。

2. 糖皮质激素　冲击疗法用于病情危重患者,且仅在医院注射;维持治疗时口服泼尼松,开始或冲击疗法后每天早晨服用,并根据病情变化调整剂量,病情稳定并趋好转后维持4～16周后逐渐减量;减量不可太快,每2～4周减5～10mg,至20mg后每4～8周减5mg,直至隔日服用最低有效剂量长期维持;停药不要太早,治疗期至少1年以上,为提高疗效可与其他药物并用。用药期间出现不良反应,应及时就诊,避免擅自停药;合并糖尿病、高血压的患者,定期进行监测,以调整降糖药、降压药的剂量。合并其他疾病的患者,按医嘱服用相应的药物。

3. 硫唑嘌呤　用于重症肌无力时,约需口服3个月起效;服药期间需定期检查血象和肝、肾功能;禁止合用活疫苗;须同时服用别嘌醇时,在医师的指导下降低硫唑嘌呤的剂量。

4. 环磷酰胺　静脉滴注时每周固定时间给药,口服给药时每日相同时间服用;用药期间宜多饮水;服用抗痛风药别嘌醇、秋水仙碱、丙磺舒等的患者,在医师的指导下调整抗痛风药物剂量。

第六节　重症肌无力的用药指导

一、糖皮质激素

用于治疗重症肌无力的糖皮质激素主要有冲击疗法中静脉滴注的甲泼尼龙、地塞米松和缓解期维持治疗的泼尼松。使用过程中应注意:高血压、消化性溃疡、青光眼、心肌梗死、精神病、有明显症状的某些感染性疾病(如结核病)或某些病毒性疾病(如波及眼部的疱疹及带状疱疹)等患者及儿童不宜使用,糖尿病、骨质疏松症、肝硬化、肾功能不良、甲状腺功能低下患者和孕妇慎用,如需使用,应对电解质、血糖、血压等进行严密观察和监测,哺乳期妇女使用时停止哺乳,儿童避免使用地塞米松,结核病、急性细菌性或病毒性感染患者应用时,必须给予适当的抗感染治疗;冲击治疗的前4～10天内可导致肌无力症状一过性加重并有可能促发肌无力危象,应予以注意;使用过程中应注意限钠补钾,给予低钠、高钾、高蛋白饮食;静脉给药时不宜与其他药物混合;不宜与非甾体抗炎药合用,不宜接种牛痘,与降糖药、抗凝药合用时,需增加这些药物的剂量;长期服药后,停药时应逐渐减量,减量过快或突然停用可出现停药反应(也称肾上腺皮质功能减退样症状,轻者表现为精神萎靡、乏力、食欲减退、关节和肌肉疼痛,重者可出现发热、恶心、呕吐、低血压等,危重者甚至发生肾上腺皮质危象,需及时抢救)和反跳现象(原发病复发或加重,应恢复糖皮质激素治疗并常需加大剂量,稳定后再慢慢减)。

二、硫唑嘌呤

硫唑嘌呤片剂在服用时,不能掰开或弄碎。孕妇或准备怀孕的妇女禁用;哺乳期妇女使用期间停止哺乳;儿童慎用。

硫唑嘌呤可致骨髓抑制,最常见的为白细胞减少,多数停药或减量后可恢复,因此用药期间要注意监测血象,治疗的前8周每周进行一次检查,肝、肾功能不全者增加检查频率,此后每个月或至少每 3 个月检查一次。本品可致肝功能损害,因此肝功能不全者慎用,用药期间要注意检查转氨酶和血象。肾功能不全患者使用期间也须检查血象。肝、肾功能不全者可服用推荐剂量的下限,如出现肝功能损害或骨髓抑制,应进一步降低剂量。使用本品的患者可发生皮疹,偶见肌萎缩,因此在使用期间需要注意观察皮肤与肌肉状况。部分患者在服药期间可出现腹痛、腹泻、恶心、呕吐等,饭后服药可减轻。服用本品也可致脱发,无须停药可自行缓解。接受本品治疗的患者禁用活疫苗。

三、其他药物

(一) 甲氨蝶呤

甲氨蝶呤用于治疗重症肌无力,给药途径为静脉滴注。肾功能损害、营养不良、肝功能不全或伴有血液病者(如白细胞减少、血小板减少、贫血及骨髓抑制)和孕妇禁用,哺乳期妇女使用时停止哺乳;育龄期妇女使用期间须采取节育措施,停药后至少等 1 个月经周期以后才能怀孕,最好在妊娠前 3 个月停止使用本品。

使用甲氨蝶呤前应做如下准备:评估甲氨蝶呤不良反应的危险因素(如饮酒等),检测血常规、肝肾功能、白蛋白、艾滋病抗体、乙肝标志物、丙肝抗体、血糖、血脂及妊娠试验,胸片(用药前和用药后数年内)等。

使用本品引起的不良反应主要为骨髓抑制和黏膜反应,骨髓抑制为剂量限制性毒性,表现为白细胞和血小板减少,严重者出现全血细胞减少,一般发生在用药后的 4~14 天,21 天后恢复;黏膜损伤常出现胃炎、口腔溃疡及腹泻等,黏膜炎也为甲氨蝶呤的剂量限制性毒性。此外还可引起肝损害,有些患者用药后会出现一过性肝功能异常,长期用药可引起慢性肝纤维化,胃肠道反应如胃炎、腹泻、便血等,还可导致脱发、皮炎、色素沉着等。每次就诊时需了解有无甲氨蝶呤的不良反应,并评估有无不良反应的危险因素。当转氨酶水平增高到正常上限的 3 倍以上,需立即停药,待转氨酶水平恢复正常后,可重新开始使用小剂量甲氨蝶呤治疗。

使用本品时补充叶酸可以起到保护正常细胞的作用,以减少其毒性。

本品与水杨酸盐、非甾体抗炎药、磺胺类、苯妥英等合用时,在蛋白质结合位点上可被以上药物所替代,将产生潜在的药物毒性的相互作用;与四环素、氯霉素、不能吸收的广谱抗生素合用时,这些药物可通过抑制肠道菌群或通过细菌抑制药物代谢,从而降低甲氨蝶呤肠道吸收或干扰肝肠循环;与丙磺舒合用时,因丙磺舒能减少肾小管的转运功能,需加强监测;与考来烯胺等降脂药合用时,其结合甲氨蝶呤能力大于血清蛋白;与青霉素、磺胺类合用时,上述药物可能降低甲氨蝶呤肾清除率,使甲氨蝶呤血清浓度增高并伴有血液学和胃肠道毒性,应密切观察。

(二) 环磷酰胺

环磷酰胺用于重症肌无力,可静脉滴注或口服。有骨髓抑制、感染、肝肾功能损害、对本品过敏者和孕妇禁用,哺乳期妇女使用时停止哺乳。肝肾功能损害、骨髓转移或既往曾接受多程化、放疗的患者,环磷酰胺的剂量应减少至治疗量的 1/3~1/2。

使用本品常见的不良反应主要为骨髓抑制、胃肠道反应、泌尿道反应。骨髓抑制以白细胞减少最常见,最低值在用药后 1~2 周,多在 2~3 周后恢复,对血小板影响较小,使用期间应监测血象;胃肠道反应包括食欲减退、恶心及呕吐,一般停药 1～3 天即可消失;泌尿道反应可见出血性膀胱炎,表现为膀胱刺激症状、少尿、血尿及蛋白尿,系其代谢产物丙烯醛刺激膀胱所致,但环磷酰胺常规剂量应用时其发生率较低,应用时应鼓励患者多饮水,大剂量应用时应水化、利尿,同时给予尿路保护剂美司钠。其他反应尚包括脱发、口腔炎、中毒性肝炎、皮肤色素沉着、月经紊乱、无精子或精子减少及肺纤维化等。

本品可使血清中假性胆碱酯酶减少,使血清尿酸水平增高,因此,与抗痛风药如别嘌醇、秋水仙碱、丙磺舒等同用时,应调整抗痛风药物的剂量。此外,也可加强琥珀胆碱的神经肌肉阻滞作用,可使呼吸暂停延长。环磷酰胺可抑制胆碱酯酶活性,因而延长可卡因的作用并增加毒性。大剂量巴比妥类、皮质激素类药物可影响环磷酰胺的代谢,同时应用可增加环磷酰胺的急性毒性。

本品溶解后的溶液仅能稳定 2～3 小时,最好现配现用。

(三) 胆碱酯酶抑制药

用于治疗重症肌无力的胆碱酯酶抑制药有口服给药的溴吡斯的明、溴新斯的明和肌内注射给药的甲硫酸新斯的明。

1. 甲硫酸新斯的明　过敏体质、心律失常、窦性心动过缓、血压下降、迷走神经张力升高者禁用,癫痫、心绞痛、室性心动过速、机械性肠梗阻或泌尿道梗阻及哮喘、甲亢、帕金森综合征患者孕妇、哺乳期妇女慎用。不良反应:可致药疹,大剂量时可引起恶心、呕吐、腹泻、流泪、流涎等,严重时可出现共济失调、惊厥、昏迷、语言不清、焦虑不安、恐惧甚至心脏停搏;过量时可导致胆碱能危象,甚至心脏停搏。不宜与去极化型肌松药、干扰肌肉传递的药物(如奎尼丁)合用。

2. 溴吡斯的明　过敏体质、心绞痛、支气管哮喘、机械性肠梗阻及尿路梗阻患者禁用,心律失常、房室传导阻滞、术后肺不张或肺炎及孕妇慎用。本品吸收、代谢、排泄存在明显的个体差异,其药量和用药时间应根据服药后效应而定。不良反应常见的有腹泻、恶心、呕吐、胃痉挛、汗液及唾液增多等,较少见的有尿频、缩瞳等,接受大剂量治疗的重症肌无力患者,常出现精神异常。

3. 溴新斯的明　过敏体质、癫痫、心绞痛、室性心动过速、机械性肠梗阻或尿道梗阻及哮喘患者禁用。大剂量时可引起恶心、呕吐、腹痛、腹泻、流泪、流涎等,严重时可出现共济失调、惊厥、昏迷、语言不清、焦虑不安、恐惧甚至心脏停搏等;过量时可导致胆碱能危象,表现为大量出汗、大小便失禁、瞳孔缩小、睫状肌痉挛、前额疼痛、心动过缓和其他类型的心律失常,亦可见低血压、肌痉挛、肌无力、肌麻痹、胸腔紧缩感及支气管平滑肌痉挛。不宜与去极化型肌松药、β 受体拮抗药、能干扰肌肉传递的药物(如奎尼丁)合用。

(四) 免疫球蛋白

静脉注射用人免疫球蛋白:对人免疫球蛋白过敏或有其他严重过敏史者、有抗 IgA 抗体的选择性 IgA 缺乏者禁用。有严重酸碱代谢紊乱的患者应慎用。用灭菌注射用水将制品溶解至规定容积,静脉滴注或用 5% 葡萄糖溶液稀释 1～2 倍作静脉滴注,开始滴注速度为 1.0ml/min(约 20 滴/min),持续 15 分钟后若无不良反应,可逐渐加快速度,最快滴注速度不得超过 3.0ml/min(约 60 滴/min)。

四、慎用的药物

重症肌无力使用有些药物可加重其病情,应避免使用。这些药物有:部分激素类药物(如甲状腺素等)、部分抗感染药物(如氨基糖苷类抗生素等)、部分心血管药物(如利多卡因、奎尼丁、β受体拮抗药、维拉帕米等)、部分抗癫痫药(如苯妥英钠、乙琥胺等)、部分抗精神病药(如氯丙嗪、碳酸锂、地西泮、氯硝西泮等)、部分麻醉药物(如吗啡、哌替啶等)、部分抗风湿药(如青霉胺、氯喹等)、部分喹诺酮类抗菌药(如左氧氟沙星等)。

第七节　特殊重症肌无力患者的处理

一、暂时性新生儿重症肌无力

暂时性新生儿 MG 系患有 MG 的母亲体内 AChR 抗体经母婴垂直传播所致新生儿发生的 MG,通常于新生儿出生后数小时到数天内出现肌无力症状,其临床表现和电生理检查与一般 MG 相同,具有自限性。病程中须严密监测,如症状不严重可酌情使用胆碱酯酶抑制药,必要时进行血浆置换治疗等。

二、儿童期重症肌无力

国内儿童期 MG 患儿多为单纯眼肌型,约 25% 的单纯眼肌型 MG 患儿经适当治疗后可完全治愈。通常单独使用胆碱酯酶抑制药即可改善症状,若疗效不满意时可考虑短期使用糖皮质激素。因考虑对血象及骨髓的抑制作用,通常不主张使用其他免疫抑制药物。儿童期 MG 患儿经药物治疗疗效不满意时,可酌情考虑行胸腺摘除术。

三、老年重症肌无力

多数伴有胸腺瘤,少数伴有胸腺增生。在药物治疗时应注意患者是否有骨质疏松、糖尿病、高血压、动脉粥样硬化及心动过缓等。使用糖皮质激素时可加重糖尿病和高血压;使用免疫球蛋白时则可能影响心、脑血液循环;使用胆碱酯酶抑制药时可能致心动过缓或原有心动过缓加重。

第八节　重症肌无力不合理用药常见表现及处理

一、不合理用药的表现

1. 选药不适宜,如给轻症或初发患者硫唑嘌呤、甲氨蝶呤、环磷酰胺或免疫球蛋白,肝功能不全患者选用泼尼松,孕妇选用甲氨蝶呤、环磷酰胺等。

2. 给药途径不适宜,如长期给患者注射甲硫酸新斯的明、糖皮质激素、甲氨蝶呤、环磷酰胺等。

3. 不根据病情及时调整药物剂量,长期剂量过小或过大,如长期服用同一剂量的胆碱酯酶抑制药或糖皮质激素。

4. 疗程过长,如甲氨蝶呤疗程超过 4 周、环磷酰胺疗程剂量超过 10g。

二、不合理用药的判断

重症肌无力患者在给予药物治疗时,应全面了解患者情况,考虑药物的疗效及不良反应、用药的方便性和依从性,给出适当的药物和治疗方案;在药物治疗期间,应定期进行疗效评分,以决定是否调整剂量或停止使用、调换药物,必要时进行试验,如对于服用胆碱酯酶抑制药的患者,如出现重症肌无力危象,可注射甲硫酸新斯的明,以判断是何种危象并给予适当处理:注射甲硫酸新斯的明后,如肌无力症状改善,则为肌无力危象;如肌无力症状加重,则为胆碱能危象。

三、不合理用药的处理

对于胆碱酯酶抑制药剂量不足导致的肌无力危象,应增加胆碱酯酶抑制药剂量,直到安全剂量范围内肌无力症状改善满意为止;对胆碱酯酶抑制药剂量过大的胆碱能危象,应尽快减少或停用胆碱酯酶抑制药,一般 5～7 天后再次使用,从小剂量开始逐渐加量,并可酌情使用阿托品。

对于选药不适宜的,根据疗效和不良反应综合考虑,决定是否调整剂量或停止使用、调换药物,必要时加强不良反应的监测。

对于给药途径不适宜的,根据剂量等效原则,及时调换药物。

第九节 重症肌无力的治疗矛盾及其处理

一、治疗矛盾的表现

重症肌无力患者在使用药物进行治疗时,可出现与治疗药物相关的重症肌无力,称之为治疗矛盾。如对于重症患者,在使用糖皮质激素冲击治疗时,治疗开始的 4～10 天内可导致肌无力症状一过性加重,并有可能促发肌无力危象,重者可累及呼吸肌,少数患者可出现危象;其次,胆碱酯酶抑制药用量过大,可导致呼吸肌无力状态,尚有瞳孔缩小、浑身出汗、肌肉跳动、肠鸣音亢进等,肌内注射新斯的明后症状反而加重。

二、治疗矛盾的原因

用糖皮质激素冲击治疗时,出现肌无力症状一过性加重,加重后低频 RNS 的波幅递减幅度较治疗前明显增大,而加重前后 AChR 抗体滴度未见明显改变。其可能机制是:直接抑制神经-肌肉接头处递质传递;增强胆碱酯酶抑制药的作用而易促发胆碱能危象;使血清乙酰胆碱受体抗体增高。

胆碱酯酶抑制药用量过大而导致的呼吸肌无力状态,其机制是乙酰胆碱在神经-肌肉接头处积聚过多,持续作用于 AChR,使突触后膜持续过度去极化,复极化过程受阻而出现胆

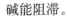

碱能阻滞。

三、治疗矛盾的处理

糖皮质激素冲击治疗时,为判断是否出现肌无力症状一过性加重,应在治疗过程中每日进行疗效评分,开始治疗的2周内每天进行评分,以后每周进行一次评分;如出现一过性加重,可适当增加胆碱酯酶抑制药剂量,也可给予血浆置换治疗;如出现危象,给予人工呼吸机辅助呼吸、预防感染等措施。

对胆碱酯酶抑制药过量引起的胆碱能危象,应尽快减少或停用胆碱酯酶抑制药,一般5～7天后再次使用,从小剂量开始逐渐加量,并可酌情使用阿托品,人工辅助呼吸的MG患者需加强护理,定时进行雾化、拍背、吸痰等处理,防治肺部感染,通过辅助呼吸模式的逐步调整尽早脱离呼吸肌。

第十节 重症肌无力治疗的风险及其处理

一、治疗的风险事件

在药物治疗重症肌无力的过程中,免疫抑制剂可引起一些风险事件,需引起重视。

环磷酰胺:可致感染、恶性肿瘤等。环磷酰胺在抑制异常免疫反应的同时,也可能损坏患者的固有免疫屏障,抑制机体正常的细胞及体液免疫反应,因此可能增加感染的风险,所致感染的病原体有细菌、真菌、病毒(可致水痘、带状疱疹及麻疹等)、结核、卡氏肺孢子菌等。环磷酰胺致恶性肿瘤的发病率为0.1%～1.0%,以泌尿道、骨髓、皮肤的恶性肿瘤多见。其他风险事件见本章第五节。

硫唑嘌呤:可致肝功能损害、感染等,肝功能损害主要为黄疸或合并胆汁淤积的混合型黄疸,其机制一般认为是因其代谢产物6-巯基嘌呤在肝内蓄积,干扰特殊代谢过程,引起组织脂肪变性而坏死,多数经减量或停用后可恢复,少数难以恢复并死亡。其他风险事件见本章第五节。

胆碱酯酶抑制药、糖皮质激素的风险事件见本章第五节(药物不良反应)。

二、治疗的风险因素

环磷酰胺致感染的发生与年龄相关,如在治疗抗中性粒细胞胞质抗体(antineutrophil cytoplasmic antibody,ANCA)相关性血管炎时,65岁患者中发生感染概率为65%,70岁患者中则约为70%。环磷酰胺致恶性肿瘤的概率与CTX使用的累积剂量相关,CTX累积剂量达30g以上可增加发生肿瘤的机会,在累积剂量达105g时风险更高。

硫唑嘌呤所致的肝功能损害呈剂量依赖性,经减量或停用后可在短期内恢复正常。

三、治疗风险的处理

针对药物治疗重症肌无力时可能发生的治疗风险,需采取相应的监护措施,进行预防和治疗。

在使用环磷酰胺治疗期间,应询问患者的反应,观察症状,行血常规、痰涂片及培养、气管镜、胸部 X 线片等检查,以及时发现感染迹象,明确病原菌,给予相应的有效治疗。使用 CTX 期间绝对禁忌接种活疫苗,如卡介苗、麻疹疫苗、脊髓灰质炎疫苗等。对于恶性肿瘤的发生,可采取以下防治措施以减少其发生:有镜下血尿的患者每 3 个月进行尿检、尿细胞学分析,必要时进行膀胱镜检查以及早发现膀胱癌;有血常规变化及淋巴结肿大可行骨髓穿刺、骨髓及淋巴结活检协助诊断,以期及早发现血液系统肿瘤,并予以相应治疗。鉴于环磷酰胺所致的恶性肿瘤发病周期较长,如口服患者中,膀胱癌累积危险率可达 10.7%,但多在用药后 7～14 年发生,因此临床上应根据病情考虑是否使用环磷酰胺,而不要过分担心其远期致癌的风险。

硫唑嘌呤所致肝功能损害的防治措施是治疗期间密切监测转氨酶等肝功能指标的变化,出现损害时调整剂量,必要时给予相应治疗。硫唑嘌呤所致感染的防治参见环磷酰胺。

第十一节　重症肌无力治疗常见药学问题与药师作用

1. 不同品种糖皮质激素之间的等效剂量如何换算?

根据不同糖皮质激素的抗炎作用强度,药理学家确定了产生同等抗炎作用所需的各种糖皮质激素的等效剂量,即(＝表示等效于):氢化可的松 20mg＝可的松 25mg＝醋酸泼尼松或泼尼松龙 5mg＝甲泼尼龙 4mg＝地塞米松 0.75mg。从以上等效剂量可以看出,产生等效的抗炎作用,所需的氢化可的松和可的松的剂量最大,将这两种归入弱效类和/或短效类,此类药对 HPA 轴的抑制作用较弱,可长期使用;所需的地塞米松剂量最小,将其归入强效类和/或长效类,此类药对 HPA 轴的抑制作用较强,不宜长期使用;所需的泼尼松或泼尼松龙、甲泼尼龙的剂量中等,将它们归入中效类,此类药对 HPA 轴的抑制作用也较弱,可长期使用。对于重症肌无力患者,宜选择中效糖皮质激素,既可用于冲击治疗,也适用于长期服用。

2. 如何防治糖皮质激素诱导的骨质疏松?

糖皮质激素诱导的骨质疏松(glucocorticoid-induced osteoporosis,GIOP)是糖皮质激素最常见的不良反应之一,严重者可致椎体、肋骨和髋部等部位骨折,极大地影响患者的生活质量。GIOP 重在早期治疗与预防。预计使用任何剂量 GC、疗程超过 3 个月的患者,在治疗前和治疗过程中均应定期检测骨密度,以了解骨密度基础值及骨质丢失速率,骨密度的复查间隔不定,推荐 6～12 个月检测 1 次(主要根据骨密度基础水平、GC 剂量、基础疾病、患者年龄和性别等情况而定);评估骨折风险[可参考骨折预测简单工具(FRAX)]。在尽量控制病情的前提下,尽可能减少 GC 使用剂量和时间。无论使用 GC 量的多少,建议给予生活方式的干预,包括戒烟、避免过量饮酒、适当接受阳光照射、适量运动和防止跌倒。开始同时给予补充钙剂和普通或活性维生素 D,每日摄入钙元素和维生素 D 总量(包括食物来源)分别为 1 200～1 500mg 和 800～1 000U。对于服用 GC 前无骨质疏松的患者,若存在任一项骨折风险因素(或用 FRAX 评估为低骨折风险),使用 GC 量以泼尼松计≥7.5mg/d,推荐调整生活方式、补充钙剂和普通或活性维生素 D 的基础上,加用双膦酸盐治疗;存在 2 项或 2 项以上骨折风险因素(如用 FRAX 评估为中或高骨折风险)的患者：无论 GC 使用任何剂量及时间，建议调整生活方式、补充钙剂和普通或活性维生素 D，并加用双膦酸盐治疗。使用 GC 前已有骨量减少、骨质疏松和/或脆性骨折的患者，在排除继发因素后，建议按原发性骨质疏松的治疗原则进行规范治疗。GIOP 治疗用药过程中，除定期监测骨密度外，推荐监测药物可能出现的不良反应并作相应处理。

在应用防治 GIOP 的药物时，应监测这些药物的不良反应，出现后给予相应处理：钙剂的主要不良反应是胃肠道反应和便秘等，出现后可改换为其他剂型；长期用活性维生素 D 及其类似物应定期监测血钙和尿钙水平；双膦酸盐总体安全性较好，但需监测胃肠道反应、类流感样症状、肾功能、颌骨坏死。

3. 如何预防环磷酰胺所致的出血性膀胱炎？

环磷酰胺的代谢产物丙烯醛对膀胱有刺激作用，可致出血性膀胱炎，表现为膀胱刺激症状、少尿、血尿及蛋白尿。为预防出血性膀胱炎的发生，应用时应鼓励患者多饮水，大剂量应用时应水化、利尿，同时给予尿路保护剂美司钠，其机制是：美司钠在体内迅速经过酶的催化氧化作用变成其代谢物美司钠二硫化物分布在循环中，且迅速运送到肾脏。在肾小管上皮内，大量的美司钠二硫化物再降解为游离硫化物的形式。美司钠就可以与尿液中环磷酰胺和异环磷酰胺 4-羟基代谢物、丙烯醛发生反应，从而起保护作用。用法用量：常用量为环磷酰胺的 20%，静脉注射或静脉滴注，给药时间为 0 小时段(使用环磷酰胺的同一时间)、4 小时后及 8 小时后的时段，共 3 次。对儿童投药次数应较频密(例如 6 次)及在较短的间隔时段(例如 3 小时)为宜。

4. 胆碱酯酶抑制药过量所致的不良反应有哪些表现？

胆碱酯酶抑制药过量时，引起乙酰胆碱蓄积，使胆碱能神经受到持续冲动，导致先兴奋后衰竭，可出现以下症状：平滑肌痉挛表现为瞳孔缩小、胸闷、气短、呼吸困难，恶心、呕吐、腹痛、腹泻；括约肌松弛表现为大小便失禁；腺体分泌增加表现为大汗、流泪、流涕、流涎；气道分泌物明显增多表现为咳嗽、气促，双肺有干、湿性啰音，严重者发生肺水肿；心脏活动抑制。

急性中毒可表现为：毒蕈碱样症状、烟碱样症状和中枢神经系统症状。

(1)毒蕈碱样症状：这组症状出现最早，主要是副交感神经末梢兴奋所致，类似毒蕈碱作用，表现为平滑肌痉挛和腺体分泌增加。临床表现先有恶心、呕吐、腹痛、多汗，尚有流泪、流涕、流涎、腹泻、尿频、大小便失禁、心跳减慢和瞳孔缩小。支气管痉挛和分泌物增加、咳嗽、气急，严重患者出现肺水肿。

(2)烟碱样症状：乙酰胆碱在横纹肌神经肌肉接头处过度蓄积和刺激，使面、眼睑、舌、四肢和全身横纹肌发生肌纤维颤动，甚至全身肌肉强直性痉挛，患者常有全身紧束和压迫感，而后发生肌力减退和瘫痪；呼吸肌麻痹引起周围性呼吸衰竭。交感神经节受乙酰胆碱刺激，其节后交感神经纤维末梢释放儿茶酚胺使血管收缩，引起血压增高、心跳加快和心律失常。

(3)中枢神经系统症状：中枢神经系统受乙酰胆碱刺激后，可有头晕、头痛、疲乏、共济失调、烦躁不安、谵妄、抽搐和昏迷。

(卢海儒　张　婧)

参 考 文 献

［1］中国免疫学会神经免疫学分会,中华医学会神经病学分会神经免疫学组.重症肌无力诊断和治疗中国专家共识［J］.中国神经免疫学和神经病学杂志,2012,19(6):401-408.

［2］中华医学会分湿病学分会.糖皮质激素诱导的骨质疏松诊治的专家共识［J］.中华风湿病学杂志,2013,17(6):363-368.

［3］中华医学会.临床诊疗指南神经病学分册［M］.北京:人民卫生出版社,2006.

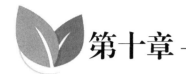

第十章

多发性硬化的药物治疗

第一节　多发性硬化概述

一、概念

多发性硬化（multiple sclerosis，MS）是一种以中枢神经系统白质炎性脱髓鞘为主要特点的自身免疫性疾病。该病多在成年早期发病，临床特征是病灶部位的多发性和时间上的多发性，表现为反复发作的神经功能障碍，多次缓解复发。不同 MS 患者有不同的临床病程，可为复发型或进展型；残疾程度可重可轻，病灶可在 CNS 多部位分布，也可相对局限于脊髓和视神经。最常累及的部位为脑室周围白质、视神经、脊髓、脑干和小脑。

二、流行病学

（一）性别差异与年龄特征

女性和男性的发病率之比约为 1.8∶1。近年来流行病学研究表明，女性和男性之间的 MS 发病率比例逐渐加大。复发缓解型 MS 常见于女性，而男性多为进展型。女性平均发病年龄在 18～30 岁，男性平均发病年龄多在 30～40 岁。

（二）患病率

全球估计有 200 万～250 万 MS 患者。根据全球范围内 MS 的分布情况，可将 MS 患病率划分成 3 个类别：高患病率（＞30/10 万），如北欧和北美地区；中患病率（5/10 万～30/10 万），如南欧和美国南部地区；低患病率（＜5/10 万），如亚洲和南美地区。

（三）地理分布

MS 患病率存在地理差异，与纬度的关系呈双峰曲线。赤道附近患病率低，南、北半球随着纬度的增高患病率上升；至 50°～60°时，患病率随纬度的上升而下降。

（四）遗传易感性

北欧的高加索人种和具有苏格兰血统的人种患病率高。MS 发病具有遗传易感性，普通高加索人群 MS 的危险度大约为 1/1 000，而 MS 患者一级亲属的危险度增加至 20/1 000～40/1 000（2%～4%）。

三、病因和发病机制

MS 的确切病因及发病机制尚未阐明，可能是遗传易患个体与环境因素相互作用而发生的疾病,其发病可能与多种因素有关。

(一)病毒感染

在患者血清和脑脊液中可检测到多种病毒抗体的滴度升高,如人类疱疹病毒-6(HHV-6)、内源性逆转录病毒(ERV)、单纯疱疹病毒(HSV)、水痘-带状疱疹病毒(VZV)、巨细胞病毒(CMV)等。

病毒感染后可能通过分子模拟机制,启动其邻近的 MS 易患基因而致病。但是,有关 MS 与病毒关系的研究结果大多数是间接的,其与 MS 的确切关系尚待进一步确证。

(二)自身免疫反应

大多数 MS 患者 CSF-IgG 指数或 24 小时合成率增高,CSF 中可检出寡克隆 IgG 带。自然界生物致病原中某些抗原与 CNS 髓鞘素蛋白或少突胶质细胞的抗原相同,氨基酸序列与神经髓鞘组分的多肽序列相同或相近,病毒感染后体内 T 细胞激活和产生抗病毒抗体,与神经髓鞘多肽片段发生交叉反应引起脱髓鞘病变。

(三)遗传因素

MS 表现出一定程度的家族聚集现象。一项对 MS 进行基因组扫描的研究结果提示,多发性硬化的发病依赖于多个基因独立的或累积的效应。MS 与人类白细胞抗原(human leukocyte antigen,HLA)-A3、HLA-B7 和 HLA-Dw2 有关。有学者认为,MS 患者可能是对环境中某种致病因子产生特异的易感性并以这种形式遗传该病。

(四)环境因素

流行病学中已述及 MS 的发病率与纬度高低,气候是否寒冷有关。

四、病理

中枢神经系统白质内多发性脱髓鞘斑块为 MS 的特征性病理改变,多发生于侧脑室周围、视神经、脊髓、小脑和脑干的白质,尤其多见于侧脑室体及前角部位。

五、临床分型

(一)复发缓解型多发性硬化(relapsing remitting multiple sclerosis,RRMS)

80%～85% MS 患者最初为本类型。疾病表现为明显的复发和缓解过程,可急性发作或病情恶化,发作后可基本恢复,不留或仅留下轻微后遗症。

(二)继发进展型多发性硬化(secondary progressive multiple sclerosis,SPMS)

约 50% 的 RRMS 患者在患病 10～15 年后疾病可转为此型,不再有复发缓解,呈缓慢进行性加重过程。

(三)原发进展型多发性硬化(primary progressive multiple sclerosis,PPMS)

约 10% 的 MS 患者表现为本类型。病程大于 1 年,疾病呈缓慢进行性加重,无缓解复发过程。

(四)进展复发型多发性硬化(progressive relapsing multiple sclerosis,PRMS)

约 5% 的 MS 患者表现为本类型。疾病最初呈缓慢进行性加重,病程中偶尔出现较明显的复发及部分缓解过程。

第二节 多发性硬化的临床表现、辅助检查与诊断

一、首发症状

由于 MS 脱髓鞘先后累及的病变部位不同,如视神经、侧脑室周围白质、小脑、脑干、脊髓,引起的临床首发症状也不同。常见的首发症状有视力障碍、感觉障碍、肢体无力、复视、共济失调、括约肌障碍、头晕、延髓麻痹等。

二、常见症状和体征

(一) 运动系统

肢体无力最常见,大约 50% 的患者首发症状为一个或多个肢体的无力。运动障碍一般下肢比上肢明显,可为偏瘫、截瘫或四肢瘫,由皮质脊髓束损害引起的痉挛性瘫痪常左右不对称。腱反射早期正常,以后可发展为亢进,腹壁反射消失,病理反射阳性。

(二) 感觉系统

脊髓后索或脊髓丘脑束病变以及脑干、大脑的感觉传导径路受累引起感觉异常。浅感觉障碍表现为肢体、躯干或面部针刺感、麻木感,异常的肢体发冷、蚁走感、瘙痒感以及尖锐、烧灼样疼痛及定位不明确的感觉异常。疼痛作为早期症状也较为常见,多见于背部、小腿部与上肢,可能与脊髓神经根部的脱髓鞘病灶有关,具有显著特征性。被动屈颈时会诱导出自后颈部向下,放射至背部和四肢的刺痛感或闪电样感觉,称之为莱尔米特征(Lhermitte sign),是多发性硬化特征性的症状之一。

(三) 脑神经

视神经损害为 MS 最常见及早期症状之一,常表现为急性视神经炎或球后视神经炎,一侧或双侧视力减退或丧失,视野缺损或同向性偏盲。核间性眼肌麻痹是 MS 的重要体征之一,表现为患者双眼向病变对侧注视时,患侧眼球不能内收,对侧眼球外展时伴有眼震,双眼内聚正常,提示内侧纵束受累。在 MS 的病程中,其主要的症状体征如下:

1. 共济失调 病变累及小脑或脑干小脑通路时,可见到 Charcot 三主征:眼球震颤、意向性震颤、吟诗样语言。

2. 发作性症状 是指持续时间短暂、可被特殊因素诱发的感觉或运动异常。强直痉挛、感觉异常、构音障碍、共济失调、癫痫和疼痛不适是较常见的多发性硬化发作性症状。其中,局限于肢体或面部的强直性痉挛常伴放射性异常疼痛,亦称痛性痉挛。

3. 精神症状 在 MS 患者中较常见,大脑半球尤其是额叶有广泛病灶时出现精神症状,多表现为抑郁、易怒和脾气暴躁,部分患者出现欣快、兴奋,也可表现为淡漠、嗜睡、强哭强笑、记忆力减退、认知力缺乏等。

4. 其他症状 脊髓横贯性损害或圆锥部病变时,可引起二便及性功能障碍。膀胱功能障碍包括尿频、尿急、尿潴留、尿失禁。

三、辅助检查

(一) 实验室检查

1. 脑脊液检查 大多数 MS 患者脑脊液的白细胞计数正常($<5 \times 10^6/L$)。脑脊液总

蛋白含量并无明显升高,很少超过 1g/L。

2. IgG 指数　是监测鞘内 IgG 合成的一个重要指标,其公式为:IgG 指数＝(CSF IgG/血清 IgG)/(CSF Alb/血清 Alb),参考值范围:0.34～0.7。其中 CSF Alb/血清 Alb 为 Alb 指数,用于表示血脑屏障的完整性。虽然 McDonald 标准对于 IgG 指数和 IgG 寡克隆区带(OCB)的诊断价值未作区分,2005 年公布的专家共识认为,以 IgG 指数为代表的定量分析指标不可替代定性分析指标,IgG 指数可作为 OCB 有益的补充。OCB 是指在脑脊液标本中出现而在相应的血清标本中缺失的免疫球蛋白电泳区带,是 MS 重要的辅助诊断指标。髓鞘碱性蛋白(MBP)增高提示 MS 活动。

(二) 电生理检查

电生理检查目的是检出亚临床病灶,协助早期诊断,同时还可观察多发性硬化的病情变化。用于多发性硬化诊断的电生理检查均无特异性,应结合临床全面分析。视觉诱发电位(VEP)可出现潜伏期延长、波幅降低、波形分化不良或消失。

(三) 影像学检查

磁共振成像(magnetic resonance imaging,MRI)是检测 MS 最有效的辅助诊断手段,表现为白质内多发长 T_1、长 T_2 异常信号,散在分布于脑室周围、胼胝体、脑干与小脑,少数在灰白质交界处,呈边缘整齐、圆形、卵圆形或不规则形的 T_2W_1 高信号影。脑室旁病灶呈椭圆形或线条形,其长轴与头颅矢状位垂直,具有一定的诊断价值。

四、诊断

MS 的诊断标准有 1983 年的 Poser 标准、2001 年国际 MS 诊断专家小组推荐的 McDonald 标准,其中 McDonald 标准于 2005 年、2010 年及 2017 年进行了修订,中国 MS 及相关中枢神经系统脱髓鞘疾病的诊断和治疗专家组推荐应用 2017 年国际标准,以往 2001 年、2005 年及 2010 年诊断标准同样适用。

首先,应以客观病史和临床体征为基本依据;其次,应充分结合辅助检查特别是 MRI 特点,寻找病变的时间多发(dissemination in time,DIT)及空间多发(dissemination in space,DIS)证据;第三,还需排除其他可能疾病。此外,除满足以上 3 项条件外,应尽可能寻找电生理、免疫学等辅助证据。鉴于 MRI 在 MS 诊断中的重要地位,推荐最好应用 1.5 T 以上场强 MRI 进行影像学诊断。

第三节　多发性硬化的治疗方案

MS 复发的治疗以及长期的治疗应根据临床试验结果和循证医学证据进行。其治疗的主要目标应该是:①加速从发作中恢复的进程(急性期治疗,大多数使用皮质类固醇药物);②减少发作次数或 MRI 病灶数;③尝试延缓疾病的进程。实现第 2 和第 3 的治疗目标可以使用缓解疾病药物(disease modifying drug,DMD)。

一、药物治疗

(一) 糖皮质激素

有几个Ⅰ级证据的研究和 meta 分析证实,在 MS 复发时使用糖皮质激素治疗有益。根据国内外指南,糖皮质激素治疗短期内能促进急性发病的 MS 患者神经功能恢复(A 级推荐),但延长糖皮质激素用药时间对神经功能恢复无长期获益且不良反应较大(B 级推荐)。

1. 作用机制　甲泼尼龙(MP)能加速 MS 发作期的缓解,但仍未完全清楚其具体的机制。目前可能的机制有:抗炎消肿及恢复血脑屏障的完整性、诱导淋巴细胞凋亡、抑制抗体的合成。

2. 使用方法　急性发作期应采用早期、大量、短程 MP 脉冲式治疗(MPPT),同时临床上还应根据 MS 的类型、病灶部位及其炎症的严重程度、复发频率及其严重程度等来调节 MP 的剂量、使用时间的长短、疗程等,坚持治疗个体化原则。MPPT 主要用于 RRMS 型的治疗,SPMS 型也可获得一定益处。

对于 MS 复发的治疗,静脉最低剂量 MP 为每天 500mg,使用 5 天(A 级推荐)。也可考虑静脉滴注 1g,每天 1 次,连用 3 天。儿童用量为 15～30mg/kg 溶于 5% 葡萄糖注射液中静脉滴注 3～4 小时。静脉滴注 MP(1g,每天 1 次,连用 3 天,而后改为口服并逐渐减量)可考虑治疗急性视神经炎(B 级推荐)。对于给予以前推荐的常规剂量 MP 治疗失败的患者,可考虑采取更高剂量治疗(最多每天 2g,共 5 天)(C 级推荐)。MPPT 疗程完毕后,可改服泼尼松片,逐渐减量。

3. 不良反应　短期大剂量 MP 冲击治疗引起的不良反应多是暂时的、剂量依赖的及可逆的。较常见的是短暂情绪障碍,包括焦虑、失眠、易激惹、神经症、头痛和肌痛等;短期代谢方面的改变包括血压升高、体重增加、血糖升高和低钾血症等,以及骨质代谢异常。慢性疾病用药时间较长,会导致骨密度下降,引起骨质疏松、骨折、无菌性骨坏死、高血压、高血糖、青光眼、白内障、肥胖、感染、动脉硬化、皮脂腺功能减退、加重或诱发消化道溃疡等。小剂量长期使用糖皮质激素可以通过促进蛋白质的分解过程引起脑萎缩。反复、间断静脉使用甲泼尼龙冲击治疗,对少数患者可引起可逆性记忆障碍。

(二) β-干扰素(interferon-β, IFN-β)

IFN-β 1a 是糖基化的重组哺乳动物的细胞产物,与天然 IFN 的氨基酸序列完全相同。IFN-β 1b 是大肠埃希菌产生的非糖基化细菌细胞产物,其 17 位丝氨酸被半胱氨酸所取代。

1. 作用机制　IFN-β 制剂能通过抑制 T 细胞的基质金属蛋白酶来抑制 T 细胞通过血脑屏障,减少白细胞的增殖和抗原提呈,下调黏附分子的表达,调节细胞因子的产生、抗炎细胞因子转化,促进抑制免疫反应的细胞因子产生,抑制一氧化氮合酶(NOS)产生而减轻 NO 对神经元的破坏作用等机制,调节机体的免疫系统功能。

2. 使用方法　IFN-β 1a 推荐剂量为:皮下注射,44μg,每周 3 次;起始剂量为:皮下注射,22μg,每周 1～3 次。IFN-β 1b 推荐剂量为:皮下注射,250μg,隔日 1 次;起始剂量为:皮下注射,62.5μg,隔日 1 次。14%～20% 长期用 IFN-β 治疗的 MS 患者可产生中和抗体,降低 IFN-β 的疗效。

3. 不良反应　目前没有证据表明 IFN-β 有免疫抑制的不良反应。最主要的不良反应大多表现为流感样症状,如发热、肌痛、头痛、疲乏和寒战,注射后 3～4 小时出现,通常在 24 小时内自发改善。这些短暂性症状主要是由于炎症因子上调所致,通常可以使用非甾体抗炎药控制。治疗期任何时间均可能出现血小板减少、贫血、白细胞减少症或肝酶升高,因此应定期监测肝酶和全血细胞计数。IFN-β 可能引发或加重抑郁症,因此尽可能避免用于有严重抑郁症病史的患者。

(三) 静脉注射免疫球蛋白(IVIg)

没有足够的数据支持使用静脉注射免疫球蛋白治疗作为单一疗法用于 MS 的复发。IVIg 并未达到许多设计良好的研究结果所表明的疗效。一项纳入 4 个研究的 meta 分析表明,免疫球蛋白能显著减少每年的复发率和疾病进展(Ⅰ级证据)。当 RRMS 患者由于药物副作用或伴发疾病的影响,不能耐受免疫调节疗法时,免疫球蛋白仍作为二线或三线治疗用药(B 级推荐),特别是妊娠期不能使用其他疗法时(良好的临床实践点)。免疫球蛋白不推荐用于治疗继发进展型多发性硬化(A 级推荐)。在甲泼尼龙治疗急性加重患者时,加用免疫球蛋白并不会增加疗效(B 级推荐),同样不推荐该药用于治疗 MS 的慢性症状(A 级推荐)。

1. 作用机制 IVIg 治疗 MS 的作用机制尚未完全明了,目前认为与其通过多种途径发挥抗原特异性活性和免疫调节作用有关,包括:中和血液循环中针对髓鞘蛋白的自身抗体;和 B 细胞表面的受体结合,减少抗体的产生;封闭巨噬细胞的 Fc 受体,抑制巨噬细胞介导的髓鞘吞噬作用;与调节性 T 细胞的受体结合,减少诱导性 T 细胞和 B 细胞;调节 Th1 和 Th2 细胞比例,通过下调或中和前炎症因子减少细胞因子的产生;含有抗炎因子,减轻炎症反应;激活补体并与之相结合,从而减少补体与少突胶质细胞和髓鞘蛋白的结合。

2. 使用方法 目前多主张用大剂量冲击治疗,0.4g/(kg·d),5 天为一疗程。如果没有疗效,不建议患者继续使用;有疗效但不是特别满意,可继续每周使用 1 天,连用 3~4 周。

3. 不良反应 不良反应发生率低,多为较轻的一过性头痛、恶心、疲乏、下肢水肿等,偶见癫痫、偏头痛、视网膜坏死、急性肾衰竭、肺栓塞、脑栓塞、无菌性脑膜炎、急性心肌梗死等不良反应。

(四) 免疫抑制剂

1. 米托蒽醌(mitoxantrone) 在 MS 的治疗中,米托蒽醌主要是作为一线的常规使用的免疫抑制剂发挥作用。近年来采用米托蒽醌治疗原发进展型多发性硬化有一定疗效,具有延缓病程进展的作用,是美国 FDA 推荐的唯一用于进展性或恶化型多发性硬化的治疗药物,我国药品说明书尚未增加治疗 MS 的适应证。

(1)作用机制:米托蒽醌与蒽环类抗生素结构类似,是主要影响转录的抗癌药物,其作用机制为直接嵌入 DNA 并与后者外围形成静电结合。它还可引起 DNA 单链或双链的断裂,属周期非特异性药物,但对 S 期细胞最为敏感,并可出现 G_2-M 的阻断。此外,它还对 RNA 聚合酶有抑制作用。在体外研究中,米托蒽醌降低了 $CD14^+$ 单核细胞以及 $CD4^+$/$CD8^+$ T 淋巴细胞的移行(后者为轻度影响);使用稳定剂量的米托蒽醌治疗可以控制外周血单核细胞数量。米托蒽醌能对先天免疫产生影响:在体内和体外减少巨噬细胞增殖,通过诱导抗原提呈细胞的细胞程序性死亡干扰免疫功能,包括树突状细胞。此外,米托蒽醌通过减少 T 淋巴细胞和 B 淋巴细胞的增殖,抑制炎症细胞在中枢神经系统的移行,减少促进炎症反应的细胞因子的分泌等发挥作用。

(2)使用方法:根据Ⅲ期临床研究结果,按体表面积(body surface area,BSA)使用米托蒽醌 12mg/m² 静脉滴注治疗 MS,每 3 个月一次治疗,累积剂量不超过 140mg/m²。

(3)不良反应:米托蒽醌在很长一段时间被视为二线治疗的最佳选择,但它并不像之前认为的那么安全,因为接受治疗的患者白血病发生率(1:135)和心肌病发生率较高。

2. 硫唑嘌呤(azathioprine) 依据数项结果不一的Ⅰ期、Ⅱ期临床研究结果,硫唑嘌呤可能降低 MS 患者的复发率(C 级推荐),但对残疾的进展无效(U 级推荐;注:U 级推荐指数据不合理或冲突)。此药可以降低第一年的复发率和维持病情缓解,并在之后两三年的随访中也发现同样的效果。

(1)作用机制:硫唑嘌呤是 6-巯基嘌呤的咪唑衍生物,在体内分解为 6-巯基嘌呤起作用,即通过嘌呤拮抗作用抑制 DNA 合成,从而阻滞淋巴细胞的增殖而产生免疫抑制作用。对 T 细胞的抑制作用较强,较小剂量即可抑制细胞免疫;大剂量则对体液免疫有一定作用。

(2)使用方法:只有在无法口服时通过静脉给药,当口服疗法可以耐受时即应停用注射剂。推荐剂量为 $1\sim3mg/(kg \cdot d)$,根据患者对药物的反应和血液学指标调整剂量。治疗效果明显时,应减少维持量至可保持此治疗效果的最低水平。如用药后 3 个月内没有明显改善,应考虑撤换该药。老年患者用药的副作用发生率较其他患者高,在使用该药时应注意从推荐剂量范围的低限开始。伴有肝和/或肾功能不全的患者,应采用推荐剂量范围的下限。

(3)不良反应:常见的不良反应有胃肠功能紊乱,骨髓抑制和肝毒性;通过监测可以预防及处理。此外还有过敏反应、带状疱疹病毒感染、生殖毒性和致癌风险等不良反应。

3. 环磷酰胺(cyclophosphmide,CTX) 依据Ⅰ期研究结果,环磷酰胺冲击治疗不能缩短进展型多发性硬化的病程(B 级推荐)。根据一项Ⅱ期研究结果,较年轻的进展型多发性硬化患者采用环磷酰胺冲击并追加治疗有一定的效果(U 级推荐)。环磷酰胺已被广泛研究用于 MS 的治疗,并且在几个研究中均证实其在所选患者中疗效稳定。

(1)作用机制:环磷酰胺属于氮芥衍生物,通过烷化作用攻击核酸,和核酸形成交叉联结导致 DNA 生物活性减弱或丧失,致细胞分裂时不能被正确复制。对被抗原致敏后行有丝分裂、增殖的免疫活性细胞有直接杀伤作用,但不能杀伤记忆细胞,亦不能去除记忆性免疫应答。这种药物选择性地影响免疫反应的过程,如抑制辅助性 Th1 细胞的活性和增强辅助 Th2 细胞的应答;这两个机制被认为是环磷酰胺治疗 MS 时获益的原因。

(2)使用方法:国内指南推荐,静脉滴注,400mg/2 周,6~12 次巩固治疗,总剂量不超过 10g。国外指南推荐,1~5mg/kg,每天 2 次(Ⅳ级证据);1g 静脉滴注,每个月 1 次,持续 6~12 个月,然后在第 2 年每 5 周 1 次,在第 3 年每 6 周 1 次(Ⅱ级证据)。

(3)不良反应:由于对膀胱的毒性作用和导致恶性肿瘤风险,限制环磷酰胺在 MS 早期的广泛应用。然而,在对 β-干扰素和醋酸格拉替美治疗不耐受的活动期 RRMS 及早期继发性进展性多发性硬化的病例中,环磷酰胺可以安全给药,且通常耐受性良好。常见不良反应包括白细胞减少、食欲减退、恶心及呕吐、肝功能异常、脱发、口腔炎等;此外,大剂量环磷酰胺静脉滴注时如缺乏有效预防措施,可引起出血性膀胱炎,表现为膀胱刺激症状、少尿、血尿及蛋白尿;接受脉冲式治疗的女性患者可能出现闭经;用药后继发恶性肿瘤的发生与累积剂量有关,当治疗剂量累积达到 80~100g 时,必须进行肿瘤监控。

4. 环孢素(cyclosporine)

(1)作用机制:对整个免疫系统产生调节作用,可能通过减少外周免疫活性细胞,减少进入中枢神经系统的免疫细胞数量,从而抑制中枢神经系统脱髓鞘病变和维持髓鞘功能。

(2)使用方法:口服给药为主,每天 6~7.5mg/kg。仅在患者不能口服时才考虑静脉给药,剂量应减为口服剂量的 1/3。

(3)不良反应:肾毒性和高血压发生率相对较高,是指导临床调整用药剂量的主要依据之一,部分患者用药后出现肌酐水平持续升高或抗高血压药物难以控制的血压升高,必须停止用药。

5. 醋酸格拉替美(glatiramer acetate,GA)　醋酸格拉替美是治疗 RRMS 的一线药物。对于初始采用干扰素治疗有效,而后治疗失败的患者,必须从干扰素换为醋酸格拉替美。最初使用醋酸格拉替美,而后治疗失败的患者,应采用干扰素治疗。

(1)作用机制:醋酸格拉替美是在髓磷脂碱性蛋白中发现的一种无规则聚合物,由 L-丙氨酸、L-谷氨酸、L-赖氨酸和 L-酪氨酸 4 种氨基酸组成。该药将 T 细胞中促炎的 Th1 细胞转化为能抑制炎症反应的调控型 Th2 细胞。这些 Th2 细胞可以进入中枢神经系统,并通过所谓的旁观者效应抑制炎症活动,以及释放能发挥神经保护作用的神经营养因子。

(2)使用方法:醋酸格拉替美治疗 MS 的常规用法为 20mg,皮下注射,每日 1 次。不应静脉注射;每次选择不同的部位进行注射,同一部位尽量避免一周内两次注射;18 岁以下患者慎用。

(3)不良反应:一般认为这种治疗方法是安全的,没有必要进行常规实验室监测。常见不良反应包括:注射部位的刺激反应;血管扩张、胸痛、心率加快、心悸;口腔或唇部溃疡、肝损害、恶心、腹泻;关节痛;肌张力增高或强直;呼吸困难;感觉异常(特别是眼部);小便次数增多、月经周期改变等。在一些患者中,特别是在年轻女性,醋酸格拉替美的不良反应是直接注射部位反应和注射后综合征,以及脂肪萎缩。

6. 芬戈莫德(fingolimod)

(1)作用机制:芬戈莫德(鞘氨醇-1-磷酸)是一种受体拮抗剂,阻止活化的 T 细胞从淋巴结移出。

(2)使用方法:从给药途径和降低并发症风险,如进行性多灶性白质脑病(PML)考虑,口服芬戈莫德联合那他珠单抗是一个有吸引力的治疗方案。该药物在美国作为一线疗法,在欧洲作为二线疗法。标准剂量的芬戈莫德治疗多发性硬化是采取每日 1 次口服 0.5mg(胶囊)。研究表明,剂量高于 0.5mg 每日 1 次,会增加不良反应的风险而不提高疗效。

(3)不良反应:该药用药经验有限,没有可用的长期副作用的数据,因此需要比使用目前常规药物更加密切和全面随访患者。

(五) 单克隆抗体

目前已有几个被批准用于其他适应证的单克隆抗体用于 MS 治疗。均已进行了Ⅱ期临床试验,并有Ⅲ期临床试验正在进行或计划中。因其在市场上可获得,对于重症或快速进展的 MS 患者可超说明书用药。

1. 那他珠单抗(natalizumab)　那他珠单抗是目前治疗 RRMS 的有效药物(A 级推荐)。

(1)作用机制:那他珠单抗是一种人源性单克隆抗体,特异性针对存在于粒细胞上的 α4 整联蛋白——极迟反应抗原-4(VLA-4)的组成部分。那他珠单抗与 VLA-4 结合,阻断 VLA 与存在于血脑屏障血管内皮细胞表面的配件-血管内皮细胞黏附分子的相互作用,从而大大减少了淋巴细胞和单核细胞由小静脉和毛细血管移行到炎症组织,防止出现新病灶,对已有病灶也有减轻炎症反应的作用,从而减少复发。那他珠单抗这一靶向性作用早期在实验动物模型研究中因能逐渐减少疾病活动而证实了其有效性。

(2)使用方法:那他珠单抗 300mg 静脉滴注,持续 1 小时,每 4 周 1 次。

（3）不良反应：进行性多灶性白质脑病、肝损害、黑色素瘤。

2. 利妥昔单抗（rituximab）

（1）作用机制：减少循环 B 淋巴细胞数量，从而减少浆细胞形成以及后续的潜在致病性抗体合成和分泌；减少 B 淋巴细胞作为致病性抗原提呈细胞发生作用，和/或削弱其免疫调节作用。

（2）使用方法：参照该药用于淋巴瘤和类风湿关节炎的治疗方法，成人推荐剂量为 375mg/m² 静脉滴注，每周 1 次，连续 4 周。

（3）不良反应：不良反应的发生与 B 淋巴细胞溶解后释放的细胞因子的作用有关，包括输液反应和感染。

二、非药物治疗

（一）血浆置换

血浆置换（PE）是通过血浆置换装置分离患者的血浆和细胞成分，然后把血浆去除，细胞成分加入正常血浆或血清蛋白置换液后输回患者体内。PE 可清除血浆中各种致神经髓鞘毒性物质，包括髓鞘毒性抗体、抗原、免疫球蛋白的免疫复合物、炎症细胞因子、补体等，清除越早越多，临床症状改善越明显。但 PE 只是清除已产生的致病因子，初始的免疫功能紊乱并无改变，当新的抗体、炎症细胞因子再次产生（PE 治疗后 4～6 周）时病情会复发，故 PE 期间宜用大量激素，以防新的抗体产生及疾病复发。PE 用于 MS 急性期的治疗，一般不作为首选，常用作激素治疗无效时的替代疗法。

多项临床试验已证实激素治疗无效的 MS 患者，PE 疗法可以明显改善临床症状，但是由于价格昂贵、实施复杂，PE 在 MS 急性期治疗中难以成为一线治疗，目前这种治疗方法的选择应限制在有严重复发的患者亚组（B 级推荐），或对皮质类固醇不耐受的患者。

（二）造血干细胞移植

造血干细胞是人体内最独特的细胞群，具有高度的自我更新能力、多向分化及重建造血和免疫的潜能，此外还有广泛的迁移和特异的定向特性，能优先定位于适应的微环境，并以非增殖的状态存在，缺乏 CD33、CD71 等系相关抗原。造血干细胞移植治疗（HSCT）的原理是进行免疫重建，使其对中枢神经系统免疫耐受，以达到治疗目的。干细胞移植术比其他治疗方法更能改善临床症状。自体造血干细胞移植治疗的操作程序是：先给患者注射粒细胞集落刺激因子（G-CSF）和/或环磷酰胺，以动员大量造血干细胞进入外周血液循环，并借助仪器等手段从血液中将其分离捕获。在收集足量干细胞后，使用细胞毒性药物，清除患者体内成熟的免疫活性细胞。最后，再将筹集的造血干细胞输回患者体内，使新生的免疫细胞对自身组织产生免疫耐受，重建机体的免疫系统。但干细胞移植术具有很高的风险，如治疗或护理不当患者具有很高的病死率，因此应谨慎选择此项治疗。

三、对症治疗

MS 临床症状的治疗亦非常重要，症状减轻是患者自身评价疗效的指标，也是增加患者依从性的重要环节。

（一）疲劳

在 MS 患者中较多见，治疗通常需要结合非药物性和药物干预。认真查询患者产生疲劳感的原因，积极抗焦虑、抑郁，改善睡眠，镇痛，肢体康复锻炼等往往可以产生较好的疗效。

部分患者需限制活动,尤其在下午,此时发生疲劳的可能性最大。小睡对多数患者很有帮助,训练计划对部分患者有效。此外,通常有必要给予药物治疗,常用药物包括口服金刚烷胺(100mg,每日 2 次)和莫达芬尼(200mg,每日 1 次)。安非他酮和选择性 5-羟色胺再摄取抑制药(selective serotonin reuptake inhibitor,SSRI)对一些患者有益,包括非抑郁症患者。哌甲酯也可能有效。

(二)肌强直和痛性痉挛

痉挛的治疗应包括理疗和伸展训练。通常需要药物治疗,以达到对痉挛的理想处置。口服肌松药可以对症治疗。这类药物的机制还不清楚,多与影响神经递质、受体有关,如抑制兴奋性递质谷氨酸、增强 GABA 系统的功能。巴氯芬是最常用药物,其他肌松药、抗癫痫药、苯二氮䓬类药物如丹曲林、加巴喷丁、地西泮等也可改善肌强直和痛性痉挛。对不能活动并伴有严重下肢痉挛的患者,当口服最大耐受剂量的药物仍无效时,可尝试鞘内给予巴氯芬。A 型肉毒菌素可能对局部痉挛有效。对以上治疗反应差的患者,可以给予神经阻滞。神经阻滞的疗效通常可持续数个月到数年。

(三)疼痛

神经痛的治疗首选抗惊厥药物,如卡马西平、加巴喷丁,抗焦虑、抗抑郁药物也是不错的选择。苯二氮䓬类药物的疗效较前两者差,应用时注意剂量,较大的剂量有可能加重患者的疲劳感、头晕等症状。继发于姿势和肌张力异常的疼痛可予巴氯芬口服。

(四)共济失调和震颤

可能为 MS 最难治疗的症状之一,可应用卡马西平、普萘洛尔、氯硝西泮、异烟肼、苯海索、阿罗洛尔等药物。但这些药物的疗效有限,且不同的临床试验结果并不一致。经药物治疗仍存在致残性震颤至少 1 年的稳定性多发性硬化患者,且无明显的认知功能障碍、言语吞咽问题或其他受累肢体功能缺损,可考虑试用深部脑刺激(deep brain stimulation,DBS)。

(五)精神异常

合并抑郁症患者可应用 SSRI 类药物(如氟西汀、舍曲林)、5-羟色胺和去甲肾上腺素再摄取抑制药(serotonin and noradrenaline reuptake inhibitor,SNRI)以及心理治疗。欣快尚无明确有效的治疗方法,且多发生在疾病晚期。锂制剂或丙戊酸可用于治疗双相情感障碍,而阿米替林对强哭强笑有效。但有部分研究者认为上述药物不适宜应用,因其可能加重疲劳、头晕等症状。

(六)膀胱直肠功能障碍

抗胆碱能药物(如奥昔布宁、托特罗定和达非那新)是膀胱过度活动症治疗中最关键的药物。当抗胆碱能药治疗无效或患者不能耐受时,予以去氨加压素可有效减少排尿和夜尿。对于逼尿肌和括约肌协同失调的患者,联合应用抗胆碱能药物和 α 肾上腺素受体拮抗药(坦洛新和特拉唑嗪)可能会促进膀胱排尿。当不能耐受药物或进行自我导尿时,须留置导尿管,但要密切观察以防止泌尿道和外生殖器并发症的发生。对有轻度便秘的患者应鼓励其食用富含纤维的食物或纤维添加剂以增加粪便体积。添加轻泻药(如番泻叶)对便秘更严重的患者会有所帮助,而应用渗透性轻泻药(如乳果糖)可能会引起稀水样便。控制大便失禁最好是练习有规律地排便,同时联合药物和行为治疗。

(七)性功能障碍

可应用改善性功能药物,选择性磷酸二酯酶抑制剂(如西地那非、伐地那非或他达拉非)

可提高勃起功能。安非他酮可提高部分健康无抑郁的男性及女性患者的性欲,亦可能对MS有益。女性可局部应用雌激素乳膏或一些润滑油以改善阴道干燥和阴蒂敏感性,非机械性震动按摩器和真空装置可能增加阴道润湿度、性高潮和满足感。

四、补充替代疗法

2014 年 3 月 24 日,美国神经病学学会发布了以循证医学为依据的 MS 补充替代疗法(complementary and alternative medicine,CAM)指南。

目前补充替代疗法中证据支持有效的有口服大麻提取物、四氢大麻酚合成物、吸入性大麻等,具体可见表 10-3 和表 10-4。

五、药物治疗方案汇总

药物治疗方案见表 10-1～表 10-4。

表 10-1　MS 复发和预防的药物治疗:一线和二线疗法

	药品名称	用法用量	证据级别
急性期治疗	甲泼尼龙	0.5～1g/d,静脉滴注(3～7 天)	I
	泼尼松	0.5～1mg/(kg·d),逐渐减量;3～6 周后,服用 5～10mg 的维持剂量	IV
	人免疫球蛋白	0.2～0.4g/(kg·d),使用 2～5 天	III
	血浆置换	隔日 1 次,共进行 1～7 次	IV
一线治疗	醋酸格拉替美	20mg 每天 1 次,皮下注射	I
	干扰素 β-1a 和干扰素 β-1b	干扰素 β-1a 每周 1 次,每次 6MIU;干扰素 β-1b 隔日 1 次,每次 9.6MIU;重组人干扰素 β-1a 注射液每周 2 次,每次 22μg 或 44μg	I
二线治疗	芬戈莫德	0.5mg 每日口服	I
	那他珠单抗注射液	300mg 静脉滴注,持续 1 小时,每 4 周 1 次	I
	硫唑嘌呤	2.5～3mg/(kg·d),1.5～2.5mg/(kg·d)为维持剂量	II
	环磷酰胺	1～5mg/kg 每天 2 次 1g 静脉滴注,每个月 1 次,持续 6～12 个月,然后在第 2 年每 5 周 1 次,在第 3 年每 6 周 1 次	IV II
	米托蒽醌	20mg+1g 甲泼尼龙每个月 1 次或每 3 个月 1 次;或 2～3 次×20mg 每个月 1 次,接下来 3 个月内给予 10mg,直至累积剂量	I

注:证据级别的定义。

证据级别 I(高证据级别):来源 a,来自充足样本量的随机、双盲有主要终点指标的研究;来源 b,质量可靠的随机试验的高质量 meta 分析。证据级别 II(中等级别):来源 a,随机、非盲法研究;来源 b,小样本随机研究;来源 c,大样本的有确定次要终点指标的随机研究。证据级别 III(低水平证据):来源 a,具有同时发生或历史对照的前瞻性病例系列研究;来源 b,随机研究的事后分析。证据级别 IV(证据级别未确定):来源 a,无对照的小样本病例系列、案例报告;来源 b,尽管缺乏对照研究的证据,但取得了共识。证据级别 V:专家意见。

表 10-2 MS 的对症治疗药物

症状	药品名称	剂量
痉挛	巴氯芬	10～120mg/d
	替扎尼定	2～24mg/d
	地西泮	5～30mg/d
	加巴喷丁	300～3 600mg/d
	A 型肉毒菌素	100～400u/d
	鞘内注射曲安奈德	每隔 3 天给予 40mg,可达 6 次
	通过植入泵鞘内注射巴氯芬	一般为每日 150～350μg
疲劳	金刚烷胺	200～400mg/d
	莫达非尼	200～400mg/d
	匹莫林	37.5～112.5mg/d
疼痛(MS 相关)	阿米替林	25～150mg/d
阵发性症状	卡马西平	200～1 600mg/d
癫痫发作	加巴喷丁	300～2 400mg/d
	拉莫三嗪	200～400mg/d
	普瑞巴林	1 500～600mg/d
膀胱症状	抗胆碱能药物	5～20mg/d,分两次服用
增加逼尿肌活动,尿失禁,膀胱	奥昔布宁	5～30mg/d
过度活跃	托特罗定	2～4mg,每日 2 次
	曲司氯铵	40～60mg/d
	盐酸丙哌维林	40mg/d
括约肌痉挛	α受体拮抗药	0.4mg/d
夜间排尿	阿夫唑嗪	2.5mg,每日 3 次
逼尿肌不自主收缩	坦洛新	0.8mg/d
痉挛性排尿括约肌	巴氯芬	10～120mg/d
	去氨加压素	20μg/d
	奥昔布宁	膀胱内应用
肠道功能紊乱	通便药	
性功能障碍	西地那非	25～100mg
勃起功能障碍	前列地尔	性交前 1 小时注射到阴茎海绵体
性交疼痛	替勃龙(雌激素软膏)	局部使用
意向性震颤	普萘洛尔	40～120mg/d
	加巴喷丁	300～2 400mg/d
小脑性震颤	卡马西平	200～1 600mg/d
	托吡酯	25～150mg/d
	氯硝西泮	3～6mg/d
认知功能障碍	毒扁豆碱	10mg/d
	多奈哌齐	100mg 每天 2 次
	金刚烷胺	100mg,每日 1～2 次

表 10-3 无足够证据支持的 MS 补充替代疗法

身心治疗	生物基础的治疗	肢体可控性训练	能量药物
生物反馈、音乐疗法、正念疗法、催眠	亚油酸、肌酸-水化物、肌苷、苏氨酸、氨基葡萄糖硫酸盐、低剂量纳曲酮、高压氧疗	马术治疗、瑜伽、按摩疗法、针灸、电针、渐进性肌肉放松治疗	神经疗法、自然疗法

表 10-4 有足够证据支持的 MS 补充替代疗法

CAM 干预措施	研究级别与数量	MS 类型	预后	推荐级别
口服大麻提取物（OCE）	两项Ⅰ级研究，一项Ⅱ级研究，一项Ⅲ级研究	RRMS, SPMS, PPMS, MSU	痉挛症状和疼痛（不包括中央神经性头痛）	A级有效
	一项Ⅰ级研究	RRMS，PPMS，SPMS	短期痉挛或短期震颤体征	B级无效
	一项Ⅱ级研究	MSU	长期痉挛症状体征	C级有效
	两项Ⅰ级研究，一项Ⅱ级研究	RRMS, PPMS, SPMS, MSU	膀胱症状，急迫性尿失禁	U级
四氢大麻酚合成物	一项Ⅰ级研究，一项Ⅱ级研究	RRMS，SPMS，PPMS	痉挛症状和疼痛（包括中枢神经性疼痛在内的疼痛）	B级有效
	一项Ⅰ级研究	RRMS，SPMS，PPMS	短期痉挛或短期震颤体征	B级无效
	一项Ⅱ级研究	MSU	长期痉挛症状体征	C级有效
	一项Ⅰ级研究，一项Ⅱ级研究，一项Ⅲ级研究	RRMS, SPMS, PPMS, MSU	膀胱症状，急迫性尿失禁，中枢性神经痛	U级
Sativex 口腔黏膜喷雾	三项Ⅰ级研究，两项Ⅱ级研究，三项Ⅲ级研究	MSU	痉挛症状，疼痛，尿频	B级有效
			尿失禁	B级无效
			震颤	C级无效
			焦虑/睡眠，疲劳，认知，生活质量	U级
吸入性大麻	两项Ⅲ级研究	RRMS，SPMS，MSU	痉挛，疼痛，姿势平衡，认知	U级
其他 CAM 干预措施				
银杏叶	三项Ⅰ级研究，两项Ⅱ级研究	RRMS，SPMS，PPMS	疲劳	C级有效

续表

CAM 干预措施	研究级别与数量	MS 类型	预后	推荐级别
			认知能力	A 级 无效
CariLoder 方案（洛非帕明＋苯丙氨酸＋维生素 B$_{12}$）	一项Ⅱ级研究	RRMS,SPMS,PPMS	残疾,抑郁,疲劳	C 级 无效
反射疗法	一项Ⅰ级研究,两项Ⅱ级研究,一项Ⅲ级研究	MSU	感觉异常	C 级 有效
			疼痛,健康相关生活质量,残疾,痉挛,疲劳,膀胱功能降低,抑郁,焦虑,失眠	U 级
蜂毒	一项Ⅱ级研究	RRMS,SPMS	MRI 病灶体积与数量,疾病复发,残疾,疲劳,健康相关生活质量	C 级 无效
磁疗	一项Ⅰ级研究,两项Ⅱ级研究,三项Ⅲ级研究	RRMS,SPMS,PPMS	疲劳	B 级 有效
			抑郁	B 级 无效
含 ω-3 低脂饮食疗法	一项Ⅰ级研究,一项Ⅱ级研,一项Ⅲ级研究	RRMS	疾病复发,残疾,MRI 病灶,疲劳,生活质量	B 级 无效

注:推荐级别。A 级:在特定的人群和给定的条件下建立起来的有效、无效和有害。条件:至少需要 1 项可信的Ⅰ级研究,或至少 2 项一致可信的Ⅱ级研究。B 级:在特定的人群和给定的条件下很可能有效、无效或有害。条件:至少需要 1 项可信的Ⅱ级研究,或至少 3 项一致的Ⅲ级研究。C 级:在特定的人群和给定的条件下可能有效、无效或有害。条件:至少需要 2 项一致并可信。U 级:数据不合理或冲突。条件:在当前知识水平下,治疗不能被证明证据等级与推荐等级的转化。Ⅰ级研究,在特定人群中进行的具有盲态结果评估的前瞻、随机、对照临床试验,需要满足以下几项:a. 明确定义了 1 个或多个主要疗效结果;b. 明确定义了排除和入组标准;c. 合理地界定了脱落和交叉病例计数方法,并足以把潜在的偏差降到最低;d. 相关的基线特点明确,对基线差异用恰当的统计学方法进行了调整。Ⅱ级研究,在代表性人群中进行盲态结果分析的前瞻性配比组队列研究满足以上条件的 a～d. 或在代表性人群中缺乏 a～d 中任何一项的 RCT 研究。Ⅲ级研究:在代表性人群中进行的所有其他对照试验(包括明确的自然病史对照或患者自身对照),而且结果评估与患者治疗是独立的。Ⅳ级研究:来自非对照研究、病例系列、病例报告或专家观点的证据。

六、康复治疗

根据病情,对有肢体、语言或吞咽功能障碍的患者早期进行功能康复治疗,如适当的体育疗法和水疗(27～29℃)、中医治疗等,可促进 MS 神经、肌肉功能恢复。

第四节　临床案例分析

一、学习目标

熟悉 MS 的病因、发病机制、临床表现、临床分型、常用辅助检查、诊断,掌握 MS 的治疗等相关知识。

二、熟悉多发性硬化的病程转归

MS 的预后情况,以及影响预后良好的因素、康复治疗及生活指导等病程转归相关知识。

三、掌握多发性硬化的药物治疗方案

MS 各临床分型、疾病发展各时期的药物治疗原则、药物特点、药学监护及患者教育等相关知识。

（一）案例介绍

白某,女,66 岁。

主诉:左手麻木 7 年,面部麻木 3 个月,双下肢无力 4 周。

现病史:7 年前患者无明显诱因出现左上肢麻木,左手明显,由指间开始麻木,逐步发展至鱼际、小鱼际、手腕处,半年后出现发作性双下肢肌强直,常在转换动作时发作,每次发作不到 1 分钟,于当地医院治疗无效,后就诊于某医院,头部 CT、MRI 检查无异常,颈椎 MRI 示 C_{2-4} 髓内异常信号;神经系统查体未见异常,诊断为"颈段脊髓病变、焦虑神经症"。给予醋谷胺、卡马西平、天麻等药物治疗 1 个月,强直症状缓解消失,未再次发作,左手麻木感仍存在。2 年前患者无明显诱因出现身体不定部位的蚁走感、瘙痒感,抓挠后出现剧烈针刺样疼痛感,每次症状持续 1 分钟,休息后不缓解。此类症状的发作频率可为 3～4 天发作 1 次,或 1 天发作 4～5 次,同时患者开始出现失眠、便秘。1 年前于某医院就诊,口服氯美扎酮、卡马西平、劳拉西泮、马来酸氟伏沙明、脉血康、甲钴胺等,2～3 个月后蚁走感、瘙痒感消失,疼痛感减轻。近几个月有尿不尽感。3 个月前上述症状再次发作,头面部及其他身体部位均出现蚁走感、针刺样疼痛感,头面部出现症状的频率更高,口服氯美扎酮、卡马西平、劳拉西泮、马来酸氟伏沙明、脉血康药物治疗未见效。近 2 个月右手出现麻木感。此次发病 2 周前出现排稀便,1 个月前患者无明显诱因出现双下肢无力,上下楼梯需扶助,自觉右下肢无力感加重,易感疲乏,行走费力,有踩棉花感,头面部大量排汗。为进一步诊治,收入院,近 2 年患者糖尿病饮食,体重减轻 10kg。

既往史:4 年前左后颈部患带状疱疹;3 年前行"腰椎骨折"手术;2 年前行子宫切除术;糖尿病病史 2 年,无降糖药物治疗。否认肝炎、疟疾病史,否认高血压、心脏病病史,否认脑血管疾病、精神疾病史,否认输血史,否认食物、药物过敏史,预防接种史不详。

家族史:否认家族性遗传病史。

个人史:生于河南省,久居当地,无疫区、疫情、疫水接触史,无牧区、矿山、高氟区、低碘区居住史,无化学性物质、放射性物质、有毒物质接触史,无吸毒史,无吸烟、饮酒史。右

利手。

药物史：不详。

过敏史：否认食物及药物过敏史。

查体：T 36.6℃，P 72 次/min，R 17 次/min，BP 131/65mmHg。全身皮肤黏膜无黄染，全身浅表淋巴结无肿大。颈软无抵抗，颈动脉搏动正常。胸廓正常，呼吸运动正常，肋间隙正常，语颤正常，双肺呼吸音清晰，无胸膜摩擦音。心前区无隆起，心尖冲动正常，心浊音界正常，心律齐，各瓣膜听诊区未闻及杂音，无心包摩擦音。腹平坦，无腹壁静脉曲张，腹部柔软，无压痛、反跳痛，腹部无包块，肝脏未触及，脾脏未触及，Murphy 征阴性。肾脏无叩击痛。无移动性浊音，肠鸣音正常，4 次/min。

神经科查体：神志清，记忆力差，认知功能可。无脑膜刺激征。双侧瞳孔等大等圆，直径2.5mm，对光反射灵敏，双眼各方向运动充分，无眼震及复视。无张口歪斜，咀嚼肌有力，双侧额纹对称，闭目有力，无鼓腮漏气，鼻唇沟等深，示齿对称。粗测双侧听力正常，无饮水呛咳、构音障碍、吞咽困难，双侧转颈耸肩有力，伸舌居中，无纤颤、萎缩。四肢肌张力较低，双上肢近端肌力 5⁻ 级，远端肌力 5 级，左侧下肢近端肌力 5⁻ 级，右侧下肢近端肌力 4⁺ 级，双下肢远端肌力 5 级。双侧指鼻试验、轮替试验稳准，双侧跟膝胫试验欠稳准，闭目难立征阳性，向左侧摇晃，走直线时向左侧偏斜。双下肢膝部水平面以下针刺觉减退，运动觉、振动觉较差。腹壁反射存在，双侧肱二头肌反射、肱三头肌反射、桡骨膜反射（＋＋＋），双侧膝腱反射、跟腱反射（＋），双侧 Hoffmann 征、Rossolimo 征可疑阳性，双侧 Babinski 征阳性。无不自主运动，皮肤色泽正常，排汗异常，有便秘、排尿困难。

辅助检查：2006 年，外院，颈椎 MRI 示 C_{2-4} 髓内异常信号；头部 CT、MRI 检查无异常。

2013 年 12 月 27 日，本院，腰椎 MRI：L_2 骨折术后改变，腰椎蜕变。

2013 年 12 月 27 日，本院，颈椎正侧伸屈位：颈椎退行性骨关节病。

诊断：

药物治疗方案分析

主要治疗药物见表 10-5。

表 10-5　主要治疗药物

药物名称	用法用量	起止时间
甲钴胺注射液	1 000μg q. d. i. m.	2013. 12. 31—2014. 1. 02
		2014. 1. 02—2014. 1. 10
	1 500μg q. d. i. m.	2014. 1. 10—2014. 1. 16
维生素 B_1 注射液	100mg q. d. i. m.	2013. 12. 31—2014. 1. 16
劳拉西泮	0.5mg q. n. p. o.	2014. 1. 02—2014. 1. 16
乳果糖口服溶液	15ml b. i. d. p. o.	2014. 1. 05—2014. 1. 10
	15ml q. d. p. o.	2014. 1. 10—2014. 1. 16
注射用 β-七叶皂苷钠＋0.9% 氯化钠注射液	10mg q. d. iv. gtt 250ml	2014. 1. 06—2014. 1. 16
草酸艾司西酞普兰片	5mg q. d. p. o.	2014. 1. 07—2014. 1. 10
	10mg q. d. p. o.	2014. 1. 10—2014. 1. 16

续表

药物名称	用法用量	起止时间
氯化钾缓释片	0.5g t. i. d. p. o.	2014. 1. 08—2014. 1. 16
甲泼尼龙琥珀酸钠	500mg q. d. iv. gtt	2014. 1. 08—2014. 1. 10
	240mg q. d. iv. gtt	2014. 1. 10—2014. 1. 13
	120mg q. d. iv. gtt	2014. 1. 13—2014. 1. 16
+0.9%氯化钠注射液	250～500ml	
碳酸钙片	750mg t. i. d. p. o.	2014. 1. 08—2014. 1. 16
法莫替丁片	20mg b. i. d. p. o.	2014. 1. 08—2014. 1. 16
苯磺酸氨氯地平片	5mg q. d. p. o.	2014. 1. 10—2014. 1. 16
巴氯芬片	5mg b. i. d. p. o.	2014. 1. 13—2014. 1. 16
卡马西平片	0.2g q. d. +q. n. p. o.	2014. 1. 13—2014. 1. 16
阿托伐他汀钙片	20mg q. n. p. o.	2014. 1. 14—2014. 1. 16
葡醛内酯片	100mg t. i. d. p. o.	2014. 1. 15—2014. 1. 16

药学监护

2013. 12. 31(Day1)

S：左手麻木 7 年,面部麻木 3 个月,双下肢无力 4 周。

O：患者查体同前。

A：患者在此次发病前 2 周出现排稀便的前驱感染史,出现周围神经感觉异常,影像学见异常病灶,需进一步检查。

P：诊断尚不明确,暂给予甲钴胺、维生素 B_1 营养神经治疗。甲钴胺是一种内源性的辅酶 B_{12},在由同型半胱氨酸合成蛋氨酸的转甲基反应过程中起重要作用,能促进轴突运输功能和轴突再生,动物实验证实它对神经轴突退变具有抑制作用,能使延迟的神经突触传递和神经递质减少恢复至正常,通过提高神经纤维兴奋性,恢复终板电位诱导。

2014. 1. 1(Day2)

S：情绪焦虑、抑郁,平日遇到紧急状况可见心慌气短、身体无力表现,仍有身体不定部位的蚁走感,伴疼痛。

O：查体同前。

A：不排除焦虑神经症。

P：加用劳拉西泮片 0.5mg q. n. 口服治疗。

1. 3(Day4)

S：患者查体同前。

O：免疫球蛋白固定电泳：α_2-球蛋白↑,γ-球蛋白 12.5%↓。免疫球蛋白七项：总补体 48U/ml↑。尿常规：亚硝酸盐(+),尿白细胞数 339.1/μl↑。血脂：总胆固醇 5.95mmol/L↑,载脂蛋白 A_1 1 927mg/L↑,脂蛋白 a 332mg/L。维生素 B_{12}>2 000pg/ml↑。肝功能：碱性磷酸酶 30U/L↓,总蛋白 63g/L↓,γ-谷氨酰胺转移酶 59U/L↑。术前免疫八项：乙型肝炎表面抗体阳性,乙型肝炎核心总抗体阳性。脑脊液生化：脑脊液总蛋白 79mmol/L↑。凝血、血常规、便常规、脑脊液常规、肿瘤筛查、风湿三项、红细胞沉降率、甲状腺功能、TCAb、TMAb、同型半胱氨酸、肾功能、叶酸、糖化血红蛋白、电解质、葡萄糖未见异常。胸部正侧位：双肺纹理略多，胸腰段术后改变。头部 MR：双侧基底节区腔隙性脑梗死，脑白质脱髓鞘变性。患者病程中有反复发作，颈椎病灶肯定，有共济运动异常及感觉异常，临床考虑 MS 可能性大，需与视神经脊髓炎鉴别。

P：用药同前。

1.5（Day6）

S：患者诉便秘。

P：予乳果糖口服溶液 15ml b.i.d.，口服。乳果糖在结肠中被消化道菌丛转化为有机酸，导致肠道内 pH 下降，并通过保留水分，增加粪便体积。上述作用刺激结肠蠕动，保持大便通畅，缓解便秘，恢复结肠的生理节律。在初始几天可能会有腹胀，通常继续治疗即可消失；当剂量高于推荐治疗剂量时，可能会出现腹痛和腹泻，此时应减少使用剂量。

1.6（Day7）

O：送检脑脊液、血清样本至外院查水通道蛋白 4。抗脑组织抗体、抗 ENA 谱、抗核抗体、抗双链 DNA、心磷脂抗体（IgG）、心磷脂抗体（IgM）未见异常。复查尿常规：尿白细胞数 $134.6/\mu l\uparrow$，尿细菌数 6 406/$\mu l\uparrow$。葡萄糖耐量试验：空腹葡萄糖 5.4mmol/L，口服葡萄糖粉 1 小时 10.1mmol/L$\uparrow$，口服葡萄糖粉 2 小时 9.3mmol/L$\uparrow$。诊断为糖耐量异常，嘱患者注意清淡饮食，少吃含糖量高的水果等，颈段 MR（平扫＋增强）示：颈胸髓病变——炎性病变？MS？颈椎退行性变，C_{2-6}椎间盘突出，C_{5-6}为著。根据影像学结果示脊髓受累节段较长，病灶多于 2 个，且自身免疫抗体阴性。

A：诊断为 MS 的可能性大。

P：加用 β-七叶皂苷钠 10mg q.d. iv.gtt，消除脊髓水肿。

注射用 β-七叶皂苷钠具有抗炎、抗渗出、消肿胀的作用，并能清除自由基，改善微循环，增加静脉张力。应用 β-七叶皂苷钠和依达拉奉可以减轻炎症反应，减轻病灶水肿、渗出及自由基损伤，从而减轻 MS 病情。用药期间应注意注射用七叶皂苷钠的静脉炎和肾毒性副作用，β-七叶皂苷钠的注射速度应放慢一些，以免引起静脉炎。

1.7（Day8）

O：查抑郁量表，患者评分 17 分。

A：有抑郁、焦虑症状。

P：给予草酸艾司西酞普兰片 5mg q.d. 口服治疗。艾司西酞普兰是二环氢化酞类衍生物西酞普兰的单-S-对映体。艾司西酞普兰作为抗抑郁药的作用机制可能与抑制中枢神经系统神经元对 5-HT 的再摄取，从而增强中枢 5-羟色胺能神经的功能有关。

1.8（Day9）

S：昨日下午患者做肌电图检查时出现右侧头面部阵发性瘙痒、疼痛症状，伴右下肢肌强直，持续 1 分钟后缓解，之后陆续发作 3 次。

O：查体，双侧瞳孔等大等圆，直径 2.5mm，对光反射灵敏，双眼各方向运动充分，无眼震及复视，无饮水呛咳、构音障碍、吞咽困难，伸舌居中，右侧舌肌轻微纤颤、萎缩。四肢肌张力较低，双上肢近端肌力 5^- 级，远端肌力 5 级，左侧下肢近端肌力 5^- 级，右侧下肢近端肌力 4^+ 级，双下肢远端肌力 5 级。双侧指鼻试验、轮替试验稳准，双侧跟膝胫试验欠稳准，闭目难立征阳性,睁眼时左右晃,闭眼后各方向摇晃,无法走直线,行走时向左侧偏斜。双侧肱二头肌反射、肱三头肌反射、桡骨膜反射为(+++),双膝腱反射、跟腱反射(+),双侧Hoffmann征、Rossolimo征可疑阳性,双侧Babinski征阳性。颈动脉超声:双侧颈动脉多发粥样硬化斑块形成。

P:晚上口服普瑞巴林片缓解疼痛。今日开始激素冲击治疗,给予甲泼尼龙500mg q. d. 静脉输液;保护胃黏膜,预防消化道溃疡,给予法莫替丁20mg b. i. d. ;防止电解质紊乱,补充碳酸钙片、氯化钾缓释片。

糖皮质激素用于急性期多发性硬化的标准治疗,其作用原理包括改善轴索传导,血脑屏障恢复、诱导T细胞凋亡、减少促炎细胞因子释放,缩短急性期和复发期病程。静脉注射甲泼尼龙是目前被认为A级推荐的唯一治疗。甲泼尼龙的水溶液浓度较高,具有很强的抗炎、免疫抑制及抗过敏作用,对促进急性期的恢复优于其他皮质激素和促皮质素,多主张大剂量短期疗法,甲泼尼龙1g加入5%葡萄糖注射液静脉滴注,3~4小时滴完,每天1次,连用3~5天,然后逐渐减量至停药。应用激素的同时有必要给予补钾、补钙、保护胃黏膜等治疗,防止低钾血症、骨质疏松、股骨头坏死、胃溃疡等并发症的发生。氯化钾缓释片可用于治疗和预防低钾血症,应饭后口服,整片吞服不得嚼碎。用药期间需作以下随访检查:血钾、肾功能和尿量。碳酸钙片可用于补钙,用于预防激素冲击治疗引起的钙丢失。

1.10(Day11)

S:激素冲击治疗第3天,患者自觉双下肢力量恢复,头面部蚁走感、瘙痒感、疼痛感发作5次。

A:激素冲击治疗过程中,周围神经障碍会有反复发作,发作次数会增多,为治疗中常见表现。

P:复查电解质,血、尿常规,肝、肾功能。调整甲泼尼龙为240mg静脉输液,西酞普兰增加至10mg,甲钴胺增加至1 500μg。

1.13(Day14)

S:患者每日头面部蚁走感、疼痛感伴下肢强直发作4~5次。

O:伸舌居中,左侧舌肌轻微纤颤、萎缩,四肢肌张力较低,双下肢肌力恢复可,出现腹部L_{10-12}节段的针刺觉减退,有束带感,振动觉、运动觉较差。

P:给予巴氯芬5mg b. i. d. ,卡马西平0.2g q. d. +q. n. 。巴氯芬能激活GABA β受体,降低脊髓单突触或多突触的反射电位及脊髓后根与后根间的反射电位,产生骨骼肌松弛作用,用于改善锥体束损害造成的肌张力增高的痉挛症状、不同原因造成的痉挛性偏瘫和截瘫,成人:推荐初始剂量为5mg,每日3次,应逐渐增加剂量,每隔3天增服5mg,直至所需剂量;但应根据患者的反应具体调整剂量,对本品作用敏感的患者初始剂量应为5~10mg/d,剂量递增应缓慢,常用剂量为30~75mg/d。根据病情可达100~120mg/d。使用该药过程中应注意该药可引起嗜睡、乏力、眩晕、恶心、呼吸抑制、心功能下降、共济失调及精神错乱(少见),偶有尿潴留。卡马西平可阻滞各种可兴奋细胞膜的Na^+通道,故能明显抑制异常高频放电的发生和扩散、抑制T-型钙通道,控制肌阵挛。常见的不良反应有头晕、共济失调、嗜睡、疲劳、低钠。用药期间应注意检查:全血细胞(包括血小板、网织红细胞及血清铁)、尿常规、肝功能,应注意糖尿病患者可能引起尿糖增加。饭后服用可减少胃肠道反应。

1.14（Day15）

S：患者病情同前。

O：颈动脉超声有斑块，脑部 MRI 示有腔隙性脑梗死。

P：甲泼尼龙剂量开始 120mg 静脉滴注治疗。给予阿托伐他汀钙 20mg 降脂治疗。他汀类药物通过抑制羟甲戊二酰辅酶 A（HMG-CoA）还原酶而起作用，可减少某些炎症因子的表达和分泌；此外，还可直接与淋巴细胞上的功能性抗原-1 结合，抑制淋巴细胞与细胞间黏附分子-1 的相互作用。新近研究提示，他汀类药物可部分抑制急性实验性自身免疫性脑脊髓炎（EAE）的发生，其治疗 MS 可能有效。考虑本患者颈动脉超声有斑块，脑部 MRI 示有腔隙性脑梗死，可同时给予降脂治疗，一方面可以降低血脂防止并发症，另一方面还有可能对 MS 有治疗作用。

1.15（Day16）

S：患者头面部瘙痒感存在，疼痛感消失，双下肢肌强直消失。

O：电解质，总二氧化碳结合力 32.5mmol/L↑；血常规，白细胞 11.5×10⁹/L↑，嗜酸性粒细胞百分数 0.1%↓；尿常规，尿白细胞数 30/μl↑，尿细菌数 9 515.4/μl↑；肝功能，谷丙转氨酶 107U/L↑，碱性磷酸酶 32U/L↓，总蛋白 64g/L↓，γ-谷氨酰胺转移酶 111U/L↑。

A：患者临床表现有所缓解，提示目前治疗有效。转氨酶升高可能和药物治疗相关。

P：甲泼尼龙逐渐减量，给予葡醛内酯保肝治疗，监测肝功能。

1.16（Day17）

S：患者头面部瘙痒感存在，疼痛感消失，双下肢肌强直消失，双下肢力量恢复好。

O：生命体征平稳，血压、血糖水平控制良好。查脑脊液、血清水通道蛋白-4 抗体结果均为阴性，脑脊液、血清寡克隆带，血常规、尿常规、肝功能、肾功能结果未回报，追踪结果，今日出院。

A：排除视神经脊髓炎，明确为 MS，疾病表现为明显的复发和缓解过程，为复发缓解型多发性硬化。

P：出院带药，甲泼尼龙片 64mg q. d.（第 1 周），60mg q. d.（第 2 周）；阿托伐他汀钙片 20mg q. n.；碳酸钙片 750mg t. i. d.；卡马西平片 0.2g q. d.＋q. n.；法莫替丁片 20mg b. i. d.。

药物治疗小结

该患者为复发缓解型多发性硬化，以"左手麻木 7 年，面部麻木 3 个月，双下肢无力 4 周"入院。患者为初次诊断 MS，治疗按照急性期考虑，根据目前指南选择 A 级推荐的治疗方案甲泼尼龙冲击治疗，之后逐渐减量，并使用碳酸钙片、法莫替丁、氯化钾预防糖皮质激素相关的不良反应；给予注射用 β-七叶皂苷钠抗炎消肿，同时给予卡马西平、巴氯芬对症治疗，病情逐渐好转。患者住院期间出现肝功能异常，考虑与药物治疗相关，予药物减量并保肝治疗，门诊随访。

（二）思考题

1. 如本章中介绍的药物均可获得，本例患者进入缓解期后应如何选择药物治疗方案？

2. 患者入院时 GPT 27U/L、GOT 13U/L，入院第 16 天出现肝功能异常，可能与什么药物相关？

3. 糖皮质激素冲击治疗的减量方案是什么？

4. 使用上述药物的患者教育方案需要关注哪些方面？

第五节　多发性硬化指南与专家共识

一、诊断和治疗专家共识

2018 版专家共识指出,MS 的治疗分为 4 部分:

(1)急性期治疗

(2)缓解期治疗

(3)对症治疗

(4)康复治疗及生活指导

(一)急性期治疗

1. 治疗目标　MS 的急性期治疗以减轻恶化期症状、缩短病程、改善残疾程度和防治并发症为主要目标。

2. 适应证　并非所有复发均需处理。有客观神经缺损证据的功能残疾症状,如视力下降、运动障碍和小脑/脑干症状等方需治疗。轻微感觉症状无需治疗,一般休息或对症处理后即可缓解

3. 主要药物及用法

推荐 1:糖皮质激素,一线治疗。

1)推荐级别:几项研究证实,糖皮质激素治疗期内能促进急性发病的 MS 患者神经功能恢复(Ⅰ级推荐),但延长糖皮质激素用药对神经功能恢复无长期获益(Ⅱ级推荐)。

2)治疗原则:大剂量,短疗程。

3)推荐方法

大剂量甲泼尼龙冲击治疗(A 级证据,Ⅰ级推荐),具体用法如下:a. 成人从 1g/d 开始,静脉滴注 3～4 小时,共 3～5 天,如临床神经功能缺损明显恢复可直接停用。如临床神经功能缺损恢复不明显,可改为口服醋酸泼尼松或泼尼松龙 60～80mg,1 次/d,每 2 天减 5～10mg,直至减停,原则上总疗程不超过 3～4 周。若在减量的过程中病情明确再次加重或出现新的体征和/或出现新的 MRI 病变,可再次给予甲泼尼龙冲击治疗或改用二线治疗。b. 儿童按体质量 20～30mg/(kg·d),静脉滴注 3～4 小时,1 次/d,共 5 天,症状完全缓解者,可直接停用,否则可继续给予口服醋酸泼尼松或泼尼松龙,1mg/(kg·d),每 2 天减 5mg,直至停用。口服激素减量过程中,若出现新发症状,可再次甲泼尼龙冲击治疗或给予 1 个疗程静脉大剂量免疫球蛋白治疗(IVIg)。

4)注意事项及不良反应:若在减量过程中病情明确再次加重或出现新的体征和/或出现新的 MRI 病变,可再次甲泼尼龙冲击治疗或改用二线治疗。常见不良反应包括电解质紊乱,血糖、血压、血脂异常,上消化道出血,骨质疏松、股骨头坏死等。

推荐 2:血浆置换,二线治疗。急性重症或对激素治疗无效者可于起病 2～3 周内应用 5～7 天的血浆置换(D 级证据,Ⅲ级推荐)。

推荐 3:IVIg,缺乏有效证据,仅作为一种备选治疗手段,用于妊娠或哺乳期妇女不能应用糖皮质激素的成人患者或对激素治疗无效的儿童患者。推荐用法为:0.4g/(kg·d),连续 5 天为 1 个疗程,5 天后,如果无效,则不建议患者再用,如果有疗效但疗效不是特别满

意,可继续每周用 1 天,连续 3~4 周。

(二) 缓解期治疗

1. 治疗目标　MS 为终身性疾病,其缓解期治疗以控制疾病进展为主要目标,推荐使用疾病修正治疗(disease modifying therapy,DMT)。

2. 主要药物及用法

推荐 1:特立氟胺,为 DMT 中的一线口服治疗药物。

1)推荐意见:已确诊的复发型多发性硬化患者(RRMS 和有复发的 SPMS 患者)可给予特立氟胺治疗。

2)治疗原则:早期、长期

3)推荐用法:中国患者推荐 14mg,口服,1 次/d。

4)常见不良反应及处理:常见不良反应为腹泻、呕吐、头发稀疏、谷丙转氨酶(GPT)水平升高。腹泻和呕吐可适当给予对症处理。重度肝损伤患者不应给予特立氟胺治疗。开始治疗前,应检测患者 GPT 和胆红素水平,开始治疗后,应每月监测 GPT 水平,至少持续 6 个月。因特立氟胺具有潜在致畸性,因此,妊娠或正在计划妊娠患者禁用特立氟胺。特立氟胺可以通过药物加速消除程序,在 11 天内达到风险最小的血药浓度(0.02mg/L)。开始用药前,育龄女性应行妊娠试验,阴性者方可开始用药。开始治疗后,发现妊娠的患者或者计划妊娠的女性和男性患者应停用特立氟胺,并连续 11 天采用考来烯胺或活性炭粉治疗,以加速药物清除,血清特立氟胺浓度 <0.02mg/L 之前应避免妊娠。

推荐 2:注射用重组人 β-1b 干扰素,为一线治疗药物。

1)推荐意见:①有可能发展为 MS 的高危 CIS(不满足 MS 诊断标准但 MRI 病灶高度提示 MS)或已确诊的 RRMS 或仍有复发的 SPMS 患者可给予注射用重组人 β-1b 干扰素治疗(Ⅰ级推荐)。②注射用重组人 β-1b 干扰素对临床无复发 的 SPMS 患者的疗效不清(Ⅳ级推荐)

2)治疗原则:早期、序贯、长期。

3)推荐用法:注射用重组人干扰素 β1-b,推荐剂量为 250μg,皮下注射,隔日 1 次。起始剂量为 62.5μg,皮下注射,隔日 1 次,以后每注射 2 次后增加 62.5μg,直至推荐剂量。

4)常见不良反应及处理:①注射部位反应,常见,严重者甚至可引起注射局部坏死。注射前 30 分钟将药物从冰箱取出、用药前后冰敷、变更注射部位、注射部位皮肤避免直接日照和加强无菌注射技术等,可有效改善注射部分反应。②流感样症状,常见于首次注射或增加剂量时。从小剂量开始、睡前给药和适当应用解热镇痛类药物(如对乙酰氨基酚、布洛芬等)可改善流感样症状。应注意避免常规使用对乙酰氨基酚,因其可能增加 β-干扰素相关肝功能异常的发生。随着注射时间的延长,流感样症状可逐渐减轻直至完全消失。③无症状肝功能异常,多为一过性,减量或停药后可恢复正常。注意定期监测肝功能。④其他,部分患者还可出现白细胞减少和甲状腺功能异常,注意定期监测血常规和甲状腺功能,推荐开始用药的前 6 个月每月进行检查。

推荐 3:阿仑珠单抗(Alemtuzumab)

1)推荐意见:已确诊的复发型多发性硬化患者(RRMS 和有复发的 SPMS 患者)可给予阿仑珠单抗治疗。

2)推荐用法:12mg/d,静脉输注,持续 2 个疗程。首个疗程:12mg/d,连续 5 天(总剂量 60mg)。第二个疗程:首个疗程 12 个月后,给予 12mg/d,连续 3 天(总剂量 36mg)。

3)常见不良反应及处理:主要不良反应为输液反应、感染和自身免疫性疾病。为了监测潜在严重不良作用的早期体征,在治疗基线时和末次治疗后 48 个月进行下述定期实验室检查:①全血细胞计数(CBC)及其分类计数(治疗开始前和随后每月 1 次)。②血清肌酐水平(治疗开始前和随后每月 1 次)。③尿液分析与尿细胞计数(治疗开始前和随后每月 1 次)。④甲状腺功能检查,如促甲状腺激素(TSH)水平测定(治疗开始前和随后每 3 个月 1 次)。⑤进行基线和每年 1 次的皮肤检查,以监测黑素瘤。

推荐 4:米托蒽醌,第一个被 FDA 批准用于治疗 MS 的免疫抑制剂。

1)推荐意见:几项研究证实,米托蒽醌治疗可以减少 RRMS 患者的复发率(Ⅱ级推荐);延缓 RRMS、SPMS 和 PRMS 患者的疾病进展(Ⅲ级推荐),但由于其严重的心脏毒性和白血病的不良反应,建议用于快速进展、其他治疗无效的患者(Ⅱ级推荐)。

2)推荐用法:$8 \sim 12 mg/m^2$,静脉注射,每 3 个月 1 次,终身总累积剂量限制在小于 $104 mg/m^2$,疗程不宜超过 2 年。

3)主要不良反应及处理:主要不良反应为心脏毒性和白血病。使用时应注意监测其心脏毒性,每次注射前应检测左心室射血分数(LVEF),若 LVEF<50% 或较前显著下降,应停用米托蒽醌。此外,因米托蒽醌的心脏毒性有迟发效应,整个疗程结束后,也应定期监测 LVEF。

3. MS 治疗策略

(1)DMT 应在能给患者提供随访、评估、监测药物不良反应及毒性作用和及时妥善处理治疗中问题的临床机构开展。

(2)对于不满足 MS 诊断标准但 MRI 病灶高度提示 MS 的 CIS 患者给予注射用重组人 β-1b 干扰素治疗。

(3)活动性 RRMS 患者(复发或 MRI 检查发现强化病灶、新发 T2 病灶或原 T2 病灶容积增大)应尽早开始 DMT。

(4)对于仍有复发的 SPMS 患者,在充分沟通药物疗效的不确定性、安全性和耐受性后可给予注射用重组人 β-1b 干扰素或米托蒽醌。

4. 治疗评价　患者在接受正规 DMT 过程中,疾病出现频繁复发或病情恶化(>3 次/年),EDSS 评分在 1 年内增加 1 分以上或颅内活动病变数量较前明显增加,界定为治疗无效或失败。评价治疗失败的最短治疗时间为 6~12 个月。

(三) 对症治疗

1. 痛性痉挛　可应用卡马西平、加巴喷丁、巴氯芬等药物。对比较剧烈的三叉神经痛、神经根性疼痛,还可应用普瑞巴林。

2. 慢性疼痛、感觉异常等　可用阿米替林、普瑞巴林、选择性 5-羟色胺及去甲肾上腺素再摄取抑制药(SNRI)及去甲肾上腺素能与特异性 5-羟色胺能抗抑郁类药物(NaSSA)。

3. 抑郁、焦虑　可应用 SSRI、SNRI、NaSSA 类药物以及心理辅导治疗。

4. 乏力、疲劳　可用莫达非尼、金刚烷胺。

5. 震颤　可应用盐酸苯海索、盐酸阿罗洛尔等药物。

6. 膀胱直肠功能障碍　配合药物治疗或借助导尿管等处理。

7. 性功能障碍　可应用改善性功能药物等。

8. 认知障碍　可应用胆碱酯酶抑制药等。

9. 行走困难　中枢性钾通道拮抗剂,DaHampridine(Ampyra,2010 美国 FDA 批准),

目前国内未上市。

（四）康复治疗及生活指导

MS的康复治疗同样重要。对伴有肢体、语言、吞咽等功能障碍的患者，应早期在专业医生的指导下进行相应的功能康复训练。在对疾病的认识上，医务工作者应耐心对患者及亲属进行宣教指导，强调早期干预、早期治疗的必要性，合理交代病情及预后，增加患者治疗疾病的信心，提高治疗的依从性。医务工作者还应在遗传、婚姻、妊娠、饮食、心理及用药等生活的各个方面提供合理建议，包括避免预防接种，避免过热的热水澡、强烈阳光下高温暴晒，保持心情愉快，不吸烟，作息规律，适量运动，补充维生素D等。

二、克罗地亚多发性硬化诊断和治疗指南

药物治疗总结见表10-1、表10-2。

三、美国多发性硬化补充替代疗法指南

药物治疗总结见表10-3、表10-4。

（一）NICE临床指南

在初级和二级医疗中多发性硬化的管理。

（二）激素治疗MS的急性复发

给予口服甲泼尼龙0.5g/d，共计5天治疗MS的复发。

（三）MS症状的控制和康复

1. 疲劳　用金刚烷胺治疗，不推荐使用注射用维生素B_{12}。

2. 痉挛　考虑巴氯芬或加巴喷丁作为一线药物治疗，同时考虑患者的禁忌证、并发症和喜好。如果患者不能耐受其中的一种药物，考虑更换为另一种药物。

如果单个药物不能提供足够的缓解作用或不能预防因为增加剂量导致的不良反应，考虑巴氯芬联合加巴喷丁治疗。

考虑替扎尼定或丹曲林作为二线方案。

考虑苯二氮䓬类作为三线方案。

3. 振动幻视　考虑加巴喷丁作为一线药物，美金刚作为二线药物。

4. 情绪不稳　考虑阿米替林治疗。

（四）治疗复发

口服甲泼尼龙0.5g/d，共计5天治疗MS的复发。

对于以下患者，可以考虑静脉注射甲泼尼龙1g/d，持续3～5天为另一种方案：口服激素无效或不耐受；因为复发症状严重等需要住院治疗。

处方低于甲泼尼龙0.5g/d×5天的剂量不宜用于治疗MS的急性复发。

（五）其他治疗方法

单用维生素D不宜用于治疗MS。

ω-3或ω-6脂肪酸复合物不宜用于治疗MS，因为没有证据表明这些药物能够影响MS的复发频率或进展。

（易湛苗　颜明明）

参 考 文 献

［1］中华医学会神经病学分会神经免疫学组，中国免疫学会神经免疫分会．多发性硬化诊断和治疗中国专家共识（2014 版）［J］．中华神经科杂志，2015，48(5)：362-367.

［2］胡学强．多发性硬化［M］．北京：人民卫生出版社，2012.

［3］吴江，贾建平，崔丽英．神经病学［M］．2 版．北京：人民卫生出版社，2010.

［4］KRIEGER S, SORRELLS S F, NICKERSON M, et al. Mechanistic insights into corticosteroids in multiple sclerosis: War horse or chameleon? ［J］Clin Neurol Neurosurg, 2014(119): 6-16.

［5］MINDEN S L, FEINSTEIN A, KALB R C, et al. Evidence-based guideline: Assessment and management of psychiatric disorders in individuals with MS: Report of the Guideline Development Subcommittee of the American Academy of Neurology ［J］. Neurology, 2014, 82(2): 174-181.

［6］YADAV V, BEVER C J R, BOWEN J, et al. Summary of evidence-based guideline: Complementary and alternative medicine in multiple sclerosis: Report of the Guideline Development Subcommittee of the American Academy of Neurology ［J］. Neurology, 2014, 82(12): 1083-1092.

［7］GOLD R, OREJA-GUEVARA C. Advances in the management of multiple sclerosis spasticity: multiple sclerosis spasticity guidelines ［J］. Expert Rev Neurother, 2013, 13(12 Suppl): 55-59.

［8］GOVENDER R. Guideline for the diagnosis and management of multiple sclerosis in children ［J］. S Afr Med J, 2013, 103(9 Suppl 3): 692-695.

［9］National Institute for Health and Clinical Excellence: Clinical Guidelines. Multiple sclerosis: Management of multiple sclerosis in primary and secondary care ［M］. London: National Institute for Health and Care Excellence, 2014.

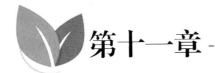

第十一章

帕金森病的药物治疗

第一节 概　述

一、定义和流行病学

帕金森病（Parkinson disease,PD），又称震颤麻痹（paralysis agitans），由英国医师 James Parkinson(1817 年)首先描述,是一种常见的中老年神经系统退行性疾病。PD 的临床症状主要包括运动症状和非运动症状。常见的运动症状表现为静止性震颤（static tremor)、肌强直（muscle rigidity)、运动迟缓（bradykinesia)、屈曲姿势（flexed posture)、冻结（freezing)和姿势平衡障碍（loss of postural reflexes)等;非运动症状表现为嗅觉减退、便秘、睡眠行为异常和抑郁等。

Tarsy 等（2012 年)研究发现 PD 好发于 40～70 岁人群,发病高峰年龄在 60 岁左右。欧美流行病学资料显示,60 岁以上人群 PD 患病率为 1％,65 岁以上人群 PD 患病率约 2％,且男性多于女性。根据我国北京、西安、上海三地流行病学调查,65 岁以上人群 PD 患病率为 1.7％,估计全国每年新发患者数达 10 万以上。我国现有 PD 患者约 200 万人。

PD 起病隐袭,往往因早期症状和体征难以察觉而延误治疗,乃至病情逐渐进展。既往 PD 患者的死亡率是普通人群的 3 倍,左旋多巴（levo-dopa,LD)问世后其死亡率降至匹配同龄人的 1.6 倍。PD 致死或严重致残通常与患者伴随其他疾病或因运动减少及继发躯体损伤增加的跌倒风险有关。

二、病因和病理生理

PD 的病因和发病机制十分复杂,目前认为可能由于机体受遗传易感性、衰老及环境等因素的影响,导致黑质-纹状体多巴胺能神经元变性,其与氧化应激、线粒体功能缺陷、蛋白酶体功能异常等关系密切,也与免疫反应、细胞凋亡、胶质细胞增生和炎症反应等复杂机制有关。

PD 的主要病理变化表现为黑质致密部、蓝斑和中缝核等处的多巴胺能神经元变性或严重缺失,导致纹状体中多巴胺（DA)含量减少。基底节 DA 含量减少的程度与黑质致密区多巴胺能神经元丢失的严重程度密切相关。PD 患者黑质变性所致的 DA 缺乏,引起间接通路对苍白球内侧部的过度兴奋作用,并减少直接通路对苍白球内侧部的抑制活动;最终 DA 显著减少,纹状体失去抑制性作用,而兴奋性递质乙酰胆碱(ACh)的作用相对占优势,导致 DA 与 ACh 递质功能失平衡,当残存的多巴胺能神经元不能代偿时即出现临床症状。出现临床症状时,黑质神经元和纹状体的 DA 水平至少减少了 60%～90%。因此,临床可使用中枢抗胆碱药物、促进 DA 合成与释放的药物或 DA 受体激动药等治疗 PD。由于 DA 不能穿透血脑屏障,LD 可透过血脑屏障,被脑多巴胺能神经元摄取后脱羧转化为 DA 而起效。但随着疾病的进展,如果长期使用 LD 制剂,PD 患者可出现下列中枢和周围 LD 代谢的改变,导致治疗更加复杂:①黑质-纹状体系统变性加重,多巴胺能神经元贮存神经递质的能力下降;②突触后 DA 受体数目和功能发生改变;③患者的治疗反应更加依赖血中 LD 浓度的变化。

现代神经科学研究已经证明,谷氨酸是皮质-基底核、丘脑底核-苍白球通路中介导快速兴奋性突触反应的重要神经递质。中枢神经系统内存在着与谷氨酸结合并发挥生理效应的两类受体,即离子型谷氨酸受体(ionotropic glutamate receptors,iGluRs)及代谢型谷氨酸受体。N-甲基-D-天冬氨酸(NMDA)受体是一类离子型谷氨酸受体的一种亚型,有复杂的生理学和药理学特性,参与神经系统的多种重要生理功能,为治疗性药物研究与开发提供了靶点。PD 患者由于中脑多巴胺能神经元变性,引起纹状体及丘脑底核到苍白球内侧部和核质网状部的兴奋性神经递质水平升高,依次导致间接通路对苍白球外侧部的抑制增加,苍白球外侧部对丘脑底核抑制减弱,丘脑底核过度兴奋苍白球内侧部,最后引起丘脑核过度抑制。因此,给予 NMDA 受体拮抗剂,以及通过手术毁损或刺激丘脑底核、苍白球内侧部可以改善 PD 的临床症状。当然,在 PD 患者多巴胺能神经系统的损伤、替代、修复和调节体系中,也包括了非多巴胺能神经元如 5-羟色胺、去甲肾上腺素和胆碱能神经元的参与。

了解以上相关神经元的病理生理学机制,熟悉各神经递质的功能及相互间的联系,有助于从不同的层面认识和解读 PD 患者在疾病的发展过程中出现的各种运动并发症如运动波动、异动症等,以及非运动并发症如精神症状、认知功能障碍、睡眠障碍等。非运动并发症牵涉到机体其他系统受到损害引起的临床表现,有的发生在出现运动并发症之前,使得临床从开始治疗就感到棘手。这些对专科医师是一种挑战,若不仔细推敲则可能导致治疗失败。

毋庸置疑,人类对 PD 尚有其他未被认知的重要机制与治疗靶点。随着现代医药科学技术的发展,人们或将从基础研究及临床研究方面不断揭示新的 PD 病因和发病机制,探索新的治疗靶点,开发新的治疗技术和新的治疗药物。

第二节　帕金森病的诊断

一、基本诊断标准

迄今为止,PD 的诊断尚缺少特异性的实验室指标和典型的影像学依据,所以除了根据患者的临床表现、病史和家族史等综合分析及医生的临床经验之外,主要沿用英国 PD 协会脑库于 1997 年提出的诊断标准,简称英国脑库 PD 诊断标准。

（一）帕金森病诊断标准

首先诊察患者是否存在运动迟缓。帕金森病患者 100％存在运动迟缓,即随意运动在始动时缓慢,重复性动作的运动速度及幅度逐渐降低。如果患者出现运动迟缓的同时至少伴有下列症状之一,即可诊断为帕金森病:①肌强直;②静止性震颤,震颤频率 4～6 Hz;③姿势不稳,非原发性视觉、前庭功能、小脑及本体感觉功能障碍所造成。

（二）帕金森病排除标准

如果患者具有下列任何一项,可排除 PD,可能为帕金森叠加综合征或继发性帕金森综合征:①脑卒中反复发作病史,伴阶梯式进展的 PD 症状;②反复的脑损伤病史;③明确的脑炎病史;④动眼危象;⑤在症状出现时,正在接受神经安定剂治疗;⑥1 个或数个亲属患 PD;⑦病情持续性缓解;⑧发病 3 年后,仍仅限于单侧肢体受累;⑨核上性凝视麻痹;⑩小脑征;⑪发病早期即有严重的自主神经受累;⑫早期即有严重的痴呆,伴有记忆力、语言和行为障碍;⑬锥体束征阳性(Babinski 征阳性);⑭CT 扫描可见颅内肿瘤或交通性脑积水;⑮用大剂量 LD 治疗无效(除外吸收障碍);⑯MPTP(一种神经毒素)接触史。

（三）帕金森病诊断的支持标准

如果患者同时具有下列 3 项或以上,可确诊为 PD:①单侧起病;②存在静止性震颤;③疾病逐渐进展;④症状持续的不对称,首发侧较重;⑤对 LD 的治疗反应非常好(症状改善 70％～100％);⑥应用 LD 导致的严重异动症;⑦LD 的治疗效果持续≥5 年;⑧临床病程≥10 年。

如果患者符合上述帕金森综合征诊断标准,同时满足 3 项以上支持标准,即可确诊为 PD。

二、新诊断标准

国际运动障碍协会(MDS)颁布的《帕金森病新诊断标准(2015)》,是在英国脑库 PD 诊断标准的基础上,结合专科医师的临床经验修改而成。该新诊断标准首先也是以患者出现运动迟缓为必要条件,加上至少存在静止性震颤或肌强直之一,即可诊断为帕金森综合征。帕金森综合征可分为 4 类:①原发性帕金森综合征,即 PD;②继发性帕金森综合征,如血管性帕金森综合征;③帕金森叠加综合征;④遗传性帕金森综合征。其次,再根据支持性标准、绝对排除标准和警示征象(red flags),进一步明确诊断为 PD 或很可能 PD。

（一）支持性标准

1. 对多巴胺能药物治疗具有明确且显著的有效应答　在初始治疗期间,患者的躯体功能恢复正常或接近正常水平。初始治疗显著应答可有以下两种情况:①药物剂量增加时症状显著改善(UPDRS-Ⅲ评分改善超过 30％),剂量减少时症状显著加重;②出现明显的"开/关"期波动,在某种程度上包括可预测的剂末现象。

2. 出现 LD 诱导的异动症。

3. 临床体格检查(既往或本次检查)发现单个肢体静止性震颤。

4. 存在嗅觉丧失或心脏 MIBG 闪烁显像法检查结果显示存在心脏去交感神经支配。

(二) 绝对排除标准

1. 明确的小脑异常,例如小脑性步态、肢体共济失调或小脑性眼动异常(持续凝视诱发的眼震、巨大的方波急跳或超节律扫视)。

2. 向下的垂直性核上性凝视麻痹,或选择性的向下的垂直性扫视减慢。

3. 在发病的前 5 年内,诊断为很可能的行为变异型额颞叶痴呆或原发性进行性失语(根据 2011 年发表的共识标准)。

4. 发病超过 3 年仍局限在下肢的帕金森综合征表现。

5. 采用 DA 受体拮抗药或 DA 耗竭药治疗,且剂量和时间过程与药物诱导的帕金森综合征一致。

6. 尽管病情至少为中等严重程度,但对大剂量 LD 治疗缺乏可观察到的临床应答。

7. 明确的皮质性感觉丧失(如在主要感觉器官完整的情况下出现皮肤书写觉和实体辨别觉损害),明确的肢体观念运动性失用或进行性失语。

8. 突触前多巴胺能系统功能神经影像学检查正常。

9. 明确记录的可导致帕金森综合征或疑似与患者症状相关的其他疾病,或基于整体诊断学评估,专科医生认为可能为其他综合征,而不是 PD。

(三) 警示征象

1. 在发病 5 年内出现快速进展的步态障碍,且需要规律使用轮椅。

2. 发病≥5 年,运动症状或体征完全没有进展,除非这种稳定是与治疗相关的。

3. 早期出现的球部功能障碍:发病 5 年内出现的严重的发音困难或构音障碍(大部分时候言语难以理解)或严重的吞咽困难(需要进食较软的食物,或鼻胃管、胃造口进食)。

4. 吸气性呼吸功能障碍　出现白天或夜间吸气性喘鸣或频繁的吸气性叹息。

5. 在发病 5 年内出现严重的自主神经功能障碍,包括①直立性低血压:在站立 3 分钟之内,收缩压下降至少 30mmHg 或舒张压下降至少 15mmHg,且患者不存在脱水、同时接受其他药物治疗或可能解释为自主神经功能障碍的疾病。②在发病 5 年内出现严重的尿潴留或尿失禁(不包括女性长期或轻度压力性尿失禁),且并非单纯功能性尿失禁。对于男性患者,尿潴留不是由于前列腺疾病引起的,且必须与勃起功能障碍相关。

6. 在发病 3 年内由于平衡损害导致的反复(>1 次/年)摔倒。

7. 发病 10 年内出现不成比例的颈部前倾(肌张力障碍)或手足挛缩。

8. 即使是病程到了 5 年也不出现任何一种常见的非运动症状,包括睡眠障碍(保持睡眠障碍性失眠、日间过度嗜睡、快速眼动期睡眠行为障碍)、自主神经功能障碍(便秘、日间尿急、症状性直立性低血压)、嗅觉减退、精神障碍(抑郁、焦虑或幻觉)等。

9. 其他原因不能解释的锥体束征,定义为锥体束性肢体无力或明确的病理性反射活跃(包括轻度的反射不对称以及孤立性的跖趾反应)。

10. 双侧对称性帕金森综合征。患者或看护者报告为双侧起病,没有任何侧别优势,且客观体格检查也没有观察到明显的侧别性。

根据新诊断标准,符合以下 3 项者可确诊为帕金森病:①不具有绝对排除标准;②至少有两项支持性标准;③没有警示征象。

符合以下 2 项者,可诊断为很可能 PD:①不具有绝对排除标准;②有警示征象,需要相应的支持性标准作为抵消,例如出现 1 项警示征象,需要有至少 1 项支持性标准;如果出现 2 项警示征象,需要有至少 2 项支持性标准。以上有关警示征象的识别要求医师具备良好的专业技能和丰富的临床经验,否则可能出现错判而干扰临床诊断。

该新诊断标准也存在某些问题,尤其是以姿势反射消失、步态不稳为特征的帕金森病容易被漏诊,甚至可能被误诊为小脑性共济失调步态而列入绝对排除标准的第 1 条。鉴于本书中所涉及的 RCT 资料和临床病例的诊断与评分均来自英国脑库旧版统一帕金森病评定量表(unified Parkinson disease rating scale,UPDRS)评分。因此,本书仍然介绍和引用英国脑库的 PD 诊断标准和旧版的 UPDRS 评分量表。

三、分期与量化评定

PD 按病程进展总体上可分为早期 PD 和晚期 PD,其治疗策略有所不同。早期 PD 病例不伴有运动并发症,晚期 PD 病例伴有运动并发症。目前关于帕金森病病程进展、病情严重程度与治疗效果的评估,通常采用 Hoehn-Yahr(修正)分级量表和统一帕金森病评定量表(UPDRS)。

(一) Hoehn-Yahr 分级量表

Margaret Hoehn 和 Melvin Yahr 于 1967 年发表沿用至今。修订后 Hoehn-Yahr 分级量表(H-Y)的定义如下:

1 级:单侧肢体疾病。

1.5 级:单侧肢体合并躯干(轴)症状。

2 级:双侧肢体症状但无平衡障碍。

2.5 级:轻度双侧肢体症状,能从后拉测试中恢复。

3 级:轻至中度双侧症状,不能从后拉测试中恢复,姿势不稳,转弯变慢,许多功能受到限制,但能自理。

4 级:重度病残,不需要帮助仍能站立和行走。

5 级:坐轮椅或卧床,完全依赖别人帮助。

上述 H-Y1~2 相当于 PD 早期,H-Y 3 级相当于 PD 中期,H-Y 4~5 级相当于 PD 晚期。

(二) 统一帕金森病评定量表

目前,全球普遍采用的统一帕金森病评定量表(unified Parkinson disease rating scale,UPDRS,1987 年 3.0 版)评分内容包括以下 4 部分:

部分 I(UPDRS I):精神、行为和情绪方面评分,包括 1. 智力损害,2. 思维混乱,3. 抑郁,4. 生活的主动性,每项 0~4 分,总分 16 分。

部分 II(UPDRS II):日常生活活动方面评分,包括 5. 言语,6. 唾液分泌,7. 吞咽,8. 书写,9. 切割食物和使用餐具,10. 着装,11. 日常个人,12. 翻身和整理床单,13. 与冻结

"freezing"无关的跌倒,14. 行走中冻结,15. 行走,16. 震颤,17. 与帕金森有关的感觉主诉,每项 0～4 分,总分 52 分。

部分Ⅲ(UPDRS Ⅲ):运动检查评分,包括 18. 言语(表达),19. 面部表情,20. 静止性震颤(20a. 面部、唇部、下颌;20b. 右上肢;20c. 左上肢;20d. 右下肢;20e. 左下肢),21. 手部动作性或姿势性震颤(21a. 右上肢;21b. 左上肢),22. 强直(22a. 颈部;22b. 右上肢;22c. 左上肢;22d. 右下肢;22e. 左下肢),23. 手指拍打试验(23a. 右手;23b. 左手),24. 手的运动(24a. 右手;24b. 左手),25. 手的轮替动作(25a. 右手;25b. 左手),26. 腿部灵活性(26a. 右下肢;26b. 左下肢),27. 起立,28. 姿势,29. 步态,30. 姿势的稳定性,31. 运动缓慢和运动减少,每项 0～4 分;其中震颤和强直这两项则将头、右上肢、左上肢、右下肢、左下肢分别评分,手指运动、手的运动、手的轮替动作、脚的灵活性则分左、右侧肢体分别评分。其中 16、20、21 三项为震颤评分(总分值 32 分,分值越高震颤越明显);也可以单侧评分震颤,则总分为 12 分。运动检查总分 108 分。

部分Ⅳ(UPDRS Ⅳ):药物治疗的并发症评分,则根据药物所致的运动障碍、临床症状的波动以及有无恶心、失眠和直立性低血压症状等而评分,此项总分为 23 分。

对日常活动和运动功能评分时,需要区别患者是否处于"开"或"关"的状态。根据 UPDRS 评分计分结果,按照 0～50 分、51～100 分和 101～199 分计算,分别相当于 H-Y 分级的 1～2 级、3 级和 4～5 级。

Joseph Jankovic 等(2005 年)将 PD 患者按发病年龄划分,≤40 岁发病者称为早发型 PD(young-onset PD),≥60 岁发病者称为晚发型 PD(late-onset PD)。早发型 PD 对 LD 治疗的反应较好,但较容易发生运动并发症;晚发型 PD 运动并发症的发生率较低,但较易出现非运动并发症,如精神异常等。

值得一提的是,应当避免将早发型 PD 或晚发型 PD 的概念与早期 PD 病例或晚期 PD 病例的概念相混淆。早期 PD 病例与晚期 PD 病例的区别在于患者是否出现运动并发症。就 PD 患者而言,不论是早发型还是晚发型,一旦出现运动并发症即可归属于晚期 PD 病例。晚发型 PD 患者若出现精神异常,也可归属于晚期 PD 病例。

第三节　帕金森病治疗原则和药物治疗策略

一、治疗原则

PD 是中老年人常见的慢性进展型神经系统变性疾病,目前尚无有效预防措施,也无根治方法。PD 的治疗主要针对运动症状和非运动症状采取全面、综合的治疗,包括药物治疗、手术治疗、运动疗法、心理指导及照料护理等。药物治疗为 PD 首选的主要治疗手段。尽早明确诊断并开始恰当的药物治疗,主要以对症治疗为主,减轻病痛、延缓疾病进展,同时加强护理,可有效地提高患者的生活质量。对出现运动并发症的部分晚期 PD 患者、药物治疗无效者可考虑采取手术治疗,如丘脑腹中间核(Vim)和苍白球腹后部(PVP)神经核毁损术或脑深部电刺激术(DBS)等,但一般术后也不能完全脱离药物治疗。

二、药物治疗策略

由于病因和发病机制的复杂性以及治疗过程的长期性,PD 的药物治疗应结合患者个体差异选择适合的药物,权衡其疗效与安全性,并关注患者长期用药的依从性。用药一般从小剂量开始,根据疗效和病情需要缓慢地增加剂量,以达到或维持满意的治疗效果。联合用药品种不宜过多,也不宜突然停药。

临床经验告诉我们,有效地改善患者的运动症状,提高患者的生活质量是 PD 药物治疗的首要目标,同时还要关注药物治疗对疾病进展的影响。在药物治疗过程中,既要观察和评估药物对运动障碍的改善程度,也要关注与预防发生运动并发症和非运动并发症。在拟订治疗方案时,既要讲究治疗策略也要讲究治疗技巧。例如,LD 被认为是治疗 PD 的“金标准”,但也是导致晚期 PD 患者运动并发症和非运动并发症的重要危险因素。LD 能持续、有效地控制运动症状长达数年,但随着 PD 的进展以及 LD 治疗量的增加,绝大多数患者会出现各种各样的问题,包括治疗获益的减少,出现运动并发症和非运动并发症。

当今,各种疾病的药物治疗尽管有其相应的指南,针对个体患者作出最佳治疗选择有时却并非是一件简单的事情,需要综合考虑多方面因素,例如疾病的诊断,患者的年龄、性别、病理生理状态,药物的作用靶点,药品的有效性和安全性,还有医生的临床经验、患者的期望及既往用药体验等,从而制订合理的治疗策略。PD 的药物治疗同样如此。

前面已经提到,PD 患者按发病年龄可分为早发型 PD(40 岁以前发病)和晚发型 PD(60 岁以后发病)。早发型 PD 晚期易出现异动症、剂末现象、剂末肌张力障碍;晚发型 PD 晚期易出现姿势步态不稳、冻结步态。正确地识别这些临床表现,掌握相关药物的治疗靶点,熟悉药物对早发型或晚发型 PD 的影响,将有助于对药物治疗过程中可能出现的相关反应采取预防措施,以改善和维持药物对 PD 的疗效,推迟运动并发症的发生或减轻其严重程度。

PD 的药物治疗应当遵循个体化原则。由于患者的疾病类型、病程进展、病情严重程度及机体功能状态有所差异,其中枢神经元的功能状态及相应的 DA、乙酰胆碱、去甲肾上腺和 5-羟色胺等递质的“靶点状态”也有所不同。临床实践中要强调认真地采集病史、用药史(包括以往对 PD 治疗药物的反应),细致地进行体格检查和必要的辅助检查,根据 Hoehn-Yahr 分级量表、UPDRS 评分、诊断分型、患者的病理生理特点及“靶点状态”,有的放矢地选择和调整药物治疗方案。

第四节　早期帕金森病的药物治疗和预防

一、药物治疗选择对疾病进展的影响

迄今为止,LD 仍然是公认的治疗 PD 的“金标准”。LD 的作用机制符合 PD 中枢多巴胺能神经元退行性病变的病理生理学基础,且临床疗效确切。LD 可以减缓 PD 的进展或延长对症治疗的效果,但不能治愈疾病。临床观察到,PD 患者长时间持续服用 LD(3～5 年)后,药物治疗的敏感性逐渐下降,随着治疗需求剂量的增加,治疗效果反而减弱,伴随着疾病进展出现运动并发症及非运动并发症如异动症、平衡障碍、"开期"或"关期"冻结等。因此,早期 PD 治疗伊始就应该注意既要维持药物的疗效,又要着眼于预防疾病进展过快,即防止过快出现 LD 相关的运动并发症和非运动并发症。理论上,早期 PD 治疗的主要目标是尽可能遏制疾病的进展,最好是在恶化症状尚未出现之前就开始进行有效的干预。

伴随着寻找 PD 药物治疗的新靶点,近年来陆续有相关的新药上市,包括 B 型单胺氧化酶抑制药、多巴胺受体激动药、儿茶酚氧位甲基转移酶抑制药等。以下介绍一些常用药物及有代表性的临床试验。

(一)B 型单胺氧化酶抑制药

单胺氧化酶(MAO)是一类可使儿茶酚胺类化合物和 5-羟色胺等氧化脱氨降解的药物代谢酶。MAO 可分为 A 型和 B 型,人类脑中 MAO 主要是 B 型(MAO-B),肠道中 MAO 为 A 型(MAO-A)占优势。MAO-B 抑制药(MAO-BI)通过选择性、特异性地与 MAO-B 结合而抑制内源性和外源性 DA 的分解,从而延长 DA 的作用时间,改善 PD 患者的临床症状,故可用于早期 PD 的单药治疗及出现运动波动后的辅助治疗。MAO-BI 还可抑制随 DA 更新率增加而发生的氧化应激反应,故理论上认为具有神经保护作用,即治疗修饰作用。

1. 司来吉兰(selegiline) 本品是苯乙胺的左旋炔类衍生物,经 MAO 转化后,其活性部分与 MAO 的活性中心和/或其辅酶异咯嗪黄素腺嘌呤二核苷酸(FAD)不可逆性结合,"自杀性"抑制 MAO 活性。在临床推荐剂量时(如 10mg/d)可选择性地抑制 MAO-B,抑制 DA 的降解,也可抑制突触内多巴胺的再摄取而延长 DA 的作用时间;与 LD 合用,可增强 LD 的作用,并可减轻 LD 引起的运动障碍("开关"效应)。本品口服给药容易吸收,服药后 0.5～2 小时达血药浓度峰值,血浆蛋白结合率 94%,可通过血脑屏障。本品主要以代谢产物的形式经尿液排泄,约 15% 经粪便清除,清除半衰期约 10 小时。本品避免与哌替啶合用;与 LD 合用时,应减少后者 10%～30% 的用量;与三环类抗抑郁药或 5-羟色胺再摄取抑制药合用会出现严重反应,甚至致命。既往消化性溃疡病史的患者,高血压、心律失常、心绞痛控制不佳的患者及严重肝、肾功能异常或精神病患者慎用。

司来吉兰有口服常释制剂和口腔崩解剂。常释制剂的用法为 2.5～5.0mg,每日 1～2 次。由于司来吉兰的代谢产物左旋-甲基苯丙胺和左旋-苯丙胺会引起失眠和其他精神症状,服药时间宜安排在早晨和中午,以减轻副作用。本品口腔崩解剂的吸收优于常释剂,用量 1.25～2.50mg/d。

Olanow 等(1995 年)发表一项为期 14 个月的前瞻性、随机、双盲、安慰剂对照临床研究成果,评价司来吉兰和 LD/卡比多巴对轻度 PD 患者症状和体征进展的影响。101 例 PD 初治患者随机分配到 4 个药物治疗组中。第 1 组:司来吉兰+LD/卡比多巴;第 2 组:司来吉兰+安慰剂(外观与 LD/卡比多巴相似);第 3 组:司来吉兰+溴隐亭;第 4 组:司来吉兰+安慰剂(外观与溴隐亭相似)。末次随访安排在第 14 个月,也就是司来吉兰或其安慰剂停药 2 个月后,以及 LD/卡比多巴或溴隐亭停药 7 天。将末次随访 UPDRS 评分相对基线评分值的变化作为疾病进展的评价指标。结果显示,第 2 组和第 4 组 UPDRS 分值增加了 5.8±

1.4,而司来吉兰组仅增加了0.4±1.3($P<0.001$)。因此认为司来吉兰对轻度帕金森病可能有治疗修饰作用。此外,第1组与第3组治疗前后UPDRS分值变化的差异无统计学意义,说明与LD/卡比多巴相比,溴隐亭同样可以改善早期PD患者的UPDRS评分。

DATATOP研究(1996年)是另一项关于司来吉兰的前瞻性、随机、双盲、安慰剂平行对照试验,验证司来吉兰(10mg/d)和维生素E(2 000U/d)对PD进展的影响,以运动障碍发展到必须启用LD治疗的时间作为评价疾病进展的主要终点指标,共纳入800例早期PD初治患者,随访12个月。结果显示,司来吉兰显著推迟了"需要LD起始治疗的时间",维生素E未见此影响。然而,这个成果马上就受到了挑战,因为有学者发现服用司来吉兰会改善UPDRS Ⅲ运动评分,但停止服用后又将恶化,提示虽然司来吉兰的获益至少可能与改善PD症状有关,但不足以影响疾病的进展。笔者推测,也许司来吉兰可使MAO-B活性上调,如果是这样的话,则使用司来吉兰后不宜突然停药或减量太快,有待临床进一步探讨。

De-Qi Jiang等(2019年)发表了一项meta分析研究,评价与左旋多巴单药治疗相比,司来吉兰联合左旋多巴(S+L)治疗的临床疗效和安全性。结局指标包括UPDRS评分、修正韦氏评分、不良事件和死亡率。该研究共纳入14个随机对照研究,综合治疗组患者人数为1 023例,单药组患者人数为985例。与单药治疗相比,S+L综合治疗对UPDRS评分的综合影响为(11项试验,$P<0.000\ 01$)对UPDRS总分(9项试验,$P<0.000\ 01$),对运动评分($P<0.000\ 01$);日常生活活动能力($P=0.002$)。S+L综合治疗组与单药组比较,韦氏评分有显着性下降(4个试验,$P<0.000\ 01$)。与单药治疗相比,S+L联合治疗对PD患者的不良反应发生率无明显增加(10项试验,$P=0.16$)。S+L联合治疗在改善PD患者临床症状方面优于单用治疗。此外,S+L联合治疗的安全性与单次治疗相似。该研究提示司来吉兰对任何阶段的特发性PD均可能有治疗修饰作用。

2. 雷沙吉兰(rasagiline)　本品对MAO-B的抑制作用比司来吉兰强5~10倍,对长期应用LD制剂出现疗效衰退的患者也有改善作用。雷沙吉兰能与甘油醛-3-磷酸脱氢酶(GAPDH)相结合,导致促凋亡蛋白(如eBAX、c-JUN和GAPDH)合成减少,而抗凋亡蛋白(BCL-2、Cu-Zn过氧化物歧化酶和HSP70)合成增加。雷沙吉兰能挽救濒死的神经元,除了具有疾病修饰治疗作用外,还有类似多巴胺能药物症状性治疗作用。另外,雷沙吉兰的代谢产物是非苯丙胺类物质,无神经毒性,副作用小。本品单药可作为PD早期治疗的一线用药,或与LD联用治疗中、重度PD。

TEMPO研究(2004年)是一项关于雷沙吉兰启动治疗的RCT,纳入早期PD初治患者404例,随机分为两组。早启动组在试验伊始即予以口服雷沙吉兰(1mg/d或2mg/d)治疗,为期1年;延迟启动组先服用安慰剂6个月,再改用雷沙吉兰6个月。两组给药剂量相同,观察雷沙吉兰启动治疗时间对疾病进展的影响。试验终点时以UPDRS评分相对基线值的改变作为主要评价指标。结果显示,早启动雷沙吉兰治疗组患者UPDRS评分改善明显优于延迟启动治疗组(组间UPDRS平均分值减少2.29,$P<0.05$),表明延迟启动治疗对患者的症状改善"赶不上"早启动治疗的患者。这不能单纯用药物改善疾病的症状来解释,可能也包括了药物延缓疾病进展的修饰治疗作用。

Olanow等(2009年)首次发表的ADAGIO研究,是另一项关于雷沙吉兰启动治疗的多中心临床试验。Olivier Rascol等(2011年)进一步做了亚组分析。共纳入PD初治患者1 176例。早启动组接受雷沙吉兰(1mg/d或2mg/d)治疗,时间长达72周;延迟启动组先给予安慰剂 36 周,接着改为雷沙吉兰(1mg/d 或 2mg/d)再持续治疗 36 周。观察两组患者是否需要添加其他 PD 治疗药物以及终点时 UPDRSⅡ日常生活方面评分及 UPDRSⅢ运动检查评分相对于基线值的变化。UPDRSⅡ、Ⅲ分值越高表示症状越严重,研究终点评分相对于基线分值减少越多表示症状改善越明显,治疗效果越好。结果显示,早启动雷沙吉兰治疗的 1mg/d 剂量组和 2mg/d 剂量组 UPDRS Ⅲ评分差值分别比延迟启动相应剂量组减少了 1.88 和 2.18($P<0.000\ 1$),UPDRSⅡ差值分别减少 0.86 和 0.88($P<0.000\ 1$)。延迟启动组于 20 周后需添加其他 PD 治疗药物的百分比明显高于早启动组,1mg/d 剂量组与 2mg/d 剂量组之间的差异无统计学意义。早启动组 UPDRSⅡ差值比延迟启动组减少 0.62(SE0.29,$P=0.035$);早启动组 UPDRS 评分相对基线评分减少的总分值(>25.5,$n=145$)高于延迟启动组($\leqslant14$,$n=160$),两组症状改善率(百分比)的差异有统计学意义($P<0.000\ 1$)。

(二)多巴胺受体激动药

DA 受体激动药(dopamine agonist)可分为两类。一类为麦角碱类 DA 受体激动药(ergoline dopamine agonist):溴隐亭、培高利特和麦角乙脲等;另一类为非麦角碱类 DA 受体激动药(non-ergoline dopamine agonist):吡贝地尔、罗匹尼罗、普拉克索、罗替戈汀(rotigotine)、阿扑吗啡等。既往研究发现长期服用培高利特的患者,可增加心脏瓣膜反流风险,导致该药撤市。许多国家已禁用麦角碱类 DA 受体激动药。相比之下,非麦角碱类 DA 受体激动药几乎未发现这种风险。

1. 普拉克索　本品对 D_2 受体的特异性较高并具有较强的内在活性,对 D_3 受体的亲和力高于 D_2 和 D_4 受体,但与 D_3 受体的这种结合作用与 PD 的相关性尚不明确,有学者认为激动 D_3 受体产生抗抑郁作用。普拉克索可能还具有神经保护作用,这与其激动 DA 受体无关。在细胞和动物模型实验中,普拉克索能对抗包括 MPTP 和 6-羟多巴胺(6-OHDA)的毒性作用,提示其神经保护作用可能是通过其抗氧化机制,直接作用于线粒体膜电位或抑制细胞凋亡。

普拉克索口服制剂有标准片剂和缓释片剂两种剂型。普拉克索标准片初始剂量 0.125mg 每日 3 次,最大剂量 4.5mg/d。普拉克索缓释片,规格为 0.26mg、0.52mg、1.05mg、2.1mg 或 3.15mg,每日服用 1 次。本品的主要副作用包括恶心、直立性低血压、幻觉、冲动控制障碍(ICD)、水肿和睡意增多(包括睡眠侵袭)等。

CALM-PD 研究(2002 年)报道了一项为期 4 年的前瞻性随机双盲平行对照试验亚组分析。早期 PD 初治患者 82 例随机分为两组,分别服用普拉克索 0.5mg 每日 3 次和卡左双多巴 125mg(LD100mg/卡比多巴 25mg)每日 3 次。应用 SPET 检测比较两组受试者开始试验时(基线)及第 46 个月试验终点时纹状体[^{123}I]-β-CIT(DA 转运体及 5-羟色胺转运体的示踪剂)摄取率的变化。结果显示,两组平均[^{123}I]-β-CIT 摄取率均减少,普拉克索组减少 16.0%(SD$=13.3\%$,$n=42$),LD 组减少 25.5%(SD$=14.1\%$,$n=40$),其差异有统计学意义($P=0.01$),且纹状体对[^{123}I]-β-CIT 摄取率的下降与临床 UPDRS 评分结果相关。笔者认为该试验纹状体对[^{123}I]-β-CIT 摄取的平均百分比下降,可能反映黑质-纹状体 DA 神经末梢处于一种"休眠"状态,摄取平均百分比下降得多可能提示休眠状态"较深"。在"休眠状态"下神经末梢或许正处于一种修复状态中。有研究认为 LD 对 PD 有治疗修饰作用,而 DA 受体激动药可能有治疗修饰作用。由于缺乏安慰剂对照,LD 或 DA 受体激动药对生物标志物成像也有不同的调节作用,CALM-PD 研究结果尚不足以提示普拉克索对 PD 进展的延缓作用不如 LD。

2. 罗匹尼罗　体外研究发现,本品能清除自由基,抑制脂质的过氧化反应。动物模型研究显示本品能保护纹状体多巴胺能神经元对抗 6-羟多巴胺(6-OHDA)的毒性作用。

REAL-PET 试验(2003 年)是一项关于罗匹尼罗与 LD 的前瞻性、随机、平行、对照临床试验,共纳入了 186 例早期 PD 初治患者,随访两年,应用 PET 检测患者壳核神经末梢对 $[^{18}F]$-多巴胺摄取值(K_i)的变化,评价两种药物的疗效。结果显示,终点 K_i 值相对基线的改变,罗匹尼罗组-13%,LD 组-20%,两组之间的差异具有统计学意义($P<0.05$)。可见早期 PD 患者服用罗匹尼罗后,神经末梢 DA 储备能力下降较服用 LD 者缓慢。该研究提示罗匹尼罗可能对 DA 神经元具有保护作用,但尚不能证明其是否可以延缓 PD 的进展。此外,该研究还观察到,罗匹尼罗组患者发生异动症的风险比单用 LD 组明显降低,相比之下,LD 组患者发生异动症的时间明显提早。

3. 左旋多巴　是治疗 PD 最基本、最有效的药物,对震颤、强直、运动迟缓等均有较好疗效。外源性 DA 不能透过血脑屏障,而 LD 可透过血脑屏障,被脑内 DA 神经元摄取后,经多巴脱羧酶代谢转化为 DA 而发挥替代治疗作用。但是,LD 口服给药吸收后仅约 1%透过血脑屏障进入中枢,大部分在外周脱羧生成 DA。过去曾经认为,LD 代谢为 DA 的过程中会产生自由基,对 DA 神经元有毒性作用。但是,Murer(1998 年)报道,DA 神经元病变的大鼠长期服用 LD 能促进纹状体神经支配功能的恢复。

为了减少 LD 的外周副作用,促进 LD 透过血脑屏障进入中枢发挥疗效,通常采用 LD 与外周多巴脱羧酶抑制药苄丝肼(benserazide)或卡比多巴(carbidopa)按 4∶1 配比制成的复方制剂供临床使用。动物实验显示,合用多巴脱羧酶抑制药后,LD 血脑屏障的透过率明显增加。因此,自从 LD 复方制剂问世后,临床上已基本不再使用 LD 单方制剂,而且常制备成缓释制剂供临床使用。缓释制剂通过延缓活性药物的释放达到长效作用,从而可以减少每日服药次数并维持血药浓度的平稳状态。但是,Koller 等(1999 年)指出,在不同的临床研究中,无论短期或长期的观察结果都显示 LD 缓释制剂与常规制剂对于改善 PD 症状具有相同的效果。在实际应用中,由于肠道功能和食物可能影响缓释制剂中 LD 吸收的稳定性,所以有人建议出现异动症的患者不宜服用 LD 缓释制剂。在临床实践中,LD 缓释制剂于晚上睡前服用,对改善患者夜间的肢体僵硬疗效较好。

Fahn 等(2004 年)报道了 ELLDOPA 研究,是一项长达 40 周的随机、双盲、安慰剂、平行、对照临床试验,纳入 361 例未经治疗的早期 PD 患者,观察不同日剂量(150mg,300mg 和 600mg)LD 对 PD 进展的影响。根据 UPDRS 基线评分和 40 周治疗再经过 2 周洗脱后终点评分,比较基线评分与治疗终点评分的差值大小。结果显示,安慰剂组 UPDRS 评分差值明显大于 LD 各剂量组(平均差值>5 UPDRS 单位,$P<0.000\ 1$)。在用药第 40 周时,142 例患者接受纹状体 $[^{123}I]$ β-CIT 的 SPECT 影像学检查发现,LD 组 $[^{123}I]$ β-CIT 信号比安慰剂组明显减弱。以上 UPDRS 评分结果提示 LD 可能具有减缓帕金森病的进展或延长对症治疗的效果,但神经影像学数据显示服用 LD 的患者黑质-纹状体 DA 神经末梢对示踪剂的摄取率减少,可能提示 LD 改变了 DA 转运体的功能。笔者分析该研究测得 LD 组 $[^{123}I]$ β-CIT 信号的减弱是发生在洗脱期之前,此时黑质-纹状体 DA 神经末梢可能尚处于"休眠"状态,因此洗脱期之后 LD 组 UPDRS 评分改善明显优于安慰剂组。

Fabrizio Stocchi 等(2010 年)研究发现,LD 用量与 PD 治疗过程中出现的运动并发症具有相关性,因此设想存在某个较为安全的剂量。Olanow 等(2013 年)发表的 STRIDE-PD 研究为多中心、随机、双盲、对照临床试验,针对早期 PD 患者的 LD 初始治疗分析,入组病例 745 例,按 LD 实际服用日剂量分成 4 组,即<400mg/d、400mg/d、400~600mg/d 和>600mg/d,观察 134 周,终止试验时的病例实际治疗时间达到了208 周。结果表明,LD 用量不仅与其诱导的异动症的出现相关,而且也同剂末恶化的运动并发症相关;当 LD 剂量<400mg/d 时,异动症和剂末恶化的运动并发症的发生率明显减少,发生的时间也显著推迟,≥400mg/d 时出现上述运动并发症的病例数显著增多,发生的时间也提早,可见运动并发症的发生率和提前发生都与 LD 用量密切相关。

Roberto Cilia 等(2014 年)在 *Brain* 杂志上发表题为"现代社会中帕金森病的前左旋多巴时代:洞察撒哈拉以南非洲的运动并发症(The modern pre-levodopa era of Parkinson disease:Insights into motor complications from sub-Saharan Africa)"。这是一项多中心循证医学研究,调查对象为加纳(位于非洲撒哈拉沙漠南部)PD 患者,由于经济和医疗条件有限,往往患病多年后才启动 LD 治疗。另选取生活条件和医疗条件较好的意大利患者作为对照组。研究设计包括 2008 年 12 月至 2012 年 11 月间收集的数据对照分析。纳入符合原发性 PD 临床诊断标准的患者 91 例[其中男性 58 例,平均发病年龄(60.6±11.3)岁],与同期招募的 2282 名意大利患者进行比较分析。两种人群有关的人口统计学特征、运动症状和非运动症状的发生率及严重程度均具有可比性。在基线时,加纳患者存在运动波动和异动症的比例分别为 56% 和 14%。尽管加纳患者比意大利患者更晚启动 LD 治疗,平均起始治疗时间分别为发病后(4.2±2.8)年与(2.4±2.1)年($P<0.001$),但两组患者出现运动波动和异动症时,PD 的持续时间(病程)是相近的。在多变量分析中,运动并发症与 PD 的病程及 LD 日剂量相关联,而与 LD 起始治疗及持续治疗时间并无相关性。

综合以上 3 项研究结果:①LD 用于早期 PD 的初始治疗,将剂量控制在≤400mg/d,不仅能推迟和/或减少异动症的发生,同时也能推迟和/或减少运动波动的出现。②LD 剂量加大,对于改善患者的运动功能和生活能力更为显著,例如 LD 600mg/d 相对于 300mg/d、300mg/d 相对于 150mg/d 以及 150mg/d 相对于安慰剂,均能更好地改善患者的运动功能和生活自理能力。虽然加大 LD 剂量可能更容易出现运动并发症,但研究发现大剂量 LD 可能具有治疗修饰作用。③运动并发症的发生与 PD 病程及 LD 日剂量偏高有关,而与 LD 疗程的长短无关。

上述临床研究及其他许多研究报道对 PD 药物治疗具有重要的参考价值,还有许多回顾性队列研究或 meta 分析以及动物实验的成果,也为临床提供了良好的科学研究思想,彰显出该领域运动障碍疾病专业医师扎实的理论基础和良好的临床实践能力,并为临床制定或更新 PD 治疗指南提供了循证医学证据。

然而,迄今为止尚缺乏足以使广大专科医师信服的临床证据显示某种药物对延缓 PD 的进展是"有效的"。为了实现这个目标采取的不少干预措施也还只是处于"临床研究"阶段。产生类似消极观点的原因有很多,包括对 PD 发病机制有待进一步阐明,一些药物作用的靶点尚不明确,有的临床试验设计还不够完善,试验终点缺乏验证或受到干扰,甚至有的临床试验在病例入选方面存在诊断和鉴别诊断的偏差,尤其是在目前对 PD 的不同亚型还不能明确加以细分的情况下,有的研究数据尚不足以令人信服。

二、运动症状的单药治疗

基于目前人们对 PD 病理生理学的认识,黑质-纹状体 DA 神经元变性造成纹状体多巴胺能不足是导致运动症状的主要因素和发病机制,尤其在 PD 早期阶段。然而,早期 PD 很可能还有非多巴胺能神经元机制参与,包括基底神经节内环路起始多巴胺能不足导致的间接功能不平衡的一种补偿机制,这有助于解释一些多巴胺能和非多巴胺能药物都能改善早期 PD 症状。

目前,评估药物治疗对早期 PD 运动症状的控制是否有效的工具是国际公认的 UPDRS 评分量表,包括 UPDRS 日常生活方面评分(UPDRS Ⅱ)和运动检查评分(UPDRS Ⅲ),根据基线分值与终点分值的变化评价药物疗效。开展前瞻性、随机、双盲、安慰剂对照试验是获取数据的最佳途径。

关于 PD 治疗药物的临床试验,对照组药物多使用 LD 而不是安慰剂。回顾以下文献,有助于了解相关药物单药治疗早期 PD 的有效性、LD 在 PD 药物治疗中的重要地位和适宜的剂量以及推迟 LD 治疗的利弊。

(一) 相关指南及文献的推荐用药

根据欧洲神经科学协会联盟和国际运动障碍性疾病协会欧洲分会 EFNS/MDS-ES《帕金森病治疗指南(2013 年版)》推荐,PD 运动症状的初始治疗,金刚烷胺单药有效(Ⅱ类证据);联用 LD 可以改善运动波动症状,因缺乏大型研究支持,其证据级别为"良好的实践要点"(good practice points,GPP);金刚烷胺(200～400mg/d)也可用于治疗异动症(A 级推荐)。《中国帕金森病治疗指南(2014 年版)》认为,金刚烷胺"对少动、强直、震颤均有改善作用,并且对改善异动症有帮助(C 级推荐)";Connolly 等指出,单药疗效由强到弱的排列顺序为:LD 复方制剂、DA 受体激动药、MAO-BI、儿茶酚氧位甲基转移酶抑制药(单药无效)、金刚烷胺和普萘洛尔,可见对金刚烷胺的推荐级别较低,参见表 11-1。金刚烷胺对早期 PD 有较好疗效,也许与该药的多靶点效应有关。有的患者用药后出现精神症状,多半为年龄较大或联合用药的病例,早期病例很少发生。此外,金刚烷胺有致便秘副作用,当与苯海索合用时可导致严重的便秘和排尿困难,临床医师及患者可能会因此终止使用。

表 11-1　帕金森病运动症状的治疗[*]

药物种类	疗效[a]	剂量	推荐水平[b]		适应证	不良反应
			单药治疗	辅助治疗		
左旋多巴/外周多巴脱羧酶抑制药						
左旋多巴/卡比多巴	1	初始 100/25mg t.i.d.,逐步加量,最大 1 500/375 mg/d	A	A	各种运动症状	恶心、直立性低血压、运动障碍及幻觉
左旋多巴/苄丝肼	1	初始 100/25mg t.i.d.,逐步加量,最大 1 500/375 mg/d	A	A		

续表

药物种类	疗效[a]	剂量	推荐水平[b]		适应证	不良反应
			单药治疗	辅助治疗		
多巴胺受体激动药						
普拉克索	2	初始 0.125mg t. i. d., 最大 4.5mg/d	A	A	各种运动症状	恶心、直立性低血压、幻觉、冲动控制障碍、水肿和睡意增多(包括睡眠发作)
罗匹尼罗	2	初始 0.25mg t. i. d., 最大 24mg/d	A	A		
罗替高汀	2	初始 2mg/d, 最大 16mg/d	A	A		
B 型单胺氧化酶抑制药						
司来吉兰	3	2.5mg q. d., 最大 5mg b. i. d.	A	U	早期、轻度症状	兴奋、头晕、头痛、意识错乱及加重左旋多巴不良反应
雷沙吉兰	3	1mg q. d.	A	A		头痛、关节痛、消化不良、抑郁、流感样综合征、便秘及加重左旋多巴不良反应
儿茶酚氧位甲基转移酶抑制药						
恩他卡朋	3	每次左旋多巴给药时 200mg,最大 8 次/d		A	运动波动	尿色加深,加重左旋多巴不良反应
其他类						
金刚烷胺	4	初始 100mg q. d.,常规 t. i. d.,最大 q. i. d.	U	C	步态障碍、异动症	幻觉、意识错乱、视物模糊、踝部水肿、网状青斑、恶心、口干和便秘
中枢抗胆碱药						
苯海索	4	初始 1mg q. d., 常用维持 2mg t. i. d.	U	U	震颤	幻觉、认知损害、恶心、口干、视物模糊、尿潴留和便秘
精神安定药						
氯氮平	未确定[c]	初始 6.25~12.5mg q. n.,最大 150mg/d		用于震颤 C; 用于异动症 U	震颤、异动症	粒细胞缺乏、心肌炎、惊厥、嗜睡和直立性低血压

注:[a]疗效评分.1(疗效最佳)～5(疗效最小);[b] 推荐水平.根据现有研究数量和强度(按美国神经病学学会的定义,分为 A,B,C,U 4 级)作出,A 确定有效,B 很可能有效,C 可能有效,U 数据不充分或存在矛盾,空格表示该药物未用作单药治疗;[c] 仅指氯氮平用于震颤(而非幻觉及运动障碍)的疗效不确定。

321

　　Connolly 和 Lang 等(2014 年)在美国医学会杂志(*JAMA*)发表基于证据的《帕金森病的药物治疗》综述,认为司来吉兰单药治疗对早期 PD 有效(A 级推荐),也可用于辅助治疗(U 级推荐)。这与 EFNS/MDS-ES《帕金森病治疗指南(2013 年版)》的推荐级别有所差异,其可能原因为该指南是基于司来吉兰对早期 PD 疗效的总体评价,Connolly 和 Lang 等则进一步按初始治疗和非初始治疗进行评价。初始治疗病例无论症状轻重,由于未曾用过任何抗 PD 药物,司来吉兰单药治疗或可效果凸显;非初始治疗病例已经接受过其他抗 PD 药物治疗,司来吉兰的效果也许不能凸显,但其治疗修饰作用可能仍然存在,故将雷沙吉兰作为早期 PD 轻度症状的单药治疗或辅助治疗均列为 A 级推荐。

　　Connolly 和 Lang 等对 LD 和 DA 受体激动药的疗效评价较高,无论是单药治疗还是辅助治疗均列为 A 级推荐,但应注意 DA 受体激动药潜在的冲动控制障碍(ICD)和睡眠侵袭副作用。儿茶酚-*O*-甲基转移酶抑制药(COMTI)如恩他卡朋单用无效,可与 LD 合用(A 级推荐),尤其对运动波动是良好的适应证。

　　值得一提的是,Connolly 等对氯氮平用于 PD 震颤(C 级推荐)和异动症(U 级推荐)的治疗,尽管推荐级别较低,但是其可能的治疗靶点在于对 D_2 受体和 H_1 受体有较弱的阻断作用,前者对震颤引起的焦虑有效,后者产生镇静作用有利于异动症的协同治疗,需要注意的是可能产生蓄积作用。

(二) 以安慰剂作对照的药物临床试验

1. 多巴胺受体激动药临床试验

(1)吡贝地尔:Olivier Rascol 等(2006 年)报道了 REGAIN 研究,这是一项多中心、随机、双盲、安慰剂对照临床试验,评估早期 PD 患者接受吡贝地尔(150～300mg/d)单药治疗的效果。共纳入 PD 患者 405 例,年龄 30～77 岁,H-Y 分期 1～3 期,既往接受吡贝地尔治疗少于 3 个月,LD 治疗少于 6 周。所有患者先经安慰剂洗脱 30 天后再随机分配入组,治疗组 197 例,安慰剂组 204 例,用药 7 个月,观察 UPDRS Ⅲ 评分变化和 UPDRS Ⅲ 评分减少 30% 的比例(反应比例)。试验期间吡贝地尔组有 40 例、安慰剂组有 25 例因各种不良反应退出。结果表明,吡贝地尔单药治疗组(157 例)UPDRS Ⅲ 评分平均减少了 4.9 分,安慰剂组(179 例)平均增加了 2.6 分,治疗组比安慰剂组改善了 7.26 分($P<0.000\ 1$);反应比例为,治疗组 42% vs 安慰剂组 14%(OR 4.69,95% CI:2.82～7.80,$P<0.001$);治疗组 UPDRS Ⅱ 评分较安慰剂组改善了 2.71 分($P<0.000\ 1$);最常见的副作用是胃肠道症状,治疗组为 22%,安慰剂组为 14%。

(2)普拉克索:Shannon 等(1997 年)报道一项多中心、随机、双盲、安慰剂对照平行研究,评估普拉克索(最大剂量 4.5mg/d)持续单药治疗 24 周的疗效和安全性,观察指标为 UPDRS Ⅱ 和 UPDRS Ⅲ 评分。该研究纳入 335 例早期 PD 患者,年龄大于 25 岁,H-Y 分期为 1～3 期,入组前至少 60 天未服用 LD,排除试验前服用其他 DA 受体激动药、儿茶酚胺、金刚烷胺、苯丙胺衍生物及甲基多巴,服用司来吉兰≤10mg/d 者不纳入排除范畴。其中,接受普拉克索治疗 164 例,83% 完成了研究;接受安慰剂治疗 171 例,80% 完成了研究。结果显示,UPDRS Ⅱ 评分治疗组基线平均值由 8.2 降至 6.4,安慰剂组由 8.3 增加至 8.7;UPDRS Ⅲ 评分治疗组由 18.8 降至 14.1,安慰剂组由 18.8 增至 20.1($P<0.000\ 1$);治疗组 UPDRS Ⅱ 评分获益 22%～29%,UPDRS Ⅲ 评分获益 25%～31%;普拉克索治疗组恶心、失眠、便秘、嗜睡和幻视的副作用发生率较高。

（3）罗匹尼罗：Adler 等（2007 年）报道一项前瞻性、随机、双盲、安慰剂对照平行研究，评估罗匹尼罗治疗早期 PD 的疗效和安全性，观察指标为治疗 6 个月后 UPDRSⅢ评分改善及评分减少≥30％的比例（反应比例）。纳入早期 PD 患者 241 例，H-Y 分期为 1～3 期，试验前至少 6 周未服用 LD 或 DA 受体激动药，至少在试验前 4 周停用其他抗 PD 药物（司来吉兰除外）。其中，罗匹尼罗治疗组 116 例，完成研究 89 例（含同时服用司来吉兰 58 例），罗匹尼罗最大剂量至 8mg/d；安慰剂治疗组 125 例，完成研究 112 例（含同时服用司来吉兰 61例）。结果显示，UPDRS Ⅲ 评分治疗组改善 24％ vs 安慰剂组恶化 3％（$P<0.001$）；UPDRS Ⅲ评分减少≥30％的比例（反应比例）为治疗组 47％ vs 安慰剂组 20％（OR 4.45；95％ CI：2.26～8.78）；治疗组中无论同时服用或未服用司来吉兰的患者反应比例均大于相应的对照组。治疗组常见的不良反应为恶心、头晕和精神症状。

（4）罗替戈汀：Giladi 等（2007 年）报道一项多中心、随机、双盲、双模拟研究，纳入早期PD 患者 610 例，年龄≥30 岁，H-Y 分期为 1～3 期，UPDRS Ⅲ 评分≥10，不排除服用司来吉兰、金刚烷胺、抗胆碱能药或其他中枢神经系统活性药物达到稳定剂量者，按 2∶2∶1 随机分配到 3 个治疗组。其中，罗替戈汀透皮贴剂组（8mg/d）215 例，完成研究 151 例；罗匹尼罗组（24mg/d）228 例，完成研究 174 例；安慰剂组 118 例，完成研究 84 例。经过药物滴定期后，罗替戈汀组持续观察 33 周，罗匹尼罗组持续观察 24 周，观察指标为 UPDRSⅡ 和UPDRSⅢ评分减少至少 20％的比例。结果显示，（UPDRSⅡ ＋ UPDRSⅢ）评分减少的比例，罗替戈汀组 52％和罗匹尼罗组 68％均优于安慰剂组 30％（$P<0.000\,1$）。（UPDRSⅡ＋UPDRSⅢ）评分较基线减少的均值，罗替戈汀组 7.2 和罗匹尼罗组 11 均优于安慰剂组 2.2（$P<0.000\,1$）；非劣效比较未能显示两药何者更优越。罗替戈汀贴剂的常见不良反应为恶心、嗜睡和粘贴部位局部反应。

2. 其他药物临床试验

（1）MAO-BI：PD 研究团队（Parkinson study group）分别对司来吉兰（1996 年）和雷沙吉兰（2002 年）开展了高质量的随机对照试验，两种药物改善 PD 症状均优于安慰剂。

（2）COMTI：对于早期 PD 患者，初治单用 COMTI 治疗是无效的，这类药物与 LD 合用时才有效，其对 LD 药动学的影响及疗效特点详见以下有关 COMTI 的介绍。

（3）其他药物：以往的临床研究报道显示，金刚烷胺或抗胆碱药单药治疗可以改善 PD症状，但有的试验设计缺少安慰剂对照。

（三）以左旋多巴作对照的临床试验

1. 卡麦角林（cabergoline）　Rinne 等（1997 年）报道，PD 初治患者（H-Y 分期 1～3 期，$n=413$）随机分为两组：受试组（$n=208$）给予卡麦角林（0.25～4mg/d，逐渐加量）；对照组（$n=205$）给予 LD/卡比多巴或 LD（100～600mg/d）直至达到最佳疗效或最大耐受剂量。以 UPDRSⅢ评分相对基线减少程度（>30％）作为疗效改善评价指标，如果改善未达到30％，可开放式增加 LD 或 LD/卡比多巴剂量。1 年后，受试组在研 175 例，卡麦角林平均剂量为 2.8mg/d；对照组在研 176 例，LD 平均剂量为 468mg/d；卡麦角林组需要添加 LD 或LD/卡比多巴的比例从 6 个月时的 18％提高到 1 年后的 38％；相比之下，对照组需要添加LD 或 LD/卡比多巴的比例从 6 个月时的 10％（$P=0.05$）提高到 1 年后的 18％（$P<0.01$）；两组临床症状改善的比例无显著性差异。研究终点时单药治疗亚组分析，两组疗效无显著性差异。不考虑添加 LD/卡比多巴因素，1 年后临床改善率为卡麦角林组 81％ vs

LD 组 87%($P=0.189$);单药治疗临床改善率为卡麦角林组 79% vs LD 组 86%($P=0.199$)。单药治疗达 1 年的患者,UPDRSⅢ 评分相对于基线平均差值为卡麦角林组 12.6 vs LD 组 16.4,卡麦角林组治疗效果略逊于 LD 组。

2. 普拉克索　Parkinson Study Group(2000 年)报道,早期 PD 初治患者($n=301$)随机分组接受普拉克索(0.5mg 每日 3 次,$n=151$)或 LD/卡比多巴(100mg/25mg 每日 3 次,$n=150$)治疗,从第 11 周起到 23.5 个月,允许为受试者开放性添加 LD 治疗持续至出现新的残疾。主要观察指标为:①首次出现运动并发症的时间,包括剂末现象、异动症或"开-关"现象中的任何一种症状;②从基线到随访 UPDRS 量表评分的变化;③在基线和第 23.5 个月进行 SPECT 检查,评估纹状体内 DA 转运体对[123I]-β-CIT 摄取率的变化。结果显示,患者出现剂末现象、异动症或"开-关"现象的百分率,普拉克索组(28%)低于 LD 组(51%)(RR 0.45,95%CI:0.30~0.66,$P<0.01$);从基线到第 23.5 个月 UPDRS 平均分值的改变,LD 组比普拉克索组降低更多(9.2 vs 4.5,$P<0.001$)。亚组分析结果,纹状体[123I]-β-CIT 摄取率的变化,普拉克索组($n=39$)平均下降 20%,LD 组($n=39$)平均下降 24.8%,其组间差异无统计学意义($P=0.15$)。研究结果表明,普拉克索用于 PD 初始治疗,与 LD 相比更少出现运动并发症,但这一结果可能以牺牲 UPDRS 评分为代价。

3. 罗匹尼罗　Rascol 等(1998 年)报道一项长达 5 年的 RCT,早期 PD 患者($n=268$)随机分配到罗匹尼罗组(初始剂量 0.25mg 每日 3 次,$n=179$)和 LD 组(初始剂量 50mg 每日 1 次,$n=89$),两组用药均经每周剂量滴定,逐渐增加至临床有效剂量。结果显示,UPDRSⅢ 评分改善率,LD 组(44%)优于罗匹尼罗组(32%);治疗"有效"(UPDRS Ⅲ 评分改善率≥30%)的患者比例,LD 组 58% vs 罗匹尼罗组 48%,组间差异无统计学意义。H-Y 分期为 1 期、1.5 期或 2 期的患者,临床总体效果量表(clinical global impression scale)改善的组间差异无统计学意义。H-Y 分期为 2.5 期或 3 期的患者中,临床总体效果量表的改善,LD 组优于罗匹尼罗组。上述结果提示,对于病情较轻的早期 PD 患者,罗匹尼罗和 LD 同样有效;对于中期 PD 患者,选用 LD 效果更好。

关于早期 PD 初始治疗,以下 4 种 DA 受体激动药如卡麦角林(Rinne 等,1998 年)、溴隐亭(Montastruc 等,1994 年)、普拉克索(Parkinson Study Group,2000 年)和罗匹尼罗(Rascol 等,2000 年)相关文献报道,持续 5 年仍然坚持单药治疗的患者比例呈逐年下降,最后下降到不足 20%,大多数患者在治疗数年后都会接受 LD 替代治疗,或加用 LD 联合治疗以控制运动症状。但是,关于 DA 受体激动药与 LD 联用的最佳时期尚缺乏临床经验。回顾以往 PD 药物治疗,以下两种情况较为常见:①起始先用一种 DA 受体激动药,接着尽可能地推迟联用 LD;②起始治疗当月就选择一种 DA 受体激动药和 LD 联用。两者之间何者治疗策略更可取?目前尚缺少循证医学依据。然而多项大规模临床试验证实,LD 对改善 PD 症状带来的益处最大,且与 DA 受体激动药相比,LD 出现冻结、嗜睡、水肿、幻觉以及冲动控制障碍(ICD)的风险较低。Connolly 等(2014 年)认为 DA 激动药对早期 PD 有效,与 LD 相比,引起多巴胺能运动并发症(尤其是异动症)的可能性较小。

各种 DA 受体激动药之间的疗效相互比较,其等效剂量关系尚不清楚。Giladi 等(2007 年)进行了一项大型安慰剂对照临床试验,最大剂量为罗匹尼罗经皮给药 24mg/d,罗替戈汀口服给药 8mg/d;亚组分析结果显示,罗替戈汀(≤8mg/d)与罗匹尼罗(≤12mg/d)的疗效相似。但在晚期 PD 研究中,罗替戈汀的有效剂量为 16mg/d。

（四）其他抗帕金森病药物的相关研究

有关早期 PD 单用 MAO-BI、金刚烷胺或抗胆碱药的疗效比较，笔者尚未见相关文献报道。有安慰剂对照 RCT 结果显示，DA 受体激动药改善 UPDRS 评分优于 MAO-BI，似乎 DA 受体激动药有改善 PD 症状的相对优势，但是并不能确定是否具有其他方面的临床意义。国内有学者针对 parkin 蛋白基因阳性的早发型 PD 患者，开展皮肤干细胞和多巴胺能神经细胞定向培养多巴胺能细胞酶系的研究发现，早发型 PD 患者 MAO-B 活性较高，推测 MAO-BI 可能对年轻发病的 PD 患者有特殊的疗效，该研究思路对临床研究和选择用药将带来了新的启迪。

（五）左旋多巴用药不合理案例分析

1. 案例一

患者，男，76 岁，左手静止性颤抖伴左侧肢体僵硬 6 年，长期以来仅口服吡贝地尔缓释片 50mg q. d.。近 1 年半渐出现双下肢运动不能、迟缓、行走困难，迈不开脚容易摔倒。

诊断：帕金森病，冻结步态。给予复方卡比多巴片 0.0625g t. i. d.，餐前 1 小时口服，吡贝地尔缓释片 50mg q. d.，金刚烷胺片 0.1g b. i. d.。2 周后复诊，冻结步态明显改善，复方卡比多巴片继续加量至 0.125g t. i. d.，其他用药维持不变，患者症状继续改善；再经 2 周后复诊时坐立、行走自如，无须家人挽扶；又继续服药 2 周后出现双下肢活动较笨拙，遂增加吡贝地尔剂量至 50mg b. i. d.；两周后患者恢复能自主起坐、行走自如，生活自理。

分析：该患者属晚发型 PD，长期单用 DA 受体激动药，容易出现步态不稳或冻结步态，也可能是姿势不稳步态障碍型（postural instability gait difficulty，PIGD）。一般认为，PD 患者治疗过程出现步态不稳或冻结步态与 LD 过早使用或过量使用有关。该患者发病 6 年仍未使用 LD，是不合理地推迟了 LD 的使用，同样也可出现步态不稳或冻结步态。因此，适时、适当的 LD 治疗应引起重视。

延伸思考：如果及时给予 LD 并且控制适宜剂量，会出现类似情况吗？可能会在什么时候出现？或与年龄有关？这些问题值得我们深入思考，认真地去观察和总结。

2. 案例二

患者，男，61 岁，入院前 4 年无明显诱因渐感右下肢乏力、僵硬，1 年后发展到对侧肢体及双上肢，就诊某医院，考虑"PD"，不规律服用"多巴丝肼片、卡左双多巴缓释片"；近一年来每日口服"多巴丝肼 4 片，卡左双多巴 4 片，近期多巴丝肼片和卡左双多巴缓释片每日最大总量达到 16 片"，出现静坐不能、头颈部不自主摆动等症状，1 周前服药后出现发作性全身僵硬加重，无法行走，意识模糊，全身紧绷伴酸痛，夜间不能入睡或睡中被噩梦惊醒。

查体：T 36.2℃，P 74 次/min，R 19 次/min，BP 108/66mmHg。

神经系统检查：神志模糊，言语含糊，定向力检查不配合，头颈部不自主晃动，频率小于 4Hz；双瞳孔等圆等大，直径约 3mm，对光反射灵敏，眼球运动正常，无水平震颤；四肢肌力 5 级，肌张力增高，呈铅管样或齿轮样增高，以右上、下肢为著，左侧肱二头肌反射、肱三头肌反射、桡反射、膝反射亢进，全身深、浅感觉正常，双侧病理征阴性，颈软，克氏征（-），共济失调检查不合作。

入院后予 LD 逐渐减量至多巴丝肼 125mg t. i. d.，餐前 1 小时服用，睡前服卡左双多巴（25mg/100mg）；加服普拉克索渐增至 0.5mg t. i. d.；金刚烷胺 100mg b. i. d.；坦度螺酮 10mg t. i. d.；氯硝西泮 1mg q. n.。2 周后，患者精神症状消失，说话口齿清晰，睡眠恢复正常,头颈不自主晃动消失,坐立和行走自如,予以出院。

分析:复方 LD 制剂对运动症状有明显的改善作用。但该患者单用复方 LD 制剂而且用法用量不规则,3～4 年时间就过早地出现了 LD 相关的运动并发症,导致不良反应及严重的运动并发症和非运动并发症。该病例予 LD 减至常规剂量(≤400mg/d),同时采取联合用药及对症治疗,效果较为满意。

三、运动并发症的预防和治疗

(一) 运动波动与异动症

运动波动系指 PD 患者在药物治疗期间出现"开"期与"关"期症状的波动。"开"期患者对药物反应良好;"关"期患者则出现 PD 症状的加重。

异动症系指患者出现异常的不自主运动。异动症的主要表现有 5 大类:刻板运动(stereotypies)、舞蹈样动作(chorea)、颤搐(ballism)、肌张力障碍(dystonia)和肌阵挛(myoclonus)。异动症通常在患者"开"期时出现,称为峰时异动症;"关"期前后出现称为谷时异动症;偶尔以痛性肌张力障碍的形式出现在"关"期,尤其在夜间或晨醒时,此时由于整夜没有服药,服药间隔时间过长,造成类似戒断反应;还可出现在帕金森病症状较重的一侧足肌张力障碍性内旋。

PD 患者长期接受 LD 替代治疗会出现运动并发症,即 LD 相关的运动并发症,其中主要有运动波动(motor fluctuations,MF)与 LD 诱导的异动症(levo-dopa induce dyskinesia,LID)。据文献报道,PD 患者开始 LD 和/或多巴胺能药物治疗后,3～5 年会出现运动波动和异动症,用药时间越长,并发症的发生率越高,用药 4～6 年运动波动的发生率约 40%,异动症约 35%;用药 9～15 年运动波动发生率约 70%,异动症约 85%。早发型病例易发生异动症,晚发型病例易发生运动波动。动物实验证明,5-HT 神经元与多巴胺能神经元相伴行,5-HT 神经元的替代机制与异动症的发生有关。年轻 PD 患者体内 5-HT 水平高,易发生异动症,且症状比高龄患者严重。运动波动也可能与类似 5-HT 神经元通路的替代机制有关。新近研究显示,运动并发症的危险因素不仅与病程长短有关,也与 LD 给药剂量过大有关。有学者认为,如果病程足够长,延迟 LD 治疗不但不能推迟运动并发症的发生,而且会显著缩短 LD 的"蜜月期"。有文献认为早期给予 DA 受体激动药单药治疗可能会推迟 PD 患者运动并发症的发生,但这可能是以牺牲运动功能和生活能力的改善为代价作出的结论。

PD 患者的异动症常常与运动波动中的"开-关(on-off)"现象同时出现,这两种情况在调整 LD 剂量时恰好相反,异动症时需减少 LD 单次剂量,运动波动时则需增加 LD 单次剂量,这将导致异动症和运动波动治疗上的困难。

(二) 持续性多巴胺刺激假说

过去,通常把 PD 患者出现运动并发症归因于 LD 的使用。近年来,一种称为"持续性多巴胺刺激"(continuous dopaminergic stimulation,CDS)的治疗 PD 新理念备受关注,也称为 CDS 假说。该假说认为,多巴胺能药物通过持续性"刺激"纹状体 DA 受体,可以延迟或预防 LD 相关的运动并发症的发生。黑质-纹状体的多巴胺神经元通常会随机地放电,放电的方式、持续时间与纹状体 DA 浓度是否保持相对稳定有关。从动物 PD 模型中获得的研究数据提示,大脑对口服短效药物如 LD 间歇性给药引起的 DA 峰值浓度刺激不能够充分地发挥缓冲作用。因此,间歇性口服 LD 可能使纹状体内的 DA 受体受到非持续性和波动性刺激,引起中枢神经下游分子的级联反应和多巴胺在基底节中输出水平的生理学变化,包括纹状体 DA 受体和非 DA 受体的调节异常,产生纹状体神经元不正常的细胞内信号,导致异常的运动表现和行为,例如运动波动和异动症。根据这个概念,当多巴胺能药物治疗能够以持续地和更接近生理方式地释放 DA 时,可能会减少或避免上述间歇性给药的不良影响。

Nyholm 博士(2006 年)提出并设计了"肠多巴(duodopa)"临床试验,即应用经皮内镜下胃造口术在 PD 患者空肠内置管,采用微型注射泵持续不间断地泵入治疗量的 LD/卡比多巴混悬液,并于 2008 年完成了 65 例晚期 PD 患者的"肠多巴"治疗。随访 1 年,患者的运动并发症(肌张力障碍、冻结步态)明显改善,但异动症改善的结果无统计学意义;如果将肌张力障碍归并到异动症(肌张力障碍实际上是异动症的一种表现),则"肠多巴"治疗对异动症改善的结果具有统计学意义;"肠多巴"疗法对改变 PD 患者的精神症状和自主神经功能障碍的效果不明显。该研究结果支持了 CDS 假说。Zibetti 等(2013 年)报道,接受"肠多巴"治疗的 17 例 PD 患者随访 3 年,运动波动和异动症均得到改善,并伴随相应的生活质量改善;但总体病情加重、认知功能减退,可能应归咎于 PD 的自然进程。

根据 CDS 假说推测,早期 PD 患者服用 LD 缓(控)释制剂可以减少发生运动并发症的风险。然而,Dupont 等(1996 年)和 Block 等(1997 年)分别开展了两项大型 RCT,数百个病例观察时间长达 5 年,结果显示,长期服用 LD 不影响运动并发症的发生率,LD 常规制剂与缓释制剂的组间差异无统计学意义。运动障碍协会征询医学专家小组的意见后认为,LD 制备成缓释剂型对预防运动并发症的发生无效。这些研究结果并不足以否定 CDS 假说,问题可能在于:①临床对运动并发症的认定方法尚不一致;②LD 缓(控)释制剂的吸收存在不稳定因素,容易受胃肠道内食物尤其是动物蛋白的影响,导致 LD 血药浓度不平稳,难以达到"肠多巴"的治疗效果;③LD 缓(控)释制剂与"肠多巴"的治疗结果不同,可能与剂量有关,"肠多巴"给药剂量较大。

(三) 运动并发症的预防和药物治疗

1. 多巴胺受体激动药　此类药物可以改善早期 PD 患者的运动症状及预防运动并发症。EFNS/MDS-ES《帕金森病治疗指南(2013 年版)》对相关药物的推荐见表 11-2。

表 11-2　多巴胺受体激动药治疗早期 PD 的疗效及推荐级别

药物	控制症状	预防运动并发症
普拉克索	有效(A 级)	有效(A 级)
普拉克索 CR*	有效(A 级)	暂无
罗匹尼罗	有效(A 级)	有效(A 级)
罗匹尼罗 CR*	有效(A 级)	不推荐
卡麦角林	有效(B 级)	有效(A 级)
麦角隐亭	有效(A 级)	不推荐
麦角乙脲	有效(B 级)	有效(C 级)
吡贝地尔	有效(C 级)	不推荐
罗替戈汀	有效(A 级)	不推荐

注:* CR 为缓释制剂。

几组关于罗匹尼罗、普拉克索和卡麦角林的 RCT 设计十分类似,均为前瞻性研究、双盲并设 LD 平行对照组研究,数百个病例观察时间长达 2～5 年,以第一次出现运动并发症(运动波动或异动症)设为试验终点。在卡麦角林相关试验中,患者出现运动波动的百分比,LD 组＞麦角林组(34% vs 22%,$P<0.02$);在普拉克索相关试验中,患者出现运动并发症的百分比,LD 起始治疗组＞普拉克索起始治疗组(55% vs 28%,$P<0.000\ 1$);在罗匹尼罗相关试验中,患者出现异动症的百分比,早期 LD 治疗组＞罗匹尼罗组(45% vs 20%,$P<0.001$)。上述相关研究事后分析认为,DA 受体激动药作为单药起始治疗及维持治疗发生运动并发症的风险非常低,当加入 LD 联用后其风险大幅度增加。Poewe 等(2005 年)临床研究显示,罗匹尼罗与 LD 相比,前者异动症发生率明显低于后者。早期使用 DA 受体激动药能推迟异动症的发生,但是如果过度延迟 LD 治疗可能会增加 PD 患者致残风险,若此时才启动 LD 治疗,临床获益会减少,已有证据显示其异动症发生率会快速"追上"接受 LD 起始治疗的患者。但是,联合使用 LD 制剂后,DA 受体激动药是否能持续保持其预防运动并发症的效果尚未明了。Stocchi 等(2006 年)报道,罗匹尼罗缓释制剂作为单药治疗早期 PD 与即释制剂相比具有非劣效性,关于该缓释制剂对运动并发症的影响未见文献发表。

总的说来,相关的临床试验结果显示,PD 的起始治疗使用 DA 受体激动药,与使用 LD 相比较,异动症和运动波动的发生率降低。但是,开放性试验的长期观察结果表明,随着疾病的进展,上述差别逐渐缩小。而且有人认为这种区别还可能忽视了 UPDRS 评分的意义,因此更应当支持早期就开始 LD 治疗。

2. B 型单胺氧化酶抑制药(MAO-BI)　EFNS/MDS-ES《帕金森病治疗指南(2013 年版)》指出,早期使用司来吉兰对预防异动症无效,这是基于 Caraceni 等(2001 年)一项为期 3 年的随机对照试验的阴性结果。该试验将早期 PD 初治患者($n=473$)随机分为 3 组,分别使用 LD、DA 受体激动药(溴隐亭或麦角乙脲)或 MAO-BI(司来吉兰)治疗,以出现运动并发症作为试验主要终点。Houlson 等(2002 年)就上述研究队列中作出第 2 次独立随机化分析($n=368$),两年随访结果显示:预先制定的主要结局事件(如剂末现象、异动症、"关"期运动波动)的发生率,3 组之间的差异并无统计学意义。但是,Dashtipour 等(2015 年)发表的回顾性队列研究结果发现,原发性 PD 患者($n=302$)中,服用 MAO-BI 组(司来吉兰等,$n=181$)与对照组(未服用 MAO-BI,$n=121$)比较,2～3 年后异动症的发生率服药组比对照组低 44.7%(OR 0.553,95% CI:0.314～0.976,$P=0.041$),提示早期使用 MAO-BI 能有效预防异动症的发生。

以上两项研究结果出现差异,可能与以下因素有关:Caraceni 等纳入的是初治 2～3 年的病例,3 组均为单药治疗,且 LD 组用药剂量偏小,因此异动症的发生率较低,但从该研究结果至少可以看出 LD、DA 受体激动药和 MAO-BI 三者之间运动波动和异动症的发生率无显著性差异。Dashtipour 等入组病例的病程 6～8 年,包括接受 DBS 手术的病例,并均为联合用药,药物治疗更贴近临床实际,且使用的 LD 当量剂量(levo-dopa equivalent dose,LED)明显大于 Caraceni 等,异动症的发生率偏高当在情理之中。

3. 儿茶酚-O-甲基转移酶抑制药(COMTI)　根据"CDS"假说,为了减少 PD 运动并发症的发生,早期采用 LD 联合 COMTI 治疗可能是适合的。例如,恩他卡朋是主要作用于外周的 COMTI,与 LD 制剂同时使用,通过抑制 COMT 减少了 LD 代谢,提高了 LD 生物利用度,并增加脑内可利用的 LD 总量,从而有助于减少因药物浓度波动带来不恰当的 DA 刺激。临床试验证实,恩他卡朋确实可以延长 LD 的消除半衰期,但不增加其峰值浓度,从而有助于减少 LD 浓度波动对 D_2 受体的不恰当刺激。合用恩他卡朋可使 LD“开”的时间延长 16%,“关”的时间缩短 24%。

STRIDE-PD 研究(2010 年报道)是一项大型前瞻性双盲 RCT。入选早期 PD 患者 747 例接受初始治疗,选用 LCE(L 为 LD,C 为卡比多巴,E 为恩他卡朋)和 LC 两种治疗方案进行为期 134 周的对比研究,观察和比较出现运动并发症的发生率。结果显示,LCE 组运动并发症的发生率并没有减少,在以 DA 受体激动药作为基线治疗的亚组中,异动症出现时间提前、例数增多。最终完成的历时 5 年的 STRIDE-PD 研究(2013 年报道)证实了该运动并发症发生率高与 LD 剂量偏大有关。有关试验要点在后续章节中介绍。

4. 其他抗 PD 药物 Brotchie(2005 年)认为,运动并发症除了与 DA 有关,还有其他神经递质的参与。受此启发,我们可以设想,如果能早期使用药物发挥对这些神经递质的干预作用,对于预防或减轻后期运动并发症的发生可能产生积极影响。例如,虽然目前已经证明接受 LD 治疗的晚期 PD 患者出现异动症时,金刚烷胺作为症状性治疗药物是有效的,然而,早期 PD 患者接受金刚烷胺治疗是否可以预防运动并发症,迄今尚无充分证据。

四、早期帕金森病药物治疗实践

在 PD 临床诊疗过程中,首先明确“原发性帕金森综合征”诊断,随后进行 H-Y 评估和 UPDRS 评分;同时了解患者生活节律的改变情况,询问以往的治疗方案及对相关药物的反应;然后与患者及其家属就相关问题进行充分的沟通与交流,包括病因、症状、进展、预后、治疗、正在进行的研究和对未来的展望。显然,由于年龄、职业、文化、爱好、性格、认知和合并症的不同,患者的个人需求也有所不同,个体化的用药指导和药物调整在 PD 治疗的各阶段都显得非常重要。评估现阶段对药物治疗的反应以及随后的病情转归和治疗反应、个人特性和具体的需求,药物疗效和不良反应存在个体差异,每个患者的期望值也有所不同。有的患者长期未能得到规范的诊治,也可能是首次明确 PD 诊断,但因为合并有其他严重的基础疾病如急性冠脉综合征、心力衰竭或肾功能不全等,不得不暂缓启动抗 PD 治疗。此时,如何选择一个最恰当的治疗方案或暂缓治疗以及后续的随访等,无疑就是一种决策,也能彰显出临床医师扎实的专业理论功底、娴熟的专业技巧和体贴入微的人文关怀精神。国内外适时更新的指南或专家共识为 PD 的诊断和治疗提供了良好的理论与实践指导。

Connolly 和 Lang 等(2014 年)在 *JAMA* 发表综述,将 PD 运动障碍分成震颤、运动迟缓和姿势不稳步态障碍 3 类,并制定了相关的治疗流程。

(一)震颤治疗流程

抗胆碱能药物对治疗 PD 患者的运动障碍有效,例如金刚烷胺可用于单药或辅助对症治疗,其疗效持续时间较长。PD 的震颤治疗流程图(图 11-1)中可以看出,<60 岁患者的初始治疗可以选用抗胆碱能药、DA 受体激动药或 LD 制剂。≥60 岁患者的初始治疗可以直接启动 LD 制剂,一般控制 LD 剂量 300~400mg/d,疗效佳且副作用较少,后期出现运动并发症的概率也低。如果 LD、DA 受体激动药或抗胆碱能药物疗效欠佳,可以加用或改用 β 受体拮抗药。例如有的震颤型 PD 患者服用 LD 制剂长达 10 年,加用普萘洛尔后获得了较

为满意的疗效。如果上述药物治疗效果仍欠佳,可加用氯氮平,这基于两方面考虑:①当选用抗胆碱能药或 DA 受体激动药后,个别患者出现精神异常,有时不得不停用这两类药物,导致 PD 症状加重。给予小剂量氯氮平可减少精神症状的发生,同时又不影响 PD 患者的症状改善。②氯氮平具有 D_2 受体阻断作用,可以拮抗多巴胺能药物治疗期间增加 D_2 受体的兴奋性导致的震颤。

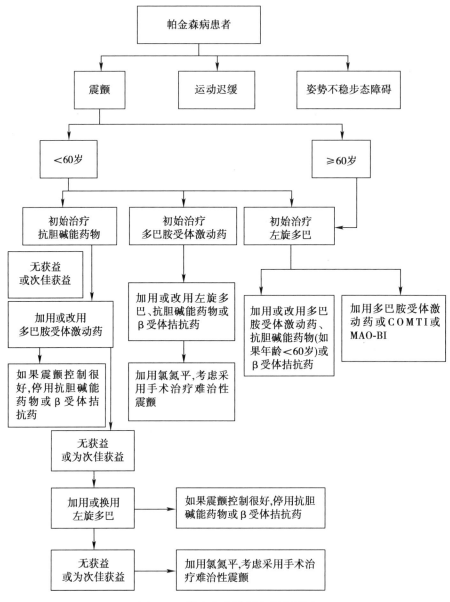

图 11-1　帕金森病震颤治疗流程图

(二) 运动迟缓治疗流程

PD 伴有迟钝和灵活受损的动作徐缓,即运动迟缓为主(可以理解为也适合于肌强直明显的患者)的治疗流程,可参考图 11-2。开始治疗时可选择多巴胺能药物,而不像 PD 震颤的治疗开始选择的是抗胆碱能药物。对早期症状较轻的患者,可以首选 MAO-BI;如果疗效欠佳或生活质量损害较严重时,选用 DA 受体激动药或 LD 制剂。考虑到 DA 受体激动药用于年龄大的患者易出现精神障碍,原则上将患者按年龄分为<60 岁和≥60 岁两组人群。<60 岁尤其是<40 岁发病的患者,LD 较易诱发异动症和运动波动,可考虑首先加用 DA 受体激动药,而后即使启动 LD 制剂治疗,也要控制 LD 剂量≤400mg/d,以尽量减少和推迟运动并发症的发生。随着病程的进展,当考虑 LD 需要加量时,可通过监测判断是否存在加量的空间。≥60 岁可考虑选用 LD 制剂,如果仍效果不佳可考虑选择下一流程的三联用药,加用 DA 受体激动药或 COMTI 或 MAO-BI。对于药物难治性运动波动和异动症,可考虑采用脑深部电刺激。

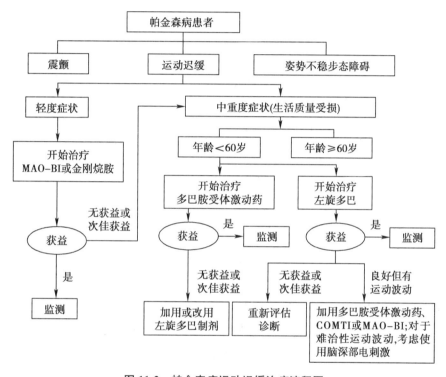

图 11-2　帕金森病运动迟缓治疗流程图

(三) 姿势不稳步态障碍治疗流程

PD 患者姿势不稳步态障碍的治疗流程与运动迟缓病例的治疗流程类似,不同的是在实施了相应的治疗后,对姿势不稳或步态受损改善仍不满意者,在多巴胺能药物治疗的基础上可加用金刚烷胺或胆碱酯酶抑制药;也可参照图 11-2 中关于运动迟缓治疗流程中的方案,加用 DA 受体激动药或 COMTI 或 MAO-BI。对于难治性运动波动出现的随机"开-关",即不可预测的"开-关"也可导致步态"冻结",这时用药物调整较为困难,可考虑采取脑深部电刺激,见图 11-3。

从以上 PD 震颤、运动迟缓和姿势不稳步态障碍 3 个治疗流程图,可引发出的思考:3 个流程图是否涵盖了 PD 静止性震颤、运动迟缓、肌强直、姿势反射消失、屈曲姿势、冻结(运动阻滞)6 个主征? 肌强直似乎未列入其中,实际上肌强直与运动迟缓及姿势不稳步态障碍有关联,因此肌强直与运动迟缓及姿势不稳步态障碍的处理有相同之处,可以参考相关流程。

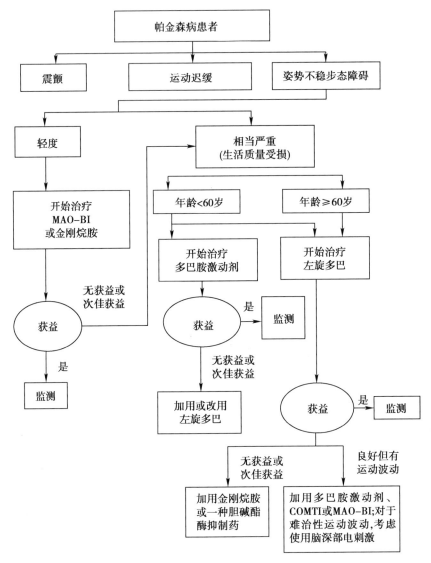

图 11-3　帕金森病姿势不稳步态障碍治疗流程图

（四）冻结步态的发病机制、诊断、分类与治疗

冻结步态是指肢体在活动过程中突然出现短暂的抬不起脚、迈不开步、双脚像被粘在地上一样，通常持续数秒。这一现象在原发性 PD 综合征、继发性 PD 综合征、PD 叠加综合征和遗传性 PD 综合征中均可出现。

冻结步态的病理生理机制尚不明确。可能的发病机制为：基底节功能障碍。基底节在运动起始、运动协调和肌张力调节方面有重要作用，PD 患者由于黑质-纹状体投射束退行性改变，导致基底节之间的多巴胺能联系与反馈的功能障碍，基底节区的胆碱酯酶活性升高，胆碱能神经递质降解加速，可能与这一通路的功能紊乱有关。其他还可能与相应的皮质功能区功能减退以及情绪等因素有关。

关于冻结步态的治疗方案在 3 个流程图中似乎也很难找到，是否可参考姿势不稳步态障碍的治疗？为了寻找冻结步态的治疗靶点，必须了解冻结或冻结步态的分类。根据冻结步态可能的病理生理机制和临床可操作性,本书将冻结步态分成 2 大类、4 亚类。

1. 原发性帕金森综合征(PD)所致的冻结步态　①PD 治疗中出现的冻结步态;②以运动迟缓和肌强直为主的 PD,即仅有类似冻结步态的姿势步态不稳,尚未出现或不明显的 PD 其他表现的冻结步态,也称姿势不稳步态障碍(postural instability gait difficulty,PIGD)。其发病机制与姿势反射障碍、运动迟缓和肌强直有关。因此,可遵循流程图 11-2、图 11-3 寻找治疗靶点进行干预。老年患者常见此类冻结步态,可能与老年人脑内基底节区的胆碱酯酶活性升高有关,加用胆碱酯酶抑制药可能有效。从图 11-3 处理流程中可以看到,≥60 岁 PD 患者推荐使用胆碱酯酶抑制药,可能正是基于此思路。PD 姿势不稳步态障碍(PIGD)可见于以下两种:①经典 PIGD 型,多见于≥60 岁的老年 PD 患者,当长期得不到良好治疗时往往容易出现。由于老年 PD 患者本身就易出现步态障碍,加上往往同时存在认知障碍,因此当启动 LD 治疗时,加上胆碱酯酶抑制药常可获得较佳的疗效。②橄榄体脑桥小脑萎缩(OPCA)帕金森叠加综合征,早期病例在影像学还不支持 OPCA 诊断时,临床表现以姿势不稳步态障碍为特征起病,常被误诊为小脑性共济失调或脊髓小脑性共济失调(SCA)。这类患者神经系统体检时可发现有明显的甚至表现为不对称肌张力铅管样增高,而 SCA 患者则表现为双下肢肌张力折刀样增高,可见剪刀步态。经典 PIGD 型无眼震体征。

2. 非帕金森病所致的冻结步态　①其他运动障碍病中出现的冻结步态;②原发性进展性冻结步态。

(五) 典型病例

1. 病例一

患者,男性,78 岁,行走不稳、易跌倒,伴手脚不自主轻微抖动 2 年,时有有胡言乱语 1 年,经常二便失禁不能自理,言语含糊半年,坐轮椅来专科门诊就诊。

既往史:糖尿病病史。

查体:BP 130/70mmHg,神清、智能减退(简单计算力减退,100－9＝?);面具脸,眼震(－),指鼻试验动作缓慢无分节;右上、下肢肌张力铅管样或齿轮样增高,腱反射低,双侧巴氏征(－)。

诊断:PIGD 型 PD。

鉴别诊断:额颞痴呆? PD 叠加综合征? 阿尔茨海默病?

MRI 检查结果:可见脑萎缩,双侧海马明显萎缩,MTA 分值＞3 分,均未见"十字征",见图 11-4。

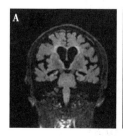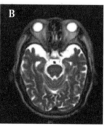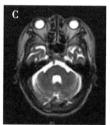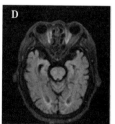

图 11-4　病例一的颅脑 MRI 图像

A 可见双侧海马明显萎缩,MTA 分值＞3 分;B,C 及 D 均未见"十字征"

治疗:多巴丝肼片 125mg t. i. d. ,金刚烷胺 100mg b. i. d. ,利斯的明 3mg b. i. d. ,卡左

双多巴缓释片 1/2 片每晚睡前服。治疗后症状明显改善，行走平稳，可以步行来门诊就诊，生活能自理，还能主动帮助做家务，简单计算力恢复。

分析：本病例系高龄患者，表现为痴呆、行走困难，有不对称性肌张力增高等 PD 典型体征，未接受过抗 PD 治疗。复方 LD 制剂可改善肌张力，增加运动的灵活性；利斯的明属于胆碱酯酶抑制药，除可改善智能外，还有助于改善步态，与此类患者可能存在皮质下基底节区核团胆碱酯酶活跃，乙酰胆碱降解速度加快而导致步态不稳和智能低下具有针对性。

2. 病例二

患者，男性，58 岁，因头晕伴头部沉重感、行走不稳半年，于 2015 年 07 月 27 日专科首诊。既往在外院查胸片未见明显异常，2015 年 5 月 15 日颅脑 MRI 示腔隙性脑梗死、轻度脑萎缩（图 11-5）。门诊拟"后循环缺血"收住入院。

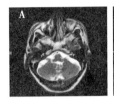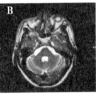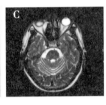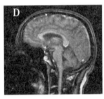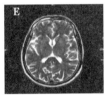

图 11-5　病例二的颅脑 MRI 图像（2015 年 5 月 15 日）

A、B、C 未见"十字征"，D 见小脑萎缩不明显，E 见右壳核间隙稍有扩大

查体：BP 140/86mmHg，意识清楚，智能无明显减退；双瞳孔等大等圆，对光反应灵敏，水平眼震（－），伸舌居中；四肢肌张力增高，以左侧为著，呈铅管样肌张力增高，肌力 5 级，双指鼻试验不稳，无分节；双跟膝胫试验尚准，但动作缓慢，不能直线行走，闭目难立征阴性，浅、深感觉无异常，四肢腱反射对称存在，病理征未引出。

基因检测：TAXN3 基因 10 号外显子的 $(CAG)_n$ 重复次数小于 44 次，未发现异常，排除脊髓小脑共济失调（SCA）。

诊断：PIGD 型 PD 可能。

治疗：多巴丝肼片 125mg b.i.d.，金刚烷胺 100mg b.i.d.，用药后症状明显得到控制。治疗 1 年后病情加重，行走不稳，经调整抗 PD 药物后一度有改善，但不到 2 个月病情再次加重；神经系统体检：四肢肌张力铅管样增高，以左侧为著，水平眼震（＋），双手指鼻试验笨拙，跟膝胫试验不稳，病理征无引出。予调整抗 PD 药物，2016 年 12 月 6 日再次复查颅脑 MRI，可见小脑脑干萎缩明显，脑干"十字"征阳性，见图 11-6。该病例最终诊断为 OPCA 帕金森叠加综合征。

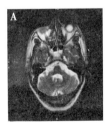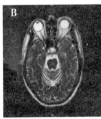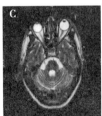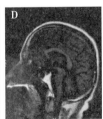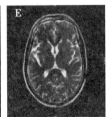

图 11-6　病例二颅脑 MRI 图像（2016 年 12 月 6 日）

A、B、C 见明显"十字征"；D 见小脑萎缩明显；E 见右侧壳核间隙明显扩大

分析:该患者临床表现为行走不稳,肌张力增高,以左侧为著;第二次入院检查水平眼震(+),指鼻试验与跟膝胫试验明显笨拙;第二次颅脑 MRI 平扫(图 11-6)可见脑干小脑萎缩明显,并可见脑干"十字征";此外还可见右侧壳核间隙增宽(图 11-6 E)。该 OPCA 病例为 MSA-C 型,同时兼有 MSA-P 型的特点,抗 PD 药物治疗有一定效果。

(六) 治疗时机与药物选择

1. **何时启动治疗** PD 诊断一旦确立,应该尽早开始药物治疗还是尽可能等到患者出现功能损害时才开始治疗?专家认为,如果已知某种药物对延缓 PD 进展有益,就应该尽早使用,当然需要具备近期及远期的耐受性和安全性。长期以来,人们开展了许多研究,试图证明某一种药物干预措施对延缓疾病进展有明确疗效。

2002 年完成的 TEMPO 研究结果显示,MAO-BI 中的司来吉兰对早期 PD 患者表现出持续的临床获益。该研究设计"延迟启动"试验,患者要么从试验开始就接受有效的药物治疗(早期治疗),要么延迟 6 个月才开始治疗(延迟治疗)。在接下来的 6 个月试验中,延迟治疗的患者症状有所改善,但是其改善程度不如那些早治疗的患者。Rascol 等(2011 年)报道的 ADAGIO 研究,是关于雷沙吉兰的延迟启动试验,早期治疗组雷沙吉兰(1~2mg/d)治疗 12 个月,延迟治疗组(延迟 6 个月)雷沙吉兰(2mg/d)治疗 6 个月,比较两组 UPDRS 日常生活能力与运动检查评分的差异,结果显示早期治疗优于延迟治疗,其差异有统计学意义。

Schapira 等(2013 年)发表 PROUD 研究结果,是关于普拉克索治疗早期 PD 的延迟启动试验。在临床观察和影像学检查指标方面,几乎没有证据显示普拉克索早期治疗连续服药 15 个月和延迟 6~9 个月服药这两种方案的终点存在差异;但是,在 9 个月前早期治疗患者的 UPDRS 日常生活能力与运动检查评分明显优于延迟治疗的患者。该研究终点并不支持普拉克索对 PD 有治疗修饰作用的假设。

以上研究试图证明多巴胺能药物早期治疗可能具有治疗修饰作用,尽管有的未能得到阳性结果,但都显示出早期治疗能明显地降低致残作用。因此,有观点认为"早期使用更强或更大剂量的药物进行治疗可能会使患者长期受益"。ELLDOPA 试验结果也支持了该观点,早期使用 LD 即使随后在经过两周的药物洗脱期后,UPDRS Ⅲ运动评分仍然处于优势,并且服用大剂量 LD 的患者优于低剂量的患者。诸多临床研究表明,PD 患者在疾病早期已经存在生活质量下降(>60 岁发病者尤其如此),延迟治疗可能使患者的生活质量长期得不到改善;早期治疗可显著改善患者运动症状并可能长期持续受益,改善生活质量。有学者推测这种受益的原因可能是,早期给予多巴胺能支持,可以避免缺乏 DA 的基底神经节通过代偿性反应维持运动功能,从而避免有害代偿机制的发生,促使基底节恢复正常的环路功能。

当思考任何一种症状性治疗的最佳时间时,我们需要考量药物在 PD 早期治疗中可能会出现的副作用,也需要考量中、长期治疗可能出现的运动波动和异动症,这些副作用是否会抵消或超过运动症状的获益。对轻症患者治疗获益与副作用的权衡,也是一项值得慎重评估的工作。

2. **什么药物更适合作为起始治疗的一线用药** 一旦决定开始症状性治疗,必须针对个体患者选择最佳治疗方案。重要的是能够参考那些经 RCT 研究和循证推荐的治疗策略。在理想的情况下,任何一种药物治疗都应该考虑临床有效、使用方便、长期和短期用药的安全性以及患者经济负担等因素。以下参考 Connolly 等推荐意见,结合中国药品市场价格,将常用的抗 PD 药物的品种、疗效、推荐级别、适应证、不良反应和费用作一比较,疗效比较由强到弱的顺序为:LD 制剂＞DA 受体激动药＞MAO-BI、COMTI(辅助用药)＞抗胆碱能药物(包括金刚烷胺),见表 11-3。

表 11-3　常见帕金森病治疗药物的比较

药物	疗效[a]	推荐水平[b] 单药治疗	推荐水平[b] 辅助治疗	适应证	不良反应	费用
左旋多巴-卡比多巴	1	A	A	各种运动症状	恶心、直立性低血压、运动障碍及幻觉	中
左旋多巴-苄丝肼	1	A	A	各种运动症状	与左旋多巴-卡比多巴相同	中
普拉克索	2	A	A	各种运动症状	恶心、直立性低血压、幻觉、ICD、水肿和睡意增多(包括睡眠发作)	高
罗匹尼罗	2	A	A	各种运动症状	同普拉克索	高
罗替高汀	2	A	A	各种运动症状	同普拉克索	高
司来吉兰	3	A	U	早期、轻度症状	兴奋作用、头晕、头痛、意识错乱及左旋多巴不良反应加重	中
雷沙吉兰	3	A	A	早期、轻度症状	头痛、关节痛、消化不良、抑郁、流感样综合征、左旋多巴不良反应加重,以及便秘	高
恩他卡朋	3		A	运动波动	尿色加深,左旋多巴不良反应加重	高
金刚烷胺	4	U	C	步态障碍和异动症	幻觉、意识错乱、视物模糊、踝部水肿、网状青斑、恶心、口干、便秘	低
苯海索	4	U	U	震颤	幻觉、认知损害、恶心、口干、视物模糊、尿潴留和便秘	低

注:[a] 疗效评分.1(疗效最佳)～5(疗效最小);

　　[b] 推荐水平.A 确定有效;B 很可能有效;C 可能有效;U 数据不充分或存在矛盾。

以下为几种常见的起始用药选择及与辅助治疗药物的配伍:①起始 MAO-BI ＋金刚烷胺;②起始小剂量 LD 制剂(≤300mg/d)＋ DA 受体激动药;③起始 MAO-BI ＋ DA 受体激动药;④起始小剂量 LD 制剂(≤300mg/d)＋ COMTI;⑤起始小剂量 LD 制剂(≤300mg/d)。前 3 个方案适合于＜60 岁起病的患者;后两个方案适合于≥60 岁起病的患者。可以参考 PD 治疗流程图(图 11-2、图 11-3 和图 11-4),必要时采用三联或四联治疗药物组合。

3. 何时开始使用 LD 制剂　①早期 PD 病例若不影响日常生活和工作,甚至外在的"PD 体征"尚未出现,仅在专科医师仔细检查时才能确定,可以考虑暂不使用药物治疗。②已出现"PD 体征",但未明显影响患者日常生活和工作,可选用 MAO-BI 或 DA 受体激动药加用金刚烷胺。③当 PD 明显影响患者日常生活和工作时,可单用或加用 LD 制剂;但是,单用 LD 制剂的疗效往往不如 LD 制剂加用金刚烷胺。

以上 3 个重要的问题值得神经病学药师深入思考。尽管有各种各样的指南、治疗流程可供参考,不同资历的药师也有不同的认识与理解,但是有关的治疗原则是一致的、是达成基本共识的基础,重要的是如何针对不同的患者采取合适的个体化治疗方案作出决策。

（七）有关治疗药物的思考

1. 左旋多巴（LD）　LD 用于治疗 PD 已有很长的历史,其改善症状效果显著,迄今仍然是治疗 PD 的"金标准"。像其他多巴胺能药物一样,LD 也会引起外周和中枢不良反应,但 LD 通常要比其他多巴胺能药物（如 DA 受体激动药）具有更好的耐受性。LD 的主要缺点是长期使用会导致运动并发症。在预防运动并发症方面,LD 缓释制剂与常规标准制剂相比并没有令人信服的临床优势。Connolly 等（2014 年）在一篇综述中写道,许多人错误地认为 LD 会在 5 年后失去疗效或该药对 DA 神经元有毒性,这些顾虑以及对运动并发症（尤其是异动症）的畏惧,常常会引起一种"LD 恐惧症"。然而,LD 引起的异动症一般是轻微的,且治疗常能获得成功,但是仍然有许多医生不愿意早期开始 LD 治疗,为了所谓"保护"剩余的神经元免受"潜在毒性"的损害,他们尽可能推迟 LD 的使用。实际上,那些过分延迟使用 LD 的 PD 患者与适时、适度开始 LD 治疗的患者相比,前者致残率明显升高。在需要充分控制运动症状时,却因"恐惧"而推迟 LD 治疗,显然不符合良好的临床实践规范。

2. MAO-B 抑制药（MAO-BI）　早期 PD 出现轻度症状时,可选择 MAO-BI 作为一线治疗药物。MAO-BI 改善 PD 症状相对温和,且通常耐受性良好。食物和本类药物的相互作用（如酪胺奶酪效应,5-羟色胺综合征）很少见。TEMPO 延迟启动试验和 ADAGIO 延迟启动试验均提示雷沙吉兰可能具有修饰治疗作用。如何判断患者的 DA 神经元突触间隙 MAO-B 的活性及其对多巴胺能药物疗效的影响,是临床值得思考和研究的问题。

3. DA 受体激动药　DA 受体激动药可以改善早期 PD 症状,相对于 LD 更少引起运动并发症,至少在第 1 年的随访中是这种情况。非麦角碱类药物优于麦角碱类衍生物。关于麦角碱类的纤维化不良反应,以及一些 DA 受体激动药可能引起心脏瓣膜限制性改变的风险需要引起高度警惕。经过多年的辩论,PD 患者早期治疗最具争议的问题仍然是 DA 受体激动药和 LD 应该首先选择哪一种药物治疗。DA 受体激动药的缺点是疗效不如 LD（这种差异的临床相关性仍有争议）以及会引起更多的不良反应,如白天嗜睡、腿部水肿、幻觉和冲动控制障碍等。此外,DA 受体激动药长期使用在预防运动并发症方面的获益仍有疑问,而且在改善 PD 患者其他相关问题如姿势不稳和步态障碍、痴呆及降低死亡率等方面的长期获益未能超越 LD。

4. 抗胆碱能药和金刚烷胺　它们都能够适度改善 PD 症状,并且价格相对低廉,这对于经济承受能力较差的患者坚持治疗具有重要意义。部分病例往往无法停用金刚烷胺,一旦停用会出现症状倒退、疲乏无力、喜欢卧床,也要注意这些药物的副作用特别是抗胆碱能药物的不良反应。总的来说,早期 PD 优选哪一种治疗方案不能一概而论。在这个阶段,没有哪一种推荐方案被认为是通用的。对于不同的个体患者来说,重要的是在制订药物治疗方案时要综合考虑患者的病情、年龄、合并症（包括认知功能）、服药感受,以及职业和经济状况等问题。对于轻症患者,可以考虑选用 MAO-BI,基于其使用的简单性和良好的耐受性。如果症状较严重需要更"强有力的"药物时,可以考虑选用 LD 和 DA 受体激动药。

Holloway 等（2004 年）在普拉克索临床试验中发现,原先两年的疗效差别是支持 LD 治疗的,但是在 4 年随访后这种差别已经没有意义了,几乎所有的患者在几年后都需要服用

LD。值得注意的是,长期使用DA受体激动药单药治疗可能会增加致残风险,导致一些患者社交退缩和职业前景黯淡。此外,在初始几个月乃至随后几年的治疗中,要根据患者的病情适时调整DA受体激动药的剂量。当单用DA受体激动药仍然是治疗的选择时,要根据患者的耐受程度用足剂量,必要时添加LD。通常年轻(≤60岁)PD患者运动并发症的发生风险相对较高,起始治疗可选用DA受体激动药并监测其潜在的不良反应。随着疾病的进展,当DA受体激动药的疗效减弱并且需要添加药物时,LD应该作为二线用药予以加入。对于老年(≥65岁)PD患者,起始治疗通常选择LD,该群体发生运动并发症的风险较低,但发生精神异常的风险较高,应注意加强监测。目前口服DA受体激动药改善症状的效果都不如LD制剂,所以经过数个月至数年后,几乎所有的患者都需要服用小剂量LD维持充分的症状控制。此时,患者应接受DA受体激动药和LD联合治疗,而不是改换成LD单药治疗。Rascol等(2006年)针对罗匹尼罗与LD的5年对比研究,将早期病例分成罗匹尼罗单药组与LD单药组进行比较,结果显示早期罗匹尼罗单药治疗可减少或延迟异动症的发生,但是这一优势在联合LD治疗后消失。3年后罗匹尼罗组加用LD同时LD组也增加LD剂量,试验结束时两组异动症的发生风险相同,没有证据表明罗匹尼罗具有持续预防异动症的作用。

从药动学和药效学角度来看,我们讨论不同的治疗方案都是为了实现更连续的DA受体刺激,包括使用LD缓(控)释制剂(可以延缓药物的释放,降低峰值血药浓度并有长效作用)、长半衰期的DA受体激动药以及主要作用于外周的COMTI(如恩他卡朋能减少LD的代谢,提高其LD生物利用度且不增加峰浓度)。

(八) 小结

综上所述,早期PD治疗的关键在于针对每一个特定的患者,医生要基于患者的病情及其治疗感受,综合多方面的因素加以考量之后才能启动治疗。坚持基于证据的观点,结合临床治疗的体验,帮助我们作出最佳的药物治疗选择是一项艰巨的任务,因为要获得适当的数据并分析得出明确的结论很不容易。所以,专业团队像Cochrane和运动障碍协会询证医学小组分析临床试验数据的工作很有价值。有了这些知识,医生的任务就是权衡各种治疗策略的利弊以及考虑患者的体验和需求,作出正确的选择。当患者找医生诊疗时,制订药物治疗方案,首选哪类药物则要根据患者的年龄、病情、诊断、H-Y分期、UPDRS评分、震颤型还是肌强直型、是否有姿势不稳步态障碍、是否合并基础病、有无与PD相关的合并症(如睡眠障碍)及以往的治疗及用药经历,甚至还要考虑患者的经济承受能力以及有否与其职业相关的特殊需求,然后确定选择单药治疗或是联合用药,这可是一个相当复杂的“程序”。

以上这些“程序”中,各种因素的相对重要性也存在明显差异,包括不同的患者、不同的医生、不同的地区和不同的国家。例如,在经济欠发达和社会保障体系不健全的地区,与PD治疗相关的理论假说如“持续多巴胺刺激”以及对于长期治疗后发生运动并发症的担忧,实际上可能已经不是至关重要的因素了。最经济和有效的治疗才能赢得更多患者的依从性和坚持治疗,这也是最适宜的选择。治疗PD的专科医师要遵循循证医学和个体化治疗原则,努力追求最佳疗效,通过仔细观察和随访,善于从每一位患者身上发现有价值的治疗体验,综合分析评估后,再作出优化更合适的治疗方案决策。在经济发达的国家和地区,有更多的空间去关注创新药品长期治疗的获益以及PD治疗的理论探索。

近年来,关于 PD 患者如何启动 LD 治疗这一问题,逐渐从大规模的临床试验及循证医学研究中达成了共识。对于早期 PD 病例,LD≤400mg/d 可推迟运动并发症的发生;随着病程的进展和症状的加重,适时增加 LD 剂量不仅可以改善运动功能和生活自理能力评分,还具有治疗修饰作用。PD 患者出现运动并发症的危险因素除了与 LD 日剂量过高有关外,还与 PD 的病程长短有关,即病程足够长就容易发生 LD 诱导的运动并发症,而与服用 LD 时间长短无关。因此,以往认为"推迟使用 LD 的时间就能推迟运动并发症的发生时间"的观点必须予以更正。建议专科医师在临床实践中伴随着患者做进一步的跟踪和随访,监测患者因素、药物因素和环境因素的变化,监测 PD 的发生和发展历程中运动并发症和非运动并发症的发生原因、表现类型、症状和风险程度。专科医师有责任针对不同的患者制订适宜的个体化药物治疗方案。

第五节　晚期帕金森病运动并发症的治疗

PD 患者接受 LD 制剂及其他多巴胺能药物(包括 DA 受体激动药、MAO-BI 等)治疗后,一般能够持续有效地控制 PD 运动症状长达数年之久。但随着疾病的进展以及 LD 治疗需求量的增加,绝大多数患者会出现各种各样的问题,包括临床获益减少、出现运动波动及一系列运动并发症和非运动并发症,临床称为晚期 PD。晚期 PD 患者在药物起效时基本能够达到一般的运动功能状态,药效消失又重现 PD 症状,有时甚至症状突然加重,出现肌强直、震颤、运动不能,持续数分钟至 1 小时后可缓解,并且有的是不可预期的,一日之内可反复迅速交替出现多次,变化速度之快如同电源开关一样,临床上形象地称之为"开关现象"。这些运动并发症根据对药物治疗的反应,可以分为药物有反应性运动并发症和药物无反应性运动并发症。药物有反应性运动并发症包括运动波动和异动症(表 11-4)。药物无反应性运动并发症包括言语障碍、吞咽障碍、流涎、冻结步态、姿势不稳、步态障碍及药物抵抗性震颤。Jankovic 等(2005 年)研究发现运动并发症的发生类型与 PD 的发病年龄有关(表 11-5)。

表 11-4　左旋多巴有反应性运动并发症及其表现类型

并发症表现类型
运动波动
可预测的剂末现象/剂末恶化
不可预测的随机或突然的"关"
延迟"开"或部分"开"或"剂量失效"
剂始或剂末恶化
"开-关"现象
异动症
剂峰异动症
谷时异动症
双相异动症(剂始和剂末异动症)
"关"期和剂末肌张力障碍
肌痉挛

表 11-5　帕金森病发病年龄及其临床表现特征的比较

症候*	年轻发病/% n＝88	老年发病/% n＝110	P
震颤	59.1	65.5	NS
运动迟缓	10.2	14.5	NS
肌强直	18.2	8.2	NS
姿势不稳	3.4	13.6	0.013
步态障碍	14.8	28.2	0.026
剂末现象	73.8	36.8	0.000 01
剂末肌张力障碍	25.8	5.3	0.000 3
LD 诱导的异动症	69.2	41.1	0.000 7

注：* 指与 LD 相关的运动并发症；年轻，20～40 岁；老年，≥60 岁。

一、药物有反应性运动并发症

(一) 运动波动

1. 可预测的运动波动——剂末现象

(1)临床表现：尽管 LD 的半衰期只有 60～90 分钟，但是在帕金森病早期，单一剂量 LD 的临床疗效可持续数小时。大多数患者服药数年后出现可预测的每次用药的有效作用时间缩短或症状加重，这种情况称为剂末现象或剂末恶化。其最早的表现形式为"早晨运动不能"，因为每日服药间隔时间最长的往往是前一天晚上到隔天早上。另外，如果患者白天忘记服用或延迟服用 LD 制剂，PD 症状得不到控制时，可能会更加在意对 LD 药效的依赖，往往开始自作主张将服药间隔时间缩短到不足 4 小时。此时，患者会感受到药物治疗获益减少，或服药后运动功能改善的持续时间进一步缩短。

(2)机制：可能由于伴随着 PD 病情的进展，多巴胺能神经元突触前膜功能逐渐损耗，DA 的合成、储存和释放能力进一步退化，而其他含有芳香族脱羧酶的细胞(如 5-羟色胺能细胞和内皮细胞)的 DA 代谢功能有限且缺乏 DA 储存能力，并且由外来 LD 转化而成的 DA 不规律地进入突触间隙，引起运动波动或异动症。此外，也可能与突触后膜的退化机制有关。

(3)治疗：剂末现象药物治疗思路可参考图 11-7。

1)缩短 LD 给药时间间隔、增加给药剂量或改用长效剂型。如果只是轻度的剂末恶化或剂末现象，可以先通过缩短 LD 给药间隔时间，也就是增加给药频率予以处理；如果患者没有出现异动症并且"关"期占主导地位，可以适当增加 LD 给药剂量。但是，对于晚期 PD 病例，增加 LD 剂量只会延长"开"期持续时间，并不能提高"开"期质量。长效 LD 制剂如缓(控)释剂型可能会延长"开"期持续时间，然而有双盲 RCT 显示 LD 长效制剂与标准剂型在缩短"关"期持续时间上并没有明显差别。而且，LD 长效制剂口服后在胃肠道容易受食物的影响，吸收不稳定，生物利用度可能比标准制剂低 20%～30%，患者通常需要更高的每日总剂量，这样会增加异动症的风险，高龄患者还可能出现幻觉和精神行为异常。临床习惯将

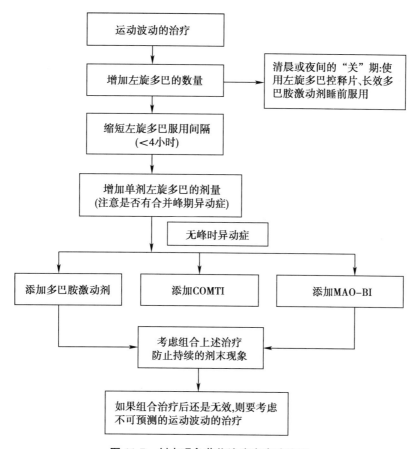

图 11-7　剂末现象药物治疗方案路线图

LD 缓释制剂于晚上睡前服用,可以减轻夜间和清晨"关"期的症状,又能避免夜间服药而有利于患者睡眠。

2)添加 COMTI。恩他卡朋和托卡朋属于 COMTI,与 LD 制剂同时使用可以减少 LD 的代谢,使 LD 生物利用度增加,并增加了脑内可利用的 LD 总量。

临床试验已经证明,恩他卡朋与 LD 合用可以使"开"的时间延长,"关"的时间缩短,UPDRS 评分明显改善。COMTI 早期的副作用包括"开"期异动症延长。为此,加用恩他卡朋的同时,适当减少 LD 剂量(一般减少 20%)可以改善异动症,并注意是否改善 UPDRS 评分,通常这种方案在改善异动症的同时可以获得 UPDRS 分值的改善。恩他卡朋后期的副作用包括腹部疼痛和服药几周后出现严重的暴发性腹泻,应引起注意,这可能会导致 5% 的患者停药。托卡朋会引起转氨酶升高,故限于其他治疗方法无效的情况下使用,并要求进行肝酶监测。

美国神经病学学会推荐恩他卡朋作为减少"关"期的药物(A 级推荐),EFNS/MDS-ES《帕金森病治疗指南(2013 年版)》认为恩他卡朋预防运动波动临床有效(A 级推荐)。目前,已经有市售 LD/卡比多巴/恩他卡朋复方制剂供临床使用。

3)添加 MAO-BI。司来吉兰(5~10mg/d)可用于剂末现象的治疗,但是对严重的、致残性的"开-关"波动无效,主要的副作用如恶心、头晕、头痛、直立性低血压、幻觉和异动症,与 DA 水平升高有关,减少 LD 剂量可以改善这些症状。雷沙吉兰是新开发的一种不可逆

MAO-BI,作用比司来吉兰强,可缩短每日总"关"期时间而有改善清晨运动不能的潜在优势,可能是因为它作用时间更长。雷沙吉兰与司来吉兰具有相似的副作用。美国神经病学学会将雷沙吉兰列为减少"关"期的药物(A级推荐),司来吉兰为C级推荐。

4)添加DA受体激动药。在临床使用的如溴隐亭、罗匹尼罗、普拉克索和卡麦角林等DA受体激动药与LD联用时,能缩短"关"期时间和延长"开"期时间。DA受体激动药常见的副作用包括恶心、直立性低血压、嗜睡、幻觉和水肿,其他罕见的副作用有冲动控制障碍,例如病理性赌博、强迫性购物和性欲亢进。美国神经病学学会推荐普拉克索和罗匹尼罗用于治疗剂末现象(B级推荐)。此外,罗替戈汀透皮贴剂相对于口服制剂具有额外的优势。

5)关于LD用药问题。晚期PD患者出现可预测的剂末现象往往对增加LD服用次数或给药剂量反应良好,关键是不要畏惧使用LD。以往曾经由于担心使用LD会诱导运动并发症,医生处方时,习惯对早期患者"害怕"使用和尽量避免使用或谨小慎微地小剂量使用,乃至面对有的晚期患者一天中有数小时处在"关"期的痛苦之中,还不敢使用或不敢改变LD的常规剂量与用法。现在,我们已经知道早期PD每日服用小剂量LD(<400mg/d)可以明显减少运动并发症,但对于晚期PD病例需要建立新的临床思维模式,需要合适的个性化LD剂量、用法以及和其他适宜的药物联合使用,以寻求最佳治疗效果。所以,医生要练就本领,善于预测和识别运动波动、异动症等运动并发症以及非运动并发症,并尽可能在这些风险的规避和提升患者的生活质量之间建立起一种平衡,这始终是专科医师职业生涯中追寻的目标。

2. 不可预测的运动波动 不可预测的、突然的"关"和"开-关"导致的运动波动。

(1)临床表现:患者可以很快出现剂末现象,表现为随机性和不可预测性,与LD服药时间无关,这种现象称为"不可预测的关"。如果患者突然出现"关"期,不能活动超过数秒后又恢复,称为突然的"关"。患者经历可预测或不可预测地从能活动的"开"转变为不能活动的"关",称为"开-关"现象。晚期PD患者可能出现"溜溜球"效应,快速地、不可预测地和重复地从异动的"开"转变为"关",然后又转变为"开"。

(2)机制:不可预测的运动波动是伴随着疾病进展出现的。这些问题是由于中枢多巴胺能神经元突触前膜功能的持续丢失,以及纹状体中型多棘神经元的改变与基底神经节环路内的神经递质活性改变的共同结果。外周LD药动学因素导致LD在小肠吸收及透过血脑屏障的改变也可能存在一定的影响。另外,PD患者经常抱怨在公众社交场合发生焦虑时会出现突然的"关",这提示皮质会影响基底神经节运动环路的功能运作。

(3)治疗:不可预测的运动波动药物治疗思路可参考图11-8。

1)添加口服多巴胺能药物:由于不可预测的"开-关"波动的出现与LD的服用时间或服用剂量并没有关联,患者经常会合并相关的"开"期舞蹈样异动症,所以增加LD剂量会加剧不自主运动。添加DA受体激动药是一个不错的选择,因为这样可以减少LD的用量。长效DA受体激动药普拉克索及其控释制剂可能是有效的选择。临床研究表明,使用大于正常推荐剂量的DA受体激动药对于减轻运动波动是有效的,例如罗匹尼罗(平均剂量34mg/d,Cristina等,2003年);卡麦角林(6.4mg/d,Odin等,2006年),在所有试验中,LD的剂量都显著减少。DA受体激动药最常见的副作用是幻觉,往往导致治疗方案调整失败。添加恩他卡朋治疗不可预测的突然"关"的效果不如其治疗可预测的剂末现象。

2)LD口服液体/速溶性剂型:相对于LD传统剂型,LD口服液体/速溶性剂型的吸收更

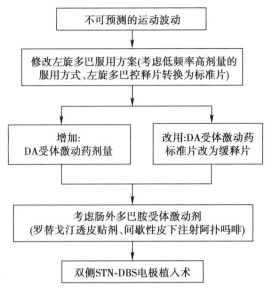

图 11-8 不可预测的运动波动药物治疗方案路线图

加快速和可靠。这种剂型可能对快速逆转"关"期有帮助。现有的剂型包括 LD/苄丝肼分散片,LD 甲酯、LD 乙酯、LD/卡比多巴口腔崩解片。虽然这些剂型的吸收比传统 LD 片剂更稳定,但是其作用时间可能会缩短 1～1.5 小时。因此,在临床试践中,仅仅在帮助治疗"关"期时或更经常是在药剂无效时或在清晨需要快速地转变到"开"时,间歇地给予上述剂型是有帮助的。患者可以将 LD 口服固体剂型研粉后和碳酸饮料一起服用。这样可能使其在治疗"关"期时更快速地起效。对于复杂的运动波动和致残的异动症患者,需要频繁服用小剂量药物来控制症状,可以服用 LD 液体剂型。但液体剂型不方便携带,患者和家属常常会放弃这种方案。"肠多巴"仅在有"开-关"波动的晚期 PD 患者进行过的小范围开放式试验。这些试验证明 LD 肠内给药对改善每日"关"期症状是有效的,同时可以减少运动并发症。例如 LD 甲酯、LD/卡比多巴复合凝胶(Duodopa)已经研发成功。晚期 PD 患者持续注入 Duodopa,在没有增加异动症的情况下,可以改善"关"期症状。这种治疗方法需要胃造口术并且在十二指肠置管,以及需要特殊注射泵,其花费、技术和机械等问题都不可能普及使用。但是,对于那些存在致残性的运动波动并且不适合功能性神经外科手术(DBS)的 PD 患者,这种治疗方法是一种潜在的选择。这种治疗方法提供更持续的多巴胺能刺激以及其缩短口服 LD 间隔时间的效果,可能对减少异动症也有帮助。

3)肠外多巴胺受体激动药:可供注射的 D_1/D_2 受体激动药阿扑吗啡(apomorphine)在欧洲已经使用很多年,用于治疗"开-关"运动波动,特别是作为"关"期和突然或不可预测的"关"的补救治疗。由于阿扑吗啡的催吐作用,在治疗前的 2～3 天和持续治疗时需要口服止吐药(多潘立酮 20mg 每日 3 次或盐酸曲美苄胺 300mg 每日 3 次)。一些患者可以在几周后停止服用止吐药。皮下注射一剂阿扑吗啡可以在 5～15 分钟内缓解 PD 症状长达 60～90 分钟,所以阿扑吗啡被用作"关"期残疾的"救援"。阿扑吗啡可以间歇皮下注射(每次注射 2～8mg,平均总剂量约 100mg/d)或 10～24 小时不等进行一次输注(20～160mg)。阿扑吗啡的抗 PD 作用和 LD 是相等的。长期使用阿扑吗啡不会导致获益减少。对于存在频繁的

"关"并且需要每日多次注射给药的患者,使用注射泵持续皮下注入阿扑吗啡不仅能显著地缩短"关"期时间,而且可减少"开"期异动症。这种异动症的减少可能部分只是因为其同时减少了 LD 的剂量。阿扑吗啡最主要的副作用是形成皮肤结节,处理方法包括确保严格的无菌技术和更换注射部位;或将阿扑吗啡按 1∶1 与生理盐水混合、按摩或局部皮肤超声。神经精神方面的副作用不如 DA 受体激动药常见,但是大剂量时也会引起幻觉和精神混乱。罗替戈汀透皮贴剂相对于口服制剂有额外的优势,每日 1 贴可以持续释放药物,避免首关效应,保持稳态血药水平,避免了对 DA 受体的脉冲式刺激,延缓神经元的变性;同时减少口服药物治疗的突然"中断"状态,减少服用 LD 等药物易引起的运动波动、开关现象等;还可以增加患者的依从性和照护者的方便性。

3. 左旋多巴剂量失效"无开启",延迟或部分的"开"

(1)临床表现:PD 患者可能会出现药效的延迟(称为延迟的"开")或一剂 LD 没有效果(称为"剂量失效"或"无开启")。最常出现的时间包括每日的第一次服药后或餐后。

(2)机制:这些问题的出现可能是由于 LD 在小肠中的吸收受影响或透过血脑屏障时受阻,因为在食物蛋白中发现了与 LD 竞争的中性氨基酸。LD 在小肠中的吸收也可能受食物本身引起胃排空延迟的影响。PD 患者的胃排空不稳定和速度变慢,是因为疾病的潜在影响以及多巴胺能和抗胆碱药物的继发影响。此外,便秘引起的肠胃反射也会导致胃排空延迟。Djaldetti 等(1996 年)已经证明较慢的胃排空速度与运动波动的发生有关联。

(3)治疗:同不可预测的运动波动治疗方案(见图 11-7),并可增加以下措施①改变膳食蛋白质摄入时间:即在 LD 服用 1 小时后再摄入蛋白质可能会改善运动波动。许多学者不主张减少蛋白质食物,以免引起患者体能或免疫力下降,长期蛋白质摄入不足还可能影响抗PD 药物的疗效。②空腹服用 LD:开始时建议患者 LD 和食物一起服用是为了防止恶心的发生,但是随着时间的推移这种需求慢慢减弱。因此,建议患者空腹服用 LD 将会改善吸收和减少剂量失效。③加快胃排空:减少和停用抗胆碱类药物可能对提高胃排空能力有帮助,从而改善 LD 的吸收。另外,治疗便秘可能也会有帮助。④治疗幽门螺杆菌感染:最近的一项研究表明幽门螺杆菌感染在改变 LD 的吸收和引起运动波动中扮演重要角色。根治幽门螺杆菌可以改善 LD 的药动学和临床疗效。⑤口服速溶性 LD 制剂:快速溶解和更快吸收的 LD 制剂可能可以改善剂量失效。⑥注射阿扑吗啡:当出现延迟"开"或"剂量失效"时,皮下注射阿扑吗啡能够切换到"开"。

4. 剂始恶化,剂末反弹　在服用起始剂量时,一些患者会出现短暂的症状,经常表现为震颤加重("剂始恶化")。在剂末剂量时,患者可能会出现症状加重或反弹("剂末反弹")。在一些病例中,"关"的状态可能比未治疗的状态或在长时间停药后的状态更糟糕(称为"超级-关")。

5. "开"期状态　服用左旋多巴一般来说,PD 患者在早晨对药物的反应通常会更好,然后在一天中逐渐变差。然而,出现运动波动的晚期 PD 患者偶尔有抱怨每日服用第一剂药的效果很差,有的患者需要加大剂量来"启动疗效";或如果患者症状严重,出现"超级-关"现象,这时常规剂量的 LD 不能够使其切换到"开"的状态。有一些患者晨起时服用首剂 LD 后出现激烈颤搐,数分钟后缓解,此后的服药都很平稳,且疗效较佳。这可以归为"剂始恶化",此时是严重异动症的表现,并非 PD 的震颤加重,一旦开启后在一天的剩余时间里疗效逐渐改善,这可能解释为"剂始恶化"后的多巴胺能神经元突触后膜的部分去极化状态。

6. 不可预测的运动并发症的处理方法

(1)高频次低剂量与低频次高剂量给药有时可以互换:有时让临床医师感到困惑的是,个别晚期 PD 患者无论摄入哪一种多巴胺能药物,甚至只稍微增加一点点的多巴胺能刺激就会难以耐受。因为增加多巴胺能药物会引起这些患者致残性异动症的加重或会出现行为和精神异常。在这个阶段,患者对间歇性口服药物的反应变得脆弱和不可预测。我们常常会使用较小剂量的多巴胺能药物,试图解决药物作用时间缩短的问题以避免加重异动症,但有时反而会导致更加不可预测的反应,并且出现"剂量失效"现象。实际上,这时候患者可能对 LD 的反应存在"全或无"效应,需要给予一个阈值水平的多巴胺能刺激。小剂量的 LD 可能不足以达到这个阈值水平。对于这样出现复杂而不可预测的运动波动患者,可以尝试减少用药次数、增加单次剂量,采用这种方法常常会使药物治疗回归到更加可预测的反应模式。如果原先已是低频次高剂量给药,也可尝试转换成高频次低剂量,但剂量不宜过低。

(2)为患者及其家属提供有关运动波动知识的宣教:告知患者及其家属更换药物可能需要一段时间(有的需要几周而不是几天)才能见效。让患者理解更换药物治疗方案的原因、可能的利弊和所需要的时间过程以配合遵从医嘱,并教会应急措施,告知出现特殊情况要及时咨询或就诊。特别要注意当停用司来吉兰或抗胆碱类药物时可能出现的症状反弹,例如震颤。建立病历档案至关重要,只有做好详细的过程记录,便于前后给药方案的分析比较,才能更好地有的放矢地调整治疗方案。建议指导患者做好居家用药日记很有意义。

(二) 异动症

1. 临床表现　异动症常表现为躯干、肢体的不自主的或舞蹈样动作、颤搐、肌张力障碍和肌阵挛。四肢舞蹈样动作最常见,四肢肌张力障碍的强迫姿势和头颈部肌张力障碍也较容易识别;有的在行走时或无意时出现不自主的手抓握及坐位时手脚不时地"摆姿势"则可能容易被忽略。不少患者就诊时往往会"克制"这些"小动作",医师应留意用余光去观察。

异动症主要有以下 3 种类型:①峰时异动症,发生在 LD 反应最好的时候("开"期),也称"峰期异动症"。②谷时异动症,发生在 LD 浓度水平较低时(剂末的"关"期),以双下肢肌张力障碍为主。例如清晨剂末肌张力障碍的患者,常表现较固定的姿势并且多伴随肢体疼痛,称之为"清晨肌张力障碍"。③双相异动症,也称"始末"异动症,患者出现上述两种异动症,处理起来很困难。双相异动症也主要累及双下肢,从而表现为双腿快速交替的刻板运动或异常的弹踢和肌张力障碍。

2. 机制　LD 诱导的异动症可能是由于黑质-纹状体多巴胺能神经元突触前和突触后靶点状态的改变,以及其他细胞信号传导通路的功能异常,包括黑质苍白球多巴胺通路的异常。有学者发现,<40 岁发病的 PD 患者异动症的发生率明显高过>60 岁发病的老年人群,这可能是由于年轻发病患者 5-羟色胺神经元通路较为活跃的缘故。

3. 峰时异动症的治疗　异动症的处理需要进行评估,因为有些症状并不引起麻烦,而另一些症状则要紧急处理。梅奥诊所一项研究发现,尽管有近 60% 患者 10 年之后出现了异动症,但是其中只有 43% 需要进行药物调整,且近 90% 患者并没有出现调整药物也难以控制的异动症。然而,笔者曾遇见个别异动症典型病例,包括或因严重肌张力障碍而影响呼吸,或严重的颤搐、抽搐及伴肌溶解和急性肾衰竭,专科医师应该保持足够的警惕性。峰时异动症药物治疗思路可参考图 11-9。

(1)减少 LD 剂量:峰期异动症的处理原则为既要减少多巴胺能刺激,又不引起 PD 运

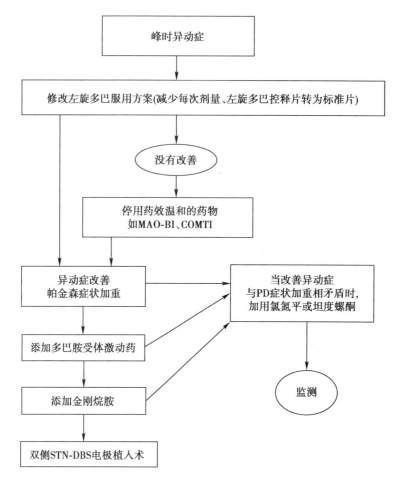

图 11-9　峰时异动症药物治疗方案路线图

动障碍加重。然而,减少 LD 剂量可能导致不可接受的 PD 症状恶化。鉴于 DA 受体激动药引起异动症的可能性相对较低,可以考虑适当增加 DA 受体激动药的剂量以抵消这些影响,但在实际应用中,需注意晚期 PD 和高龄患者可能难以耐受较高剂量的 DA 受体激动药,由于容易导致精神异常而停用。

(2)减少多巴胺能药物:当 PD 患者处于脆弱的"开-关"波动、不可预测的运动波动和峰期异动症阶段时,考虑到 MAO-BI 和 COMTI 的作用较为温和,其获益可能性会减少,停用这两类药物或减少其剂量可能对缓解峰期异动症有益。但是,如果同时合并"开-关"波动,停用这两类药物则反而有害,可以先尝试适当减少 LD 制剂用量并加强监测。

(3)添加金刚烷胺:本品是非竞争性谷氨酸受体(NMDA)拮抗药,迄今为治疗峰期异动症最有效的药物。来自多方面的证据表明,异动症患者纹状体内有谷氨酸能的异常活动,涉及 NMDA 和 AMPA 亚型谷氨酸受体,金刚烷胺能够拮抗这些受体,改变谷氨酸 NMDA 受体的异常活动。金刚烷胺能够显著地减少异动症 24%～60%,而不加重帕金森症状。然而,金刚烷胺的副作用如精神错乱、混乱、网状青斑、水肿和严重的便秘,则限制了金刚烷胺的使用。而且,在临床实际应用中似乎只有部分 PD 患者对金刚烷胺反应良好,并且疗效也只能持续几个月。

（4）氯氮平：本品为"非典型"抗精神病药。精神分裂症的临床治疗经验显示，氯氮平导致锥体系症状，包括迟发性运动障碍的倾向较低，可能是因为氯氮平会引起 D_2 受体的分布和本身亲和力发生改变，以及对非多巴胺能受体亲和力包括 $5-HT_{2A/2C}$ 受体亲和力的改变。一项由出现异动症的 PD 患者参与的长达 10 周的安慰剂对照、双盲、随机临床试验结果显示，小剂量氯氮平[（39.4±4.5）mg/d]减少了"开"期异动症，并减轻了由单一剂量 LD 引起的异动症。然而，氯氮平只是减少了静态（休息时）的异动症，并没有减少活动时（如说话、表演等各种活动时）的异动症。小剂量（25mg）喹硫平治疗异动症无效，动物研究提示较大剂量可能有效。奥氮平和利培酮会显著加重 PD 症状的恶化，所以不推荐用于异动症的治疗。根据笔者临床经验，坦度螺酮用于异动症的效果也较为满意。

（5）LD 肠内给药/多巴胺能药物肠外给药：研究证实持续多巴胺能刺激的给药方式能够改善峰期异动症。因此，口服 LD/卡比多巴复合肠用凝胶（Duodopa）和注射阿扑吗啡可以减少 LD 诱导的异动症的发生以及"关"期的持续时间。

4. 谷时异动症的治疗　将谷时异动症单列出来讨论，主要是基于笔者临床实践与相关基础理论的思考，可能有利于对谷时异动症的发病机制的探讨，也有利于对双相异动症的理解和寻找合理的治疗方案。谷时异动症药物治疗思路可参考图 11-10。

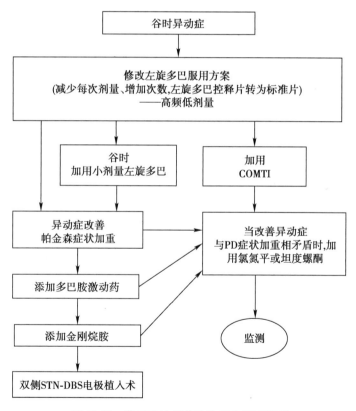

图 11-10　谷时异动症药物治疗方案路线图

（1）减少 LD 日剂量，谷时添加小剂量。LD 是导致异动症的主要原因，因此原则上应减少 LD 的日用量，以减少运动功能的恶化，这与峰时异动症的处理相类同，但是可能加重谷时异动症。因此，需要评估出现谷时异动症的时间区域，适时补充小剂量的 LD 以提高"谷底"浓度,缓解谷时异动症。

(2)金刚烷胺具有多靶点效应,既可用于峰时异动症,又可用于谷时异动症。

(3)氯氮平具有较温和的D_2受体拮抗作用,小剂量可用于谷时异动症的治疗,但应注意如果合并"开-关"波动,氯氮平可能不利于"关"期的治疗。坦度螺酮也可用于谷时异动症的治疗。

(4)谨慎地小剂量加用COMTI,同时减少LD分剂量。Müller 等(2005 年)报道,加用COMTI恩他卡朋的 LD/CD/EN(左旋多巴/卡比多巴/恩他卡朋)和未加用恩他卡朋的LD/CD 两组治疗方案,比较服药后 7.5 小时 LD 血药浓度的动态过程,前者 LD 谷浓度明显高于后者(图 11-11),提示加用小剂量恩他卡朋可抬高 LD 谷浓度,对峰浓度影响小;如果剂量过大时可能增加峰浓度则对峰时异动症不利。

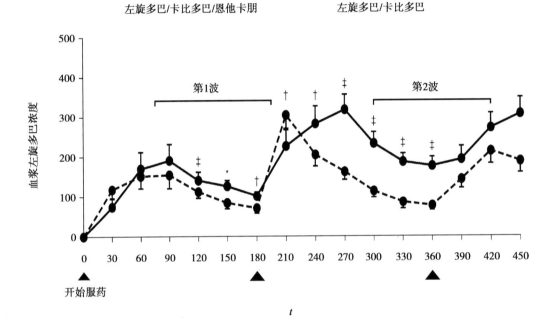

图 11-11　LD/CD/EN 和 LD/CD 血浆 LD 浓度的经时变化

在口服后的 180 分钟和 360 分钟,两组血浆左旋多巴谷浓度差异均有统计学意义
($^*P<0.05$;$†P<0.01$;$‡P<0.001$);第 2 波的差异更为显著

1)选用仅作用于 D_2、D_3 受体的 DA 受体激动药。由于激动 D_1 受体可能诱发或加重异动症,因此忌用 D_1 受体激动药。

2)峰时异动症或谷时异动症,也可试用坦度螺酮 5mg 每日 3 次,渐增至 10mg 每日 3次。坦度螺酮具有部分 5-HT_{1A} 受体激动作用和较弱的 D_2 受体拮抗作用。动物实验证实,5-HT_{1A} 受体激动药可以减少模型鼠的异动症。坦度螺酮用于治疗 PD 异动症已获得较好的临床数据。

5. 双相异动症的治疗　双相异动症药物治疗思路可参考图 11-12。

(1)清晨"关"期肌张力障碍:可于清晨睡醒时给予第一剂 LD 并添加额外的清晨剂量(例如磨碎的片剂粉末),有助于治疗清晨"关"期伴疼痛的双足肌张力障碍。其他备选方案包括皮下注射阿扑吗啡或使用含有速释剂量的 LD 长效制剂;也可于晚上睡前服用长效 DA

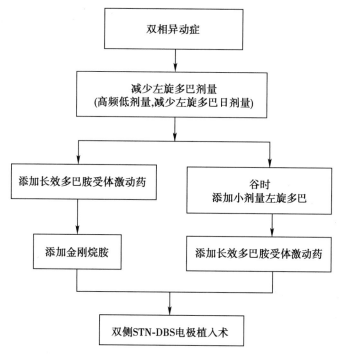

图 11-12 双相异动症药物治疗方案路线图

受体激动药或 5-HT$_{1A}$ 受体激动药坦度螺酮。

（2）DA 受体激动药可以用于治疗双相异动症。双相异动症往往合并有运动波动，即与运动波动可同时存在。因此，前面章节讨论过缩短"关"期持续时间可以减轻"关"期肌张力障碍，但应注意兼顾峰时异动症和谷时异动症的处理。DA 受体激动药作用时间较长，对峰时异动症的影响不大，对谷时异动症也是合理的选择。此外，小剂量 LD"填谷"疗法同样适合于谷时异动症。

（3）金刚烷胺单用或与小剂量 LD 合用也可以改善双相异动症。当双相异动症采用药物假日（drug holiday）疗法即停用所有多巴胺能药物时，在停用 3 天时间内也可采用静脉注射金刚烷胺替代。

（4）当出现拇指外展和足内翻时，局部注射肉毒杆菌毒素有效。

（5）神经外科手术治疗，可以适时考虑选择双侧丘脑底核（STN）-脑深部电刺激（DBS）STN-DBS 电极植入术。

二、药物无反应性运动并发症

一些晚期 PD 运动并发症患者出现的一系列症状对多巴胺能药物治疗无反应或只有部分反应，表现为"中线"或轴性症状，可能与延髓功能有关，如姿势和平衡障碍。其潜在的病理生理学原因可能在多巴胺能系统之外，涉及其他脑干结构及相关联的神经退行性病变，因此对多巴胺能治疗的整体反应较差，也称耐药运动并发症，目前尚无有效的药物治疗手段。

（一）言语障碍

言语障碍在晚期 PD 患者中是一种常见致残性的障碍。患者可以发展为音量降低（发音过弱）、单一音调、送气发音、发音不清以及一些其他问题，这些都会造成言语难以理解，通常称为运动功能减退的构音障碍。这些言语障碍的原因目前并不明确。多巴胺能药对疾病早期可能有帮助,也可能会加重语言障碍(峰时异动症);言语快速(快而低声言语)可以发生在"开"期,金刚烷胺可能有效。言语治疗是主要的治疗方法。

(二)吞咽困难

晚期 PD 患者由于口唇和喉部肌肉失控,容易出现吞咽困难。患者会抱怨食物或药片经常卡在喉咙里,进食及饮水容易呛咳,甚至发生吸入性肺炎。如果吞咽困难发生在"关"期,多巴胺能药物和温和的 DA 受体激动药可能是有效的,否则通常是无效的。由一个多学科的专家团队,包括开展言语治疗和营养治疗,对吞咽进行评估并建议安全的食物和饮水,这是治疗的主要方法。如果患者经上述治疗仍无法维持足够的营养或频繁地发生吸入性肺炎,除了经皮内镜胃造口术或鼻饲管喂食,可以考虑手术。

(三)流涎

PD 患者经常出现口水过多(流涎)。轻度流涎仅夜间或白天间歇性两侧嘴角流涎,严重流涎可弄湿衣裳。流涎可以与吞咽障碍有关,嘴张开和颈部弯曲的姿势会加剧流涎。流涎可以发生在"关"期的恶化期,随着多巴胺能药物的失效,对晚期 PD 几乎无效。口服、舌下含服或经皮注射抗胆碱能药物,例如输注阿托品、异丙托溴铵喷雾给药等有效,但因副作用多而限制了其使用。金刚烷胺具有抗胆碱能的作用,同时又有抗 PD 的多靶点效应,副作用相对较少。RCT 显示,肉毒杆菌毒素 A 型或 B 型都能显著减少流涎,没有重大的副作用,但 A 型或 B 型的相对效果尚不清楚,有严重的吞咽困难患者不应使用肉毒杆菌毒素。

(四)步态障碍

晚期 PD 患者经常发生由于姿势和步态问题导致的跌倒。步态障碍相当复杂,内容较多。与 PD 密切相关的步态障碍包括姿势反射消失、犹豫步态与冻结步态 3 方面,其临床亚型可分为:①早发缓慢进展型;②迟发快速进展型;③震颤型;④以运动迟缓和肌强直为主的姿势不稳步态障碍型(PIGD)。姿势反射消失是 PIGD 型 PD 患者的一个特征。

犹豫步态也称不确定步态,可见于多种临床综合征,与老年人的谨慎步态很类似:行走缓慢、步子小、步基宽。谨慎步态伴有帕金森综合征的其他症状才能称之为犹豫步态,其特点是这种异常步态在他人扶持行走时会消失,因此常将其归为精神因素,如广场恐怖症,既往有跌倒史可能有一定的影响,应注意与心因性障碍相鉴别。

PD 导致的冻结步态,有相当部分患者与 LD 引起的运动波动或异动症中的肌张力障碍有关。需要注意的是,"关"期冻结步态中,可预测的"关"和不可预测的"关"在处理上有所不同。可预测的"关"所致的冻结步态,使用多巴胺能药物治疗有效,尤其是适当增加 LD 给药量或给药次数疗效较好。对不可测的"关"期或异动症肌张力障碍所致的冻结步态,原则上采用高频次低剂量的 LD 和长效多巴胺受体激动药,金刚烷胺有一定的疗效。坦度螺酮对这类难治性的冻结步态具有一定的疗效。

另一类冻结步态为非 PD 所致的冻结步态,特别是原发性进展型冻结步态,乙酰胆碱酯酶抑制药疗效显著。值得注意的是,有些帕金森叠加综合征患者出现的步态障碍,如多系统萎缩 C 型患者的步态障碍,如果误用 LD 治疗可能导致非常严重的"异动症"——肌张力障碍,甚至引起呼吸困难,这时应当机立断使用 DA 受体拮抗药,如小剂量的氟哌啶醇肌内注射疗效极佳。

（五）耐药震颤

某些患者出现明显的震颤且对多巴胺能药物有明显的抵抗性，需要给予超大剂量的LD才有反应，这样经常会引起其他的多巴胺能副作用。可尝试选用氯氮平治疗，其作用机制尚不清楚。采用β受体拮抗药如普萘洛尔也是很好的选择，但心动过缓患者不宜使用。如选择手术治疗，STN-DBS电极植入术是目前治疗耐药震颤的最好方式。

三、关于药物联合应用

（一）左旋多巴制剂与多巴胺受体激动药联用

LD是PD的主要治疗药物，其效果明显，可以显著改善患者的运动功能和生活能力。但是，LD有较棘手的远期副作用，尤其是会导致晚期PD患者出现运动并发症。LD制剂与DA受体激动药联合使用，可以减少LD的用量，有利于延迟和改善运动并发症。然而，减少LD剂量可能影响患者的运动功能和日常生活能力，这时DA受体激动药可以弥补其不足，因为DA受体激动药也具有改善运动功能和生活能力的作用。此外，虽然DA受体激动药未被证实有治疗修饰作用，但LD被证明可能具有治疗修饰作用。可见该联合用药方案既控制了LD的剂量，又可改善运动功能和生活能力，并且还可有治疗修饰作用。应注意的是，在高龄患者DA受体激动药的剂量不宜过大，避免出现精神症状，用药过程中要密切监测是否有幻觉等不良反应。

（二）左旋多巴制剂与MAO-BI联用

该组合同样可减少左旋多巴制剂的用量，又可改善运动功能和生活能力。并且左旋多巴制剂和MAO-BI都可能具有治疗修饰作用（见本章第四节）。但MAO-BI改善运动功能弱于多巴胺受体激动剂，因此功能改善不理想时，可以在该组合基础上加用多巴胺受体激动剂。

（三）左旋多巴制剂与COMTI联用

Müller等（2005年）的研究结果显示，COMTI与左旋多巴制剂合用可以抬高谷浓度，因此从理论上说不仅可以改善运动波动，减少"关"期并延长"开"期。该组联合用药中左旋多巴制剂起核心作用。根据ELLDOPA研究结果分析，左旋多巴可以很好地改善UPDRS分值且可能具有治疗修饰作用，因此本组联合用药对早期PD患者的治疗可能是个很好选择，中晚期病例也是一种有效的选择方案，尤其适合于老年患者。由于相当一部分老年人使用DA受体激动药容易产生幻觉等精神异常，因此限制了其使用。

在以上方案的基础上，根据PD的不同分型适当选择金刚烷胺、普萘洛尔或苯海索等药物，可能会收到更好的疗效。

晚期PD病例实际病程往往达到5年以上，此时已出现运动波动或异动症，治疗较为棘手。而且，在晚期PD病例中，年轻发病的（早发病）与老年发病的（晚发病）相比较，前者出现剂末现象、剂末肌张力障碍和LD诱导的异动症显著多于后者；后者姿势不稳和步态障碍则显著多于前者。原则上，处理运动波动采用LD高频增量法，即通过增加LD的给药频率，使LD日剂量增加；处理异动症采用LD减量法，包括低频减量法或高频减量法，即通过减少给药次数或减少单次用药剂量，使LD的日剂量减少。因此，对于PD的治疗，早期病例应注意控制LD剂量<400mg/d，可能在预防运动并发症方面带来益处，但减少LD剂量同时可能减少UPDRS分值，亦即运动功能和生活能力的改善受到限制，正如有的研究认为

LD 剂量达到 600mg/d 时,改善运动功能的效果最佳。故为不同年龄段及处在不同疾病进展期的患者确定或调整药物治疗方案时应权衡利弊,努力做到剂量个体化。

综上所述,本章节特别强调以下几点:①晚期 PD 的治疗应该延续早期预防运动并发症的理念,正确的诊断与正确的治疗药物选择很重要,关键在于如何调整 LD 的正确用法用量。②临床研究表明,运动并发症的发生与 LD 日剂量过高以及 PD 病程足够长有关,而与服用 LD 的时间长短无关。因此,首诊时明确 PD 的发病时间对指导临床用药具有重要意义。③适时启动 LD 治疗并实施个体化给药方案。④PD 治疗联合用药的基本原则是:预防运动并发症、改善运动功能和生活能力、有利于治疗修饰作用以及避免不良药物相互作用。⑤治疗过程中注意监测疗效和不良反应,尤其要关注控制障碍(ICD)、多巴胺失调综合征(dopamine dysregulation syndrome,DDS)、RBM 和 5-羟色胺综合征等严重不良反应。

第六节 帕金森病非运动症状的治疗

一、概述

以往关于 PD 的临床研究大多数侧重于运动症状的治疗,对于非运动症状的研究可能被低估。非运动症状主要包括:神经精神症状(如幻觉、抑郁、焦虑、痴呆、偏执等);自主神经功能障碍(如直立性低血压、呼吸调节障碍、面部潮红、便秘、括约肌和性功能失常、皮脂溢出、足水肿等);感觉症状(如感觉异常、疼痛、静坐不能、不宁腿综合征等);嗅觉障碍(如嗅觉减退或缺失以及幻嗅等);夜间或白天睡眠障碍及疲乏等。虽然非运动症状的临床表现可能不如运动症状明显,但是非运动症状经常影响 PD 患者在改善运动症状和生活自理能力方面的治疗,甚至更容易致残。而且,在 PD 治疗药物中,LD、DA 受体激动药、MAO-BI、抗胆碱药及金刚烷胺等都可能带来或加重某些非运动症状,甚至导致患者无法耐受治疗而停药。

二、精神障碍治疗

PD 精神症状多以视幻觉、错觉为主,为内外因素综合作用的结果。一方面 PD 本身可出现精神症状,另一方面不少治疗 PD 的药物也有导致精神障碍的副作用,例如 LD 制剂、抗胆碱药物及金刚烷胺等。接受 LD 治疗的患者约有 20% 发生精神症状,包括谵妄、抑郁、不安、活动过多、精神异常、轻度躁狂和做噩梦。那些有潜在的或有精神障碍史的患者以及长期接受大剂量 LD 治疗的患者更容易发生精神症状不良反应。

为了避免或减少精神症状的发生,要特别注意和治疗其他可能会产生精神症状的疾病,例如感染(尤其是老年 PD 患者肺部感染和泌尿系感染)、肝肾衰竭、电解质紊乱(如低钠血症)、血糖异常(过高或过低)、脑血管疾病及强烈的生活应激事件等。有时这些疾病经治疗好转后,患者的精神症状也随之缓解。同时,需要注意药物间相互作用,合并用药如糖皮质激素、抗结核药、麻醉药、催眠药、抗焦虑药和抗抑郁药等都可能引发精神症状。所以当 PD 患者近期联合应用药物后出现精神症状时,首先要考虑减停新用的药。对于 PD 早期即出现精神症状,尤其是那些尚未服用或服用 LD 制剂时间不长(<3 个月)的 PD 患者,其精神症状可能是原有精神疾病的延续或复发;有的可能是路易小体痴呆,需要结合病史及临床观

察,判断是否为 PD 精神症状。

(一) 减少抗帕金森病药物

如前所述,不少药物会诱发 PD 患者的精神症状,此时关键措施是停用相关药物或减少其剂量。在减少 LD 剂量之前,需要先减停抗胆碱能药物、金刚烷胺、MAO 抑制药和 DA 受体激动药。同时尽量使用短效药物,减少使用缓(控)释制剂和长半衰期药物,以避免不良反应的蓄积。减药原则是减药后不加重患者的运动症状。如果减少抗 PD 药物后精神症状仍无缓解,则考虑需加用非典型抗精神病药物。

(二) 加用抗精神病药物

与第一代抗精神病药物相比,非典型抗精神病药物的锥体外系反应较少,适合 PD 患者应用,但氯氮平、喹硫平对于伴有痴呆的老年患者仍需谨慎使用。

1. 氯氮平(clozapine)　治疗 PD 患者精神症状疗效佳,用量为 12.5～100mg/d,一般 6.25mg/d 就有效果,在不加重运动症状的情况下可以减少或改善 PD 患者的幻觉,而且耐受性良好。主要不良反应是粒细胞减少,故在最初治疗的 6 个月内应每周检查 1 次白细胞计数,此后每 2 周检查 1 次。

2. 喹硫平(quetiapine)　为治疗 PD 精神症状最常用的药物,一般剂量为 25～200mg/d。本品具有良好的耐受性,被美国神经病学会的药物指南列为治疗 PD 精神症状的首选药物。本品的化学结构与氯氮平最为相似,但不存在粒细胞减少的风险。已有试验证实,喹硫平对于 80% PD 患者的精神症状有效,且与氯氮平的疗效相同;对 PD 患者的睡眠障碍也有治疗作用,可以减轻失眠的严重程度,减少日间过度睡眠。由于睡眠障碍可能是 PD 精神症状的发病机制之一,所以本品的抗精神病作用可能与此有关。

3. 阿立哌唑(aripiprazole)　对多巴胺能神经系统具有双向调节作用,与 D_2、D_3、5-HT_{1A} 和 5-HT_{2A} 受体有很高的亲和力,通过对 D_2 和 5-HT_{1A} 受体的部分激动作用及对 5-HT_{2A} 受体的拮抗作用来产生抗精神分裂症作用。本品引起锥体外系副作用的概率较低,但容易导致患者坐立不安。由于 PD 治疗药物多具有中枢神经系统兴奋作用,本品仍应谨慎使用。

4. 其他

(1)奥氮平(olanzapine):与氯氮平结构相似,最新指南亦推荐用于出现精神障碍的 PD 患者,但对老年患者尤其是下肢肌张力高的患者应慎用。

(2)利培酮(risperidone):控制 PD 精神症状的效果确切,但是由于其 K_i 指数很低,类似第一代抗精神病药物,可加重运动的肌强直症状,剂量依赖性的锥体外系反应限制了其应用。老年患者尤其是下肢肌张力高的患者应慎用。

三、抑郁治疗

据文献报道,40% PD 患者伴有抑郁症,女性患者较为常见。抑郁症增加 PD 死亡率的危险比为 2.66。幸运的是,LD 不仅可以显著改善 PD 患者的运动障碍,对合并的抑郁症也有治疗作用。DA 受体激动药如普拉克索及其他不少抗 PD 药物也同样具有抗抑郁作用。而且 PD 的治疗以改善患者的运动功能和生活自理能力为硬道理,患者的病情获得改善了,情绪也得到改善,心情就愉快。因此,接受治疗的 PD 患者中严重抑郁症的并不多。

PD 合并抑郁症（PD-associated depression，PDAD）患者对大多数抗抑郁药的治疗有效。EFNS/MDS-ES《帕金森病治疗指南（2013 年版）》推荐使用 5-羟色胺再摄取抑制药（SSRI）。多数 PDAD 患者使用 SSRI 治疗是安全有效的，例如氟西汀和帕罗西汀（20～40mg/d）。但是，非选择性 MAO-BI 有潜在的升高血压作用，而 SSRI 也有此风险，故这两类药物合用时应小心谨慎。有报道在少数患者会发生与 LD 相互作用的"5-羟色胺综合征"，出现意识模糊、肌阵挛、强直、多动和 PD 症状恶化。还有部分患者由于体内的 5-羟色胺"张力"较强，潜在性地抑制了黑质多巴胺能神经元，使用 SSRI 时可能会加重 PD 症状，尤其在未接受多巴胺能药物治疗时。米氮平（mirtazapine）可能会加重潜在的不宁腿综合征（RLS）、睡眠周期性肢体运动（PLMS）和快速眼动期行为障碍（RBD），应引起重视。

四、自主神经功能障碍治疗

（一）直立性低血压

路易小体变性可影响 PD 患者的自主神经系统。交感神经系统障碍可导致血管收缩功能受损，出现血压调控障碍。LD、DA 受体激动药和选择性 MAO-BI（如司来吉兰，selegiline）也可能加重直立性低血压。可选用下列药物治疗：

1. 多潘立酮　本品具有选择性外周 D_2 受体拮抗作用，可用于 DA 受体激动药引起的急性直立性低血压的治疗，推荐剂量 10mg 每日 3 次。因其会增加长 Q-T 间期综合征的发生风险，心脏疾病患者禁用。

2. 氟氢可的松（fludrocortisone）　可促进肾脏对钠的重吸收，当增加水盐摄入治疗无效时，本品是增加血浆容量的有效方法之一，并且可以增加 α 肾上腺素受体的敏感性，从而增加去甲肾上腺素的作用，可作为一线药物单药治疗直立性低血压。同时结合高盐饮食并摄入足够的水能获得更好的疗效。推荐剂量 0.1～0.5mg/d，可连续服用 5 天观察疗效。由于本品可致轻度水肿，可能导致充血性心力衰竭和头痛，高剂量或可导致低钾血症及卧位高血压，故需要小心谨慎使用。充血性心力衰竭或慢性肾衰竭患者禁用。

3. 米多君（midodrine）　一种选择性 $α_1$ 受体激动药，口服后不透过血脑屏障，也不会提高心率，因而没有兴奋心脏和中枢神经的不良反应。本品通过血管收缩作用升高血压，可单药或与他药（如氟氢可的松）联合使用治疗直立性低血压。推荐剂量开始为 2.5mg 每日 2～3 次，逐渐增加剂量至 10mg 每日 3 次，可以用于维持正常血压。平卧位高血压是常见的不良反应，而且可能会很严重，因而每日最后一次服药应至少早于睡前 4 小时。有些患者予以米多君治疗后症状反而加重，可能与肾上腺受体敏感性降低有关。

4. 溴吡斯的明　本品为胆碱酯酶抑制药，可以提高交感神经节的神经传递和心脏交感迷走平衡的迷走转换，从而改善直立性低血压，具有中等程度的疗效。

5. 屈昔多巴（droxidopa）　本品为前体药物，口服吸收后在体内经多巴脱羧酶代谢转化为去甲肾上腺素产生治疗作用；可减少体位改变时的血压下降，并可改善体位性症状。推荐剂量 100mg 每日 3 次，与小剂量多巴脱羧酶抑制剂（25mg）同时使用时，对疗效影响不会太大。

（二）便秘

便秘是 PD 的另一个常见症状。引起便秘的因素很多，如胃肠蠕动差、液体和食物摄入减少、药物或副交感神经受损使食物的结肠通过时间延长等。PD 患者出现严重便秘时应该停用抗胆碱能药物。LD 往往不能减轻便秘症状，部分患者认为会加重便秘。摄入足够的液体、水果、蔬菜和纤维素，以及参加体育活动有助于改善便秘。服用乳果糖（10～20g/d）、聚乙二醇 4 000（17g/d）或其他温和的导泻药物能改善便秘症状。溴吡斯的明能增强副交感神经张力，有助于增加肠蠕动治疗便秘。"关"期时由于肠蠕动抑制导致"腹部胀气"的患者，使用 LD 或其他多巴胺能药物以维持"开"期对治疗是有益的。

（三）不宁腿综合征

1672 年，英国医生 ThomasWillis 首次描述了不宁腿综合征（RLS），其临床表现通常为休息或夜间睡眠时双下肢深部出现极度的痛苦和异常感觉，迫使患者不停地移动下肢或下地行走活动后可以部分或完全缓解；症状在晚上加重，深夜达到高峰，导致患者严重睡眠障碍。国外流行病学资料显示其患病率为总人口的 1%～10%，我国的患病率为 1.2%～5%，中老年人常见。研究显示，PD 患者中约 24% 伴有 RLS。由于 RLS 和 PD 都对多巴胺能药物治疗有反应，RLS 是否是 PD 的表现之一目前尚无定论。DA 受体激动药如普拉克索或罗匹尼罗常作为首选药，对 70%～90% 的 RLS 患者疗效良好；罗替戈汀贴剂具有缓释作用，适用于白天也有症状或凌晨反跳的患者；准备乘飞机或坐车长途旅行的患者，复方 LD 制剂尤其适用。卡马西平、加巴喷丁及普瑞巴林等对部分患者有一定疗效，可供多巴胺能药物疗效不佳时或副作用不能耐受时选用或合用；氯硝西泮和唑吡坦对部分患者有一定疗效。部分严重的难治性病例，可选用阿片类药物如曲马多、羟考酮、美沙酮、丙氧芬等治疗，包括对 DA 受体激动药无效的患者也可选用。对继发性 RLS 患者，首先要治疗原发疾病，随着病因的消除，患者症状可能也会随之消失。

（四）睡眠障碍

1. 夜间睡眠障碍 最常见的问题是睡眠维持困难（也称为睡眠间断），其可能原因：①浅睡眠期出现震颤，或由于白天服用的多巴胺能药物到夜间已耗尽或处于低浓度水平，患者夜间运动不能，导致翻身困难；②老年人夜间尿多；③睡眠周期腿部活动（如伴有不宁腿综合征）、间断的夜间肌阵挛、睡眠呼吸暂停、快速眼动睡眠（REM）行为障碍以及深眠状态（夜间幻觉和伴有破坏行为的梦游症）都可能导致 PD 患者睡眠中断。改善睡眠对 PD 患者症状改善有重要意义，良好的睡眠能减轻白天 PD 症状的严重程度。夜晚获得充足休息后第 2 天的活动更好，药效也会更好。

夜间睡眠障碍治疗策略：①避免夜间摄入酒精、咖啡因、尼古丁等兴奋剂及过量液体；避免在夜间使用司来吉兰和金刚烷胺等可能影响睡眠的药物。②治疗抑郁对改善睡眠很重要。有镇静作用的抗抑郁药，如阿米替林、米氮平和曲唑酮等效果良好，不仅能够诱导和维持睡眠，还可以减少尿频。③睡前给予长效 LD 制剂可改善夜间运动不能，可能有助于睡眠，但需注意某些患者可能引发过度的梦境和睡眠中断。④苯二氮䓬类药物，特别是氯硝西泮能减轻 REM 期睡眠行为障碍，睡前给予低剂量往往有效。⑤丙氧芬（propoxyphene）对睡眠中周期性腿部活动和不宁腿综合征有效。⑥睡前口服小剂量氯氮平或喹硫平对改善睡眠非常有效。⑦对于无入睡困难但入睡后 2～3 小时即醒的患者，醒时服用短效镇静药唑吡坦（zolpidem）有助于迅速再次入睡并几乎没有宿醉效应。

2. 白天睡眠障碍　PD 患者中过度日间嗜睡（excessive daytime sleepiness，EDS）的发生率约 15%，与 PD 的严重程度和患者的认知功能减退有关。部分患者白天睡眠过多与服用 LD 有关，多见于进展性或显著痴呆的患者。服用 LD 后出现嗜睡现象，患者可在白天睡眠过多而夜间清醒。如果患者在每次服药后均出现嗜睡，是药物过量的征兆，宜适当减量。有时用 LD 缓释片代替标准片有助于解决服药后嗜睡的问题。DA 受体激动药与 LD 相比更容易出现 EDS。

白天睡眠障碍的另一重要表现是睡眠侵袭，即患者毫无预兆地突然入睡，这是使用 DA 受体激动药遇到的一个严重问题。所有的多巴胺能药物，包括 LD 都可能导致睡眠侵袭，其中报道最多的是普拉克索和罗匹尼罗。莫达非尼（modafinil）为目前最有效的预防睡眠侵袭药物。另外，司来吉兰或雷沙吉兰也有预防睡眠侵袭作用。

（五）疲乏

疲乏往往是 PD 患者疾病早期的主诉之一，在运动症状（如强直和运动迟缓）出现之前已逐渐明显。尽管金刚烷胺治疗多发性硬化的疲乏有明显获益，但是无论是金刚烷胺还是 MAO-BI（如司来吉兰）都尚未发现对 PD 疲乏有显著疗效。在一项对照临床试验中发现哌甲酯（methylphenidate）有减轻疲乏作用，对前列腺癌患者的疲乏也有类似作用。也有报道睡前服用 γ-羟基丁酸（GABA）钠有助于减轻疲乏。

（六）泌尿系统问题

PD 患者常出现夜尿增多和尿频、尿急等膀胱刺激征，与 PD 的严重程度有关，与患者的年龄、性别和疾病的病程无关。可以嘱患者减少夜间液体摄入，也可以使用外周抗毒蕈碱药物治疗，如奥昔布宁（oxybutynin）5mg 每日 3 次或 5～10mg 晚上睡前服用；三环类抗抑郁药具有抗乙酰胆碱作用，如阿米替林能改善患者睡眠，不仅有镇静作用，还可以降低膀胱的易激惹性。此外，去氨加压素于晚间鼻腔内给药可以减少夜尿。

第七节　帕金森叠加综合征的治疗

帕金森叠加综合征（Parkinson plus syndrome）是一组中枢神经系统变性疾病，通常包括多系统萎缩（multiple system atrophy，MSA）、进行性核上性麻痹（progressive supranuclear palsy，PSP）、皮质基底节变性（cortico basal degeneration，CBD）、路易体痴呆（dementia with Lewy body，DLB）和阿尔茨海默病（Alzheimer disease，AD）。

PD 和帕金森叠加综合征临床均表现为进行性运动功能障碍，如运动缓慢、肢体强直和少动等症状。帕金森叠加综合征早期有不典型的 PD 表现和更高的 H-Y 和 UPDRS 评分，对常规抗 PD 药物治疗反应不佳。但仅凭这些往往不能与 PD 相鉴别，最初诊断为 PD 的患者经过几年的病情发展，约有 1/4 最终诊断为帕金森叠加综合征中的一种，误诊率很高。

一、多系统萎缩

多系统萎缩(MSA)是一组原因不明的慢性进行性神经系统变性疾病,主要累及锥体外系、自主神经和小脑系统,可伴有锥体束和智能损害。根据临床表现可分为 2 个亚型。①MSA-P 型:纹状体黑质变性(striatonigral degeneration,SND),临床表现以 PD 样症状为主,部分患者早期对抗 PD 治疗有一定疗效。合并直立性低血压的病例由于血压问题限制了抗 PD 药物治疗,尤其是不能使用 DA 受体激动药,因为抗 PD 药物可导致低血压更为严重。②MSA-C 型:橄榄脑桥小脑萎缩(olicopontocerebellar atrophy,OPCA),临床表现以小脑性共济失调为主,目前主要对症治疗。不能采用抗 PD 治疗,否则不但无效而且有害,甚至可能危及生命。

(一) 直立性低血压

1. 非药物治疗　首先应告知患者,避免接触高温环境、热水浴以及桑拿,因为会扩张静脉使回心血量减少而加重低血压。夜间多尿时血压也可能降低,故应避免突然抬高头部等体位变化动作,特别是晨起时应缓慢抬头,起床时应先在床沿静坐数分钟后才下床活动。进食后低血压也易致加重直立性低血压,故也应避免大量进食,特别是避免高糖类饮食和饮酒。提倡个性化有节制的体育锻炼,如游泳、步行等。穿戴弹力袜、束腹带对减少静脉血量有一定疗效。为了补偿肾脏钠盐的丢失,建议高盐饮食,每天至少摄入 8g 氯化钠,饮水 2～2.5L。

2. 药物治疗　氟氢可的松、米多君、溴吡斯的明、屈昔多巴等可用于直立性低血压的治疗已如前面章节所述。麻黄碱(ephedrine)可作用于 α 和 β 肾上腺受体,对许多出现直立性低血压症状的 MSA 患者有效,推荐剂量 15mg 每日 3 次。

(二) 泌尿功能障碍

当残余尿量超过 100ml,可进行间断导尿。若残余尿量少于 100ml,可选择作用于膀胱逼尿肌的药物治疗。α 受体拮抗药可减少残余尿量,但可能加重直立性低血压。抗胆碱药物可适用于逼尿肌活动过度(尿频、尿急和尿失禁)患者,但可能加重尿潴留;合成的抗利尿激素去氨加压素可作为治疗尿失禁的备选,睡前滴鼻,可减少夜尿并提高清晨血压;另外,将 A 型肉毒毒素注射进膀胱逼尿肌亦可适用于逼尿肌活动过度的患者。对于尿道括约肌张力过高的患者,A 型肉毒毒素亦可注射进尿道括约肌。经过上述治疗无效的患者,可考虑外科手术,如括约肌切开术等。

(三) 运动障碍

1. 治疗帕金森样症状　对 LD 反应差虽然是 MSA 诊断标准中的一条,而且有助于 MSA 与 PD 的鉴别诊断,但仍然有 1/3 的患者在用 LD 治疗时获益,其中只有 13% 的患者 LD 的疗效可持续数年。服用 LD 1g/d 至少 3 个月治疗后无效,方可认为对 LD 反应差。目前 LD 仍被推荐作为治疗 MSA PD 样症状的一线药物,患者耐受性良好的情况下,推荐剂量为 1g/d。虽然在 MSA 患者中服用 LD 所致的幻觉较 PD 患者少见,但易出现其他的不良反应,如直立性低血压及性功能障碍加重。直至目前为止,尚无临床对照研究证实 DA 受体激动药对 MSA 有效。在一项回顾性研究中,只有 10% 的患者在使用 DA 受体激动药的治疗中获益。因此 DA 受体激动药不被推荐作为治疗 MSA 的一线药物,因为与 LD 相比,更容易加重直立性低血压。金刚烷胺可作为 MSA 症状性治疗的备选药物。

2. 治疗小脑性共济失调症状　物理治疗目前仍然是治疗 MSA 患者小脑性共济失调症状的最佳选择。意向性震颤症状明显的患者可考虑使用小剂量氯硝西泮。普萘洛尔、巴氯芬、金刚烷胺和加巴喷丁也可有短暂和轻微的治疗效果。MSA-C 型患者应注意抗 PD 治疗药物的使用，以下介绍一典型病例。

3. 典型病例　患者，女性，56 岁，以"头部不自主扭转 6 天"为主诉入院。

现病史：6 天前无明显诱因出现头部不自主扭转，伴上肢不自主抖动，坐立困难，站立不能，无咳嗽、咳痰，无人事不省，无肢体僵硬，门诊拟"肌张力障碍"收入住院。患者自发病以来，饮食、精神尚可，睡觉欠佳。

既往史：高血压病史 10 年余，规律服用"吲达帕胺"，血压控制在 130/80mmHg；"甲状腺功能减退"10 年余，规律服用"左甲状腺素钠片"，控制良好；"子宫肌瘤"10 年余，予"子宫切除术"。2 个月前因"双下肢无力"被拟诊为"PD"，接受"多巴丝肼、吡贝地尔缓释片、普拉克索缓释片、金刚烷胺、苯海索"等治疗。

神经系统检查：神志清楚、平卧时检查肌张力未见明显增高，头颈部不自主扭转、带动上肢舞蹈样动作并伴有喉头痉挛导致的喉鸣音，指端氧饱和度波动性下降，严重时低于80%。入院当天准备行气管插管。经病情分析，考虑该患者不是 PD，结合头颅 MRI 检查（图 11-13），矢状位片可见小脑及脑干萎缩（图 11-13A），T₂、T₁、Flair 片隐约可见脑干"十字"征（图 11-13 B、C、D），提示更像 MSA-C，故应诊断为 OPCA。

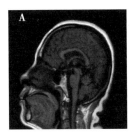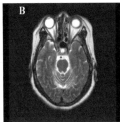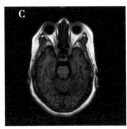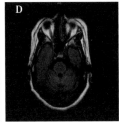

图 11-13　某 OPCA 病例头颅 MRI 图像

A 为矢状位片可见小脑及脑干萎缩；B、C、D 分别为 T₂、T₁、Flair 片，隐约可见脑干"十字"征

治疗靶点分析：该病例前期按 PD 治疗，DA 受体激动药吡贝地尔与 LD 制剂联合使用，可能因吡贝地尔激活了 D₁ 受体而诱发肌张力障碍。因此，予以小剂量氟哌啶醇（0.5mg）肌内注射，20 分钟后肌张力障碍症状获得明显改善；第 2 天起改用口服奥氮平 2.5mg，每晚 1次，同时停用抗 PD 药物，病情很快得到控制，3 天后患者痊愈出院。

二、路易体痴呆

路易体痴呆（DLB）是以进行性痴呆合并波动性认知功能障碍、PD 综合征以及反复发作的以视幻觉为突出表现的精神症状三主征为临床特点，以神经元胞质内路易小体（Lewy body，LB）形成病理特征的神经系统变性疾病，是仅次于 AD 排名第 2 位的常见痴呆。

目前对 DLB 尚无特效治疗手段，主要为对症支持治疗。了解患者以何种症状为主，采用相应药物治疗，如 PD 样症状可从小剂量开始用抗震颤麻痹药物；针对痴呆可用抗胆碱酯酶药如多奈哌齐、利斯的明等,将有助于改善患者的行为障碍和认知功能;针对视幻觉可用奥氮平、利培酮等药物;有抑郁症状者可用选择性 5-羟色胺再摄取抑制药如西酞普兰、氟西汀等。因 DLB 患者对神经安定药及抗精神病药敏感性增加,而此类药物又可使锥体外系症状加重,故需谨慎使用或不用。

(一) 非药物治疗

包括心理治疗、适度体育锻炼,注意预防继发感染、脱水和代谢紊乱,减少疾病危险因素等。

(二) 药物治疗

主要是关于运动障碍、精神症状和认知功能障碍的对症支持治疗。试图同时缓解这三大主征很难,因为对一个症状的治疗可能导致其他症状加重。如应用复方 LD 制剂治疗 PD 综合征时,可能会产生视幻觉;应用神经安定药治疗视幻觉时可能加重 PD 综合征,并增加死亡风险;少数应用胆碱酯酶抑制药(ChEI)时会导致锥体外系症状加重。因此,要善于抓住主要矛盾,不能企图将所有症状一网打尽,也要避免对某一症状的过度治疗。

1. 抗帕金森病药　LD 替代治疗用于 DLB 患者的疗效远差于 PD 患者。因为 DLB 的锥体外系症状较轻,并且 LD 可能增加 DLB 患者出现精神症状的风险。如果 DLB 患者的锥体外系症状不影响日常生活或工作,一般不建议使用 LD。有关其他抗 PD 药物疗效的研究目前还很少。DLB 禁用抗胆碱能药物,DA 受体激动药可能造成嗜睡,其应用受限。在临床上,如果患者在接受抗 PD 药物联合治疗的过程中出现幻觉,就应将 LD 减少到最小有效剂量,停药顺序如下:抗胆碱能药物、MAO-BI、金刚烷胺、DA 受体激动药、儿茶酚-O-甲基转移酶抑制药(COMTI),最后是 LD。停药或减药过程中需加强对患者的严密监控。

2. 胆碱酯酶抑制药(ChEI)　大脑皮质胆碱能递质的减少与智力减退和视幻觉都有关。目前 ChEI 是最主要的 DLB 治疗药物,包括多奈哌齐、利斯的明和加兰他敏等。这类药物对于精神症状和认知功能障碍的治疗相对安全、有效。与对照组相比,患者的淡漠、焦虑、幻觉和错觉均有改善。而锥体外系症状很少恶化,只有少数可引起震颤加重。虽然 DLB 的认知功能减退严重程度与伴随的 AD 病理相关,但 DLB 的胆碱能减退却与 AD 病理无关。有研究表明,ChEI 对 DLB 的疗效比 AD 好,原因是其更早、更显著的中枢胆碱能低下。患者通常对 ChEI 的耐受良好,不良反应主要是胃肠道症状如恶心、呕吐和腹泻。也有个别报道 ChEI 可加重 PD 症状。

3. 神经安定药　如果出现幻觉和妄想,要考虑到可能是多巴胺能药物不良反应,应首先逐渐减少用药剂量。有研究表明,视幻觉治疗药物包括 ChEI 与神经安定药。神经安定药用于幻觉和错觉的治疗,其不良反应包括加重强直、运动减少、意识不清和跌倒,多发生在用药早期(2～3 周内)。约 50% 接受神经安定药治疗的患者会出现严重不良反应,且用药前无法预测。目前认为患者纹状体 D_2 受体减少是出现严重不良反应的原因,应尽量避免使用传统神经安定药。尽管新型神经安定药如利培酮、氯硝西泮、奥氮平和喹硫平等作用于更为广泛的受体,锥体外系不良反应发生率很低,使用时仍可出现严重不良反应。

4. 抗抑郁药　DLB 抑郁症状可用选择性 5-HT 再摄取抑制药如氟西汀、舍曲林和多受体抗抑郁药,禁用三环类抗抑郁药。

5. **睡眠障碍药物**　睡眠障碍,尤其是快速眼动睡眠(REM)障碍,可在睡前谨慎应用小剂量氯硝西泮(0.25~1.00mg)。

第八节　药物引起的运动障碍的治疗

药物引起的运动障碍临床较常见,包括药源性帕金森综合征(drug-induced Parkinsonism,DIP)、药物引起的异动症、手足徐动症、急性肌张力障碍、静坐不能和迟发性运动障碍(TD),以及抗精神病药恶性综合征(NMS)等。药源性运动障碍是可以有效预防的,关键在于遵循医嘱用药,不要轻易加大用药剂量,更不能自行随意服用其他药物。

一、药源性帕金森综合征的治疗

药源性帕金森综合征(DIP)是因使用某种药物而引起的与原发性 PD 症状和体征相似的一组综合征。抗精神病药物以及不少其他药物也能导致 DIP,如抗高血压药利血平、止吐药甲氧氯普胺、钙通道阻滞药桂利嗪(cinnarizine)和氟桂利嗪(flunarizine)等。

(一)可引起药源性帕金森综合征的常见药物

1. **抗精神病药物**　接受抗精神病药物治疗的患者 DIP 发生率为 $10\%\sim15\%$,女性比男性更常见。氯丙嗪引起的 DIP 发生率为 $4\%\sim40\%$,氟哌啶醇的锥体外系副作用比氯丙嗪多见,新型抗精神病药物氯氮平、奥氮平及硫利达嗪的锥体外系副作用相对较少。

抗精神病药物导致 DIP 的可能机制是:①吩噻嗪类药物可阻断纹状体突触后 DA 受体,使内源性 DA 与 DA 受体结合受到影响,DA 效应降低,而乙酰胆碱效应相对增强,导致 PD 样症状与体征。②吩噻嗪母核带有氯或氟原子者特别容易诱发该综合征,镇静作用愈强者愈易诱发该综合征。③丁酰苯类药物如氟哌啶醇不含吩噻嗪母核,也可诱发该综合征。新型抗精神病药物氯氮平等不但可阻断位于大脑皮质和海马的 5-HT_{2A} 受体,同时也可阻断位于边缘叶和中脑黑质的 5-HT_{2A} 受体,因此其在改善精神病症状和认知的同时,产生的锥体外系症状相对较少。但氯氮平对腹侧和背侧纹状体及皮质的 D_2 受体阻断较弱。不同类型抗精神病药物引起锥体外系症状的程度不同,可能与其对相关受体亲和力的差异有关。女性患者使用抗精神病药物后运动障碍的发生率更高,其原因可能与激素相关的 DA 受体阻断有关,也可能与遗传因素有关。

抗精神病药物导致 DIP 的症状与原发性 PD 相似,表现为服药物 2 周或更长时间后出现静止性震颤、动作迟缓、运动减少、姿势不稳及肌强直等锥体外系症状。DIP 的特点是,起病较快,进展迅速。DIP 患者震颤较轻微或不出现,但出汗等自主神经症状较明显,还可出现静坐不能,口、面、颈及肢体运动障碍。DIP 患者对 LD 制剂的反应不敏感,对抗胆碱药如苯海索治疗有效。停用抗精神病药物后,大多数患者在数周内症状消失,少数患者症状可持续较长一段时间,甚至数年。

2. **钙通道阻滞药**　哌嗪衍生物和氟桂利嗪等钙通道阻滞药应用后会出现 PD 症状加重

或诱发 DIP。桂利嗪可诱发灵长类动物的帕金森样症状,其原因可能是该类药物通过突触前或突触后机制导致了抗 DA 作用,这一作用甚至在停药数个月后仍持续存在。钙通道阻滞药导致的 DIP 可能与遗传因素有关。

3. DA 储存和转运抑制药 利血平通过耗竭突触前膜 DA 类物质的囊泡储存和转运引起降血压作用,其也能引起 DIP。目前临床已很少使用利血平治疗高血压,但其可用于治疗迟发性运动障碍(TD),所以 TD 患者发生 DIP 的风险也可能因此而增加。与此相类似的是,丁苯那嗪(tetrabenazine)也能耗竭 DA 类物质,并可能对突触后膜 DA 受体有阻断作用。临床实践中有必要加强观察患者对这类药物的治疗反应。

4. 胃动力药和止吐药 用于止吐和改善胃动力的药物如丙氯拉嗪(prochlorperazine)和甲氧氯普胺等也可引起明显的锥体外系副作用。甲氧氯普胺为 DA 受体拮抗药,当其用量过高时,具有阻断中枢 D_2 受体的作用,使 DA 效应受到抑制,而乙酰胆碱的效应相对增强,从而出现锥体外系副作用。临床需要使用止吐药时,可采用外周性 DA 受体拮抗药多潘立酮替代甲氧氯普胺,以避免 DIP 的发生。多潘立酮极性较大,几乎不能透过血脑屏障,因此对中枢 D_2 受体不产生阻断作用,主要是阻断外周 D_2 受体。尽管多潘立酮较少透过血脑屏障,但偶尔也可观察到该药所致的运动障碍;另外一旦多潘立酮较多地透过血脑屏障可诱发严重的抑郁症,因此不可长期持续应用。

5. 其他 M 受体激动药 氯贝胆碱(bethanechol)和胆碱酯酶抑制药新斯的明(neostigmine)等拟胆碱药物可致 DIP。其机制可能是由于药物引起的乙酰胆碱能过度活跃所致。苯妥英钠(phenytoin)有拮抗 DA 的作用,抑制 Ca^{2+} 及 Ca^{2+} 调节依赖蛋白加磷氧基,还可抑制神经递质的释放,可能导致帕金森综合征。

(二)药源性帕金森综合征的治疗

DIP 患者有明确的用药史,大多数 DIP 的发生与所用药物的剂量大小有关,个别患者则可能对该药物有易感性。因此,DIP 的治疗重在预防,尽可能不使用可能导致 DIP 的药物;有时停用药物可能会加重患者原有疾病。例如治疗精神分裂症时,应权衡抗精神病药物治疗的利益及可能导致 DIP 的弊端,如果应用适量的抗精神病药后能较好地控制精神病症状,仅出现轻微的 DIP 症状,可以只需观察,不必改变治疗;也可以改用另外一种不良反应较小的抗精神病药。LD 类药物对 DIP 的效果不明显,而且可能诱发精神病复发,还可诱发焦虑和幻觉等症状,因此不宜使用。

常用的抗 PD 药物中,抗胆碱药均可用于 DIP 的治疗。抗胆碱药能明显改善抗精神病药导致的 PD 症状,由胃肠动力药及钙通道阻滞药引起运动或姿势性震颤严重时,可选用中枢胆碱受体拮抗药苯海索缓解震颤,但需注意老年人易引起尿潴留。有报道去氢表雄酮(dehydroepiandrosterone)可部分改善奥氮平所致的锥体外系反应。另外,维生素 B_6 可用于减轻 DIP 症状及迟发性运动障碍。

总之,为了预防和避免 DIP 的发生,临床用药应注意以下几点:①尽可能避免使用易引发 DIP 的药物,必须使用时应从小剂量开始,疗程不宜过长,并应严密观察患者在服药过程中的反应;②对于老年人和妇女服用该类药物时更应谨慎;③避免钙通道阻滞药和胃肠动力药及抗抑郁药同时使用。

二、药物引起的其他运动障碍及治疗

(一)异动症

大多数 PD 患者接受 LD 治疗 10 年左右会出现异动症。前面已提到,异动症可表现为刻板样动作、舞蹈症、肌张力障碍、颤搐和肌阵挛发作等,严重影响患者的生活质量。异动症的发生机制可能与纹状体多巴胺神经元支配减弱后,谷氨酸 NMDA 受体亚型磷酸化的改变以及 5-HT 神经元旁路代偿性释放 DA 递质替代部分多巴胺神经元。年轻发病的 PD 患者好发异动症,可能与患者的 5-HT 神经元旁路较为活跃有关。这种替代递质稳定性较差,可能是导致异动症出现的基础。5-HT$_{1A}$受体激动剂对异动症治疗有效,异动症的治疗详见本章第五节。

(二)药源性静坐不能

药源性静坐不能一般在相关的抗精神病药物使用后 1 小时左右出现,也可在 1～2 周后出现,发生率约为 15%,表现为坐立不安、不能静坐、多动、搓手顿足、紧张焦虑和抑郁等。其发病机制不明。应用苯二氮䓬类药物和 β 受体拮抗药(如普萘洛尔)治疗有效。有时需要减少抗精神病药物的剂量或换用锥体外系副作用较少的药物如氯氮平。

(三)药物引起的迟发性运动障碍

药物引起的迟发性运动障碍(TD)多为持续接受抗精神病药物治疗数年后发生,极少数在几个月后发生,中老年患者发生率较高,女性发生率略高于男性,老年和脑器质性疾病患者多见。TD 的发生机制尚未阐明,可能是抗精神病药物阻断 DA 受体导致受体上调,出现了对 DA 的过分敏感,从而产生了症状,也可能是 D$_1$、D$_2$ 受体间的不平衡所致。TD 尚无有效治疗药物,如不停药,症状往往持续不退。使用低剂量非典型抗精神病药物如氯氮平是预防 TD 的关键。此外,利血平也可用于治疗 TD,但有可能增加发生 DIP 和静坐不能的风险。

(四)药物引起的急性肌张力障碍

1. 抗精神病药物诱发的急性肌张力障碍　初次服用抗精神病药物的患者,2%～20% 会出现急性肌张力障碍,表现为用药后短时间内出现斜颈、颈后仰、眼上翻、面部怪相、吐舌、张口困难和脊柱侧弯等。绝大多数发生在开始用药的 3～4 天,随着抗精神病药物剂量的增加,急性肌张力障碍也随之加重。氟哌啶醇易引起急性肌张力障碍,氯氮平相对较少见。急性肌张力障碍的发生机制尚不明确,可能与药物阻断 D$_2$ 受体后促使 DA 合成增多,而这些过多的 DA 却激动了未被阻断的 D$_1$ 受体有关。急性肌张力障碍易被误诊为癫痫或破伤风等。肌内注射东莨菪碱可及时缓解本症,也可应用地西泮或氯硝西泮,同时需要减少抗精神病药物的剂量或换用锥体外系副作用较少的药物。

2. 抗帕金森病药引起的急性肌张力障碍　这类急性肌张力障碍实质上是异动症的一种表现,往往见于 PD 患者自行调整药物时过多地使用了多巴胺能药物;也见于多系统萎缩(MSA)患者,尤其是 MSA-C 型患者不适宜地使用了抗 PD 药物,导致严重的异动症。以往认为异动症仅见于 PD 患者的观点有待商榷,新近有韩国学者总结了 MSA 患者出现的异动症。笔者认为,MSA 患者使用多巴胺能药物更易诱发异动症,甚至症状更加严重,此时肌内注射氟哌啶醇效果良好。

（五）抗精神病药恶性综合征

1. 抗精神病药恶性综合征（NMS）　NMS 是一种严重的并发症，可在首次应用抗精神病药物时发生，也可在增加药量或改换药物时发生，往往见于典型抗精神病药使用过程中，脱水或突然停用抗 PD 药物可能是其促发因素。NMS 典型临床表现是高热、程度不同的意识障碍、震颤、肌强直、舞蹈样动作、抽搐、共济失调等。严重者可并发肺水肿、心肌梗死、急性肾衰竭，病死率高达 11%～30%。NMS 的发生可能与 DA 神经递质不足或纹状体、间脑、边缘系统及结节漏斗等多部位 DA 受体阻断有关。一旦考虑有 NMS 的可能就应积极治疗，立即停用抗精神病药物，可给予丹曲林（dantrolene）或溴隐亭以及支持治疗。NMS 缓解后，多数患者可以重新使用抗精神病药物，一般不会再次发生 NMS。

2. PD 药物治疗过程中出现的恶性综合征（NMS）　PD 治疗过程中有 2 种情况可能出现 NMS：一种在治疗过程中突然停药；另一种是出现严重的剂末现象未得到及时处理。前者类似抗精神病药物开始治疗时或添加抗精神病药物时出现；后者发生于 PD 药物治疗的剂末期出现的严重剂末现象。不论哪种 NMS 发生都与 D_2 受体的突然被阻滞（典型抗精神病药物治疗过程中）或 D_2 受体功能低下（PD 患者）而未能被激活（晚期 PD 患者）有关。既然与 D_2 受体有关，就可想而知如何去预防和治疗。

第九节　其他震颤疾病的治疗

其他震颤疾病种类繁多，其中特发性震颤又称原发性震颤（essential tremor，ET），是最常见的以震颤为特征的运动障碍疾病之一，也是以震颤为唯一表现的运动障碍疾病，主要表现为手部或头面部，甚至下肢和躯干的震颤或不自主运动，大多数患者由于症状轻微而不就医。该病是在遗传与环境多因素作用下的病因复杂疾病。

任何年龄均可发生 ET，一般见于 30 岁以后，30 岁前发病者仅占 14%，40 岁以后发病尤为多见，70 岁以后发生率更高。男女均可累及。ET 患者有家族史者高达50%。震颤是 ET 唯一的表现，无其他神经系统阳性体征。ET 常表现为混合性震颤，多以上肢位置性震颤为主，震颤多为双侧，最常见于手和前臂。伴头部震颤者多表现为点头和摇头；下肢震颤罕见，不伴有静止性震颤。震颤频率为低频震颤者，其震颤粗大有规律；高频震颤者似甲状腺功能亢进症的震颤，精神紧张、情绪激动、饥饿、疲劳或接受检查时加重。ET 患者难以完成精细动作，如书写、用匙筷进食等。严重震颤者存在生活障碍。

在 ET 的发病环节中最受关注的是 N-甲基-D-天冬氨酸（NMDA）受体调节异常，因为 ET 患者震颤症状的严重程度与血液中 NMDA 受体介导的谷氨酸浓度相关。

目前尚无特效药物，对于药物不能缓解震颤且患者日常生活受到影响时，可以考虑手术治疗。

一、药物治疗

（一）β 受体拮抗药

临床研究证实，β 受体拮抗药用于缓解 ET 手部震颤，可以降低震颤的幅度，但不能减少震颤的频率,对语音震颤及头部震颤效果较差。β受体拮抗药常见的副作用是减慢心率、降低血压,其他包括疲劳、恶心、腹泻、皮疹、抑郁等。普萘洛尔、纳多洛尔(nadolol)、索他洛尔为非选择性β_1与β_2受体拮抗药,哮喘、糖尿病和心脏传导阻滞患者禁用。阿替洛尔、阿罗洛尔(arotinolol)具有α受体和β受体双重拮抗作用,近年来已被多中心双盲试验证实有较好的抗震颤效果,在临床中广泛应用,但仍有一半的患者药物治疗不理想。对于头面部特发性震颤,多数患者用氯硝西泮能收到满意效果,或将氯硝西泮与β受体拮抗药合用。

(二)扑米酮

ET的药物治疗,目前仍以扑米酮和β受体拮抗药为主,单用一种药物疗效不佳时可以考虑联合用药。扑米酮治疗ET有效率为40%~50%,尤其是控制手部震颤,有效剂量为50~350mg/d。一般主张少量分次给药,首次剂量不宜超过25mg/d,以减少副作用。扑米酮的主要副作用包括恶心、眩晕和不稳定感,多与初始剂量反应有关且为暂时性,无须停药。少数患者用药后出现进行性抑郁加重。

(三)乙醇

乙醇能降低血液中经NMDA介导的谷氨酸浓度。大多数ET患者饮酒后症状会有所改善,但乙醇作用维持时间短且容易产生依赖性,长期摄入乙醇会损伤肝功能及导致其他神经系统疾病,所以不主张长期大量饮酒来改善震颤。

(四)肉毒杆菌毒素

肉毒杆菌毒素对ET(尤其是对四肢、声带、硬腭等部位)疗效显著。通常以100U局部注射治疗四肢病变,或经环甲膜穿刺注射治疗声带病变,一次用药药效可持续4个月。主要副作用为手指、面部无力及失声。

二、外科治疗

(一)丘脑毁损术

通过立体定向神经外科手术,在丘脑或丘脑下核制造损害灶以控制震颤,可以改善90%以上ET患者的震颤,且远期疗效肯定,多采用单侧手术治疗。

(二)脑深部电刺激术

其控制震颤的有效性及长期疗效均很肯定,尤其适用于双侧震颤或已接受过双侧丘脑毁损术者。

第十节 相关药物安全问题

在决定为PD患者启动药物治疗时,关注药物安全问题非常重要。药物安全性的科学数据不能仅局限于随机对照试验,因为这些试验往往受试者有限而不能够识别罕见的或特殊的但却有临床意义的不良反应。因此,关于用药风险/获益的评估,必须要参考其他信息,包括药品上市后的监测、病例报告、药品监督管理部门的出版物等。例如,DA受体激动药培高利特曾与LD合用于治疗PD,由于临床病例报告及相关研究资料表明培高利特存在增加心脏瓣膜损害的风险,美国FDA于2007年宣布制剂生产商自愿将该产品撤出美国市场。随后,我国也将培高利特撤出市场。

一、多巴胺能药物的不良反应

（一）外周不良反应

1. 胃肠道和心血管系统不良反应 多巴胺能药物的不良反应主要由于竞争性激动 DA 受体而诱发，尤其在起始治疗阶段。这种作用例如发生在消化道和延髓最后区导致胃肠道反应，发生在交感神经突触前导致直立性低血压。这些不良反应通常随着用药时间的推移而减轻，可以通过缓慢的剂量滴定加以控制。临床资料显示，DA 受体激动药出现的胃肠道和心血管不良反应不会比 LD 更频繁。多潘立酮是一种外周性 DA 受体拮抗药，可阻断催吐化学感受区的 DA 受体，抑制呕吐的发生，用于治疗恶心；由于其几乎不能透过血脑屏障，故无明显的镇静、嗜睡及锥体外系副作用。

2. 腿部水肿部分 PD 患者腿部水肿与服用 DA 受体激动药（包括麦角和非麦角碱类衍生物）有关，比服用 LD 更经常出现。服用金刚烷胺也会出现腿部水肿及网状青斑。该不良反应存在剂量依赖性，也可能具有异质性，其发生机制尚不清楚。停用 DA 受体激动药后，不良反应可以逆转。值得注意的是，合并高血压的患者，降压治疗选用钙通道阻滞药可能导致水肿加重。DA 受体激动药所致的水肿不推荐使用利尿药，因为利尿药效果差而且会引起或加重直立性低血压及其他问题。钙通道阻滞药所致的水肿，利尿药有效但同样不宜多用。因此，PD 患者伴高血压应当尽量避免使用钙通道阻滞药。

3. 纤维化 根据国内外对麦角碱类衍生物（包括尼麦角林、双氢麦角胺、麦角隐亭、麦角胺、α-二氢麦角隐亭）上市后监测，已有纤维化反应的病例报道，如肺间质、心肌、心脏瓣膜和腹膜后纤维化，其与激动 $5-HT_{2B}$ 受体有关。尽管在停药之后至少有一部分是可以逆转的，但是这些纤维化反应有时可以致命。患者的红细胞沉降率和 C 反应蛋白通常会升高，这可能有助于早期诊断。临床选择用药时，应当进行充分的效益/风险分析。

4. 其他不良反应 曾有报道溴隐亭导致脱发、视皮质紊乱；普拉克索引起色盲；以及一些 DA 受体激动药发生的超敏反应。这些罕见不良反应的发生机制尚不明确。

（二）中枢不良反应

1. 精神症状 精神症状往往出现在任何一种多巴胺能药物治疗中，是导致 PD 患者终止有效的多巴胺能药物治疗的主要原因之一，因此也是最容易致残的多巴胺能药物不良反应之一。DA 受体激动药的精神症状发生率为 5%～20%，表现为妄想（通常为偏执型）或幻觉（主要是视幻觉），听幻觉也经常出现。某些异常行为与 DA 自然奖赏机制相关联，例如性欲亢进、病态赌博及其他症状。这些异常行为具有剂量依赖性，有的也会被常规剂量所引发，包括早期 PD 患者在起始治疗过程中，小剂量 DA 受体激动药的单药治疗也能引发。据报道，使用小剂量 DA 受体激动药治疗不宁腿综合征时导致冲动控制障碍（impulse control disorder，ICD）。PD 患者发生这些异常行为的危险因素包括低龄、男性、既往有冲动控制问题（例如酒精依赖和药物依赖）及有赌博和创造性人格特质者，并且还发现抑郁和烦躁常与冲动控制障碍伴随发生。

早期 PD 患者发现冲动控制障碍时，通常可采取减少剂量、停药或改用其他抗 PD 药物替代等处理措施，调整药物方案时保留 LD 治疗是重要的。消除冲动控制障碍可能需要几周时间。其他治疗措施例如非典型抗精神药有时也有效，或对极度性欲亢进者使用抗雄激素药物，但这些特殊治疗措施尚缺乏有对照的试验证据支持。有报道认为深部脑电刺激（DBS）能改善冲动控制障碍，但是 DBS 的治疗效果有时适得其反。相比之下，在 PD 早期治疗中，多巴胺失调综合征（dopamine dysregulation syndrome，DDS）比较不常见，往往在治疗一段时间后才发生。这种失调与使用多巴胺能药物有关，在使用 LD 时更常见。与情感后续发展相关的行为变化和不同形式的药物滥用相类似。DA 失调综合征的诱发因素与冲动控制障碍相类似，这两种障碍可能独立发生或同时发生，应该采取的措施均为减少多巴胺能药物的总体剂量，这样有可能带来 UPDRS Ⅲ 运动检查评分升高以及 UPDRS Ⅱ 日常生活方面评分升高，则导致患者处于致残状态。

2. 白天异常嗜睡 Frucht 等（1999 年）发表了服用罗匹尼罗或普拉克索的 PD 患者在驾驶中出现"睡眠发作"的案例报道。此后，人们意识到这种白天异常嗜睡现象是 DA 受体激动药常见的不良反应，这是基于药品上市后监测得出的结论，包括麦角碱类和非麦角碱类药物如阿扑吗啡、溴隐亭、卡麦角林、麦角乙脲、普拉克索和罗匹尼罗，还有其他抗 PD 药物如恩他卡朋与 LD 联用时也可发生嗜睡。

睡眠侵袭的危险因素可能与患者的年龄、性别、基因易感性、疾病（严重程度、持续时间、相关症状如神经异常、痴呆、抑郁）或药物（剂量、服用时间、联合用药）等因素相关联。嗜睡是多巴胺能药物常见的不良反应。与 LD 相比，DA 受体激动药诱发睡眠侵袭的风险更大。应该告知患者这一潜在的副作用，建议其不要驾驶。对 DA 受体激动药诱发的不恰当白天嗜睡实际治疗方法知之甚少，且大多还是依靠经验。在某些情况下，减少剂量是有效的，更换 DA 受体激动药也是一种选择，但同样的不良反应也可能出现。鉴于司来吉兰可用于治疗发作性睡病，从该机制中受到启发，抗 PD 治疗合用 MAO-BI 可能是预防睡眠侵袭的一种较好的方法。

二、抗胆碱能药物和金刚烷胺的不良反应

抗胆碱能药如苯海索，最常见的不良反应是口干、便秘、尿潴留、眼压增高和中枢症状如精神混乱和认知功能障碍，甚至在非痴呆患者都可能发生。当开始使用抗胆碱能药物时，考虑到这样一个安全性问题显然是至关重要的。认知功能损害或老年患者不大可能耐受抗胆碱能药物，所以使用其他药物治疗更好。即使在认知功能正常的患者中，也只能在一些特定的情况下谨慎地使用抗胆碱能药物，并且需要注意监测可能出现的药物副作用。金刚烷胺不属于抗胆碱能药物，虽然有部分抗胆碱作用，但是临床不作为影响认知的药物使用。有人采用美金刚替代金刚烷胺治疗 PD，试图能同时改善认知功能障碍，其结果适得其反，往往导致 PD 症状加重，而认知功能并没有获得改善。金刚烷胺的不良反应主要有：头晕、头痛、嗜睡、失眠、焦虑、抑郁、便秘、白细胞减少、视物模糊、心悸、过敏、口干、下肢水肿、网状青斑、慢性心力衰竭和直立性低血压等，停药后可以消失。

三、B 型单胺氧化酶抑制药的不良反应

通常 MAO-BI 的耐受性良好，很少见的副作用是 5-羟色胺综合征，即当 MAO-BI 与 5-

羟色胺能药物(例如 5-羟色胺再摄取抑制药,SSRI)或其他药物(包括阿片类、锂盐及贯叶金丝桃等)联用时,可能会增强中枢 5-羟色胺激活作用,导致精神混乱、肌阵挛、恶心和发热等症状。在大型雷沙吉兰临床试验中,受试者也服用 SSRI,但没有和氟西汀(可抑制 CYP 氧化酶)联用,并没有观察到受试者出现安全问题。

(吴　钢　潘　浩　杨雅玲　王长连)

参 考 文 献

[1] CONNOLLY B S,LANG A E.Pharmacological treatment of Parkinson disease:a review [J].JAMA,2014,311(16):1670-1683.

[2] HALLETT M,POEWE W.Therapeutics of Parkinson's disease and other movement disorders [M].New Jersey:John Wiley & Sons Ltd,2008.

[3] BERARDELLI A,WENNING G K,ANTONINI A,et al.EFNS/MDS-ES/ENS [corrected] recommendations for the diagnosis of Parkinson's disease [J].Eur J Neurol,2013,20(1):16-34.

[4] FERREIRA J J,KATZENSCHLAGER R,BOLEM B R,et al.Summary of the recommendations of the EFNS/MDS-ES review on therapeutic management of Parkinson's disease [J].Eur J Neurol,2013,20(1):5-15.

[5] FAHN S,OAKES D,SHOULSON I,et al.Levodopa and the progression of Parkinson's disease [J].N Engl J Med,2004,351(24):2498-2508.

[6] RASCOL O,BROOKS D J,MELAMED E,et al.Rasagiline as an adjunct to levodopa in patients with Parkinson's disease and motor fluctuations (LARGO,Lasting effect in Adjunct therapy with Rasagiline Given Once daily,study):a randomised,double-blind,parallel-group trial [J].Lancet,2005,365(9463):947-954.

[7] OLANOW C W,HAUSER R A,JANKOVIC J,et al. A randomized,double-blind,placebo-controlled,delayed start study to assess rasagiline as a disease modifying therapy in Parkinson's disease (the ADAGIO study):rationale,design,and baseline characteristics [J].Mov Disord,2008,23(15):2194-2201.

[8] SACHAPIRA A H,MCDERMOTT M P,BARONE P,et al.Pramipexole in patients with early Parkinson's disease (PROUD):a randomised delayed-start trial [J]. Lancet Neurol,2013,12(8):747-755.

[9] VLAAR A,HOVESTADT A,VAN LAAR T,et al.The treatment of early Parkinson's disease:levodopa rehabilitated [J].Pract Neurol,2011,11(3):145-152.

[10] GRANDAS F,HERNANDEZ B,PRACTICOMT STUDY GROUP.Long-term effectiveness and quality of life improvement in entacapone-treated Parkinson's disease patients:the effects of an early therapeutic intervention [J].Eur J Neurol,2007,14(3):282-289.

[11] MULLER T,ERDMANN C,MUHLACK S,et al.Pharmacokinetic behaviour of levodopa and 3-O-methyldopa after repeat administration of levodopa/carbidopa with and without entacapone in patients with Parkinson's disease [J].J Neural Transm (Vienna),2006,113(10):1441-1448.

[12] NYHOLM D,LEWANDER T,JOHANSSON A,et al.Enteral levodopa/ carbidopa infusion in advanced Parkinson disease:long-term exposure [J].Clin Neuropharmacol,2008,31(2):63-73.

[13] STOCCHI F,RASCOL O,KIEBURTZ K,et al. Initiating levodopa/ carbidopa therapy with and without entacapone in early Parkinson disease:the STRIDE-PD study [J].Ann Neurol,2010,68(1):18-27.

［14］WARREN OLANOW C,KIEBURTZ K,RASCOL O,et al.Factors predictive of the development of Levodopa-induced dyskinesia and wearing-off in Parkinson's disease［J］.Mov Disord,2013,28(8): 1064-1071.

［15］RASCOL O,BROOKS D J,KORCZYN A D,et al.Development of dyskinesias in a 5-year trial of ropinirole and L-dopa［J］.Mov Disord,2006,21(11):1844-1850.

［16］DASHTIPOUR K,CHEN J J,KANI C,et al.Clinical outcomes in patients with Parkinson's disease treated with a monoamine oxidase type-B inhibitor:A cross-sectional,cohort Study［J］.Pharmacotherapy,2015,35(7):681-686.

［17］CILIA R,AKPALU A,SARFO F S,et al.The modern pre-levodopa era of Parkinson's disease: insights into motor complications from sub-Saharan Africa［J］.Brain,2014,137(Pt 10):2731-2742.

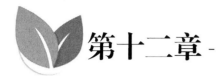

第十二章

阿尔茨海默病的药物治疗

第一节　概　　述

阿尔茨海默病(Alzheimer disease,AD)是一种慢性进行性中枢神经退行性疾病,因德国精神科医生 Alois Alzheimer(1906 年)首先发表病例报道而命名。AD 主要表现为渐进性记忆障碍(memory impairment)、认知障碍(cognitive impairment)、人格障碍(personality disorder)及语言障碍(language barrier)等神经精神症状,严重影响患者的社交、职业与生活功能。AD 起病隐袭,病程呈慢性进行性,病因迄今未明。<65 岁发病者,称早发型痴呆;≥65 岁发病者为晚发型痴呆,也称老年性痴呆(senile dementia)。调查资料显示,本病在 65 岁以下的患者非常少见,65 岁以上老年人发病率为 13%,80 岁以上老年人发病率达 30%～50%。鉴于对患者的危害及给家庭和社会带来沉重的精神和经济负担,AD 是一个重大的公共卫生问题和健康研究中的重要课题。

AD 的病因及发病机制尚未阐明,病理特征主要包括神经细胞内以过度磷酸化的 Tau 蛋白(pTau)为核心形成的神经原纤维缠结(neurofibrillary tangles,NFT)、神经细胞外以 β-淀粉样蛋白(β-amyloid protein,Aβ)沉积为核心形成的老年斑(senile plaque,SP)及脑皮质神经细胞丢失伴胶质细胞增生等。AD 的病理改变主要累及从前脑基底部发出至大脑皮质和海马的胆碱能神经通路。已知这些通路与注意力、学习能力、记忆力及其他认知过程有关。随着影像学技术、分子遗传学技术和现代神经科学的发展,对本病的认识有了巨大进步。MRI 结构影像学为 AD 的临床诊断和鉴别诊断提供了方便、实用的手段。近年来,我国有学者建立了汉族人 AD 标本库,发现 *APOE*、*CD33*、*MS4A6A* 和 *BIN1* 等 9 个汉族人 AD 的易感基因,并确定了其常见的显著关联位点。这些可用于汉族人 AD 早期预警和诊断的遗传标记,进一步明确了 AD 发病的分子遗传机制。此外,还创新性地发现了 AD 神经炎症新机制和 AD 自噬新机制。

第二节　阿尔茨海默病的诊断

一、诊断与鉴别诊断

(一)病史采集

向患者和亲近知情人了解患者在认知领域的变化、发展以及日常生活能力的损害情况,甚至对行为的影响与 AD 病程的相关性。既往病史、并发症、家族史和教育史是病史采集的重点。内科体格检查和神经系统检查对区分 AD 与其他原发性退行性或继发性痴呆及合并症尤为重要。例如，首先应当识别是否存在高血压、糖尿病、大量饮酒等危险因素；排除患有梅毒导致的"麻痹性痴呆"、老年性甲状腺功能亢进引起的代谢性脑病痴呆；其他脑炎性如桥本脑病痴呆和自身免疫性脑炎导致的智能低下等都应加以识别。

(二) 神经系统检查

神经系统检查内容包括：意识、意识水平、语言能力、瞳孔变化、眼球运动、行走步态、肌张力变化、共济运动检查、腱反射和病理反射等，了解是否合并锥体外系统、锥体系统和小脑系统的病变，有助于鉴别 AD 的相关类型。

(三) 脑功能检查

1. **认知功能评估**　进行 AD 神经心理学测评最常用的筛查工具是简易精神状态检查量表（MMSE）。对于教育程度较高的个体，应将标准分界值从 24 提高到 27；对于母语是其他语言或教育程度较低者应调低标准分界值。采用该工具主要基于两个原因：①AD 的诊断需要认知功能损害的多项证据；②所有主要类型的 AD，通过分析初期时相应神经心理障碍的典型表现有助于推测其受损的功能解剖位置。

2. **记忆功能测试**　AD 患者存在明显的早期情景记忆障碍。情景记忆是靠颞叶内侧（内嗅皮质、海马）完成的，颞叶内侧萎缩是 AD 患者的早期影像学特征之一。"加利福尼亚语言学习能力测试（CVLT）"或"Buschke 自由回忆和线索选择性提醒回忆测验"可用于鉴定是否为早期 AD 患者；"雷伊听觉言语学习测试（RAVLT）"可以区分 AD 和非痴呆患者及其他类型的痴呆患者；尤其是 RAVLT 延迟自由回忆严重损伤（0 分）对 AD 诊断的特异性高达 97%。

3. **执行功能测验**　语言（理解和表达、阅读和写作）运用和视空间能力在各类型痴呆及其不同时期都存在不同程度的损害，主要与皮质受损有关。早发型 AD 患者执行功能障碍较为多见（Ⅲ级），且情景记忆障碍较为突出。执行功能障碍是额颞叶变性痴呆（FTLD）和血管性痴呆（VaD）的典型特征。皮质下或额叶病变可导致言语的流畅性降低，表现为"威斯康星卡片分类测验（WCST）"中的持续言语和连线测验（trail making test）语言处理速度下降。

AD 早期患者有的出现 AD 失用症，最为常见的是"把身体的一部分当作物体使用"，例如要求示意如何用牙刷刷牙时，患者会直接用手指当成牙刷去刷牙。AD 失用症的严重程度与日常生活能力减退密切相关。AD 评定量表认知部分（ADAS-cog）是一项包含 11 个项目的认知能力成套测验，在临床试验主要用于检测 AD 疾病严重程度的变化，对诊断无帮助。在 Boston 命名测验或等级命名测验中，早期 AD 常有损害表现。

4. **日常生活能力评估**　AD 患者日常生活能力（activities of daily living，ADL）分为基本活动能力（如洗澡、如厕等）和工具性活动能力（如购物、理财等）两大类，后者更易受疾病早期认知功能下降的影响。AD 患者从认知功能减退到出现 ADL 受损才能诊断为痴呆（dementia）。ADL 量表广泛用于痴呆严重程度的评估。除了 12 个常用的系统评估量表外，痴呆功能障碍评价知情人问卷和 Bristol ADL 量表也是最常用的工具。

5. **精神行为症状**　评估痴呆的精神行为症状（behavioral and psychological symptoms of dementia，BPSD）被用于描述痴呆的非认知症状，如：淡漠、精神病、情绪和多动行为等。

多数痴呆患者和35%～75%的轻度认知障碍(mild cognitive impairment,MCI)患者在疾病发展过程中都会出现BPSD(Ⅰ级),因此进行神经精神病学症状检测很有必要。痴呆患者BPSD会导致认知功能和日常生活能力下降、生活质量降低、住院率升高,但应排除躯体伴随疾病和环境诱发的可能。可以将一些可信度和效度良好的量表作为工具,用于测评BPSD及治疗后的改变情况,例如:痴呆行为和神经精神症状问卷评定量表(CERAD-BRSD),要求患者和知情者配合报告;康奈尔痴呆抑郁量表(Cornell scale for depression in dementia,CSDD)综合了照护者和患者的谈话结果,侧重评价痴呆的激越和抑郁表现,灵敏度和特异性都很高,但不能评估痴呆的严重程度。

(四)影像学和实验室检查

1. 神经影像学检查 结构影像学有助于在AD的诊断中排除其他潜在的炎症性疾病、血管性疾病或可手术治疗的疾病,发现AD的特异表现。目前,多数AD诊疗指南认为应对患者进行CT和磁共振(MRI)检查。MRI检查对发现皮质下血管改变(例如关键部位梗死)和提示有特殊疾病(如多发性硬化、进行性核上性麻痹、多系统萎缩、皮质基底核变性症、朊蛋白病及额颞叶痴呆等)更为敏感。应采用至少包括T_1冠状位和T_2轴位或液体衰减反转恢复序列在内的标准MRI检查方案。需注意的是,CT或MRI检查发现的血管改变不能排除AD诊断(尤其在老年人群中),应针对血管危险因素进行适当的分析和治疗。

AD患者的MRI图像可清晰显示海马萎缩,新型CT扫描也可观察到海马萎缩。采用内侧颞叶萎缩视觉评估量表(MTA-scale),根据颞叶内侧的萎缩程度作出评分,分值高者对早期AD诊断的灵敏度和特异性可达80%～90%。

基于观察T_1W_1相冠状位MRI图像脉络膜裂隙的增宽、颞角扩大以及海马结构的变化程度作出的MTA-scale评分标准,参见图12-1。<75岁的患者,MTA-scale评分≥2为异常;>75岁的患者,MTA-scale≥3为异常。

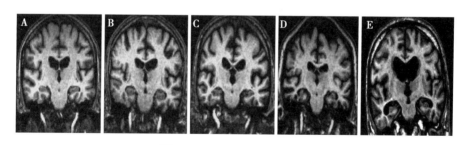

图 12-1 MTA-scale 评分图例

A. 正常,0分;B. 仅见脉络膜裂隙增宽,1分;C. 脉络膜裂隙增宽,同时伴有侧脑室颞角扩大,2分;
D. 海马体积中度缩小(高度下降),3分;E. 海马体积重度缩小,4分

2. 脑电图检查 AD的脑电图(EEG)特征表现为α波减少、θ波增高、平均频率降低。EEG呈现弥漫性异常波往往提示为AD;如EEG同时呈现弥漫性和局灶性改变,则提示可能是AD或其他形式的痴呆。但是,EEG诊断AD的准确率差异很大,14%AD患者在疾病早期EEG正常。欧洲神经病学联盟的有关阿尔茨海默病的诊疗指南(2010年版)将EEG用于非典型临床症状AD的鉴别诊断,EEG可提供皮质纹状体-脊髓变性痴呆(CJD)的证据予以鉴别,或提示可能存在中度代谢异常、癫痫暂时性失忆或其他癫痫疾病。

3. 脑脊液检测　AD 患者脑脊液(CSF)检查常发现 β-淀粉样蛋白 1-42(Aβ$_{1-42}$)水平下降,总 Tau 蛋白或磷酸化 Tau 蛋白水平升高。临床病例对照研究结果显示,这 3 种生物标志物对于 AD 诊断的灵敏度和特异性,Aβ$_{1-42}$ 为 86% 和 90%;总 Tau 蛋白为 81% 和 90%;磷酸化 Tau 蛋白为 80% 和 92%;Aβ$_{1-42}$ 和总 Tau 蛋白联合诊断 AD 的灵敏度可达 85%~94%,特异性为 83%~100%。

这些生物标志物虽然支持 AD 诊断,但在 AD 与其他痴呆鉴别诊断时的特异性差距范围较大(39%~90%),这可能与其共存的病理学改变有关。在不同的实验室,即使检测仪器相同,检测结果也存在差异。因此,需要建立统一的检测技术和样本处理方法。当总 Tau 蛋白升至极高水平时,对于 CJD 诊断也具有特异性,这时检测到 14-3-3 蛋白水平异常升高反映急性神经元脱失,则支持 CJD 的诊断。

4. 基因检测　在家族性早发型 AD 患者中,淀粉样前体蛋白(APP)基因,早老素 1、2 基因(PS$_1$、PS$_2$)突变约占 50%。载脂蛋白 E(ApoE)4 等位基因是晚发型 AD 的风险基因。基因检测可以为临床医生诊断疾病提供参考,但不是疾病的唯一诊断依据。由于 AD 病因复杂,而且基因检测涉及很多伦理问题,对家族性 AD 患者和未发病的高危亲属充分知情同意后可进行检测,即对于携带突变基因的家族高危成员可以进行发病前检测,同时应进行神经遗传学咨询。

二、病程进展与区分

(一) 阿尔茨海默病临床病程进展及生物学标志

AD 临床病程指患者从无症状到发现早期轻度认知障碍(eMCI),再发展到晚期轻度认知障碍(LMCI),直至最终出现痴呆的进展过程。其中,变化幅度较大的包括患者的认知能力、日常生活能力(ADL)、FDG-PET 与 MRI 成像海马区体积和 CSF 中 Tau 蛋白水平,可以作为反映 AD 病程进展的生物学标志,具有辅助诊断价值,参见图 12-2。如图 12-2 所示,患者在发病早期甚至尚未出现症状时,CSF 中 Aβ$_{42}$ 和淀粉样蛋白水平就已显著升高。因此,通过对这些生物标志物和认知功能进行全面检测,发现需要做详细检查的患者,再通过一系列神经心理学测验包括记忆力、执行功能、语言、运用和视空间能力测试等进一步进行评估,有助于明确诊断。早期 AD 患者可出现定向能力和记忆力损伤;额颞叶痴呆(FTD)患者早期主要表现为言语障碍;路易体痴呆(DLB)患者则存在反复发作的视幻觉。MTA-scale 评分为无创性辅助诊断工具,敏感性和特异性较高,结合简易精神状态检查量表(MMSE)可进行早期 AD 筛查,或进一步选择其他测试工具。

(二) 阿尔茨海默病自然病程

Gunhild 等(2009 年)将 AD 的自然病程分为 7 个阶段,了解这些病程的阶段进展,有利于病情评估和合理用药。

第一阶段　正常(N)。

第二阶段　主诉(subjective complaint)记忆力和注意力不如以往,但未引起注意,社交能力正常。

第三阶段　轻度认知障碍(MCI)。阳性症状:记忆障碍,部分认知障碍,轻微行为异常。阴性症状:精神无异常,生活能自理,功能缺失为部分性。

第四阶段　轻微(mild)AD。这一阶段功能缺失很明显,近事记忆能力损害尤为突出,

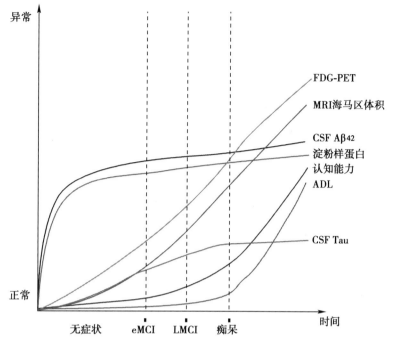

图 12-2　AD 病程进展及生物学标志变化辅助诊断示意图

语言方面可能出现找词困难,有方向感问题,虽可以独立生活但需要监护,常有行为异常。

第五阶段　中度(moderate)AD。患者已不能独立生活,认知障碍问题突出,不能认识亲人,忧虑状态很明显,穿衣开始显得困难。

第六阶段　中-重度(moderate-severe)AD。患者基本生活能力丧失,此阶段另分为 5 个亚型:(6a)穿衣需要帮助;(6b)不能独立洗澡;(6c)不能独立上厕所;(6d)小便失禁;(6e)二便失禁。

第七阶段　重度(severe)AD:患者基本生活能力丧失,需要持续帮助。此阶段另分为 6 个亚型:(7a)语言能力严重恶化,一句话有一半的词说不出;(7b)语言能力继续恶化,以致只能发单个词音;(7c)语言能力完全丧失,需要搀扶才能行走;(7d)没有侧靠背无法坐住;(7e)已失去笑的能力;(7f)无法保持头上仰,常可见到痉挛和畸形。

三、危险因素

Barnes 等(2009 年)报道了一项以人口资料为基础的前瞻性纵向研究。该研究于 1989—1990 年发起,研究对象为参与心血管健康认知研究(cardiovascular health cognition study,CHS)的人群,纳入≥65 岁有冠状动脉心脏疾病和卒中危险因素者,大多数是白色人种和非洲裔美国人(计 5 201 例),1992—1993 年又纳入非洲裔美国人 687 例,合计 5 888 例。1998—1999 年经统计共有 3608 例接受随访,以确定日后是否发展为痴呆或轻度认知障碍。所有研究对象均进行了 MRI 影像学检查和修订简易精神状态检查量表(modified mini-mental state examination,MMMSE),排除了明显痴呆和缺乏足够证据确定是否痴呆 233 例;最终完成研究的样本量为 3 375 例,平均年龄 76 岁,59% 为女性,15% 为非洲裔美国人;其中 480 人(14%)在 6 年内发展为痴呆,245 例诊断为 AD(占痴呆的 51%)。该研究结果给出了不同痴呆危险分数的老年人群发展为痴呆的风险比率(表 12-1),其相关因素及其风险程度见表 12-2。

表 12-1　不同痴呆危险分数的老年人群发展为痴呆的风险比率

危险分值	总例数*	痴呆例数(百分率)
0～3	1 835	78(4.2%)
4～7	897	205(22.8%)
≥8	150	84(56.0%)

注:*总例数与样本量 3 375 不符,原因在于有些病例随访脱落。

表 12-2　高龄老年人痴呆的相关风险因素

项目	分值
年龄/岁 75～79	1 分
80～100	2 分
心血管健康认知测试结果较差(3MS 量表)	2 分
(DSST 量表)	2 分
体重指数<18.5	2 分
载脂蛋白 E ε4 等位基因≥1	1 分
脑 MRI 检查:脑白质病变	1 分
脑室扩大	1 分
超声检查颈动脉内膜厚度增加	1 分
心脏旁路移植手术史	1 分
肢体执行动作缓慢	1 分
无饮酒	1 分
分值范围	0～15
c Statistic(95%CI)	0.81(0.79～0.83)

说明:

1. DSST:digit symbol substitution,数字符号替换测验;3MS:MMMSE,modified mini-mental state examination,修订简易精神状态检查量表。≤87(所有受过≥12 年教育的白色人种或黑色人种),或≤70(受过<12 年教育的黑色人种)。Low DSST:≤33(受过≥12 年教育的白色人种),或≤22(受过<12 年教育的白色人种和所有黑色人种)。

2. 患者 6 年发展为 AD 的风险及比率:0～3 分,低度风险,4%;4～7 分,中度风险,23%;>8 分,高度风险,56%。

3. CI=confidence interval。

第三节　阿尔茨海默病的治疗

一、治疗原则和治疗策略

目前,AD 尚无特效的治疗方法。药物治疗首先考虑对症治疗,目的是控制伴发的神经精神症状,使用抗焦虑药、抗抑郁药、抗精神病药;其次针对改善认知功能,延缓疾病进展,使用益智药或改善认知功能的药物。AD 的其他治疗方法包括免疫治疗、基因治疗及精神心理治疗等。药物治疗是主体。

尽早发现 AD 并明确诊断后,应采取适当的方式及时告知患者及其家属,解释早期诊断的意义,包括向患者及其照护者解释疾病的发生发展过程,提供详细、可理解的信息;评价有无伴随其他疾病;尽量为患者提供其他可能需要的帮助,包括社会服务、智力刺激、职业治疗、物理治疗、对话和语言治疗,可以减轻患者及其照护者的抑郁和焦虑情绪。多数轻度痴呆患者都希望知悉病情,特别强调要让患者亲属和照护者充分了解照看患者的工作难度和风险以及必须知晓的护理知识,75% 的照护者希望患者亲属知情和理解。告知的内容应考虑种族、宗教、文化和经济上的差别。应当为照护者提供 AD 相关知识的教育和咨询,鼓励他们参加同行互助小组。为照护者提供标准化教育和技术支持能够减少照护者的紧张或焦虑情绪,有利于提高照护质量。此外,应当为患者提供必要信息供其提前作出计划与决策,让患者有机会参加期望的活动,最大限度地给予患者自主权和选择权。

目前,AD 的治疗原则和参考依据主要包括中华医学会《中国痴呆与认知障碍诊治指南(2018)》、美国国立老化研究所(NIA)和阿尔茨海默病协会(AA)发布的《阿尔茨海默病诊断标准》(NIA-AA 标准)和欧洲神经病学联盟(EFNS)的《阿尔茨海默病诊疗指南》。

AD 患者的治疗管理包括明确的随访安排、监测药物疗效和不良反应,评估疾病的进展与转归。对伴随疾病(包括照护者应激)及发展过程的再评估,应成为 AD 治疗管理中必不可少的环节。

二、治疗药物

(一) 胆碱酯酶抑制药

1. 概述　胆碱酯酶抑制药(ChEI)是一类能与胆碱酯酶(ChE)结合,并抑制 ChE 活性的药物,其作用是减少乙酰胆碱(ACh)的水解而增加受体部位的 ACh 含量。一些大样本的随机安慰剂对照试验结果显示,多奈哌齐、利斯的明和加兰他敏对改善轻、中度 AD 患者(MMSE 评分 16～26)的认知功能和总体转归均有效(Ⅰ级)。虽然多数试验时间相对较短(6 个月),但从 ADAS-cog 量表评分看,服药组比安慰剂组平均高 3～4 分。采用多奈哌齐进行 1 年和 3 年的试验结果证实了 ChEI 长期治疗的益处(Ⅰ级)。一些长期开放性试验回顾性分析结果提示,ChEI 有可能改善 AD 疾病的进程,轻、中、重度 AD 患者均可以从 ChEI 获益。还有的随机对照试验结果显示 ChEI 治疗严重 AD(MMSE<10 分)有效。根据现有证据,ChEI 只限制在给符合某 MMSE 界值的患者使用似乎并不合理。虽然理论上当重度 AD 病程超过某一界点后,ChEI 可能无法继续发挥作用,但是目前尚不清楚在病程的哪个界点应该停用 ChEI。ChEI 一般耐受良好,常见的胃肠道不良反应如恶心、腹泻和呕吐,有时可能会导致部分患者停药。一些开放性临床试验表明,对某种 ChEI 不能耐受或似乎未能获益的患者也可能对另一种 ChEI 耐受或从中获益。

2. 多奈哌齐　属于第二代 ChEI,适用于治疗轻至中度认知障碍的 AD 和血管性痴呆。多奈哌齐对 ChE 的亲和力比对丁酰胆碱酯酶(BChE)强 1 250 倍,能明显抑制脑组织中的 ChE,但对心脏(心肌)或小肠(平滑肌)组织无作用。口服 2.5～5mg 每日 1 次,睡前服用,至少维持 1 个月;作出临床评估后,可以将剂量增加到 10mg 每日 1 次,3～6 个月为一疗程;

患者服药后如出现严重失眠可改为晨间服用。

3. 利斯的明 又名卡巴拉汀,是一种可逆性 ChEI,适用于治疗轻至中度认知障碍的 AD 和血管性痴呆。本品对中枢 ChE 的亲和力是对外周者的 10 倍,对中枢胆碱酯酶的抑制作用明显强于外周且呈剂量依赖性。人体服用本品 3mg 后,约 1.5 小时内脑脊液(CSF)中乙酰胆碱酯酶活性下降近 40%,达到最大抑制作用后,该酶活性恢复至基础水平约需 9 小时。本品与食物同服可以减轻胃肠道反应,起始剂量 3mg/d,分两次服用;不能耐受的患者,在每日服药总量相同的情况下,可以分 3 次服用。根据个体差异,至少每隔 2 周递增药量,以达到最大可耐受剂量,但不应超过 12mg/d。剂量递增方法:如果服用 3mg/d,经过至少 2 周治疗后,剂量可以增加到 6mg/d,以后增加到 9mg/d,然后再增加到 12mg/d。应该根据患者对调整前的剂量具有良好耐受性,只有在当前剂量水平治疗至少 2 周后,才可以考虑加量。如果出现不良反应(如恶心、呕吐、腹痛或食欲减退)或体重下降,可能是机体对漏服一次或多次药物所产生的反应。但是如果这些症状持续存在,应该将日剂量降回到先前耐受良好时的水平。利斯的明透皮贴剂已经上市。

4. 加兰他敏 本品具有双重作用机制,能较好地刺激和抑制 ChE,提高脑中乙酰胆碱水平,延缓脑细胞功能减退的进程,可显著改善轻、中度 AD 患者的认知功能,维持日常生活能力。本品可用于轻至中度 AD 和血管性痴呆。口服后血药达峰时间为 2 小时,半衰期为 5~6 小时。起始剂量:推荐剂量为 4mg 每日 2 次,至少维持 4 周。治疗过程中应保证足够液体摄入。维持剂量:初始维持剂量为 8mg 每日 2 次,至少维持 4 周。中度和重度肝、肾功能损害患者可能造成本品血药浓度升高,因此在服药的第 1 周应从 4mg 每日 1 次开始,最好在早晨服药;然后 4mg 每日 2 次,至少维持 4 周。中、重度肝肾功能损害患者,本品的维持剂量不应超过 8mg 每日 2 次。严重肝功能损害患者不建议使用本品。肌酐清除率＞9ml/min 的肾功能损害患者无须进行剂量调整;肌酐清除率＜9ml/min 的严重肾功能损害患者因为缺乏研究数据,不建议使用本品。

(二)兴奋性氨基酸受体拮抗药

1. 兴奋性氨基酸(excitatory amino acid,EAA) 在中枢神经系统的发育过程中,EAA 对同一脑区不同时期的影响是不同的,发育早期阶段是神经营养作用,发育后期则为"促毒性"作用。EAA 又受人类性激素的影响,从而调节脑发育。在脑发育早期,由于 EAA 系统的过分营养作用,造成基底神经节和边缘系统神经元数的不适当增加。正常情况下 EAA 主要存在于神经末梢的突触囊泡内,末梢去极化时释放到突触间隙,作用于突触后膜的特异性受体,完成兴奋性突触传递及其他生理作用。然而过量的 EAA 对神经系统具有神经毒性作用,即兴奋性毒性作用。

N-甲基-D-天冬氨酸受体(NMDA 受体)是一类重要的 EAA 受体,不仅在神经系统发育过程中发挥重要的生理作用,如调节神经元的存活,调节神经元的树突、轴突结构发育及参与突触可塑性的形成等,而且对神经元回路的形成亦起着关键的作用,有资料表明 NMDA 受体是学习和记忆过程中一类至关重要的受体。越来越多的证据显示,谷氨酸能神经递质功能障碍(尤其是 NMDA 受体功能损害时)会表现出神经退行性痴呆的临床症状和疾病进展。

2. 美金刚 本品是一种电压依赖性、低亲和力、非竞争性 NMDA 受体拮抗药。它可以阻断谷氨酸浓度病理性升高导致的神经元损伤,用于治疗中至重度 AD 型痴呆。本品应在患者身边有按时照护服药的情况下方能开始治疗。既往有文献综述认为,美金刚对中、重度认知障碍患者的总体转归、ADL 和行为改善有明显疗效(Ⅰ级),每日给药 1 次与最初推荐的每日给药 2 次效果接近(Ⅰ级)。根据 MMSE<20 分入组患者的 6 项试验结果显示,美金刚对患者的精神行为有改善作用,对妄想、激越或攻击性和易激惹症状的改善最明显(Ⅱ级)。美金刚与 ChEI 合用的效果尚不明确,有一项在多奈哌齐基础上加用美金刚的早期试验结果呈阳性,但最近一项超过 400 例患者的试验中,在上述任何一种 ChEI 用药的基础上加用美金刚或安慰剂,都未发现认知症状或非认知症状有所改善的证据(Ⅰ级),还需要进一步研究。

(三) 其他药物

还有一些药物可能对 AD 有益,包括非甾体抗炎药、雌激素和他汀类药物。一项采用维生素 E(1 000U 每日 2 次,连续服用>2 年)治疗中度 AD 的大样本、随机、安慰剂对照临床研究结果显示,主要终点事件时间延后,但对认知障碍的影响结果为阴性。一项考科蓝综述(Cochrane review)得出的结论是,尚无充分证据表明维生素 E 治疗 AD 或认知障碍有效(Ⅰ级);甾体或非甾体 COX-2 抑制药治疗 AD 和认知障碍的试验结果呈阴性,而且可能存在严重不良反应(Ⅰ级);关于银杏提取物对痴呆或认知障碍临床疗效的证据尚不一致且不可靠(Ⅰ级),还需要进一步验证。其他化学药物,如吡拉西坦、尼麦角林、司来吉兰、长春西汀、己酮可可碱和脑蛋白水解物等在某些国家被用于治疗 AD,但是尚缺少令人信服的证据支持这些药物的有效性。

三、非药物疗法

目前,临床研究对认知刺激疗法(cognitive-stimulation therapy,CST)治疗 AD 产生兴趣。例如,有人尝试现实定向疗法,包括教室场景现实定向疗法和 24 小时现实定向疗法,前者指组织数位患者按照专业人员制订的计划进行与现实认知相关的训练;后者指护理人员日常与患者接触时,尽可能帮助患者进行日期、时间、季节等现实认知的相关训练。

四、痴呆患者行为和精神症状的治疗

痴呆患者行为和精神症状(behavioral and psychological symptoms of dementia,BPSD)包括感知觉、思维、心境或行为的紊乱,影响患者的生活质量,也是导致患者住院的主要原因。

首先,应仔细查找 BPSD 的诱因和/或加重因素,包括伴发疾病(例如感染、便秘等)、药物因素、抑郁和/或精神病及周围环境因素的影响等。BPSD 试验显示,安慰剂效应明显。因此,如有可能应优先尝试安全的非药物治疗,例如根据患者往常习性、爱好和个人技能施以教育、锻炼、感觉刺激、个性化音乐及芳香疗法等,相关症状可能会在短时间内消失。对于轻、中度 AD,多奈哌齐等胆碱酯酶抑制药的治疗作用如前所述,但多奈哌齐对重度 AD 及激越症状无效。无论是传统的还是非典型抗精神病药物都能减少 BPSD,尤其是新一代抗精神病药利培酮对激越攻击性精神症状已证实有效。但是,抗精神病药物多有较严重的不良反应,包括增加脑卒中风险和病死率,增加罹患 PD 及认知障碍的概率。因此,AD 患者使用抗精神病药物需谨慎,一般限于因中、重度症状而痛苦的患者采用低剂量、短期用药,应当慎重评估风险/效益比并让照护者了解注意事项,如有可能应与患者讨论后才能开始用药。

尚无证据表明非典型抗精神病药在脑卒中或死亡风险方面比传统抗精神病药更加优越。抗精神病药应在密切监测下低剂量使用，并尽量缩短用药时间。BPSD 缓解后，多数情况下停用抗精神病药不会再次出现 BPSD，除非行为的干扰因素依然存在。卡马西平可能对缓解攻击性行为有帮助；选择性 5-羟色胺再摄取抑制药（SSRI）可能对痴呆患者的抑郁症状有效，同时没有传统三环类抗抑郁药的抗胆碱能不良反应。

五、疾病治疗管理

欧洲神经病学会联盟（EFNS）《阿尔茨海默病诊疗指南》（2010）建议，应将 AD 诊断告知患者及其照护者，向患者公开诊断应根据其病情而定，同时为他们提供相关信息和咨询，并帮助其联系 AD 患者组织；为患者及其照护者提供健康教育和用药指导等。如有可能，医生可以鼓励 AD 患者参与制订治疗和护理管理计划。尚无充分证据支持单纯为痴呆的一级预防使用任何药物。胆碱酯酶抑制药、维生素 E、银杏叶制剂和雌激素不推荐用于 MCI 的治疗（A 级）。考虑到药物治疗的预期获益和潜在的安全性问题，AD 一经诊断即应使用 ChEI（如多奈哌齐、利斯的明或加兰他敏）进行治疗（A 级）。如前所述，已经证实这些药物对改善 AD 患者认知障碍的效果（A 级）。应与患者及其照护者就预期的治疗效果和可能的不良反应进行讨论。对于中、重度 AD，从治疗的预期获益和可能的安全性考虑，可使用美金刚治疗（A 级），对改善认知障碍和非认知症状效果明显，对一些非认知症状（如激越、妄想）可能反应更好（B 级）。患者随访应包括利用 MMSE 量表等评估工具，监测患者对治疗的反应和疾病的进展，这要成为 AD 管理必不可少的环节。阿司匹林不推荐用于 AD 治疗（A 级），但可以用于伴有其他适应证的 AD 患者，如用于预防心血管事件。维生素 E 不应用于 AD 治疗（A 级）。目前尚无充分证据支持其他药物例如抗炎药、改善智力药物（包括吡拉西坦、尼麦角林）、司来吉兰、雌激素、己酮可可碱或他汀类药物能够治疗或预防 AD，也无确切证据支持银杏叶提取物和脑蛋白水解物有效（A 级）。对于轻、中度 AD 患者可以考虑给予认知刺激或康复训练。职业治疗可以改善患者的日常活动功能并减少对非正式照护的依赖（B 级）。对 BPSD 的管理首先应仔细查找诱因和致病因素，如生理疾病。如有可能应首先使用非药物治疗（C 级）。

 案例分析

患者，男性，72 岁，主诉"渐进性记忆力减退 2 年，加重 6 个月"。缘于 2 年前开始出现记忆力减退，近期记忆力减退为主，无性格改变，日常生活尚可自理，外出记得回家的路，未予重视。近半年以来，患者记忆力减退加重，反应迟钝，动作缓慢；待人冷漠，不爱说话，兴趣爱好减退，外出记不得回家的路；不能对东西命名，混淆亲属名字，生活尚可自理。既往高血压病史 20 余年，长期服用苯磺酸氨氯地平片 5mg 每日 1 次，血压控制在 145/80mmHg 左右；吸烟史 50 余年，无饮酒史。门诊拟"痴呆（原因待查：阿尔茨海默病？）"收入住院。入院查体：BP 138/78mmHg，神志清楚，脑神经检查未见异常；四肢肌力、肌张力正常，腱反射对称活跃，共济运动正常，深浅感觉正常。记忆力、计算力、定向力差，MMSE 评分 14，Moca 评分 4。血常规、凝血全套、粪常规、FT_3、FT_4、STSH、TGAb、TPOAB、餐后 2 小时葡萄糖测定、叶酸测定、血清维生素测定、TPSA、FPSA、CEA、AFP、CA125、CA199、同型半胱氨酸等检验项目均正常；Anti-HCV、Anti-HIV、TRUST、TPPA、乙肝两对半检查结果均为阴性;头颅 MRI 平扫示:①双侧海马萎缩,请结合临床;②脑白质变性,脑萎缩。临床诊断为阿尔茨海默病,给予多奈哌齐 5mg 每日 1 次对症治疗。

1. 该患者诊断为阿尔茨海默病的依据是什么?

分析:目前,临床 AD 诊断通常参照修订后的美国国立神经病学、语言障碍和卒中研究所(NINCDS)与阿尔茨海默病及相关疾病协会(ADRDA)专题工作组制定的诊断标准。根据诊断方法和结果可靠性,AD 诊断分为:①确诊的 AD;②可能的 AD。

(1)可能的 AD 诊断标准:该患者临床检查结果提示可能痴呆,可采用简易精神状态检查量表(MMSE)、Blessed 行为量表或其他神经心理学检查手段加以认定;痴呆的发生发展符合 AD 的特征:隐匿性起病,进行性恶化;排除其他原因导致的痴呆。

1)支持证据:指客观指标如 MRI 检查、脑脊液 $A\beta_{1-42}$ 和 Tau 蛋白检测、PET 功能影像及基因检查等。

2)排除标准:排除可导致记忆和认知功能进行性缺损的躯体疾病或其他脑部疾病。

(2)确诊的 AD 诊断标准:如果存在以下情况,可以考虑确诊为 AD。

具有组织病理学(脑活检或尸检)证据;符合可能的 AD 诊断标准,并有基因检测证据(1、14 或 21 号染色体上的突变)支持。

(3)该患者诊断为 AD,依据如下:

1)起病隐匿,渐进性记忆力减退 2 年,以近期记忆力减退为主,反应迟钝,待人冷漠,动作较缓慢。

2)记忆力、计算力、定向力差。

3)MMSE 评分:14;Moca 评分:4。

4)头颅 MRI 平扫示:①双侧海马萎缩,请结合临床;②脑白质变性,脑萎缩。

5)梅毒、HIV 等检测结果阴性,排除感染性脑病引起的痴呆。

6)既往无卒中病史,查体未见异常,故血管性痴呆可能性小。

7)甲状腺功能正常,无饮酒史,无慢性酒精性中毒史,排除代谢性疾病引起的痴呆。

2. 该患者如何选择药物治疗?

(1)胆碱酯酶抑制药(ChEI):该患者可能存在脑胆碱能神经元通路变性和 ChE 耗损,针对轻度认知障碍可选择的治疗药物如多奈哌齐、利斯的明、加兰他敏等,适用于轻、中度 AD 型痴呆。

(2)兴奋性氨基酸受体拮抗药:美金刚是一个对中、重度 AD 疗效较为确切的药物,可有效改善患者的认知功能和日常生活能力。近来有研究报道提示,美金刚用于治疗轻度、轻中度 AD 也有一定效果。

(3)具有神经保护作用及影响自由基代谢的药物:维生素 E、单胺氧化酶抑制药司来吉兰,对延缓 AD 进展疗效不确切;氢化麦角胺、银杏叶制剂、脑活素和胞磷胆碱等脑代谢激活剂仅供试用。

鉴于 AD 治疗的预期获益和潜在安全性问题,患者一经诊断即应考虑使用 ChEI(多奈哌齐、利斯的明或加兰他敏)进行治疗(A 级证据)。该患者病情处于 AD 进展第三阶段即 MCI 期,可选用口服多奈哌齐 5mg 每日 1 次。

3. 如何开展 AD 患者治疗管理?

(1)首先告知患者及其家属,目前对于 AD 的治疗不能完全逆转或治愈疾病;AD 治疗是长期的过程,要坚持遵医嘱用药,不要随便停药。

(2)心理治疗:有多种治疗方法,如行为干预、记忆恢复治疗、音乐疗法和技能训练等。应根据患者的病情和个人喜好、可行性及费用等因素选择合适的治疗方法,特别注重训练保持患者的认知能力,在患者能够耐受的范围内进行,以免引起负性情绪反应。多数治疗效果并不持久,故需长期规律进行。

(3)康复锻炼:①患者及照护者教育,使患者及照护者了解 AD 是一种慢性退行性疾病,是不断进展的行为症状,是脑部病变的结果,经过治疗大多可得到控制;②对于照料者,尽量让患者进行脑力活动和认知锻炼,鼓励患者尽量维持日常生活能力和参与社会活动,如演奏乐器、跳舞、打牌、打字和绘画等,使患者生活更有乐趣,有可能延缓疾病进展;对患者提出简单的要求,避免患者因无法完成复杂任务而产生挫折感;患者发怒时应避免与其对抗,照护者应保持冷静、坚定,随时提供帮助;维持患者目前的生活习惯,避免不必要的改变,时常给予患者提醒、解释和提示;辨别患者的认知能力,若患者出现认知功能突然下降或出现新症状时,应及时就诊。

(4)用药指导:该患者服用多奈哌齐,建议一次 2.5~5mg,每日 1 次,睡前服用,至少维持 1 个月;作出临床评估后,可以将剂量增加到一次 10mg,每日 1 次,睡前服用。推荐最大剂量为 10mg/d,3~6 个月为一个疗程;睡前服用如出现严重失眠可改为晨间服用。由于服用胆碱酯酶抑制药后,可能使体内乙酰胆碱(ACh)堆积而作用于外周 M 受体,导致降低血压、减慢心率、增加腺体分泌等,有病态窦房结综合征或严重房室传导阻滞、急性胃炎、胃溃疡、严重哮喘或慢性阻塞性肺病的患者,应谨慎使用。一些较轻微的不良反应,如头晕、恶心等在用药 2~4 天后会逐渐减轻。

(5)日常饮食和生活指导:①尽量避免摄入饱和脂肪酸和反式脂肪酸。饱和脂肪酸主要存在于乳制品、肉类和一些油中(椰油和棕榈油)。反式脂肪酸存在于很多零食糕点和油炸食品中,在营养成分表上列为"部分氢化油"。②以谷物、豆类(大豆、豌豆和小扁豆)、蔬菜和水果为主要食物。③每天 1 小把坚果可提供天然维生素 E。④每日饮食中应摄入可靠来源的维生素 B_{12}(建议成人 2.4μg/d),或包括一些营养补剂。⑤当选择服用复合维生素制品时,选择不含铁和铜的制品,只在医嘱下服用补铁剂。⑥虽然铝对 AD 痴呆的影响尚无定论,谨慎的选择是避免增加每天铝的摄入,例如避免使用铝制烹饪器具及解酸剂、泡打粉等制品。⑦坚持进行规律的有氧锻炼,例如相当于每周 3 次,每次 40 分钟的快走。⑧尽量保持乐观心态。

(6)随访计划:欧洲神经科学协会联盟(EFNS)《阿尔茨海默病的诊断和处理指南》建议,AD 患者应至少每 3~6 个月随访 1 次,进行治疗评估,如使用简易精神状态检查量表(MMSE),根据评估结果调整药物的剂量及治疗方案,确保有效性和安全性。

4. 该患者于 3 个月后复诊,家属反映患者夜间入睡困难,易醒,每日睡眠时间 3~4 小时。如何进行药物调整?

分析:根据 AD 诊疗指南,AD 患者出现睡眠障碍,不推荐使用苯二氮䓬类药物或仅短期使用;苯海拉明因其抗胆碱能副作用也不推荐使用。虽然非苯二氮䓬类药物曲唑酮、唑吡坦或扎来普隆等治疗 AD 睡眠障碍的疗效数据较少,但是可以针对患者的临床问题进行个性化治疗。注意避免只是单纯为治疗睡眠障碍而使用抗精神病药。

(吴钢　潘浩　王长连)

参 考 文 献

[1] HORT J,O'BRIEN J T,GAINOTTI G,et al.EFNS guidelines for the diagnosis and management of Alzheimer's disease [J].Eur J Neurol,2010,17(10):1236-1248.

[2] LEHMANN M,KOEDAM E L,BARNES J,et al.Posterior cerebral atrophy in the absence of medial temporal lobe atrophy in pathologically-confirmed Alzheimer's disease [J].Neurobiol Aging,2012,33 (3):627.e1-627.e12.

[3] AISEN P S,PETERSEN R C,DONOHUE M C,et al.Clinical core of the Alzheimer's Disease Neuro-imaging Initiative:progress and plans [J].Alzheimers Dement,2010,6(3):239-246.

[4] QASEEM A,SNOW V,CROSS J T J R,et al.Current pharmacologic treatment of dementia:A clinical practice guideline from the American College of Physicians and the American Academy of Family Physicians [J].Ann Intern Med,2008,148(5):370-378.

专业名词对照索引

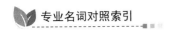

K

L

M

N

P

Q

R

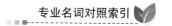

S

T

W

X

Y

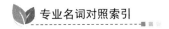

中文药名索引

英文药名索引

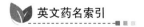